イラストで学ぶ
系統的肺区域切除術
区切アトラス

著 野守裕明・岡田守人
　　慶應義塾大学教授　　広島大学教授

文光堂

Foreword

I am pleased and enthusiastic to have this opportunity to write a brief, introductory preface to this book. As background, I have been familiar with the original and exciting information described and illustrated in this textbook.

This technique of anatomic, radical segmental resection has, in my opinion, significant advantages over most of today's procedures in the management of lesser resections for small, primary, non small cell lung cancer (NSCLC).

The clear colour illustrations reflect the extensive experience of the authors with a significant variety of segmentectomy operations, and illustrate accurate and detailed anatomy at the segmental level. The book is a unique and important contribution for pulmonary surgeons, including practitioners at the most expert levels.

F. Griffith Pearson
Toronto General Hospital

推薦の言葉

　共同執筆の本を出すという計画を聞いたのは今から3年ほど前であろうか．
　著者の野守先生と岡田先生は多忙な中，連絡を取りながら肺区域切除術に関する記述と挿図の作成を続け，愈々その本が上梓されるという．2010年の秋，肺癌学会で来日中の Dr. Pearson と共にゲラ刷り版で説明を頂いた．色鮮やかな図を見ながら解説文を読んでいると出版に掛ける両先生の熱い思いが伝わってきた．肺癌への適応に先鞭をつけた者の1人としてこんなに嬉しい事はない．
　葉切除耐術者に対する区域切除の適応が議論され始めて久しいが，多くの報告は日本発であり，この分野におけるわが国の先行が目立つ．肺実質の必要にして十分の切除はアプローチの工夫では補えない究極の minimum invasive surgery であり，小型肺癌の激増する今日，本術式の重要性は益々高まった．欧米の呼吸器外科医はこれまで余り興味を示さなかったが，最近になって漸く区域切除の適応に関心を持ち始めたようだ．米国でも前向き研究が進行中である．
　この様な時，いま世界で最も精力的に本術式に取り組んでいる気鋭の呼吸器外科医が共著で成書を世に送った．最強のペアがお互いの持論をぶっつけ合って稿を練ったという．医学書専門の画家の手になる図は著者らが納得ゆくまで何度も描き直されたと聞く．それらの絵は立体感溢れる素晴らしいでき栄えであり，拙著「イラストレイテッド　肺癌手術」に記された区域切除術を遥に凌ぐ．本書はこれから本術式に取り組もうとする医師に対する良き案内書であり，既にこれを実践している医師にとっては重要情報の提供書となる．そして英訳本が出れば世界中の呼吸器外科医の教科書となろう．
　本術式に取り組めば葉切除では知り得なかった肺組織の不思議に驚かされるに違いない．明瞭な区域境界とその間に埋もれる白い結合組織，あるいは区域，亜区域の気管支と肺動静脈，これらを直視下に捕えた時の感激を味わって頂きたい．そして含気状態の切除側肺で病巣との距離を確認し，且つ出血と気瘻を minimum に押えた区域切除術を会得して欲しい．区域の肺組織は外科医の到着を待っている．

2011年5月

坪田紀明

まえがき

「一緒にやろうやないですか」2009年1月，岡田先生から電話があった．私が熊本大学で本書を一人で書き始めていた矢先のことである．当初，一人で書いて区域切除に対する自分のポリシーをすべて注ぎ込むつもりであった．しかし岡田先生からの電話で恩師の石川七郎先生と成毛韶夫先生が良くおっしゃっていた「外科医の陥りやすいのは独りよがりである」というお言葉を思い出した．より良い手術書を作るためには師匠の言葉を取るべきと思い，岡田，野守の二人で作ることになった．

私が本書を作成しようと思った背景には以下のような経緯がある．2000年代になってから坪田紀明先生一派の区域切除が脚光を浴びるようになると同時に，2cm以下の小型肺癌が多くなってきた．私はいくつかの手術書を頼りに肺区域切除術を勉強し実際に行ってみたが，S^6，上区，舌区などの簡単な区域切除は別として，残念なことにその他の肺区域切除は従来の手術書では満足にはできなかった．肺区域解剖に関して，私は1982～1985年の国立がんセンターの外科レジデント時代に池田茂人先生の元に学んだ知識はあったが，実際の手術場面ではその解剖の知識も思ったほど役には立たなかった．

2005年に職場を熊本大学に移したのをきっかけに肺区域切除術に本格的に取り組んだ．そこではHRCTによる水平断，矢状断，冠状断のCT画像を病棟で容易に見ることができたので術前のシミュレーションが十分にできた．しかしそれでもしっかり開胸をして，解剖を理解しながら区域切除に取り組むと，当初は5時間ほどもかかっていた．しかし一例一例を終えるたびに，手術の反省点や摑んだコツをスケッチと共にA4紙に記録していった．一例につきスケッチの数は10枚以上，多いときには15枚以上に及んだ．それを繰り返していくうちに，熊本大学の4年間で250例以上の区域切除を終える頃には，そのA4版の記録用紙は約2,000枚，図は4,000枚に及んだ．その結果自分なりに外科的な区域解剖や区域切除のノウハウを概ね理解し，区域切除に起因する局所再発も無いことより，その手技に自信を持てるようになった．同時にこの知識技術を手術書として刊行し国内外の若い呼吸器外科医に伝えたい，という心境になった．ただし，その後に移った慶應義塾大学で

の経験を含めても2010年現在，自分自身としては未だ400例ほどの経験しかないので，私の経験が不十分なことは区域切除の歴史から見れば明らかであり，本書を刊行できる任に未だ到達していないことは良く理解している．しかし岡田，野守が統合すれば有用な手術書ができると信じ，二人で作製にとりかかってきた．

　幸いにもあらゆるパターンの区域切除において膨大な数のスケッチがあったので，その絵を元に下絵を描き，岡田と野守で論議を重ねて絵を完成させていった．道は長く絵の完成まで2年かかったが，その結果，本書は手技のみでなく，外科的な区域解剖の理解を深める有用な書に仕上がったと思っている．若い呼吸器外科医にとって区域解剖を理解することは決して容易ではないが，この手術書を術前あるいは術中に参考にすれば手術が完遂できるように絵および説明文を構成した積もりである．もちろん我々以外にも区域切除に精通している先生方はおられ，その先生方のご批判があることも当然覚悟はしている．

　今後，肺区域切除術の手技自体の変遷は当然あるであろう．しかし区域解剖は変わらない．一方，区域解剖は複雑でこの手術書でもすべての区域解剖を示すことはできないが，日常遭遇する数種のパターンを絵および説明文に可能な限り含めている．そのためどのような手技の変遷が今後あろうとも，本書は肺区域切除における外科的区域解剖の理解に関しては普遍的なものであると信じている．

2011年5月
野守裕明

まえがき

　手術は本当に面白い．それに出会えたことは私の人生にとって最大の成果である．
　恩師である坪田紀明先生（兵庫県立がんセンター名誉院長）の影響とともに，ニューヨーク留学から帰国した2002年，「肺がんに対して標準的な肺葉切除ばかりでは手技が単純で面白くない」という思いがきっかけである．区域切除術の世界に入った理由としてはあまり好ましくないが事実である．また，肺葉切除後の手術材料をながめたとき一肺葉でなくもっと少ない肺実質切除で充分に治療目的を達したであろうと思われる小型肺がんが増えてきた時期とも一致した．同じ縮小手術のなかで，肺構造に無関係に病変を切除する楔状切除術や部分切除術より手術が複雑であっても肺構造に忠実に切除する区域切除術のほうが，より理論的でスマートであると考えたのである．
　手術はすべて最小の侵襲で最大の効果を上げることが目標である．この考えから，肺実質切除の縮小とともに手術創の低侵襲への追求も行った結果，Radical Hybrid VATS Segmentectomyという成果を得た（詳細は本文を参照）．Hybrid VATS approachの要になる逆さ持ち長クーパー（鋏）による鋭的剥離手技はDr. Ronald H. R. Belsey（Frenchay Hospital, Bristol, England）が発案者でDr. F. Griffith Pearson（University of Toronto, Toronto, Canada），坪田先生と受け継がれたものである．また，Dr. Belseyが1939年Massachusetts General HospitalでDr. Edward Churchillとともに肺区域切除術を世界で初めて成功させたことも因縁を感じざるを得ない．お会いしたかったが，2007年に97歳で亡くなられた．
　2005年，京都で行われた第22回日本呼吸器外科学会総会セミナーの講演直後にGriffから以下の言葉を戴いたことが私を更に区域切除術へ掻き立てた．「I witnessed a detailed presentation of indications, clinical experience and results of radical anatomical segmentectomy at that meeting. The presentation included a summary of an already large clinical experience, including indications and detailed results. The illustrations and videos of your procedures were 'crystal clear'. I will try to persuade many colleagues in North America to review and trial this approach and technology.」このセミナーの討論で本書の共著者である野守裕明先生から質問と称賛の言葉を戴いたことも記憶に新しい．

私の手術手技において，坪田先生は教科書である．しかし，この件に関してよく誤解されるのでこの場で説明を加えたい．私は坪田先生と手術を共に行ったのは卒後3年目研修医時代の1991年1年間のみである．数回，前立をされた状態で震えながら肺動脈を結紮した記憶がある．2002年留学からの帰国時には坪田先生は院長職にあり，手術をご一緒したのは悪性胸膜中皮腫に対する胸膜肺全摘術の1例のみである．今振り返ると，直接指導を受けていないことが独創性を持たせ手技を発展させたと私は考えているし坪田先生もそう仰っている．すなわち，理論では多大な影響を受けたが，その実践は自由に行えたのである．本書を参考に，今後ますます独創的な区域切除術手技が発展することを願って止まない．

　区域切除術は決して難しい手術手技ではなく，その適応を厳格にすれば最小の犠牲で最大の効果を期待しうる理想的な奥深い手術法である．しかし，これをがんの実地臨床に応用する場合には診断限界からくる不可避な失敗を考慮に入れなければならない．症例が蓄積されれば，リンパ節郭清を伴う区域切除後の難度の高い残存肺葉切除術 completion lobectomy の会得も必要となる．区域切除術にはこれら問題点はあるにしても補ってなお余りある多くの長所を持っている．技術の進歩はその治療への要請に伴うものであり，困難は理論的正当さに従って克服されるように努力すべきなのである．ともかく，がん手術として区域切除術に確固たるポジションを与えようとする願いは真摯なる努力と情熱によってのみ成就できるものと確信しており，本書はその基本となるものである．一つのポイントの記載に関して野守先生とは議論の域を超え頭に血が上ったこともしばしばである．それほど熱いものが込められている．学んだことの唯一の証は自身が変わることであり，本書がその動機になれば幸いである．

　最後に自分の浅学をも省みずこの手術書を著す決心をさせて頂いた Dr. Belsey, Dr. Pearson, 坪田先生，野守先生に深く感謝する．

2011年5月

岡田守人

目次

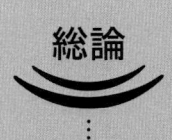
総論

Ⅰ．肺結核に対する区域切除の歴史……… 3
Ⅱ．肺癌に対する区域切除の歴史と展望……… 7
Ⅲ．肺区域と区域気管支・血管の名称……… 15
Ⅳ．区域切除後の肺機能……… 20
Ⅴ．肺区域切除術における手技のポイント
 1．術前の解剖同定　23
 2．マーキング　23
 3．末梢血管・区域気管支の露出法　24
 4．肺切離中の断端確保の一手法　25
 5．区域気管支切離後の肺切離　26
 6．区域間切離の工夫　27
 7．リンパ節郭清　31
 8．hybrid VATSアプローチと鋭的剝離　32
 9．区域間の切離面の被覆　34

各論

Ⅰ．右上葉区域切除……… 39
 1．右 S^1　40
 2．右 S^2　49
 3．右 S^3　56
 4．右 $S^2 + S^1a$　63
 5．右 $S^2b + S^3a$　74
Ⅱ．右下葉区域切除……… 81
 1．右 S^6　82
 2．右 S^8　91
 3．右 S^9　98

4. 右S^{10}　　105
   5. 右S^{9+10}　　116
   6. 右S^6＋S^8a　　125
   7. 右S^6＋S^{10}a　　135
   8. 右S^6b＋S^8a　　144
   9. 右S^6スリーブ切除　　150

Ⅲ．左上葉区域切除 ………… 155
   1. 左S^{1-3}　　156
   2. 左S^{1+2}　　165
   3. 左S^3　　173
   4. 左S^{4+5}　　180
   5. 左S^{1+2}＋S^3c　　190
   6. 左S^{1+2}c＋S^3a　　199

Ⅳ．左下葉区域切除 ………… 211
   1. 左S^6　　212
   2. 左S^8　　221
   3. 左S^9　　227
   4. 左S^{10}　　235
   5. 左S^{9+10}　　247

Ⅴ．スリーブ切除 ………… 255
   1. 左上区スリーブ切除　　255
   2. 左舌区スリーブ切除　　255

参考文献 ………… 257

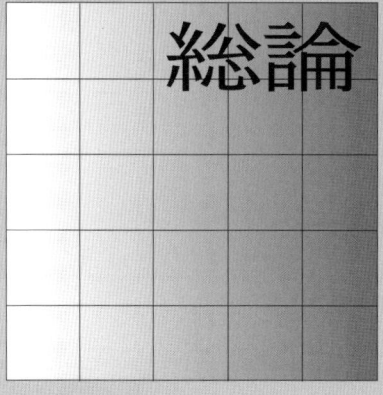

総論

I. 肺結核に対する区域切除の歴史

　まずは，この肺結核に対する区域切除の歴史の項は塩沢正俊博士の肺区域切除(1955年刊行)を参考にしたことをお断りする．

　肺区域切除術は肺結核の外科療法として発達してきた．1930年代，肺結核の外科療法としては胸郭成形術，肋膜外気胸術，肋膜外充填術などに代表される虚脱療法と肺切除術の2つの体系に大別されていた．虚脱療法を推進する派の意見としては，肺結核症を肺切除術，特に区域切除で治療できるような限局的疾患として考えることは危険である，ということであった．

　それでも肺結核に対して病巣を切除するということが抜本的治療であるということは当時から考えられていた．しかし肺血管，気管支の処理法に問題があり，1930年頃まではほとんど臨床には応用されていなかった．1933年以降，Lilienthal[1]，Freedlander[2]，Rienhoff[3]，Graham[4]らが肺門部の処理法を改善し，逐次成功例が増すようになったが，それでも当時Grahamが集計した212例の肺切除術では34%の死亡率を示した．

　1947年以降，Thorntonら[5]，Jonesら[6]，Clagettら[7]，Overholtら[8]，Sweetらの功績で，ストレプトマイシンの計画的使用，気管内挿管，輸血の導入，手術手技の改善などの諸条件が揃い，死亡率は5%を下回るまで低下し，気管支断端瘻や膿胸の合併症も著明に減少した．しかしこの頃までは肺結核症に対する肺切除術のほとんどは肺葉切除術で代表されており，肺区域切除術はほとんど行われていなかった．

　肺区域切除術は当初は気管支拡張症に対して行われた術式で，1939年のChurchillら[9]の症例報告に続き，Bladesら[10]により数例の報告がなされた．しかし当時，肺区域に関する解剖学的知識が乏しかったため，肺区域領域と想像されるところに肺鉗子をかけて切離し肺瘻を予防するために切離面の肋膜を縫合していたが，Overholtらはその手技の欠点として以下をあげている[11]．

①切除すべき肺組織を取り残す，あるいは隣接区域に切り込む可能性がある．

②切離面の肋膜縫合により肺の変形を起こし，肺の再膨張を障害し，肺機能の低下を招く．

③肋膜の縫合糸が異物となり，二次感染の危険性が増す．

　現在，肺の区域間の切離方法には種々の議論があるが，このように当時より区域解剖に則った肺の切離の重要性が指摘されている．

　1945年に至り，Appleton[12]やBoyden[13]の解剖学者が肺の区域解剖を発表し始め，Clagettら[14]やChurchillらは区域解剖の知識の元に，区域切除を行った．

　1948年にOverholtら[11]は肺の切離法にさらに以下の工夫を加え，現在の区域切除の基本となった．すなわち区域の肺門において区域動脈と区域気管支を切離した後，加圧法で含気-虚脱ラインをつくり，含気-虚脱ラインに加えて，区域間静脈を道案内として肺の切離を進め，切離の途上肺区域内に入り込む静脈のみを切り，切離後の肺切離面は開放する方法であ

【表1】 1947～1953年における肺結核症に対する肺切除術の推移

年次	Overholtの報告			Matheyの報告			Eerlandの報告		
	全摘	葉切	区切	全摘	葉切	区切	全摘	葉切	区切
1947	81%	15%	4%				5例	2例	0例
1949	62	23	15	75%	25%	0%	44	32	2
1951	33	31	33	30	40	30	38	66	108
1952				14	55	31	26	39	133
1953				10	10	80	11	19	56

【表2】 結核予防会における外科療法の推移（1948～1954）

年次	胸郭成形術	術式	
		肺切除術	
		肺葉切除	区域切除
1948	104		
1949	103		
1950	215	4	0
1951	243	24	8
1952	132	68	155
1953	101	97	228
1954	60	116	314
計	958	309	705

る．同方法で正しい区域間で肺切離が行えるようになり，それまでの術後気管支瘻や膿胸の併発率20～30％がほとんど皆無に近くなった．この方法はまさに本書にも紹介している方法である．もちろん当時は一側肺換気の技術はないので，現在とは逆に切除領域を虚脱させていたが，当時より既にそのような技術が使われていたことに対して敬意を表さずにはいられない．

1949年には解剖学者であるRamsay[15]，Kent[16]，Boydenら[17～19]が外科解剖の立場からも検討を加え，区域静脈の重要性を強調し，Rubenstein[20]が区域境界の決定方法に関する新しい改良を加えることにより，手術の安全性はさらに増し，手術手技そのものも容易となった．その後，さらに動物実験を通じて，Findlay[21]は肺区域隔壁で切離することの重要性を強調した．

肺結核症に対する区域切除を促進したもう1つの要因はX線診断法の進歩である．Klopstock（1949）の側面断層写真の応用，Templeら[22]の肺区域投影像の研究，Felsonら[23]，Kane[24]のX線写真上における病巣発現位置の研究，Hornykiewytschら[25～30]の断層写真における血管像の研究，Adler[31]の断層撮影における肺区域診断の研究などが主なもので，これらの研究は区域解剖のX線診断に大きく貢献した．その中でも1949年の側面断層写真の応用はその60年後の現在，我々が区域切除においてhigh resolution computed tomography（HRCT）の矢状断画像より区域解剖を把握して手術を行っていることと基本的な違いはない．

肺結核症に対する術式の推移は現在，肺癌を扱う我々にとっても興味深い．Overholt[32]，Mathey[33]，Eerland[34]らは，1947年から1953年のわずか7年間において肺切除術は肺全摘術から肺葉切除，さらに区域切除に移行していったことを報告しており（表1），今後の我々の方向性をみるようである．

わが国では肺区域切除を結核外科治療に取り入れたのは欧米より2～3年遅れた感がある．その理由はおそらく気管内挿管による全身麻酔の技術が，第二次世界大戦終了直後の混乱期にはまだ取り入れられていなかったためであろう．1951年の第26回結核病学会で古城によって区域切除第1例目が報告された[35]．しかし1952年には気管内挿管による全身麻酔の普及に加え，肺区域切除術の解剖学的研究，動物実験などの基礎的研究と並んで臨床的研究も進んだことにより，急速に肺結核症に対する肺区域切除が広まった[36～57]．1954年の結核予防会による発表では，わが国では1950年までは肺結核の外科治療として胸郭成形術による虚脱療法が主体を占めていたが，1952年には肺切除術が虚脱療法を上回り，さらに肺切除術の中では区域切除が積極的に行われてきたことが紹介されている（表2）．わずか2年間におけるこの術式の変遷を考えると，当時の呼吸器外科医がいかに勉強熱心であったかがうかがえる．情報化

社会であるはずの現在，我々はこの50年前の治療法の変遷のスピードについていけるであろうか.

その後，抗結核薬としてストレプトマイシンに加え1952年のパラアミノサリチル酸カルシウム，イソニアジドの開発に伴う3剤併用療法，1971年のリファンピシンの開発，さらには1948年のBCGのワクチン接種の義務化，1950年の結核予防法による集団X線検診等で，結核の罹患率および手術症例が激減した．それに伴い，区域切除の技術や区域解剖を知っている呼吸器外科医も少なくなった．しかし小型肺癌の発見率の急上昇に伴い，肺癌に対する外科治療として再び脚光を浴びることに至ったわけである．

文献

1) Lilienthal H : Pneumonectomy for sarcoma of the lung in a tuberculous patient. J Thorac Surg 1933 ; 2 : 600-611
2) Freedlander S : Lobectomy in pulmonary tuberculosis. J Thorac Surg 1935 ; 5 : 132
3) Rienhoff WF Jr : Pneumonectomy : a preliminary report of the operative technique in two successful cases. Bull Johns Hopkins Hosp 1933 ; 53 : 390-393
4) Graham EA : J Thorac Surg 1933 ; 2 : 600
5) Thornton TF et al : Resection of lung tissue for pulmonary tuberculosis. Internat Abstr Surg 1942 ; 75 : 312
6) Jones JC et al : Lobectomy and pneumonectomy in pulmonary tuberculosis. J Thorac Surg 1939 ; 8 : 351
7) Clagett OT et al : Lobectomy in pulmonary tuberculosis. Proc Mayo Clin 1944 ; 19 : 69
8) Overholt RH et al : The place of pulmonary resection in the treatment of tuberculosis. Dis Chest 1952 ; 21 : 32-50
9) Churchill ED et al : Segmental pneumonectomy in bronchiectasis : the lingula segment of the left upper lobe. Ann Surg 1939 ; 109 : 481-499
10) Blades B : Conservation of lung tissue by partial lobectomy. Ann Surg 1943 ; 118 : 353-365
11) Overholt RH et al : An improved method of resection of pulmonary segments : report of a technique applied in 70 operations. J Thorac Surg 1948 ; 17 : 464-479
12) Appleton AB : Segments and blood-vessels of lungs. The Lancet 1944 ; 244 : 592-594
13) Boyden EA : The intrahilar and related segmental anatomy of the lung. Surgery 1945 ; 18 : 706-731
14) Clagett OJ et al : A technique for segmental pulmonary resection with particular reference to lingulectomy. J Thorac Surg 1946 ; 15 : 227-238
15) Ramsay BH : The anatomic guide to the intersegmental plane. Surgery 1949 ; 25 : 533-538
16) Kent EM : The surgical importance of the anatomical distribution of the pulmonary segments. Am Rev Tuberc 1949 ; 60 : 699-705
17) Scannell JG et al : A study of variations of the bronchopulmonary segments of the right upper lobe. J Thorac Surg 1948 ; 17 : 232-237
18) Smith FR et al : An analysis of variations of the segmental bronchi of the right lower lobe of 50 injected lungs. J Thorac Surg 1949 ; 18 : 195-215
19) Roger MG et al : An analysis of variations of the segmental bronchi of the left lower lobe of 50 dissected, and ten injected lungs. J Thorac Surg 1949 ; 18 : 216-237
20) Rubenstein LH et al : A technique for pulmonary segmental delineation. J Thorac Surg 1949 ; 18 : 75-81
21) Findlay CW Jr : The healing of surgical wounds of the lung with particular reference to segmental lobectomy. J Thorac Surg 1950 ; 20 : 823-834
22) Temple HL et al : The bronchopulmonary segments. Am J Roentgenol Radium Ther 1950 ; 63 : 26-46
23) Felson B et al : Localization of intrathoracic lesions by means of the postero-anterior roentgenogram : the silhouette sign. Radiology 1950 ; 55 : 363-374
24) Kane IJ : Segmental localization of pulmonary disease on the postero-anterior chest roentgenogram. Radiology 1952 ; 59 : 229-237
25) Hornykeiwytsch T et al : Normal and pathological pulmonary vessels in the tomogram. Fortschr Geb Rontgenstr 1953 ; 79 : 44-51
26) Hornykiewytsch T et al : Normal and pathological pulmonary vessels in the stratigram. II. Blood vessels of the right upper lobe. Fortschr

Geb Rontgenstr 1953 ; 79 : 639-650
27) Hornykiewytsch T et al : Normal and pathological pulmonary blood vessels in tomogram. III. Blood vessels of the right upper lobe. Fortschr Geb Rontgenstr 1953 ; 79 : 704-713
28) Hornykiewytsch T et al : Normal and pathological pulmonary vessels in tomogram. Fortschr Geb Rontgenstr 1954 ; 81 : 134-143
29) Hornykiewytsch T et al : Stratigraphy of normal and pathologically changes pulmonary vessels. VII. Vessels of the right lower lobe. Fortschr Geb Rontgenstr 1954 ; 81 : 455-467
30) Hornykiewytsch T et al : Normal and pathological variations of pulmonary vessels in tomography. Fortschr Geb Rontgenstr 1954 ; 81 : 642-655
31) Adler H : The roentgen localization of the bronchopulmonary segments by means of laminagraphy, particularly in lung tuberculosis. Am J Roentgenol Radium Ther Nucl Med 1953 ; 70 : 218-225
32) Overholt RH et al : Segmental resection in tuberculosis. Chest 1953 ; 23 : 255-265
33) Mathey J : Segmental resections in pulmonary tuberculosis. Poumon 1953 ; 9 : 485-489
34) Eerland LD : Resection therapy of the pulmonary tuberculosis : 803 pneumonectomies, lobectomies and segmental resections from 1943-1953. Thoraxchirurgie 1953 ; 1 : 291-309
35) 古城雄二：第26回日本結核病学会口演，1951
36) 高橋智廣：気管支分岐と肺区域について．胸部外科 1951 ; 4 : 434-456
37) 山下英秋ほか：肺区域の研究．胸部外科 1951 ; 4 : 457-464
38) 高橋喜久夫ほか：肺結核に対する肺区域切除術について．胸部外科 1952 ; 5 : 442-449
39) 長石忠三：部分的肺切除術，特に肺区域切除術に対する我々の見解．胸部外科 1952 ; 5 : 450-453
40) 吉村輝仁永ほか：肺結核にたいする肺区域切除と部分切除について．胸部外科 1952 ; 5 : 463-465
41) 畑中栄一：肺結核に対する肺区域切除術の経験．胸部外科 1952 ; 5 : 466-470
42) 畑中栄一：成人および胎児における肺区域の解剖学的研究ならびに結核巣と肺区域の関係に関する病理学的研究．胸部外科 1952 ; 5 : 474-482
43) 石橋幸雄：肺区域切除（左上葉）．胸部外科 1952 ; 5 : 428-434
44) 石橋幸雄：肺区域切除（右上葉）．胸部外科 1952 ; 5 : 482-486
45) 氏家　基：肺区域切除 (Segmental Resection) に関する研究．胸部外科 1952 ; 5 : 487-495
46) 塩沢正俊：肺区域切除（特別講演）．結核 1953 ; 28 : 496-509
47) 塩沢正俊：肺結核症における肺区域切除術 (1)．胸部外科 1953 ; 6 : 550-561
48) 塩沢正俊ほか：肺区域切除の臨床（術後の成績について）．臨床医学 1953 ; 38 : 88-97
49) 塩沢正俊ほか：肺区域切除術について（第1報　基礎的研究）．胸部外科 1952 ; 5 : 454-462
50) 山下英秋ほか：肺区域の解剖と臨床的応用－総論及び右上葉－．肺 1955 ; 2 : 1-22
51) 入倉俊雄：肺区域切除の臨床的観察．肺 1955 ; 2 : 23-37
52) 石井　晃：肺区域切除術と気管支造影法．肺 1955 ; 2 : 62-66
53) 塩沢正俊：いわゆる非典型的肺区域切除術．肺 1955 ; 2 : 67-75
54) 岩間定夫：肺区域切除術における気管支瘻について　特に発生頻度とその原因の考察．肺 1955 ; 2 : 90-98
55) 長沢直幸ほか：肺区域なる観点から見た成人二次肺結核症の進展様式．肺 1955 ; 2 : 76-89
56) 篠原研三ほか：上－下葉区 (S^6)　結核のレ線研究．肺 1955 ; 2 : 53-61
57) 吉村克俊：肺区域の断層撮影について．肺 1955 ; 2 : 38-52

II. 肺癌に対する区域切除の歴史と展望

はじめに

近年, high resolution computed tomography (HRCT) や multidetector-row computed tomography (MDCT) などの高解像度画像診断機器の進歩と CT 診断の多用, CT 検診の普及によって小型早期肺癌の発見が急増しており, それらの病変の中には標準とされる肺葉切除術まで必要とせず縮小手術で根治可能であるものが多く含まれている. 一言で縮小手術といっても楔状切除術(部分切除術)と区域切除術に分類され, これらの区別は専門家の間でさえしばしば混同されて議論されるが, 胸膜面からやや離れた深い病変に対する場合や肺門リンパ節の評価が可能である点で区域切除のほうが有利であり, これら2つの術式はまったく異なる(図1).

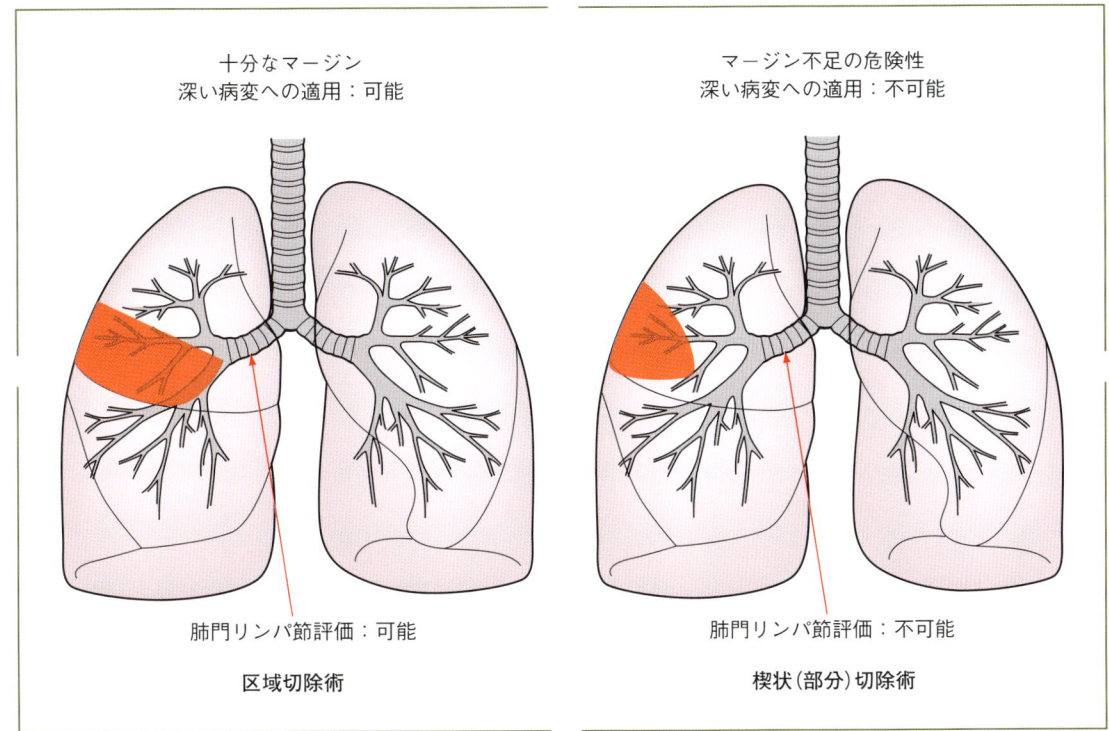

【図1】 縮小手術

区域切除術は数十年前までは区域に限局した肺結核症や気管支拡張症など良性の炎症疾患に対して積極的に行われていたが，最近では化学療法の発展によって日常臨床におけるその実践は激減している．悪性疾患では中枢性の転移性肺腫瘍は良い適応とされ，原発性肺癌にも妥協的(消極的)に適応されることがある．近年，増加している小型肺癌に対しては肺葉切除術が可能な症例においても機能温存目的に根治的(積極的)縮小手術が注目されている．根治がかなりの確率で狙える症例群であるため，積極的な肺組織・機能温存により術後生活の質向上だけでなく第2癌，第3癌への手術療法といった治療戦略の選択肢の幅を広げる利点がある．

区域切除術とはその気管支・肺動脈・肺静脈を区域レベルまでそれぞれ露出・処理し区域間実質を切離して1つ以上の区域を切除することである．当然，区域間切離では解剖に従うことが重要であり，解剖学的区域間を意識しない肺実質切除は広範囲な楔状切除術に分類されても仕方ない．病変の位置や拡がりによって解剖学的区域間を同定した後に腫瘍との距離（サージカルマージン）の不足による隣接区域への切り込みなど非解剖学的区域間切離は許容される．区域切除術ではバリエーションに富む気管支・血管の走行を区域レベルまで理解し，それらの走行異常に対応しなければならず，区域間切離では3次元的な解剖の理解が必須であるため，一般的に肺葉切除術より手技的難度が高い．また，S^6や左上葉の上区・舌区の切除など定型例だけではなく，あらゆる区域・亜区域の切除，それらの合併切除などの非定型術式が可能である．これらの非定型的区域・亜区域切除は解剖学的にやや複雑になるのみで実践すると想像するより難しくはない．また，術後には肺機能温存効果だけでなく死腔が少ないことから肺瘻遷延などの合併症の予防にも貢献する．以上から，区域切除術は魅力的な奥深い術式であり，今後益々その需要が高まることが予想される．

1. 歴史

1920年頃に肺区域解剖の父といわれたRoyal Brompton Hospital (London)の病理学者William Ewart (1848～1929)が肺はrespiratory unit (respiratory district)という解剖学的機能的な単位の集合体であり，気管支はその末梢でお互いに吻合することがないことを突き止めた．Mount Sinai Hospital (New York)の気管支鏡医Kramerと外科レジデントGlassがEwartの考えを発展させ，1932年肺膿瘍の研究でbronchopulmonary segmentの概念を発表し，初めて区域レベルの気管支・血管の解剖が詳しく理解され，区域切除術への土台となった[1]．1939年，Massachusetts General Hospital (Boston)でChurchillとBelseyによって区域切除術は最初に行われ（図2），その報告では"the bronchopulmonary segment may replace the lobe as the surgical unit of the lung"と言及されている[2]．1942年にはKentとBladesによって肺門での気管支・血管の個々の結紮が実践され[3]，1949年にはOverholtとLangerによって各区域での解剖学的な区域切除術の手術手技が体系化された[4]．原発性肺癌に対しては1940年代まで肺全摘除術が唯一の手術であったが，その治療関連死亡の多さ（約40％）から肺葉切除術が徐々に脚光を浴びだした．ちなみにChurchillが肺癌に対して肺門での各気管支・血管をそれぞれ剥離結紮した肺葉切除術を1950年に成功させ[5]，リンパ節郭清を伴った肺葉切除術が標準術式となっていく．1960年にCahanが肺門および縦隔の所属リンパ節郭清を伴った肺葉切除術をradical lobectomyとして報告して以来[6]，この術式は50年以上を経た現在も肺癌根治手術の標準である．時代の流れとともに社会衛生の改善と化学療法の進歩によって気管支拡張症や肺結核症に対する外科治療が激減したため，区域切除術は呼吸器外科研修プログラムから削除され，ここ数十年で呼吸器外科専門医によってでさえほとんど行われなく

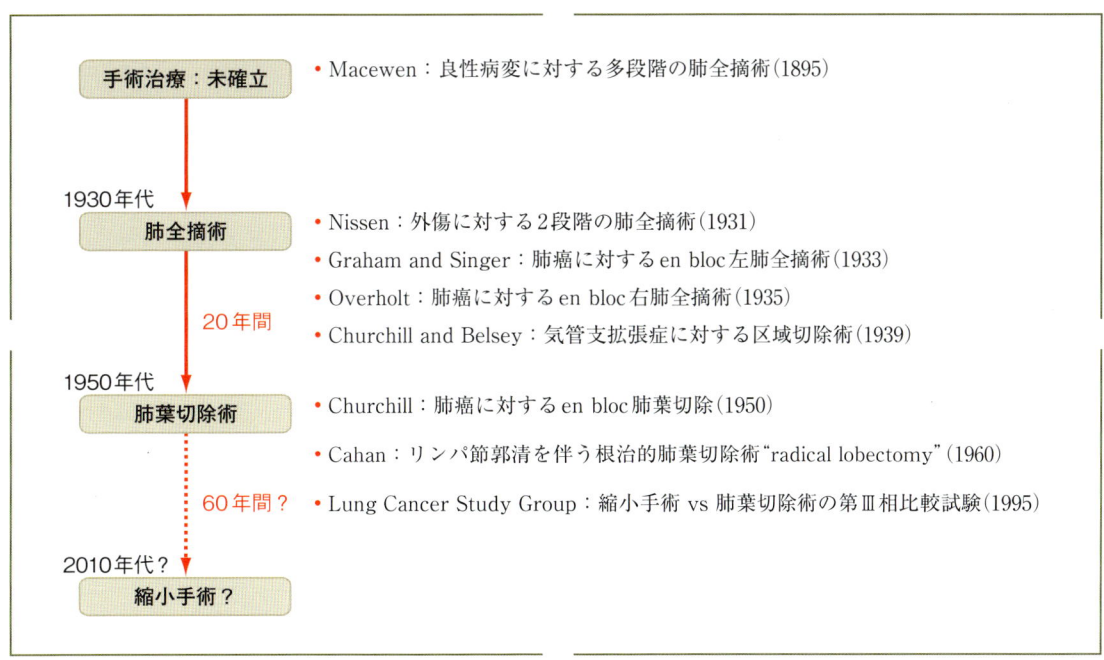

【図2】 肺切除術の歴史

なった．

　原発性肺癌に対して，心肺機能障害など併発疾患のため肺葉切除術が不可能な患者における消極的（妥協的）な縮小手術はその適用に議論の余地はない．問題は肺葉切除術が可能な症例における積極的な縮小手術の可否である．肺癌に対しては腫瘍サイズに関係なく肺葉切除術が汎用される中で，1980年頃から北米において肺癌の予後は腫瘍の生物学的悪性度，つまり遠隔転移によるとの認識が普及し，肺癌に対する肺実質の切除範囲を減少させる流れがあった．これは小型乳癌に対する縮小手術が本流になる予兆から肺癌領域にも波及したものと推察される．当時，小型肺癌に対して完全切除ができれば区域切除術は肺葉切除術に比較して術後合併症が少なく，長期成績も変わらないとする複数の報告がなされた[7〜9]．特にRush-Presbyterian-St. Luke's Medical Center（Chicago）のJensikとFaberは北米での区域切除術の推進者であった．

　1990年代に入って小型肺癌の発見が増加し，特に本邦ではその傾向が著明であったため，1992年坪田らによって2cm以下の肺癌に対する区域切除術の全国的な前向き試験が開始された．その最中の1995年，GinsbergとRubensteinによってthe now-defunct North American Lung Cancer Study Group臨床試験の衝撃的な報告がなされた[10]．縮小手術である部分切除や区域切除術では局所再発が肺葉切除術より3倍高頻度に発生し（p = 0.008），予後も縮小手術施行群において有意差はないものの不良であるとの結果であった．また，術後1年目の肺機能において両群では差はなく縮小手術の長所は認められないと結論された．対象に縮小手術の適応とされる径2cmまでの腫瘍だけでなく径3cmまでの腫瘍を含むこと，1980年代の研究でありCTなどの画像診断の精度に問題があること，縮小手術群における部分切除の占める割合が3分の1と多くリンパ節の評価が曖昧であること，部分切除と区域切除術の術式選

【表1】 縮小手術と肺葉切除術の比較研究

	肺葉切除術推進報告		縮小手術推進報告		
1980			Hoffmann（1980）	T1	楔状切除のみ
1985			Errett（1985）	T1+2	楔状切除のみ
1990			Read（1990）	T1	
1995	Warren（1994）	T1+2	Kodama（1997）	T1a	根治的区域切除術のみ
	LCSG（1995）	T1　第3相試験	Landreneau（1997）	T1	楔状切除のみ
	Martini（1995）	T1+2	Pastorino（1997）	T1+2	
	Kwiatkowski（1998）	T1+2			
2000			Okada（2001）	T1a	根治的区域切除術のみ
			Campione（2004）	T1	
			Keenan（2004）	T1+2	区域切除術のみ
2005			Nakamura（2005）	T1+2	メタ解析
			Koike（2005）	T1a	根治的縮小手術
			El-Sherif（2006）	T1+2	
			Okada（2006）	T1a	根治的縮小手術
2010			Wisnivesky（2010）	T1a	

択基準が明確でないこと，登録771例のうち無作為割り付けされたのは36％の276例のみであったこと，3分の1以上の症例で術後1年目の肺機能検査が行われていないこと，研究資金の不足による確実なフォローアップができていないこと，統計学的処理の妥当性などの多くの問題点がこの試験には存在した．しかし縮小手術の有効性という課題に対する唯一の第Ⅲ相試験であったが故に，その結果を公表した論文に対する2人のinvited commentatorによる強い批判にもかかわらず[11, 12]，その後の縮小手術の発展にネガティブな強い影響を与えた．縮小手術と肺葉切除術の成績を比較したこれまでの報告を表1に示す．

1992年からTsubotaは肺葉切除術可能な肺野末梢2cm以下の小型肺癌に対する「拡大区域切除術（extended segmentectomy）」の多施設共同の前向き試験を施行した．55例が登録され，5年生存率は91.8％（他病死を除く）と良好で，肺活量の損失は平均11.3％の減少に留まった[13, 14]．それに並行して，国内では単施設における縮小手術の成績が相次いで報告された．1997年，Kodamaは肺野末梢に存在する T1N0M0の非小細胞肺癌46例に積極的に区域切除術を施行し，5年生存率93％，局所再発率8.7％の成績を得て，それらは標準肺葉切除術の成績と変わらないと報告した[15]．2001年，著者はcT1N0M0の腫瘍径2cm以下の70症例に対して拡大区域切除術を行い，局所再発はなく，5年生存率は87.3％と報告した[16]．また，同時期の腫瘍径2cm以下pT1N0M0の区域切除術68例と肺葉切除術104例の5年生存率はそれぞれ87.1％と87.7％で同等であった（p = 0.80）．Koikeも2003年，同様の対象において縮小手術74例（区域切除術60例，部分切除14例）と肺葉切除術159例を比較した[17]．その結果，再発はそれぞれ5例と9例に認められ，pT1N0M0における5年生存率はそれぞれ89.1％と90.1％であり，予後に関して両術式の差はないと結論した．2006年には2cm以下の末梢肺癌に対する本邦3施設での縮小手術登録群305例と肺葉切除術登録群262例の手術成績がまとめられた[18]．intent-to-treat解析での5年無再発生存率と全生存率は縮小手術登録群ではそれぞれ85.9％と89.6％，肺葉切除術登録群ではそれぞれ83.4％と89.1％で両群にはまったく差はな

【表2】 縮小手術と肺葉切除術の成績

	病期	肺葉切除術			縮小手術		
		症例数	局所再発(%)	5年生存率(%)	症例数	局所再発(%)	5年生存率(%)
1. LCSG, 1995	T1N0	122	2.1	89.1	125	6.3	83.1
2. Landreneau, 1997	T1N0	117	30	70	42*	24	58
3. Pastorino, 1997	T1+2N0	458	N/A	50	53	N/A	47
4. Kodama, 1997	T1N0#	46	N/A	93	77	N/A	88
5. Okada, 2001	T1N0#	139	N/A	87.7	70	N/A	87.1
6. Koike, 2003	T1N0#	159	1.3	90.1	74	2.7	89.1
7. Keenan, 2004	T1+2N0	147	7.5	67(4年)	54	11.1	62(4年)
8. Okada, 2006	T1N0#	262	6.9	89.1	305	4.9	89.6

LCSG：Lung Cancer Study Group，N/A：記載なし，*：楔状切除術のみ，#：腫瘍径≦2 cm．

【表3】 縮小手術と肺葉切除術の肺機能変化

	病期	肺葉切除術			縮小手術		
		症例数	一秒量*	肺活量*	症例数	一秒量*	肺活量*
LCSG, 1995	T1N0	58	−11.1	−5.7	71	−5.2	0.52
Keenan, 2004	T1+2N0	147	−9.2	−4.2	54	−3.2	−2.7
Harada, 2005	T1N0	45	−18	−17	38#	−12	−10
Okada, 2006	T1N0	168	−16.8	−16.0	168#	−9.1	−10.4

LCSG：Lung Cancer Study Group．*：術前値に対する術後値(%)，#：区域切除術のみ．

かった．さらに局所再発も有意な差はなく，術後肺機能は縮小手術群で有意に良好であった．この報告はこれまでで最も解析症例数が多く，フォローアップ期間中央値も5年を超えているため，新たな第Ⅲ相試験開始の足掛かりとなった．これら本邦での研究はすべて肺葉切除術可能症例で，いわゆる根治的(積極的)縮小手術の成績である．一方これまでの欧米からの報告は消極的(妥協的)縮小手術がかなり多く含まれていることに注意を要する．表2に縮小手術と肺葉切除術の手術成績の比較を記す．

縮小手術の最大の目的は肺機能の温存である．早期肺癌の増加とともに肺癌手術成績が向上するにつれて異時性多発癌の発生も多くなり，肺切除後の第2肺癌では手術を含めた治療戦略に制限が生じることがある．最近では同時性多発癌として発見されることも珍しくない．単に術後生活の質の向上だけでなく，多発癌に対する治療方法選択においても，縮小手術は抜群の威力を発揮する．1例をあげると，10年前の75歳時に小型肺胞上皮癌に対して右S^6区域切除術が施行された症例に発生した第2癌である乳頭状腺癌に対して右上葉切除術が可能であった．仮に前回右下葉切除術が行われていれば，今回は右肺摘除術(completion pneumonectomy)となる可能性が高く，加齢を考慮すると手術療法の選択が躊躇されたに違いない．表3はこれまで報告された縮小手術と肺葉切除術の肺機能変化の比較である．縮小手術による術後肺機能のメリットがないと結論されたLung Cancer Study Groupの第Ⅲ相試験のデータを見直してみると，肺葉切除術群において縮小手術群に比べて術後6ヵ月では複数の評価項目において肺機能が有意に低下し，1年以上経過しても一秒量では依然有意差をもって縮小手術が機能温存に貢献している[10]．2004

年，Keenanは肺葉切除術に対して縮小手術による肺機能の変化を報告した[19]．肺葉切除術群の一秒量と肺活量の損失はそれぞれ9.2％，4.2％であったのに対して，縮小手術群ではそれぞれ3.2％，2.7％と良好であった．縮小手術を区域切除術に限定したHaradaの検討でも術後2ヵ月の時点で区域切除術群と同一病期の肺葉切除術群の肺活量の損失はそれぞれ15％，22％，一秒量の損失はそれぞれ13％，20％でともに縮小手術群は有意に肺機能が温存されていた[20]．また運動負荷トレッドミル検査による術後心肺機能の検討でも，その維持に関して区域切除術群が有意に良好であった．

2000年代後半に入って，Pittsburgh大学のLandreneauを中心に欧米でも縮小手術を支持する報告が相次いだ．El-Sherifは13年間にI期非小細胞肺癌に対して784例の肺葉切除術と207例の縮小手術（主に楔状切除）を行い，無再発生存に関してはIB期ではわずかな差があるものの，IA期では差がなかったと報告している[21]．縮小手術の最大の懸念は切除断端再発，すなわち意図的に温存を試みた残存肺における局所再発であり，切除マージンについては十分な配慮が必須である．海外では本邦と違って楔状切除の割合が多いことから，断端再発予防のためにアジュバント外照射療法や小型密封放射線源による体内照射療法（brachytherapy）が積極的に行われている[22]．2005年，the American College of Surgeons Oncology Group（ACOSOG）は3cm以下の非小細胞肺癌の高リスク患者に対して縮小手術単独群と縮小手術後iodine I 125によるbrachytherapyを加えた群とをランダム比較する第III相試験（Z04032）を開始している[23]．

2．今後の展望

肺葉切除術と縮小手術の比較に関して，1980年代に実施されたLung Cancer Study Groupの試験を除いて，これまでの報告はすべて非ランダム化試験であり，最新の画像機器を用いて診断した症例における第III相試験がどうしても必要である．その臨床試験を多施設で行う場合には区域切除術という呼吸器外科専門医にとって馴染みが少ない術式が要求されるため，手術手技を含む技術的な問題が懸念される．すなわち，腫瘍の位置が数cm深ければあるいは区域辺縁に寄っていれば，亜区域追加切除などまったく違った術式が要求される．縮小手術の中でも癌手術としてまったく質の異なる部分切除術と区域切除術の違いを明確にすること，縮小手術での切離断端再発を防ぐため十分なマージンをとること，反対に縮小手術の目的である肺機能維持のため温存される肺実質の機能に配慮した手技であること（過度なステープル使用や不適な区域間切離による温存肺の膨張不良，逆に過度のマージン取得が懸念される），可能な限り各施設が統一した手技を目指すこと，多くの部位で多様な区域切除術や亜区域合併切除が可能であることが重要である．さらに縮小手術が有益か否かを判断するために，術前後に肺機能を正しく評価することが重要である．その際，中葉切除や右上葉切除などの肺葉切除術は両葉の底区切除より理論的には肺機能損失が小さいことから，切除区域数を限定することや切除した区域数単位にその損失を比べることが肝要である．

原発性肺癌に対する縮小手術の適応を術前に判断するためには，腫瘍径とともに画像による非浸潤肺癌の見極めが重要となる．本邦において，これら縮小手術への流れは厚生労働省がん研究助成金指定研究「呼吸器悪性腫瘍に対する標準的治療確立のための多施設共同研究」班の「胸部薄切CT所見に基づく肺野型非浸潤（早期）肺癌の診断とその妥当性に関する研究（JCOG0201）」の開始に大きな影響を与えた．その解析は肺葉切除された腺癌545例で行われ，病理学的非浸潤癌を診断する場合の特異度と感度はそれぞれ96.4％（161/167，95％CIは91～99％）と30.4％（115/378，95％CIは

26～35％)で，当初前提とした特異度には及ばなかったが，画像による放射線学的非浸潤癌の診断は病理学的非浸潤癌とよく相関していた．これらのデータが礎になり，2007年7月から北米(CALGB-140503)で，2009年8月から本邦(JCOG0802/WJOG4607L)で，2cm以下の末梢非小細胞肺癌に対する肺葉切除術対縮小手術の第Ⅲ相試験が開始されている．両者ともに1,000例以上の登録を目指した大規模多施設非劣性試験で，まさに日米対決である．違いは縮小手術としてCALGB-140503では楔状切除を容認しているが，JCOG0802/WJOG4607Lでは区域切除術に限定していること，第一次エンドポイントがCALGB-140503では無再発生存期間であるのに対して，JCOG0802/WJOG4607Lでは全生存期間であることである．また，JCOG0802/WJOG4607Lにおいては前述のJCOG0201の結果から死亡イベントがほとんどないと予想される画像上の非浸潤癌(HRCTですりガラス状陰影の割合GGO率が75％以上)は試験対象から除外されている．

また，縮小手術による肺実質温存の追究に併せて，アプローチにおいても低侵襲への試みがなされている[24,25]．いわゆる胸腔鏡による縮小手術である．難度の低い楔状切除であれば従来から胸腔鏡アプローチで可能であるが，区域切除術に対しては区域間切離に十分な解剖学的理解が必須であるため，モニター視のみでは難度が高い．皮膚切開は4cmと1cmの2ヵ所で肋間の開大はしないが，直視を取り入れたhybrid VATS segmentectomyなどいろいろな低侵襲アプローチの工夫がなされている[26,27]．また，3次元的視野が得られるロボット手術にはその可能性を感じずにはいられない．

いずれにせよ，この縮小手術の分野では日本発のエビデンスが世界に向け発信され，本術式が標準術式の1つに加えられることを期待したい．

文献

1) Krammer R et al：Bronchoscopic localization of lung abscess. Ann Otol Rhinol Laryngol 1932；41：1210-1220
2) Churchill ED et al：Segmental pneumonectomy in bronchiectasis：the lingula segment of the left upper lobe. Ann Surg 1939；109：481-499
3) Kent EM et al：The anatomic approach to pulmonary resection. Ann Surg 1942；116：782-794
4) Overholt RH et al：The Technique of Pulmonary Resection, Charles C Thomas, Springfield, Illinois, 1949
5) Churchill ED et al：The surgical management of carcinoma of the lung；a study of the cases treated at the Massachusetts General Hospital from 1930-1950. J Thorac Surg 1950；20：349-365
6) Cahan WG：Radical lobectomy. J Thorac Cardiovasc Surg 1960；39：555-572
7) Jensik RJ：Miniresection of small peripheral carcinomas of the lung. Surg Clin North Am 1987；67：951-958
8) Warren WH et al：Segmentectomy versus lobectomy in patients with stage I pulmonary carcinoma. Five-year survival and patterns of intrathoracic recurrence. J Thorac Cardiovasc Surg 1994；107：1087-1093
9) Stair JM et al：Segmental pulmonary resection for cancer. Am J Surg 1985；150：659-664
10) Ginsberg RJ et al：Randomized trial of lobectomy versus limited resection for T1 N0 non-small cell lung cancer. Lung Cancer Study Group. Ann Thorac Surg 1995；60：615-622
11) Peters RM：Invited commentary. Ann Thorac Surg 1995；60：622
12) Benfield JR：Invited commentary. Ann Thorac Surg 1995；60：623
13) Tsubota N et al：Ongoing prospective study of segmentectomy for small lung tumors. Ann Thorac Surg 1998；66：1787-1790
14) Yoshikawa K et al：Prospective study of extended segmentectomy for small lung tumors：the final report. Ann Thorac Surg 2002；73：1055-1058
15) Kodama K et al：Intentional limited resection for selected patients with T1 N0 M0 non-small-cell lung cancer：a single-institution study. J Thorac Cardiovasc Surg 1997；114：347-353

16) Okada M et al : Is segmentectomy with lymph node assessment an alternative to lobectomy for non-small cell lung cancer of 2 cm or smaller? Ann Thorac Surg 2001 ; 71 : 956-960
17) Koike T et al : Intentional limited pulmonary resection for peripheral T1 N0 M0 small-sized lung cancer. J Thorac Cardiovasc Surg 2003 ; 125 : 924-928
18) Okada M et al : Radical sublobar resection for small-sized non-small cell lung cancer : a multicenter study. J Thorac Cardiovasc Surg 2006 ; 132 : 769-775
19) Keenan RJ et al : Segmental resection spares pulmonary function in patients with stage I lung cancer. Ann Thorac Surg 2004 ; 78 : 228-233
20) Harada H et al : Functional advantage after radical segmentectomy versus lobectomy for lung cancer. Ann Thorac Surg 2005 ; 80 : 2041-2045
21) El-Sherif A et al : Outcomes of sublobar resection versus lobectomy for stage I non-small cell lung cancer : a 13-year analysis. Ann Thorac Surg 2006 ; 82 : 408-415
22) Fernando HC et al : Lobar and sublobar resection with and without brachytherapy for small stage IA non-small cell lung cancer. J Thorac Cardiovasc Surg 2005 ; 129 : 261-267
23) Smith RP et al : Dosimetric evaluation of radiation exposure during I-125 vicryl mesh implants : implications for ACOSOG z4032. Ann Surg Oncol 2007 ; 14 : 3610-3613
24) Schuchert MJ et al : Anatomic segmentectomy for stage I non-small-cell lung cancer : comparison of video-assisted thoracic surgery versus open approach. J Thorac Cardiovasc Surg 2009 ; 138 : 1318-1325
25) Swanson SJ : Video-assisted thoracic surgery segmentectomy : the future of surgery for lung cancer? Ann Thorac Surg 2010 ; 89 : S2096-S2097
26) Okada M et al : A novel video-assisted anatomic segmentectomy technique : selective segmental inflation via bronchofiberoptic jet followed by cautery cutting. J Thorac Cardiovasc Surg 2007 ; 133 : 753-758
27) Patterson GA et al : History and Development of General Thoracic Surgery. Pearson's Thoracic & Esophageal Surgery (Third Edition), Churchill Livingstone Elsevier, Philadelphia, 3-8, 2008

III. 肺区域と区域気管支・血管の名称

1. 肺・区域亜区域(図1)

● **右上葉**
I S^1[Segmentum apicale]　肺尖区
　　S^1a[Subsegmentum apicale proprius]
　　　固有肺尖小区
　　S^1b[Subseg. ventrale]　前小区
II S^2[S. dorsale]　後上葉区
　　S^2a[Subseg. dorsale]　後小区
　　S^2b[Subseg. horizontale]　水平小区
III S^3[S. ventrale]　前上葉区
　　S^3a[Subseg. laterale]　外側小区
　　S^3b[Subseg. mediale]　内側小区

● **右中葉**
I S^4[S. medium laterale]　外側中区
　　S^4a[Subseg. laterale]　外側小区
　　S^4b[Subseg. mediale]　内側小区
II S^5[S. medium mediale]　内側中区
　　S^5a[Subseg. laterale]　外側小区
　　S^5b[Subseg. mediale]　内側小区

● **左上葉**
上大区(上区)[upper division](S^{1-3})
I S^{1+2}[S. apicodorsale]　肺尖後区
　　S^{1+2}a[Subseg. apicale]　肺尖小区
　　S^{1+2}b[Subseg. dorsale]　後小区
　　S^{1+2}c[Subseg. horizontale]　水平小区
II S^3[S. ventrale]　前上葉区
　　S^3a[Subseg. laterale]　外側小区
　　S^3b[Subseg. mediale]　内側小区
　　S^3c[Subseg. superius]　上小区

舌区[lingular division](S^{4+5})
I S^4[S. linguale superius]　上舌区
　　S^4a[Subseg. laterale]　外側小区
　　S^4b[Subseg. mediale]　内側小区
II S^5[S. linguale inferius]　下舌区
　　S^5a[Subseg. superius]　上小区
　　S^5b[Subseg. inferius]　下小区

● **両下葉**
I S^6[S. superius]　上-下葉区
　　S^6a[Subseg. superius]　上小区
　　S^6b[Subseg. laterale]　外側小区
　　S^6c[Subseg. mediale]　内側小区
II S^*[S. subsuperius]　上枝下-下葉区
III S^7[S. mediobasale]　内側肺底区
　　S^7a[Subseg. dorsale]　後小区
　　S^7b[Subseg. ventrale]　前小区
IV S^8[S. ventrobasale]　前肺底区
　　S^8a[Subseg. laterale]　外側小区
　　S^8b[Subseg. basale]　底小区
V S^9[S. laterobasale]　外側肺底区
　　S^9a[Subseg. laterale]　外側小区
　　S^9b[Subseg. basale]　底小区
VI S^{10}[S. dorsobasale]　後肺底区
　　S^{10}a[Subseg. dorsale]　後小区
　　S^{10}b[Subseg. laterale]　外側小区
　　S^{10}c[Subseg. mediale]　内側小区

2. 気管支・区域亜区域枝の名称(図1)

◉右上葉
- I B¹[Ramus apicale]　肺尖枝
    - B¹a[Ramus apicalis proprius]　固有肺尖枝
    - B¹b[Rm. ventralis]　前枝
- II B²[R. dorsalis]　後上葉枝
    - B²a[Rm. dorsalis]　後枝
    - B²b[Rm. horizontalis]　水平枝
- III B³[R. ventralis]　前上葉枝
    - B³a[Rm. latelasis]　外側枝
    - B³b[Rm. medialis]　内側枝

◉右中葉
- I B⁴[R. medius lateralis]　外側中枝
    - B⁴a[Rm. lateralis]　外側枝
    - B⁴b[Rm. medialis]　内側枝
- II B⁵[R. medius medialis]　内側中枝
    - B⁵a[Rm. lateralis]　外側枝
    - B⁵b[Rm. medialis]　内側枝

◉左上葉
左上区枝(upper division bronchus)
- I B¹⁺²[R. apicodorsalis]　肺尖後枝
    - B¹⁺²a[Rm. apicalis]　肺尖枝
    - B¹⁺²b[Rm. dorsalis]　後枝
    - B¹⁺²c[Rm. horizontalis]　水平枝
- II B³[R. ventralis]　前上葉枝
    - B³a[Rm. lateralis]　外側枝
    - B³b[Rm. medialis]　内側枝
    - B³c[Rm. superior]　上枝

舌区(lingular division bronchus)
- I B⁴[R. lingualis superior]　上舌区枝
    - B⁴a[Rm. lateralis]　肺尖枝
    - B⁴b[Rm. medialis]　後枝
- II B⁵[R. lingualis inferior]　下舌区枝
    - B⁵a[Rm. superior]　上枝
    - B⁵b[Rm. inferior]　下枝

◉両下葉
- I B⁶[R. superior]　上-下葉枝
    - B⁶a[Rm. superior]　上枝
    - B⁶b[Rm. lateralis]　外側枝
    - B⁶c[Rm. medialis]　内側枝
- II B*[R. subsuperior]　上枝下-下葉枝
- III B⁷[R. mediobasalis]　内側肺底枝
    - B⁷a[Rm. dorsalis]　後小枝
    - B⁷b[Rm. ventralis]　前小枝
- IV B⁸[R. ventrobasalis]　前肺底枝
    - B⁸a[Rm. lateralis]　外側枝
    - B⁸b[Rm. basalis]　底枝
- V B⁹[R. laterobasalis]　外側肺底枝
    - B⁹a[Rm. lateralis]　外側枝
    - B⁹b[Rm. basalis]　底枝
- VI B¹⁰[R. dorsobasalis]　後肺底枝
    - B¹⁰a[Rm. dorsalis]　後枝
    - B¹⁰b[Rm. lateralis]　外側枝
    - B¹⁰c[Rm. medialis]　内側枝

3. 各区域肺動脈の名称(図2)
（名称は区域気管支に準じる）

4. 区域肺静脈の名称と存在部位(図3)

◉右上葉
V^1(Vena apicalis)
- V^1a：between S^1a and S^1b
- V^1b：between S^1b and S^3b

V^2(V. dorsalis)
- V^2a：between S^1a and S^2a
- V^2b：between S^2a and S^2b
- V^2c：between S^2b and S^3a
- V^2t：below S^2a

V^3(V. ventralis)
- V^3a：between S^3a and S^3b
- V^3b：below S^3b

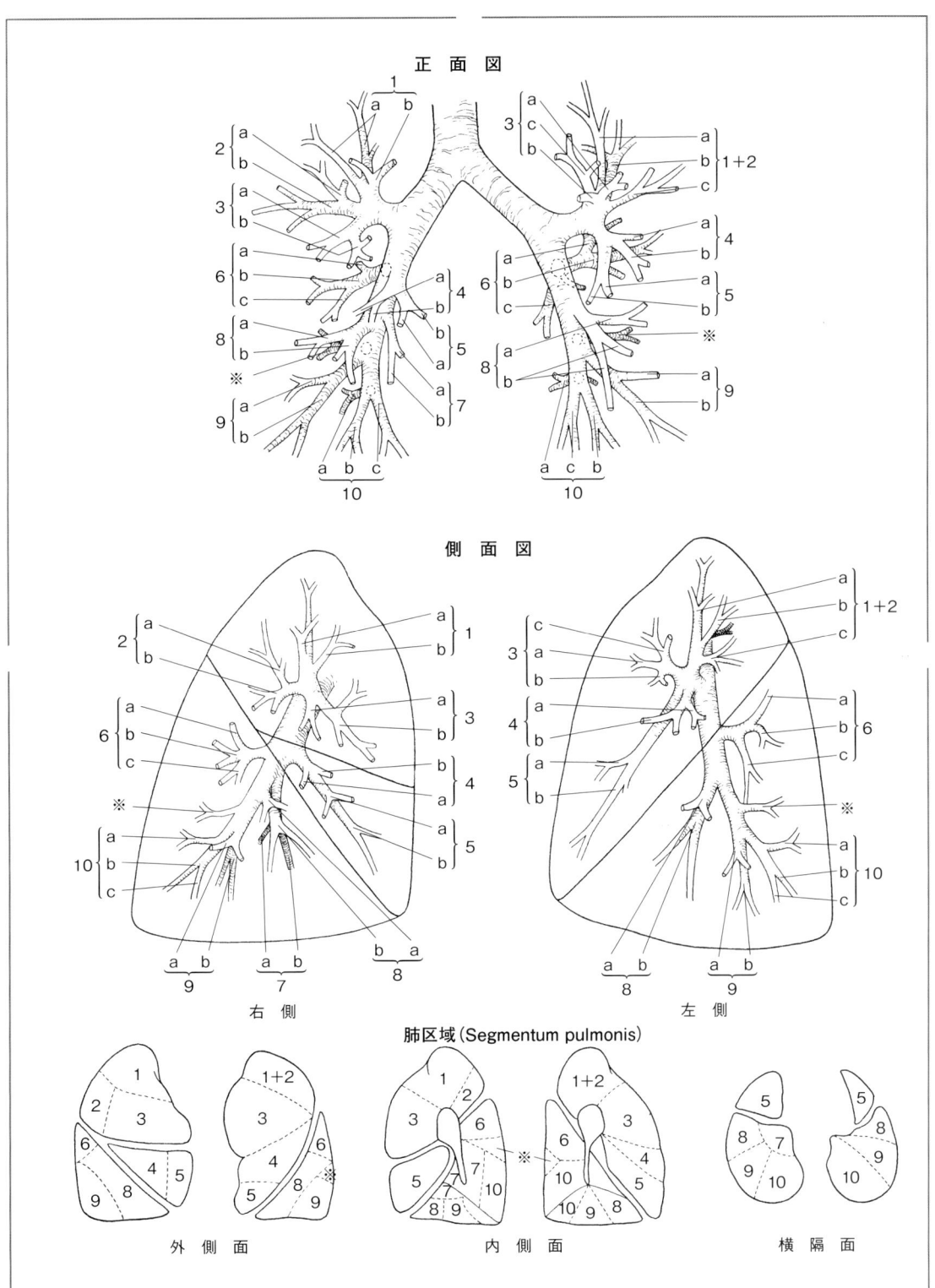

【図1】 気管支(枝)，肺区域の名称　（塩沢正俊：肺区域切除−上巻，文光堂，東京，1955より引用改変）

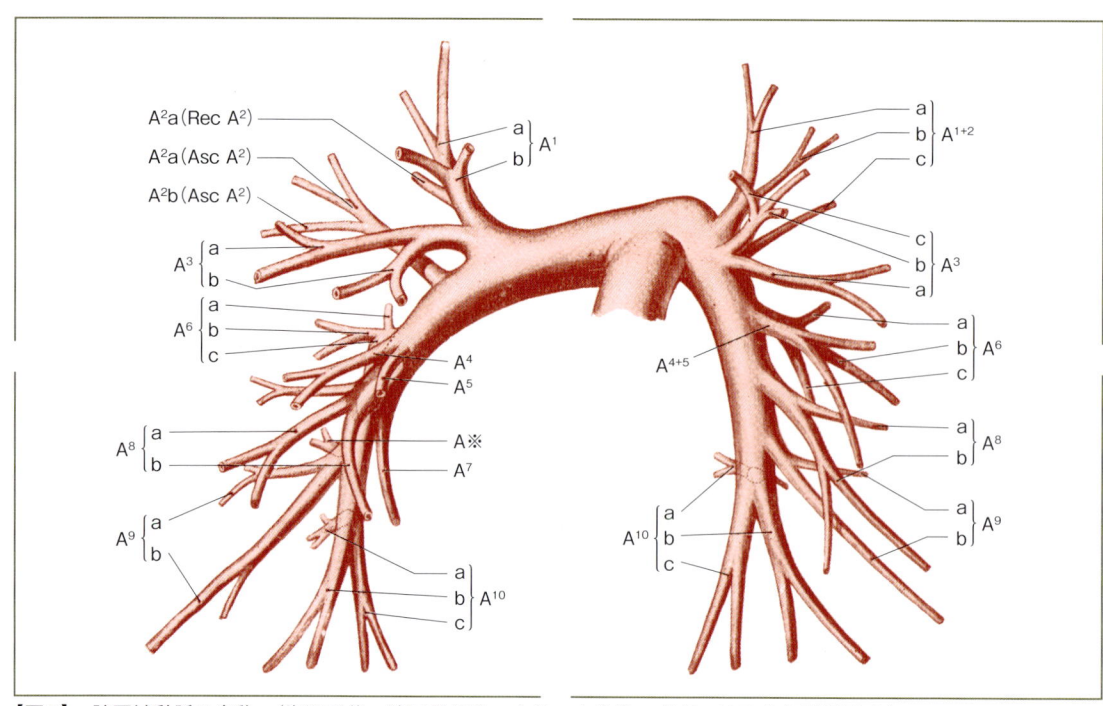

【図2】 肺区域動脈の名称 (塩沢正俊：肺区域切除－上巻, 文光堂, 東京, 1955より引用改変)

V^3c：between S^3bi and S^3bii

●右中葉
V^4 (V. media lateralis)
　V^4a：between S^4a and S^4b
　V^4b：between S^4b and S^5b

V^5 (V. media medialis)
　V^5a：between S^5a and S^5b
　V^5b：below S^5b

●左上葉
　左上葉S^{1+2}の区域静脈には多種多様な命名があるが，筆者は読者の理解を容易にし，また外科臨床上有益にするために，区域気管支，区域動脈と同一命名にする方針とした．

V^{1+2} (V. apicodorsalis) 肺尖後区静脈
　$V^{1+2}a$：between $S^{1+2}a$ and S^3c
　$V^{1+2}b$：between $S^{1+2}a$ and $S^{1+2}b$

　$V^{1+2}c$：between $S^{1+2}b$ and $S^{1+2}c$
　$V^{1+2}d$：between $S^{1+2}c$ and S^3a

V^3 (V. ventralis) 前上区静脈
　V^3a：between S^3a and S^3b
　V^3b：between S^3b and S^4a
　V^3c：between S^3b and S^3c

V^4 (V. lingualis superior)
　V^4a：between S^4a and S^4b
　V^4b：between S^4b and S^5a

V^5 (V. lingualis inferior)
　V^5a：between S^5a and S^5b
　V^5b：below S^5b

●両下葉
V^6 (V. superior)
　V^6a：between S^6a and S^6b+c
　V^6b：between S^6b and S^{8-9}

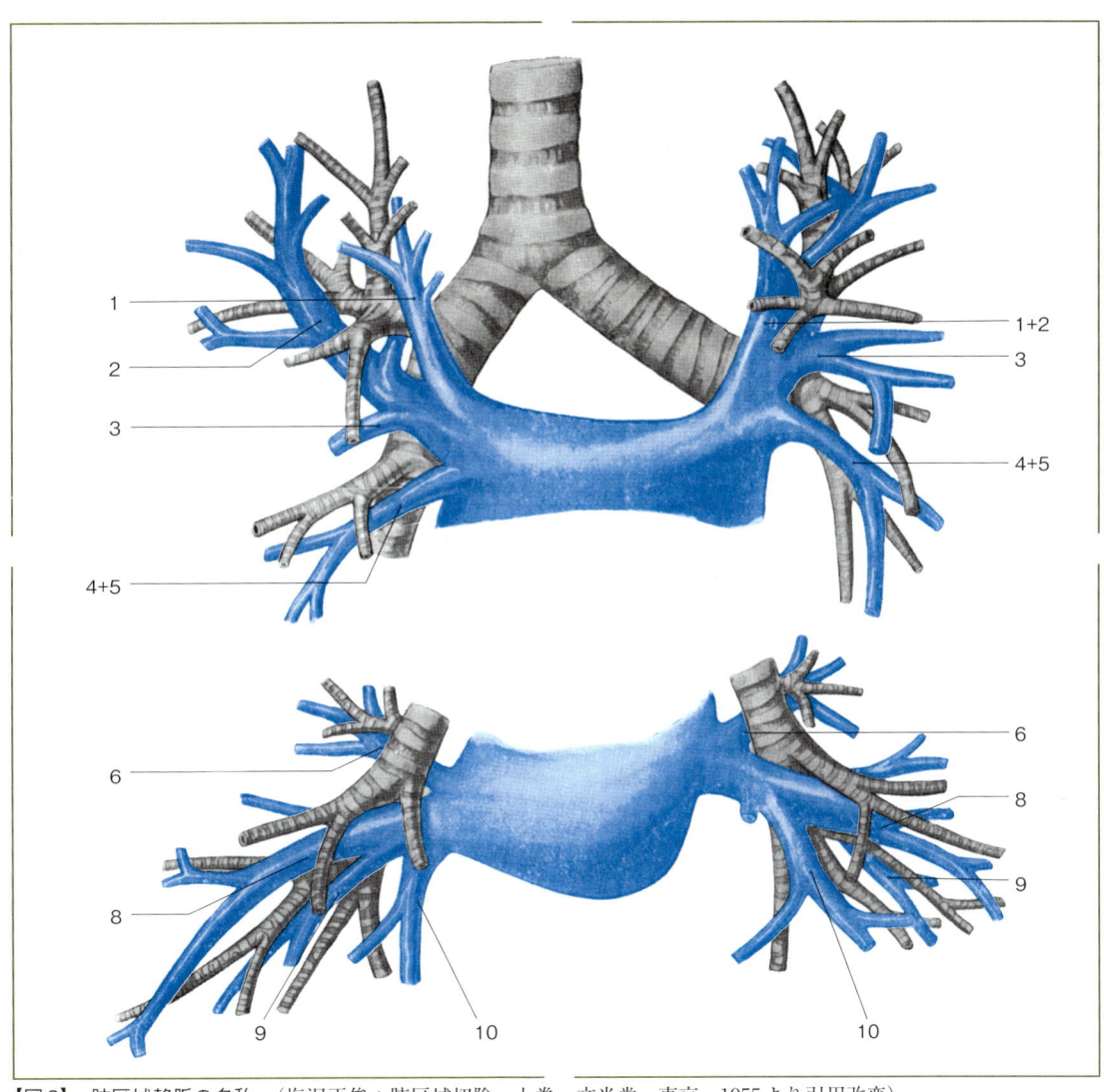

【図3】 肺区域静脈の名称　（塩沢正俊：肺区域切除－上巻，文光堂，東京，1955より引用改変）

V^6c：between S^6c and $S^{10}a$ (or S^7b)

V^7 (V. mediobasalis)
 V^7a：between S^7a and S^7b
 V^7b：between S^8b and S^7b

V^8 (V. ventrobasalis)
 V^8a：between S^8a and S^8b
 V^8b：between S^8b and S^9b

V^9 (V. laterobasalis)
 V^9a：between S^9a and S^9b
 V^9b：between S^9b and $S^{10}b$

V^{10} (V. dorsabasalis)
 $V^{10}a$：between $S^{10}a$ and $S^{10}c$
 $V^{10}b$：between $S^{10}b$ and $S^{10}c$
 $V^{10}c$：among $S^{10}c$

IV. 区域切除後の肺機能

　現在まで区域切除後の肺機能を評価した論文は意外と少ない．1995年の米国 Lung Cancer Study Group による肺葉切除と縮小手術（肺区域切除と楔状切除を含む）の randomized controlled study では，術後一秒量において両者間に明らかな差があるにもかかわらず，結語には「肺葉切除と比べて縮小手術の肺機能上の利点はない」と述べている[1]．1999年，Takizawa らは肺区域切除と肺葉切除の群，それぞれ40例の術後12ヵ月において，肺区域切除術のほうが肺葉切除術より一秒量は温存されるが，肺活量では差がなかったことを報告している[2]．しかし同報告の問題点として，区域間切離をすべてステープラーで行っているため，残存肺葉が十分に機能していない可能性があげられる．

　一方2005年，Harada らは肺区域切除例と肺葉切除例の術後2ヵ月および6ヵ月の肺活量および一秒量を比較し，両時期において区域切除は肺葉切除より肺機能は良好に保たれており，術後6ヵ月において区域切除はおおむね術前の90％の肺機能温存であるのに対して，肺葉切除はおおむね80％であり，前者は後者より有意（$p < 0.001$）に肺活量および一秒量が温存されたことを報告している[3]．また2006年，Okada らは多施設共同研究において，肺区域切除168例と肺葉切除168例の術後2ヵ月後の肺機能を比較し，一秒量においては肺葉切除では約83％までの低下であったのに対し，肺区域切除では約91％までの低下であり，肺区域切除は肺葉切除より有意（$p < 0.001$）に肺機能を温存したことを報告している[4]．他の報告者も区域切除の術後肺機能はおおむね90％温存されることを報告している[5,6]．

　一方，著者（野守）は肺区域切除の手技および術式を評価するために，肺区域切除後に温存された肺葉の肺機能に関して以下のように評価した[5]．すなわち肺区域切除例において肺血流シンチのSPECT/CT画像を術前と術後6ヵ月以降（平均12ヵ月後）に撮像し，全肺における温存肺葉の血流比と通常の肺機能テストのデータより，温存された肺葉の一秒量を算出し，温存肺葉における術後肺機能温存率を測定した．それによると肺区域切除術で温存された各肺葉の一秒量を切除区域数毎でみると，その平均温存率は1区域切除では約50％，2区域切除では約35％，3区域以上の切除では17％であり，区域切除の肺機能上の優位性は2区域切除までである，と報告している．さらに右上葉切除後に右中葉肺の肺機能はその肺尖部への偏位により低下することに着目し，右上葉切除と右上葉区域切除における，右中葉肺の$FEV_{1.0}$を肺血流シンチのSPECT/CT画像で算出した[7]．その結果，右上葉の肺葉切除術では右中葉の一秒量は有意な低下を示したが（$p = 0.009$），右上葉の区域切除では右中葉の一秒量は術前後で有意差はなかったことを報告している．すなわち右上葉肺の肺癌に対して肺区域切除を行うことは，右上葉肺の肺機能を温存するのみでなく，右中葉肺の肺機能も温存することを強調している．

　肺癌は2cm以下の大きさでも多くは1区域内

【表1】 ステープラーと電気メスによる肺切離法の利点・欠点

	ステープラー	電気メス
利点	・空気漏れが少ない	・断端の距離を保ちやすい ・正しい区域間で切離できる ・肺静脈を確実に温存できる
欠点	・腫瘍が縫合線に近づく ・温存肺の再膨張を障害	・肺瘻のリスクが高くなる

で偏在しており，十分な切除断端を取るには隣接区域あるいは隣接亜区域切除を要することが少なくない．Horinouchiらは2cm以下の肺癌においてhigh resolution computed tomography（HRCT）により存在部位を特定し，34％は区域間を越えて存在していたことを報告している[8]．そのような症例に2区域切除を行うと，症例によっては温存できる肺が極端に小さくなることがある．それに対して，1区域と隣接の1亜区域，あるいは多区域にまたがる2亜区域の切除を行えば肺機能はより温存できることが想像されるが，それらの術式の難度は2区域切除に比べて高い．著者（野守）らは，それらいわゆる複合亜区域切除が肺機能上，どれほど優位であるかを肺血流シンチSPECT/CT画像を用いて検討し，複合亜区域切除は多区域切除に比べ一秒量が温存されること報告した[9]．このことはよりよい肺機能温存のために，我々呼吸器外科医は単純な肺区域切除術のみでなく，複合亜区域切除にも精通する必要があることを示している．

肺区域切除術における区域間の切離方法は1940年代からの課題であり，1940年代前半の区域間面を明らかにしない区域切除に対して，1948年にOverholtは「区域間面を明らかにせずに肺を切離すると術後肺瘻を惹起するうえに，肺瘻を予防するための切離面の肋膜縫合は温存肺の再膨張を障害し，肺機能の低下を招く」，と述べている[10]．しかしステープラーが発達した現在，区域間面と確認せずに安易にステープラーで切離する外科医は少なくない．S^{6}の区域切除など，狭い領域の区域切除に比べ，左上区切除や多区域切除などで広い領域を切除する場合，区域間面をステープラーで切離すると温存肺の再膨張が妨げられる．区域間切離におけるステープラーと電気メスの利点・欠点を**表1**に示す．ステープラーでは術後肺瘻は少ないが，その欠点は，①腫瘍がステープルラインに近づき，切離断端との距離を保ちにくくなる，②温存肺の再膨張が妨げられ，区域切除の大きな目的である肺機能温存の利点が少ない，があげられる．

著者（野守）らは肺切離面の肋膜縫合の功罪を検討するために，区域切除を行った症例において，区域間面を開放する開放法と区域間面を電気メスで切離した後に肋膜縫合を加える閉鎖法における術後温存肺の一秒量を比較し，閉鎖法は開放法より術後温存肺の一秒量は低く，特にその差は左上区切除において最も顕著であったことを示し，左上区切除など切離面が広い区域切除の場合には肺切離面は開放したほうが肺の再膨張がよいことを報告している[11]．さらに筆者（野守）らはブタ肺の実験において，区域間面をすべてステープラーで切離する方法（ステープラー法），区域間面を開放する方法（開放法），区域間の浅い部位を開放し深部においてはステープラーを用いて切離する方法（併用法）の間で，温存された区域の肺容量を測定した．その結果，ステープラー群は有意に開放群および併用群より温存された肺容量が少ないこと，開放群と併用群では有意差がなかったことを示し，①ステープラーによる肋膜の縫縮が肺の膨張を

妨げること，②区域間面をある程度電気メスで切離し，深部においてステープラーを用いることは肺の再膨張を妨げないことを指摘した[12]．今後の検討においてこの議論がどのように展開するかは不明であるが，少なくとも肺切離面が広く温存肺の容量が少ない場合には，肋膜を含めた区域間面切離をステープラーで行う方法はなるべく避けるべきと思われる．

文献

1) Lung cancer study group：Randomized trial of lobectomy versus limited resection for T1N0 non-small cell lung cancer. Ann Thorac Surg 1995；60：615-623
2) Takizawa T et al：Pulmonary function after segmentectomy for small peripheral carcinoma of the lung. J Thorac Cardiovasc Surg 1999；118：536-541
3) Harada H et al：Functional advantage after radical segmentectomy versus lobectomy for lung cancer. Ann Thorac Surg 2005；80：2041-2045
4) Okada M et al：Radical sublobar resection for small-sized non-small cell lung cancer：a multicenter study. J Thorac Cardiovasc Surg 2006；132：769-775
5) Yoshimoto K et al：Quantification of the impact of segmentectomy on pulmonary function by perfusion single-photon-emission computed tomography and multidetector computed tomography. J Thorac Cardiovasc Surg 2009；137：1200-1205
6) Sienel W et al：Sublobar resections in stage I A non-small cell lung cancer：segmentectomies result in significantly better cancer-related survival than wedge resections. Eur J Cardiothorac Surg 2008；33：728-734
7) Yoshimoto K et al：A segmentectomy of the right upper lobe has an advantage over a right upper lobectomy regarding the preservation of the functional volume of the right middle lobe：analysis by perfusion single-photon emission computed tomography/computed tomography. Surg Today 2010；40：614-619
8) Horinouchi H et al：How many clinical T1N0M0 non-small cell lung cancers can be completely resected with one segment？ − Special reference to HRCT findings. Surg Today 2011(in press)
9) Yoshimoto K et al：Combined subsegmentectomy：postoperative pulmonary function compared to multiple segmental resection. J Cardiothorac Surg 2011；6：17-22
10) Overholt RH et al：An improved method of resection of pulmonary segments；report of a technique applied in 70 operations. J Thorac Cardiovasc Surg 1948；17：464-479
11) Yoshimoto K et al：Comparison of postoperative pulmonary function and air leakage between pleural closure vs. mesh-cover for intersegmental plane in segmentectomy. J Cardiothorac Surg 2011(in press)
12) Asakura K et al：Effect of cutting technique at the intersegmental plane during segmentectomy on the expansion of the preserved segment：comparison between staples and scissors in ex vivo pig lung. Eur J Cardiothorac Surg 2011(in press)

V. 肺区域切除術における手技のポイント

1. 術前の解剖同定

CT の DICOM データより水平断，冠状断，矢状断の連続画像を読影し，腫瘍の存在部位を分析する．腫瘍の周囲2cm は切除範囲に入るので，周囲2cm の血管，気管支が1つの区域に納まっているのか否かをみる．もし広範囲に隣の区域にも腫瘍周囲の血管・気管支が存在するのであれば，2区域切除あるいは1区域＋1亜区域切除，2亜区域切除等の術式も考慮する必要がある．また区域気管支の分岐タイプおよび区域気管支の太さも CT の連続画像から読み取る．区域気管支の分岐タイプと太さを術前に認識することは，術中の区域気管支の同定に重要である．例えば，B^3が太く，B^3aとB^3bがB^3根部ですぐに分岐している場合，手術時において肺門の前方から右B^3と判断し処理した気管支が，実はB^3bのみであり，その奥にあるB^3aを取り残すことがある．その際，術前にB^3の太さと分岐パターンを認識していると，B^3を正しく同定できる．

2. マーキング

1) 末梢肺の色素マーキング

必ずしも必要ではないが，知っておくと術中の血管同定に役に立つことがある．手術室で全身麻酔後にまずブロンコキャスではなく，ユニベントあるいは通常の気管チューブを挿管し，5～6mm の気管支鏡を挿入し，針生検用の鉗子を用いて色素を末梢肺に注入する方法である．色素マーキングの材料はインジゴカルミンとウログラフィンを半分ずつ混ぜたものである．温存区域あるいは切除区域の気管支の末梢に，針生検用の鉗子を入れ，透視下で同色素を1mlほど注入する．気をつけることは，注入部位が奥過ぎると，針が肺を突き抜けて胸壁のみが染まり肺が染まらない，注入部位が手前過ぎると気管支内に色素が逆流して肺が染まらないことである．注入したマーキングが透視下で呼吸性移動することにより，肺末梢に注入されたことを確かめる．この色素は注入されてから1時間以内にはほぼ消失するので，開胸したら色素マーキング部位に糸針をかけてさらにマークする．

2) 病変に対するマーキング

肺の深部に存在する小型病変あるいはすりガラス陰影ground-glass opacity (GGO)病変は胸膜表面の変化がないうえに，触診が容易ではないために，病変の局在診断や断端確保に困難をきたすことがある．その際には病変のマーキングを勧める．経皮的な穿刺の際，ごくまれに空気塞栓などの合併症が起こりうることを術前に患者に説明する必要がある．マーキング方法としては CT ガイド下のニードルマーカー，リピオドール（造影剤）によるマーキング，気管支鏡を介した色素マーキングなどがある．しかしマーキングを行わずとも，high resolution computed tomography (HRCT)による血管の

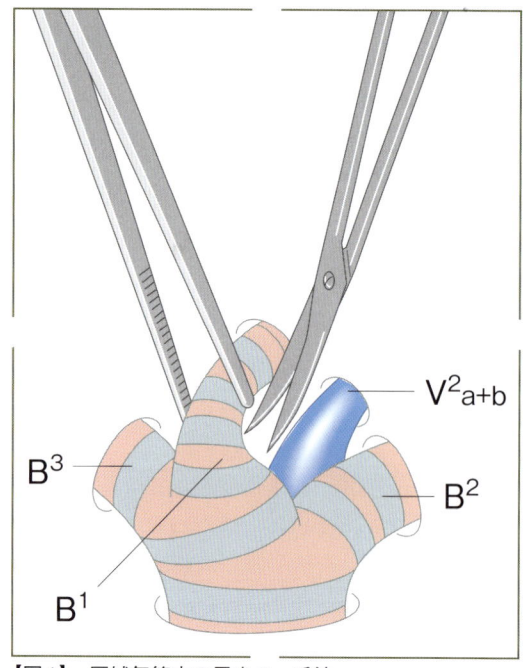

【図1】 区域気管支の露出の一手法

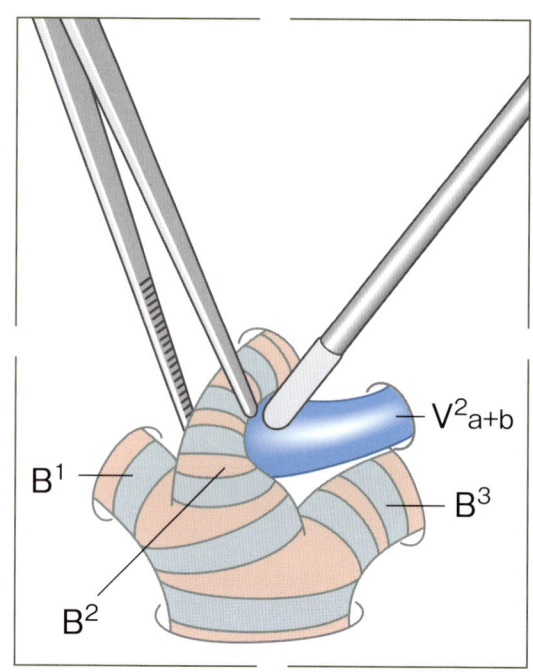

【図2】 区域気管支右(B^2)の露出法

同定とその血管と腫瘍の距離が確実であれば，それらの情報を手掛かりに解剖学的区域切除を行うことにより，病変の完全切除も可能である．

①リピオドールマーキング

　術前にCT，できれば透視CTを用いて，病変あるいは病変近傍にリピオドール（リンパ管用の油性造影剤）$0.4～0.5ml$を注入する．術中に透視を用いて，リピオドールの存在を確認し，病変の部位を同定する．リピオドールは少なくとも2～3週間は局所に留まるので，手術数日前に行っても消えることはない．また標本の病理検査において，組織所見にまったく影響を与えない．ただしリピオドールは本来，肺への局所注入が許可された造影剤ではないので，事前に施設の倫理委員会に承認を得る必要がある．

②気管支鏡による色素マーキング

　マーキングは腫瘍の最も近い胸膜面の部位か，そこから区域間切離面方向に1～2cmの部位である．メチレンブルーあるいはインドシアニングリーン indocyanine green (ICG) による色素マーキングの後，HRCTで腫瘍とマーキングの正確な距離と方向を把握する．場合によっては3次元的な腫瘍部位の理解のため，複数箇所のマーキングを行う．

3．末梢血管・区域気管支の露出法

1）末梢血管

　動脈，静脈の末梢への剥離露出にはテーピングをして行うと，途中に分岐する枝をみつけやすい．血管の表面を覆う肺組織を鉗子で浮かせて切離していく方法やクーパーによって鋭的に層に入って血管を剥離する方法などがある．

2）区域気管支（図1，2）

　区域気管支の露出は，まず表面に存在するリンパ節を切除し，その裏にある区域気管支を剥離露出する．区域気管支が露出されたら，セッシで区域気管支を把持し，その両脇と裏を剥離

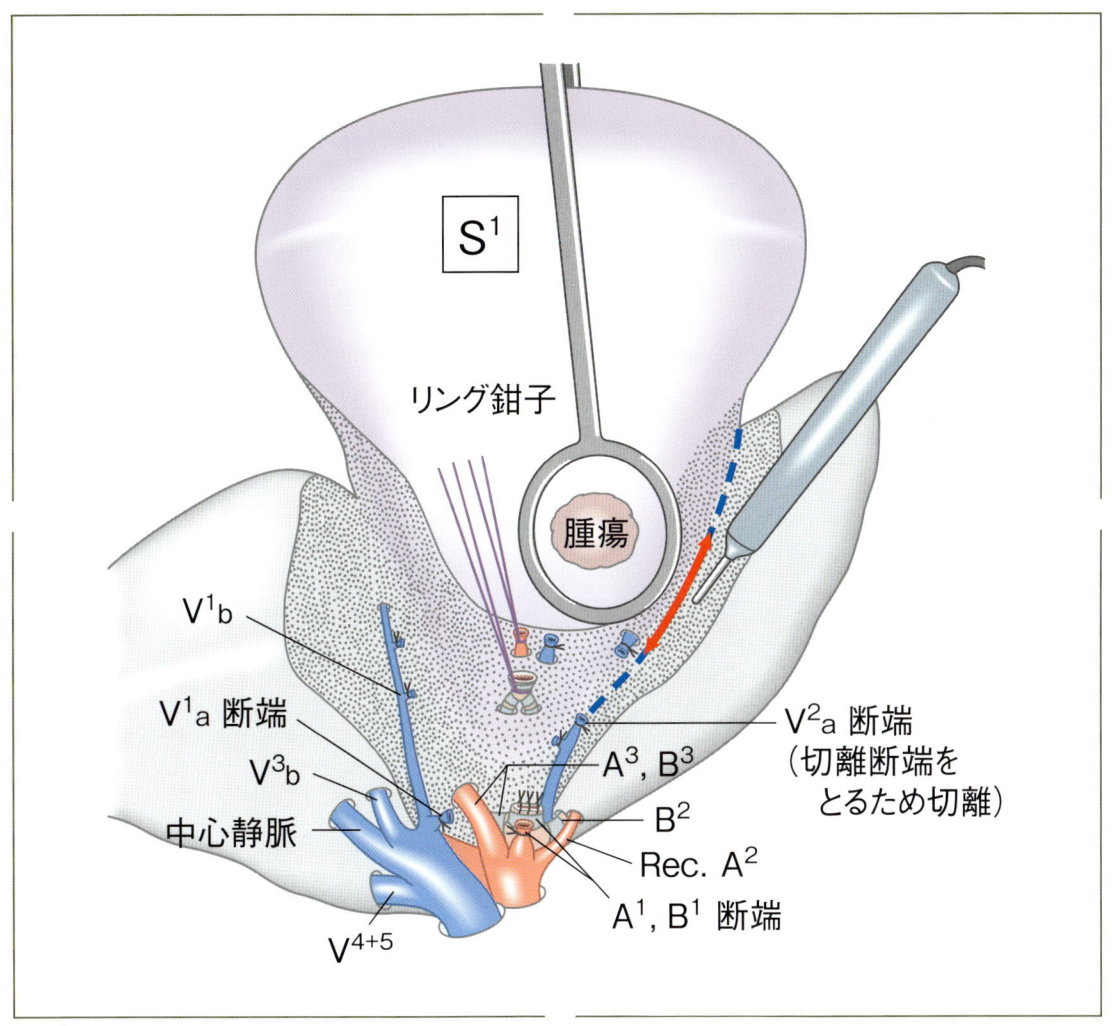

【図3】 断端確保

する．多くの場合，区域間の静脈枝が気管支の裏側を走行しているので，それを損傷しないように区域気管支に鉗子を通して，糸を通す．区域気管支分岐部周囲のリンパ節評価，術中に迅速病理診断を行うことは重要である．

4. 肺切離中の断端確保の一手法（図3）

区域切除で最も重要なポイントの1つは腫瘍からの断端を十分にとることである．そのためには腫瘍より明らかに離れた部位の含気-虚脱ラインはそのラインに沿って切っても良いが，腫瘍の近傍の含気-虚脱ラインでは，腫瘍を大きなリング鉗子（直径3あるいは5cm）の中心につかみ，そのリング鉗子よりさらに1～2cmほど離して，肺を切離していくことにより腫瘍と断端の間を十分にとる方法がある．含気-虚脱ラインを越えて隣接区域に切り込むことも多々あるが，それよりも腫瘍の断端を十分にとることが重要である．この方法は特に肺の深部にあるGGOを呈する肺胞上皮癌では効力を発する．肺門側にある腫瘍より十分なマージンがとれな

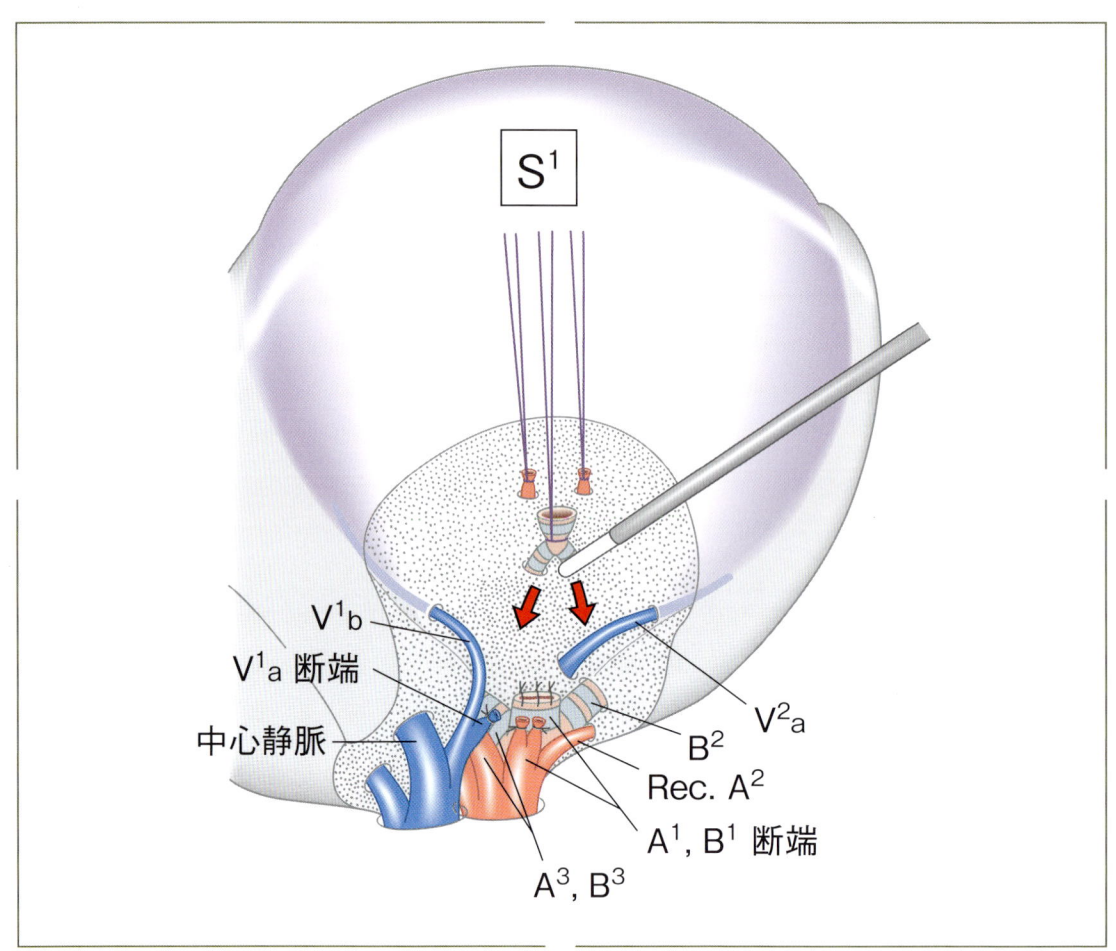

【図4】 区域気管支切離後の肺切離

い場合には隣接区域に切り込むか，隣接亜区域を合併切除することになる．それでもマージンがとれなければ，躊躇なく肺葉切除に切り替える．

視診触診で存在部位がわからない腫瘍ではマーキングを行っておいたほうが，切除断端はとりやすい．しかしマーキングを行っていない場合はHRCTを頼りに解剖学的な区域切除で切除断端の確保をしなければならない．その場合，マージン確保は通常よりも大きく，十二分に行うことが重要である．

5. 区域気管支切離後の肺切離(図4〜6)

【図4】

区域気管支を切離したら，切除側断端を引き上げ，気管支断端の裏を末梢に向けて十分に剝離する．これには2つ意味がある．1つは切除区域気管支を浮き上がらせることにより，区域の肺門側の切除を確実にすること，2つ目は切除区域気管支を浮き上がらせることにより，庇状に浮き上がった肺から含気-虚脱ラインに向かった肺の切離線が見えてくることである．切除側気管支断端に一緒に吊り上がってくる静脈枝は切離する．

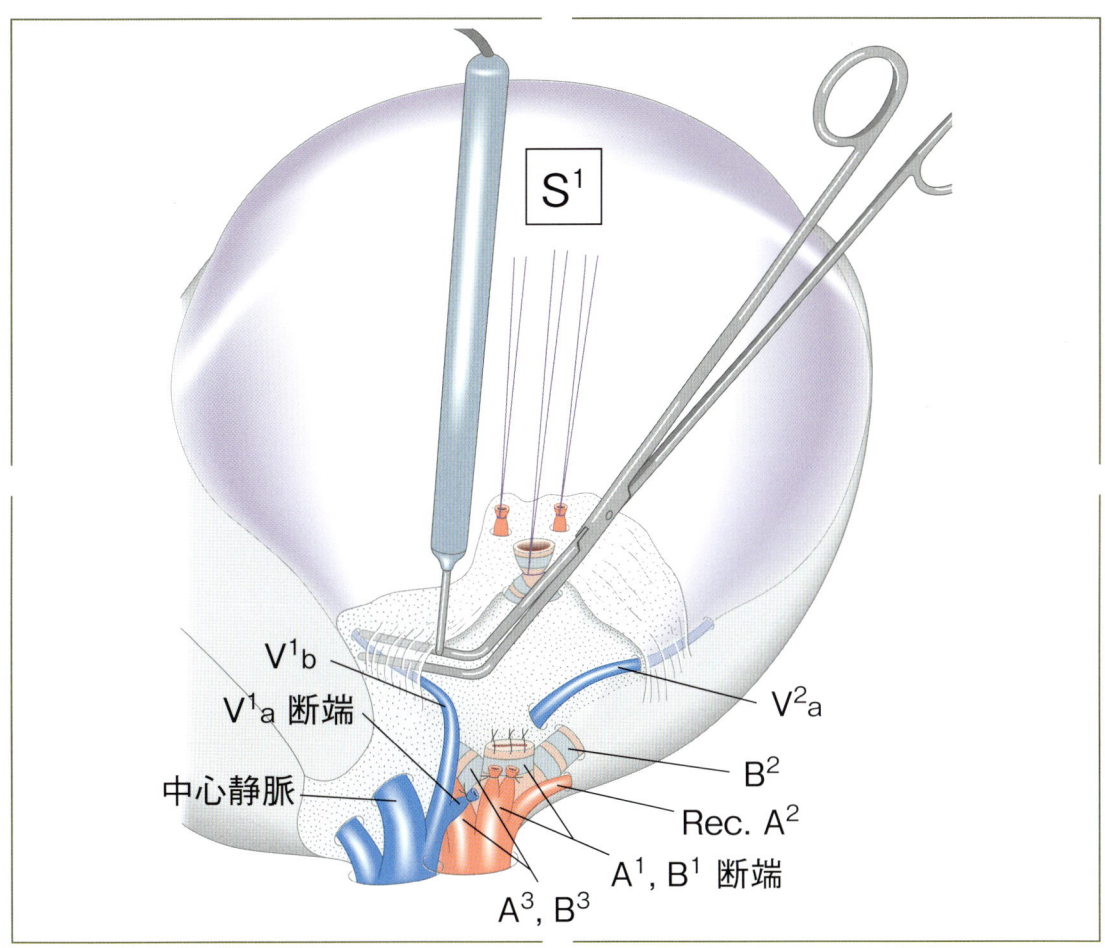

【図5】 区域気管支切離後の肺切離

【図5】
　気管支断端が十分に浮くとその両脇に庇状になった肺組織があらわれるので，その肺組織を含気-虚脱ラインに向かって電気メスで切離する．それにより含気のある切除区域が肺門とともに浮いてくる．

【図6】
　その後は含気-虚脱ラインに沿って末梢肺を切離すればよい．矢印は肺門における肺の切離ラインであるが，この部位では含気-虚脱ラインがはっきりしないので，外側の含気-虚脱ラインを見定めながら切離する．1ヵ所のみからではなく，切離ラインのはっきりしている肺の表面を，四方から徐々に深部に向かって切離するのがコツである．切離中に切除区域に流入してくる細い肺静脈が見えることがあるので，それらは切離する．

6．区域間切離の工夫

　区域切除における区域間の同定とその切離は癌根治性のみならず肺機能温存に関して非常に重要である．図7に摘出肺でのHRCTによる解剖学的区域の境界を示す[1]．この面を貫通する血管や気管支が少ないことから，これらに沿って切離すると出血や肺瘻が少なく，理想的な解剖学的区域間切離ということができる．通

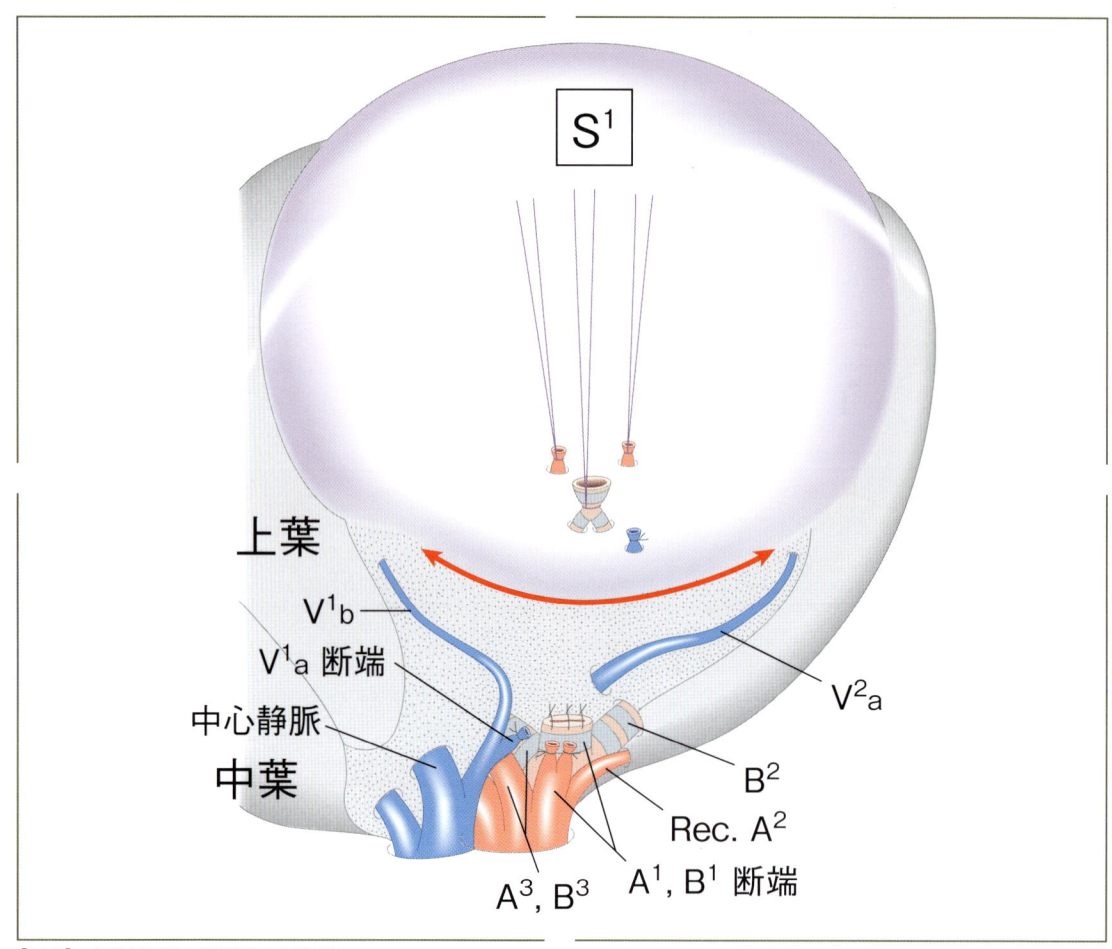

【図6】 区域気管支切離後の肺切離

常，中枢側からは区域間肺静脈を肺門から末梢へ向かって剝離露出するが，末梢側の解剖学的な区域間の同定には工夫が必要である．以前は切除予定区域の気管支を露出して遮断後に，肺全体を空気で加圧して切除予定区域以外の肺を膨らませる，すなわち切除予定区域のみを虚脱のままとし非切除予定区域を膨張させる方法が用いられてきた．この方法では，①肺全体を膨らませるため加圧がどうしても強くなり，区域間を通過する空気が少なからず存在し解剖学的区域間である含気-虚脱ラインが明確に同定しにくい，②腫瘍が存在する切除予定区域が虚脱しているため，腫瘍と含気-虚脱ラインとの距離（サージカルマージン）が正確に把握できない，③肺の大部分が含気されるため，胸腔内にスペースがなくなり視野が不良になるという欠点がある．著者（岡田）が推奨する区域間識別法はこれとはまったく逆で，切除予定区域のみに含気をもたらす．切除予定区域の気管支に気管内挿管チューブからファイバーの先端を進入させ，ジェット換気にて弱い圧で選択的に切除予定区域へ送気する．これによって前述の3つの欠点は克服できる．以下に具体的方法を記す．

中枢側から切除予定区域の肺動脈，肺静脈，気管支を区域・亜区域レベルまで十分露出する．特に区域間静脈は可能な限り末梢まで追い

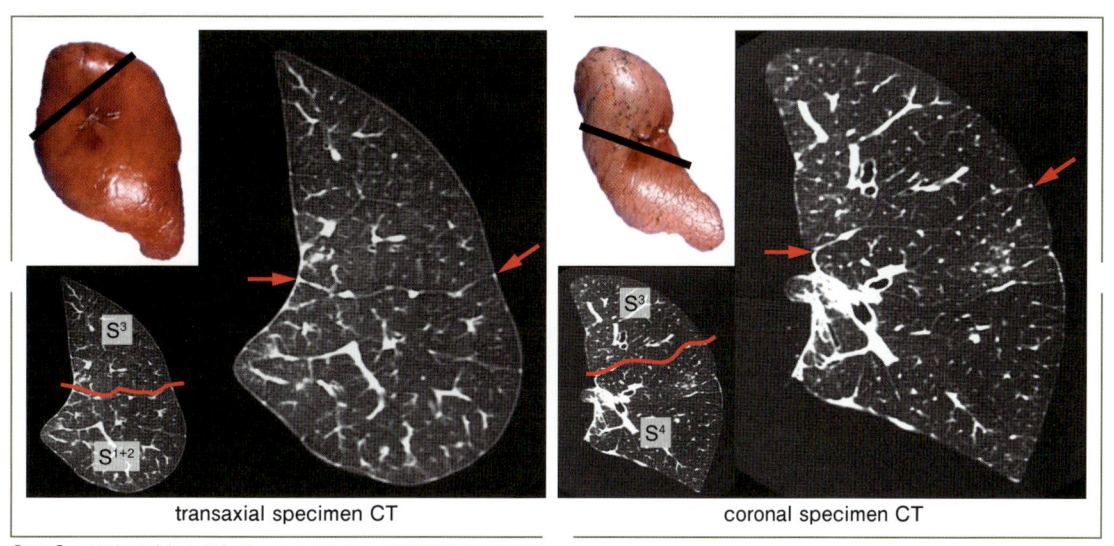

【図7】 摘出肺(左上葉)でのHRCTによる解剖学的区域間
このラインに沿って切離することが区域切除術の基本である.（文献1)より引用)

かけることがポイントである．区域間肺静脈は腫瘍とのマージンによって切離するか温存するか決定する．つまり，マージンが十分あれば区域間静脈を温存することで肺機能の維持に寄与する可能性がある．必要な血管を結紮切離した後，葉気管支から区域気管支・亜区域気管支を露出・確保する．肺動静脈・気管支を肺門から末梢まで十分に剥離するので，その周囲のリンパ節群は必然的に露出され，術中迅速病理診断に供する．気管内挿管チューブを介して細径気管支ファイバーを切除予定区域の気管支に挿入し，ジェット換気にて当該区域のみを含気させることで含気-虚脱の境界線ができる．ファイバーを進入させる際，その施行者の詳細な気管支の解剖学的理解は不要である．なぜならファイバー先端の光を目印として，その進入を術野から誘導することができるからである．ジェット換気にて切除予定区域に送気する際，一気に高圧換気すると区域間境界が判別困難となる場合があり，低圧で徐々に行うことがコツである．

次に区域間の切離方法である．ジェット換気を行った気管支を結紮切離，またはステープラーで処理する．肺門側からは区域間静脈，亜区域間静脈に沿って，末梢側からは含気-虚脱ラインに沿って電気メス(凝固モード)を用いて切離を行う．気腫肺でなければ肺瘻・出血はほとんど生じないことが多い．著者(岡田)は重症の肺気腫の症例を除いてステープラーを用いず，電気メスのみで区域間を切離する．ステープラーを用いない理由は，①局所再発が起こらないようにマージンを確認しながら，不十分な切除でも過量な切除でもなく自由に切離できる，②切除後に餃子のような引きつれがなく温存区域を最大に膨張させるためである．前者によって根治性を，後者によって機能温存と死腔の減少による術後肺瘻防止を目的とする．区域間切離の際，十分なマージンを確保するために隣接区域・亜区域を追加切除することを躊躇しない．腫瘍のマージンが区域間切離で十分に取れる場合には，隣接区域へ非解剖学的に切り込むことは出血と肺瘻のリスクのためにできるだけ避けるべきである．特に肺葉切除が可能である症例では切離断端における局所再発は最も避けなければならない.

以下に自験症例(図8, 9)を提示する．

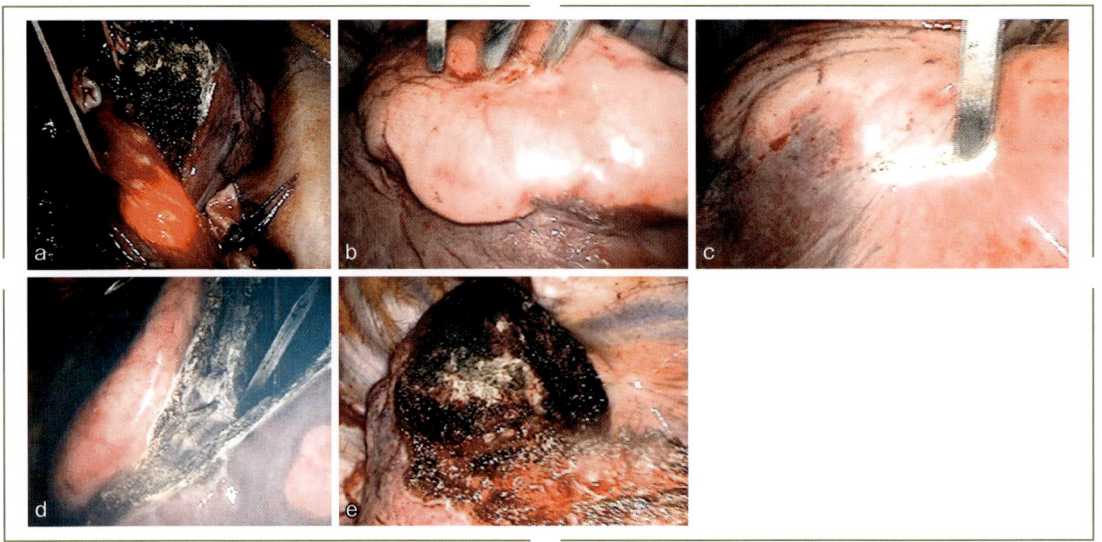

【図8】 症例1：右上葉のS^{1}区域切除
a：B^{1}に選択的に気管支ファイバーの先端を進入させる．末梢まで十分に剝離露出された区域間肺静脈V^{1}bに沿ってS^{3}との区域間はこの時点で中枢からかなり末梢まで電気メスにより剝離されている．
b：ジェット換気にてS^{1}のみを選択的に含気させる．
c：明瞭になった含気-虚脱ラインを電気メスにて末梢から切離にかかる．
d：中枢からは区域間肺静脈に沿って，末梢からは含気-虚脱ラインに沿って電気メスで切離する．
e：S^{1}区域切除直後の温存されたS^{2+3}である．出血はほとんどない．

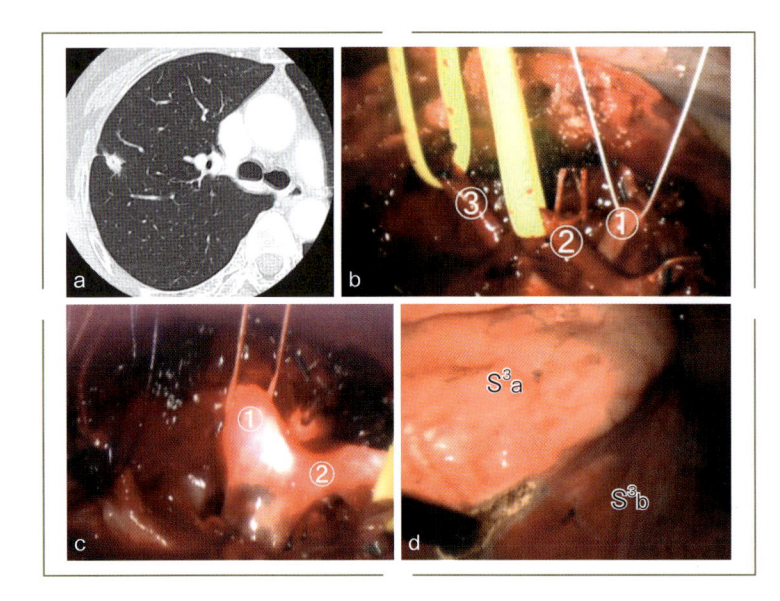

【図9】 症例2：右上葉のS^{2}b＋S^{3}a亜区域合併切除
a：HRCTでは右上葉のS^{2}とS^{3}の境界領域に16mm大の腫瘤がある．
b：葉間から肺静脈，肺動脈を露出する．①A^{3}a，②V^{2}c切離後のV^2，③A^{2}b
c：A^{2}b，A^{3}a，V^{2}cを結紮切離後，気管支を露出する．B^2，B^{3}を露出後，さらに末梢へ剝離し，B^{2}bとB^{3}aへ別々にジェット換気で選択的に送気する．①B^{3}a，②B^{3}b
d：含気されたS^{3}aと虚脱したままのS^{3}bの境界に含気-虚脱ラインが明瞭にあらわれる．このラインに沿って電気メスで切離していく．

7. リンパ節郭清

肺区域切除術に起因する局所再発の原因の1つとして不十分なリンパ節郭清による局所リンパ節再発があげられる．全国肺癌登録の2004年のデータにおいてcT1aN0M0のリンパ節転移の頻度は8.9％（281/3,201例），cT1bN0M0では11.8％（372/3,156例）と報告されている[2]．すなわち現在，多くの施設が区域切除の対象としているcT1aN0M0であっても，区域切除の際にリンパ節郭清をおろそかにすると10％近い局所再発の危険性がある．

本項では区域切除におけるリンパ節郭清を肺門と縦隔に分けて論じ，さらに術中迅速診断に提出するべきリンパ節について言及する．

1）肺門領域のリンパ節郭清

施設により肺区域切除時の肺門領域のリンパ節郭清の程度は異なると思われるが，肺葉切除に近い郭清度を保つためには少なくとも切除区域の#13から#12，#11のリンパ節郭清は行う必要がある．しかしそれでも肺区域切除の肺門領域のリンパ節郭清度は肺葉切除に劣る．理由は温存区域における亜区域リンパ節（#14）までは切除不能だからであり，さらに温存区域の#13リンパ節も肺動脈および気管支にテーピングをしないと切除は困難である．しかし温存区域の#13リンパ節切除が必要であるか否かに関して検討した報告はない．

著者（野守）らは肺区域切除時の温存区域#13リンパ節の郭清の必要性を調べるために，肺区域切除症例においてRI法によるセンチネルリンパ節の同定を行い，切除区域と温存区域両方の#13リンパ節を切除し，#13領域のセンチネルリンパ節の分布を調べた[3]．腫瘍存在区域を前方区域と後方区域に分けて検討すると，#13におけるセンチネルリンパ節の分布は前方区域の場合では前方区域のみならず後方区域の#13にも認められたのに対し，後方区域の場合は前方区域の#13にはほとんど認められず後方区域の#13に集中して認められた．この現象の原因はおそらく原発巣からの#13リンパ節領域におけるリンパ流は主気管支の存在する背側に向かうことにあると考えられる．すなわち腫瘍が後方区域に存在する場合，そのリンパ流は素直に背側の主気管支に向かうため前方区域に「寄り道」することは少ないが，腫瘍が前方区域に存在する場合，リンパ流は後方区域の#13リンパ節に直接流入することがありうることを示している．そのため，筆者（野守）は#13リンパ節の郭清範囲として，腫瘍が後方区域に存在した際の前方区域の#13の郭清は必ずしも必要ではないが，前方区域に存在した際の後方区域の#13は重要であると考えている．例えば右S^8区域切除ではS^6の#13リンパ節サンプリングを，また右S^3区域切除ではS^2の#13リンパ節サンプリングは行ったほうがよいと考えている．逆に右S^2区域切除でのS^3の#13リンパ節や，S^6区域切除でのS^8の#13リンパ節には腫瘍からのリンパ流は少ないため，サンプリングの必要性は少ないと思われる．

2）縦隔領域のリンパ節郭清

肺癌の存在する肺葉により縦隔リンパ節転移の場所に傾向があることはいくつかの研究報告より明らかにされている[4～6]．すなわち左右とも上葉の肺癌では上縦隔リンパ節に転移をきたしやすい傾向があり，下葉の肺癌では気管分岐部リンパ節に転移をする傾向がある．そのため現在，臨床病期Ⅰ期非小細胞肺癌に対する肺葉切除の際のリンパ節郭清において，上葉切除では気管分岐部リンパ節郭清を省略，あるいは下葉切除では上縦隔リンパ節郭清を省略する，いわゆる選択的縦隔リンパ節郭清が一般化されつつある．

岡田らは臨床病期Ⅰ期非小細胞肺癌において系統的縦隔郭清を行った358例と，選択的郭清を行った377例において両者間に予後の差はないことを報告しており，臨床病期Ⅰ期非小細胞

肺癌における選択的縦隔リンパ節郭清の妥当性を示している[7]．この理論は肺区域切除術においても通じるであろう．

3）術中迅速診断に提出するリンパ節

著者（野守）が肺区域切除を行う際には，RI法に色素法も加えてRIを用いたセンチネルリンパ節を同定して迅速診断に提出しているが[8～11]，一般的に肺区域切除においてセンチネルリンパ節の同定は必ずしも必要ではない．ただしセンチネルリンパ節を同定しないのであれば，迅速診断に提出するリンパ節は肺門領域ではすべて（＃13，＃12，＃11，＃10），縦隔領域では少なくとも上葉の区域切除の場合は上縦隔（右：＃4R，左：＃5），下葉の場合は＃7のリンパ節は迅速診断に提出するべきである．理由は診断技術が発達した現在であってもcT1aN0M0のリンパ節転移の確率は約10％あるうえに[2]，縦隔リンパ節へのスキップ転移は区域切除の対象となる腺癌に多いからである．しかしそれらすべてのリンパ節を迅速診断に提出すると，病理診断部の負担がかなり大きくなる．そのため迅速診断に提出するリンパ節を絞り込む必要がある．

肺門領域の提出リンパ節の絞り込みにおいて，著者（野守）のセンチネルリンパ節のデータによると，肺門領域におけるセンチネルリンパ節の頻度は＃10と＃11ではそれぞれ10％と16％と最も少なかったのに対し，＃12，＃13では39％，57％と多かったことが示されている[10]．そのため肺区域切除の際に迅速診断へ提出するべき肺門領域のリンパ節は少なくとも＃12，＃13と考えられる．

縦隔リンパ節における迅速診断に提出するリンパ節の絞り込み方を検討するために，著者（野守）は以前，非小細胞肺癌N2症例において，縦隔リンパ節の転移リンパ節と非転移リンパ節のサイズを測定し，各リンパ節部位の中でその順位付けをした[12]．その結果，各リンパ節部位においてリンパ節転移が最も大きなリンパ節に認められたものが94％，2番目に大きなリンパ節に認められたものが6％であり，3番目以降のサイズのリンパ節には転移は認められなかった．すなわち縦隔リンパ節においては各リンパ節部位における最も大きなリンパ節を迅速診断に出せば，転移がある場合は94％の確率で診断ができる，という結果である．例えば右上葉肺の肺区域切除において＃4Rの中でも最も大きなリンパ節を，右下葉の区域切除においては＃7の中でも最も大きなリンパ節を迅速診断に提出すれば，N2症例はほぼ正確に診断できると思われる．

8. hybrid VATSアプローチと鋭的剝離

肺癌手術の質の追求とは，①癌根治性の向上，②肺機能の温存，③手術侵襲の軽減（手術時間の短縮，出血量の減少），④アプローチの簡便化による創痛軽減と早期の社会復帰である．癌の根治性は大前提であり，縮小手術の意義は肺機能の温存に他ならない．

外科手術において，巧みな剝離操作は出血が少なく手術時間の短縮に直結する．すなわち，出血量と手術時間は手術の質を反映するといえる．区域切除術における血管・気管支の剝離露出など細かな操作には，特に鋭的な剝離は重要である．著者は好んでBelseyとPearsonが古くから提唱している手術器具のupside-down backhand gripによる鋭的剝離を用いている（**図10，11**）．

以下はPearsonの記述である[13]．「Belsey developed some of his own techniques for sharp dissection in the depths of an open thorax. He held the long heavy Allison scissors or clamps in an "upside down" position, and manipulated these instruments with the thumb and index or middle finger through the loops. The ulnar side of the hands rest comfortably alongside the margins of the incision, and there is no need to awkwardly elevate the forearms or

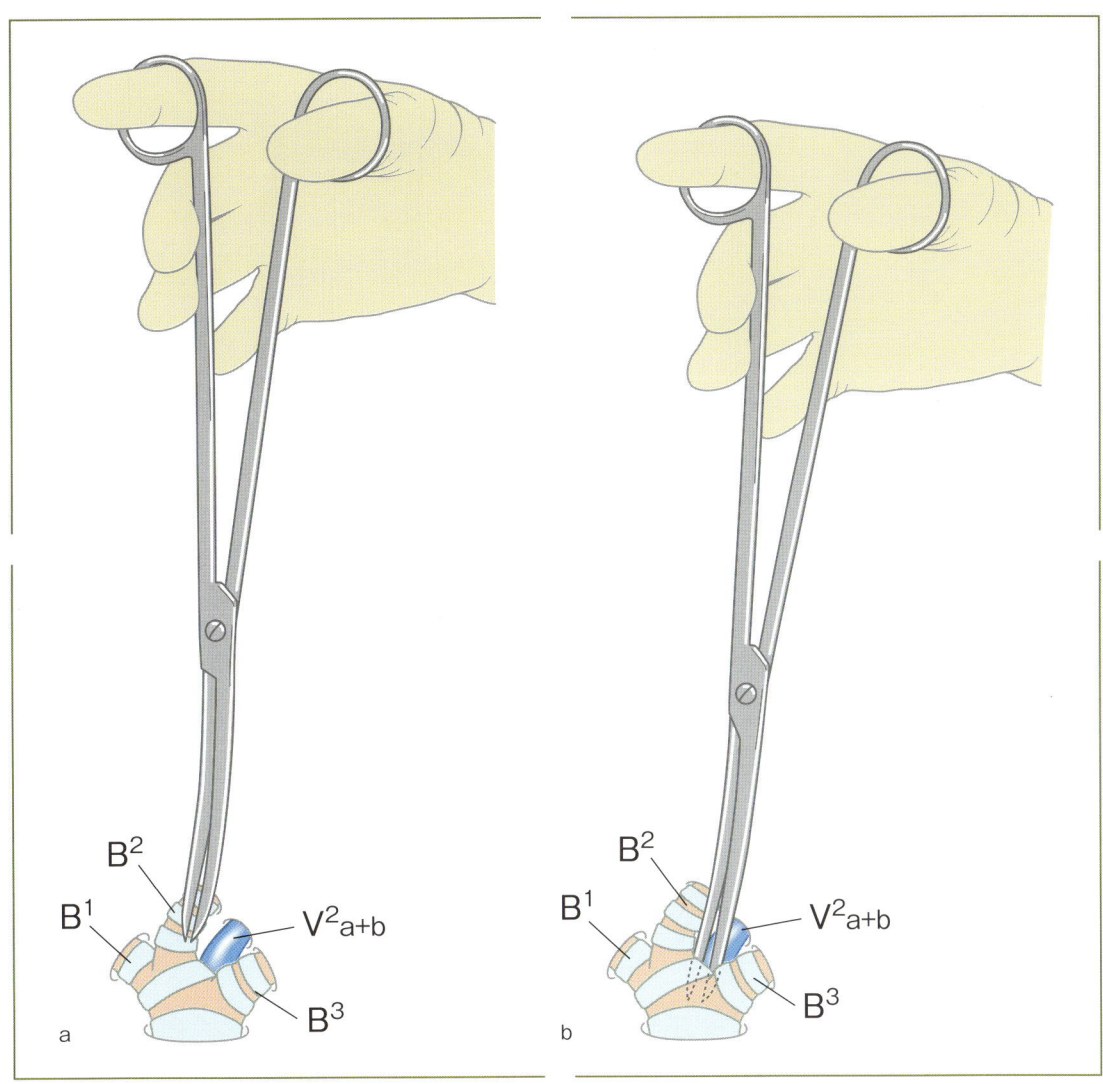

【図10】 upside-down backhand grip

elbows. Generations of trainees continue to favor this grip, which is often considered "odd" until the newcomer tries it.」

　2次元の世界であるモニター視だけでは腫瘍との的確なマージンを確保しながら区域間切離を行うことは至難の業である．局所再発の回避は当然，肺機能温存を目的とした区域切除では温存肺で最大の呼吸機能が発揮できるように区域間を切離することが重要である．モニター視とともに直視を合理的に使用するhybrid VATSアプローチでは3次元の解剖と血管・気

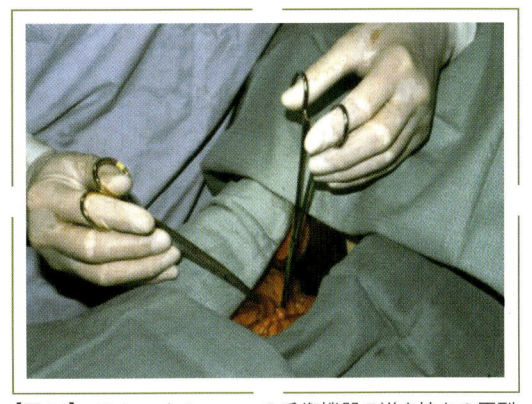

【図11】 BelseyとPearsonの手術機器の逆さ持ちの原型

V．肺区域切除術における手技のポイント

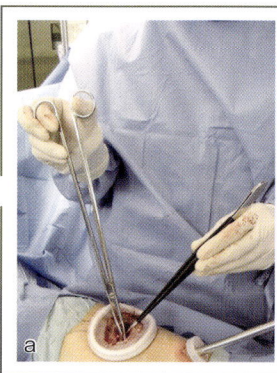

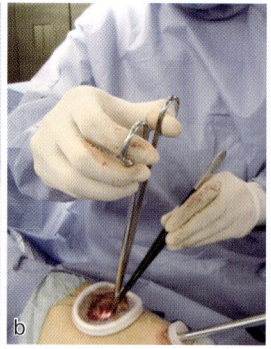

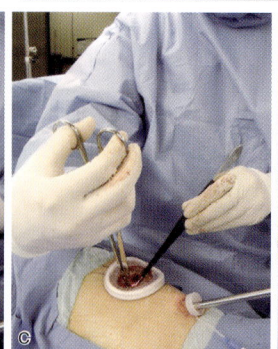

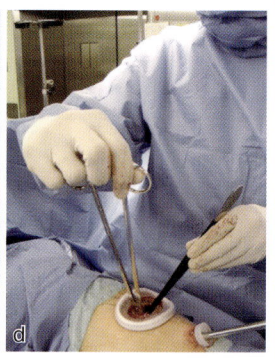

【図12】 Hybrid VATSアプローチにおける長クーパー upside-down backhand grip による鋭的剥離操作

管支のバリエーションを容易に理解することができ，亜区域合併切除などの非定型区域切除術においても有用である．原則的に，皮膚切開は4〜5cmの access thoracotomy と1cmの胸腔鏡用ポート孔の合計2ヵ所である[14]．hybrid VATSアプローチにおいて長クーパー（剪刀）のupside-down backhand gripによる鋭的剥離操作は手術侵襲の軽減とアプローチの簡便化に抜群の威力を発揮する（図12）．この逆さ持ちは肘を張らないので周囲に優しく，手首とクーパーとの急角度が深い術野でも安定性を生む．さらに長いクーパーの魅力は梃子の原理で開剪により強い裁断力が生じ，作用点の繊細な動きを可能にする．まるで料理人が大きな包丁で刺身を繊細にさばくかのようである．著者（岡田）が提唱する radical hybrid VATS segmentectomy は小型肺癌に対して癌手術の質を追求できる術式である[1]．

9. 区域間の切離面の被覆（図13）

肺葉切除の場合と同様にシーリングテストを行う以外に，まず洗浄水を入れずに肺の切離断端は両肺換気を行い空気漏れテストを行う．肉眼的にみえる末梢気管支の断端はそれだけで見えることが多い．吸収糸で肉眼的に認められる末梢気管支の断端をZ縫合で閉鎖する．その後，洗浄水を入れて15cmH$_2$Oほどの気道内圧で空気漏れの泡が2〜3mm程度の大きさになったら，通常縫合閉鎖は必要なく，吸収性フェルトとフィブリン糊により肺切離断端を塗布する．その塗布方法は，少し肺を膨らませた状態にして，約2cm四方に切った吸収性フェルトにA液を少量つけて断端全体に塗布し，その上にA液とB液を交互にすり込む．

文献

1) Okada M et al：A novel video-assisted anatomic segmentectomy technique：selective segmental inflation via bronchofiberoptic jet followed by cautery cutting. J Thorac Cardiovasc Surg 2007；133：753-758
2) Sawabata N et al：Japanese lung cancer registry study of 11663 surgical cases in 2004：demographic and prognosis changes over decade. J Thorac Oncol 2011(in press)
3) Nomori H et al：Required area of lymph node sampling during segmentectomy for clinical stage I A non-small cell lung cancer. J Thorac Cardiovasc Surg 2010；139：38-42
4) Okada M et al：Proposal for reasonable mediastinal lymphadenectomy in bronchogenic carcinomas：role of subcarinal nodes in selective dissection. J Thorac Cardiovasc Surg 1998；116：949-953
5) Naruke T et al：Lymph node sampling in lung cancer：how should it be done? Eur J Cardiothorac Surg 1999；16(Suppl 1)：S17-S24

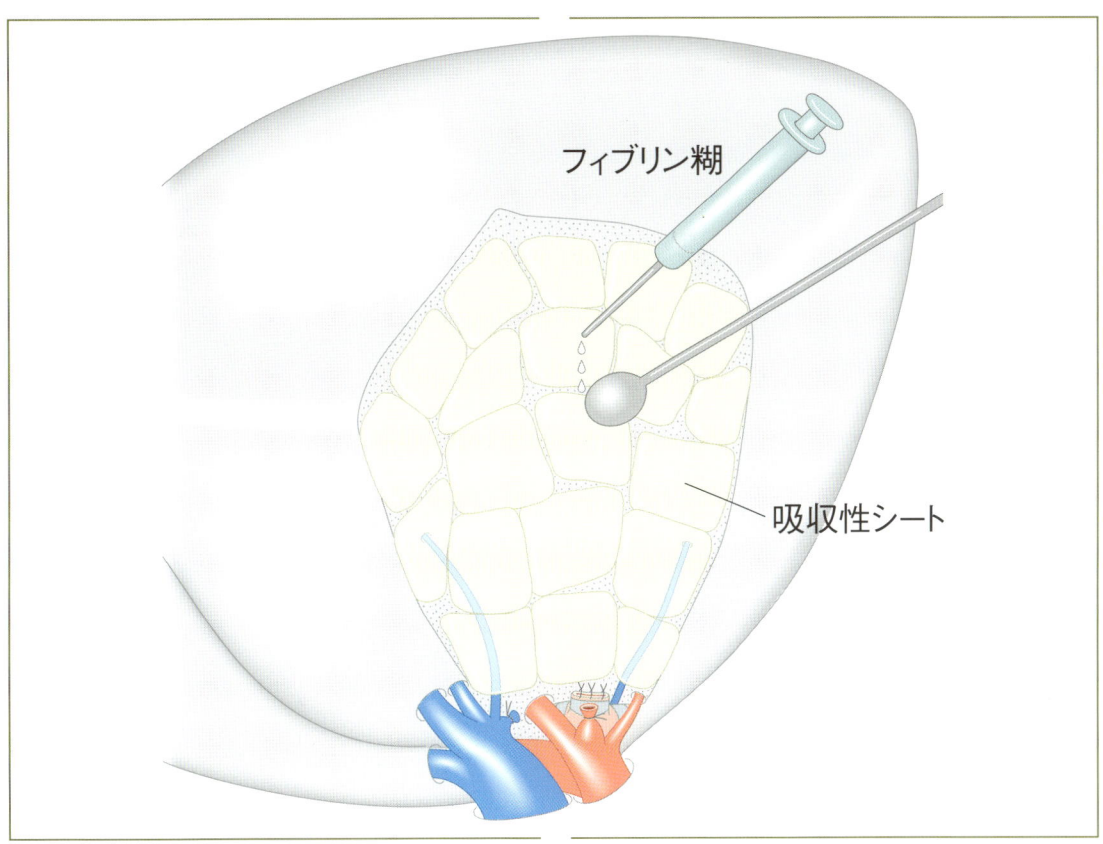

【図13】 区域間の切離面の被覆

6) Asamura H et al：Lobe-specific extent of systematic lymph node dissection for non-small cell lung carcinomas according to a retrospective study of metastasis and prognosis. J Thorac Cardiovasc Surg 1999；117：1102-1111
7) Okada M et al：Selective mediastinal lymphadenectomy for clinico-surgical stage I non-small cell lung cancer. Ann Thorac Surg 2006；81：1028-1032
8) Nomori H et al：Use of technetium-99m tin colloid for sentinel lymph node identification in non-small cell lung cancer. J Thorac Cardiovasc Surg 2002；124：486-492
9) Nomori H et al：Sentinel node navigation segmentectomy for clinical stage IA non-small cell lung cancer. J Thorac Cardiovasc Surg 2007；133：780-785
10) Nomori H et al：Sentinel node identification in clinical stage I a non-small cell lung cancer by a combined single photon emission computed tomography/computed tomography system. J Thorac Cardiovasc Surg 2007；134：182-187
11) Nomori H et al：Difference of sentinel node identification between tin colloid and phytate in patients with non-small cell lung cancer. Ann Thorac Surg 2009；87：906-910
12) Ikeda K et al：Size of metastatic and non-metastatic mediastinal lymph nodes in non-small cell lung cancer. J Thorac Oncol 2006；1：949-952
13) Pearson GF：Surgery therapy for esophageal disease：Lessons from a master. Ann Thorac Surg 2010；89：S2180-S2182
14) Okada M et al：Hybrid surgical approach of video-assisted minithoracotomy for lung cancer：significance of direct visualization on quality of surgery. Chest 2005；128：2696-2701

各論

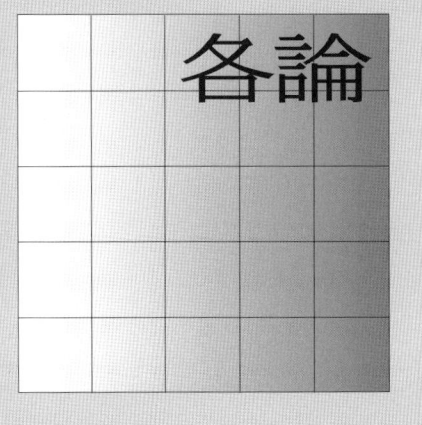

I. 右上葉区域切除

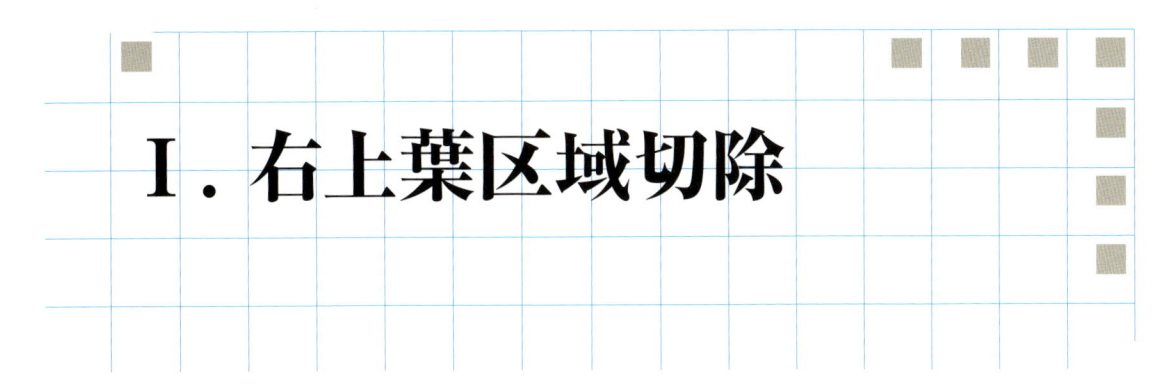

肺動脈中枢枝の命名は上幹（Truncus superior）を分岐してから，A^6 の分岐までを中幹（Truncus intermedius）とし，A^6 を分岐してからの肺動脈を下幹（Truncus inferior）と命名した．

右上葉区域気管支の分岐パターン

	頻度
B^1，B^2，B^3 の3分岐	40%
B^{1+3}，B^2 の2分岐	24%
B^{1+2}，B^3 の2分岐	14%
B^{2+3}，B^1 の2分岐	10%
その他4分岐型	12%

右上葉区域動脈の分岐パターン

		頻度
A^1	A^1a と A^1b が Tr. superior から分岐	68%
	A^1a が単独に分岐して A^1b が A^3 と共通幹で分岐	32%
A^2	A^2a，A^2b ともに recurrent A^2 として分岐	12%
	A^2a，A^2b ともに ascending A^2 として分岐	16%
	A^2a が recurrent A^2，A^2b が ascending A^2 として分岐	72%
A^3	A^3a，A^3b ともに Tr. superior から分岐	48%
	A^3a が Tr. superior，A^3b が肺動脈中幹より分岐	18%
	A^3a が肺動脈中幹，A^3b が Tr. superior より分岐	34%

右上葉静脈の分岐パターン

	頻度
肺尖・中心静脈型：肺尖静脈（V^1）と中心静脈（V^2）を有する	70%
肺尖静脈型：中心静脈を欠如．V^1 と V^2 は共通幹を成して肺門の腹側を走行し，V^2 は途中から分岐し肺動脈上幹の足方から肺内に走行	22%
中心静脈型：肺尖静脈を欠如し V^1 と V^2 は共通幹を成して中心静脈として走行し，途中から V^1 が肺内に走行	8%

1. 右S¹

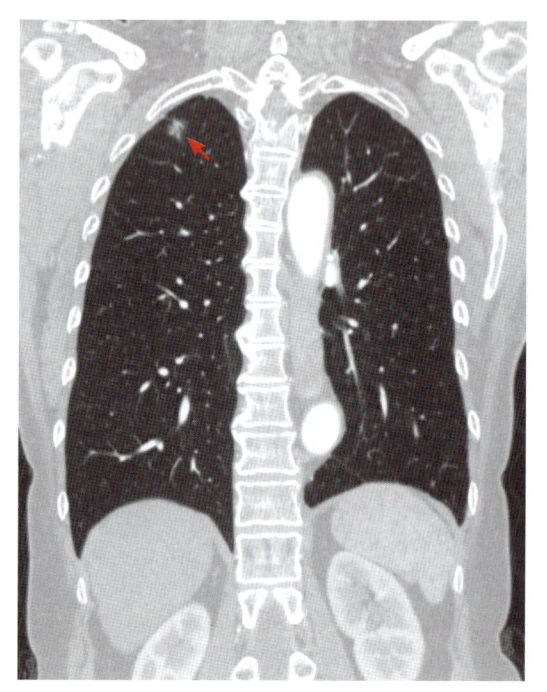

冠状断CT像

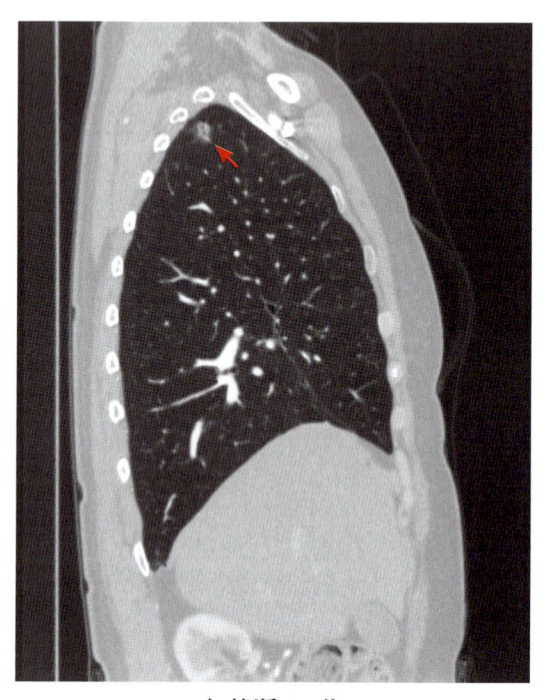

矢状断CT像

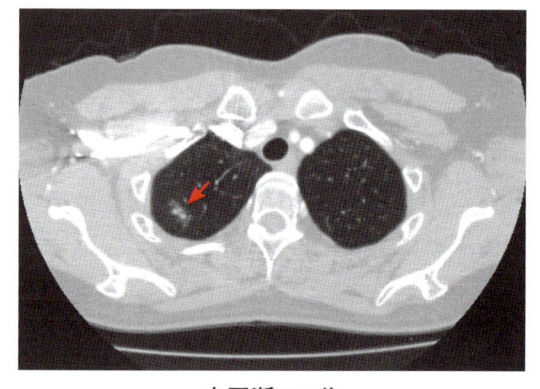

水平断CT像

　60歳，女性．3年前，肺腺癌で左下葉肺切除を受けている．今回，CTにて右S¹に1.6cmのmixed GGOの軽度胸膜陥凹を伴う陰影を指摘された．CTガイド下針生検にて腺癌と診断された．右S¹aに存在し，V²a（S¹aとS²aの境界）とは明らかに離れているためS¹区域切除施行．最終病理診断は乳頭状腺癌，pT1aN0M0であった．

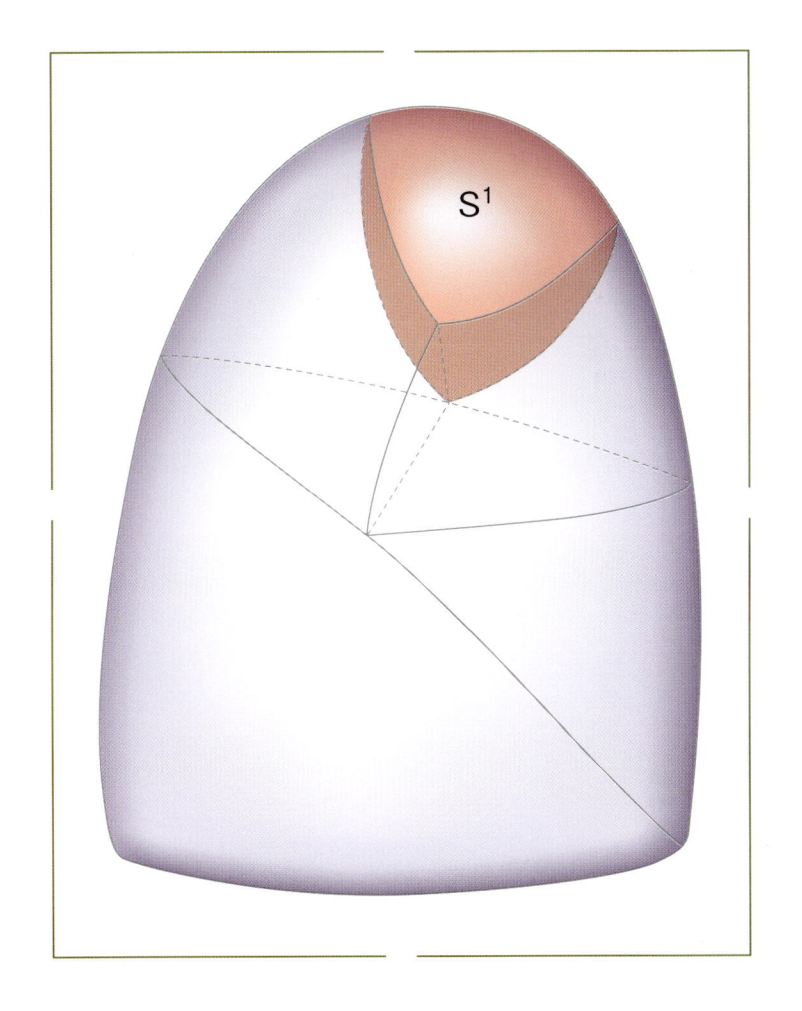

【図1】
　high resolution computed tomography (HRCT) における血管気管支同定に加えて，気管支鏡で B^1, B^2, B^3 の分岐パターンと太さを確認する．気管支・血管の分岐パターンはさまざまであるが，気管支分岐に関してここでは最も多い B^1, B^2, B^3 の3分岐パターンを示す．肺動脈の分岐パターンは最も多い A^1, A^3, recurrent A^2a (Rec. A^2a) が上幹肺動脈から分岐，A^2b が ascending A^2 (Asc. A^2) として分岐する場合を示す．静脈の分岐パターンは最も多い，肺尖・中心静脈型の場合を示す．

手術の流れ
血管同定⇒血管切離⇒気管支切離⇒肺切離⇒リンパ節郭清

手術のポイント
- 血管同定：V^1a，V^1b，A^1，recurrent A^2，A^3 を同定．
- 血管切離：A^1，V^1a を切離．
- 気管支切離：B^1 を切離．
- 肺切離：含気-虚脱ラインと V^1b および V^2a に沿って肺を切離．
- リンパ節郭清：上葉気管支周囲のリンパ節を郭清．

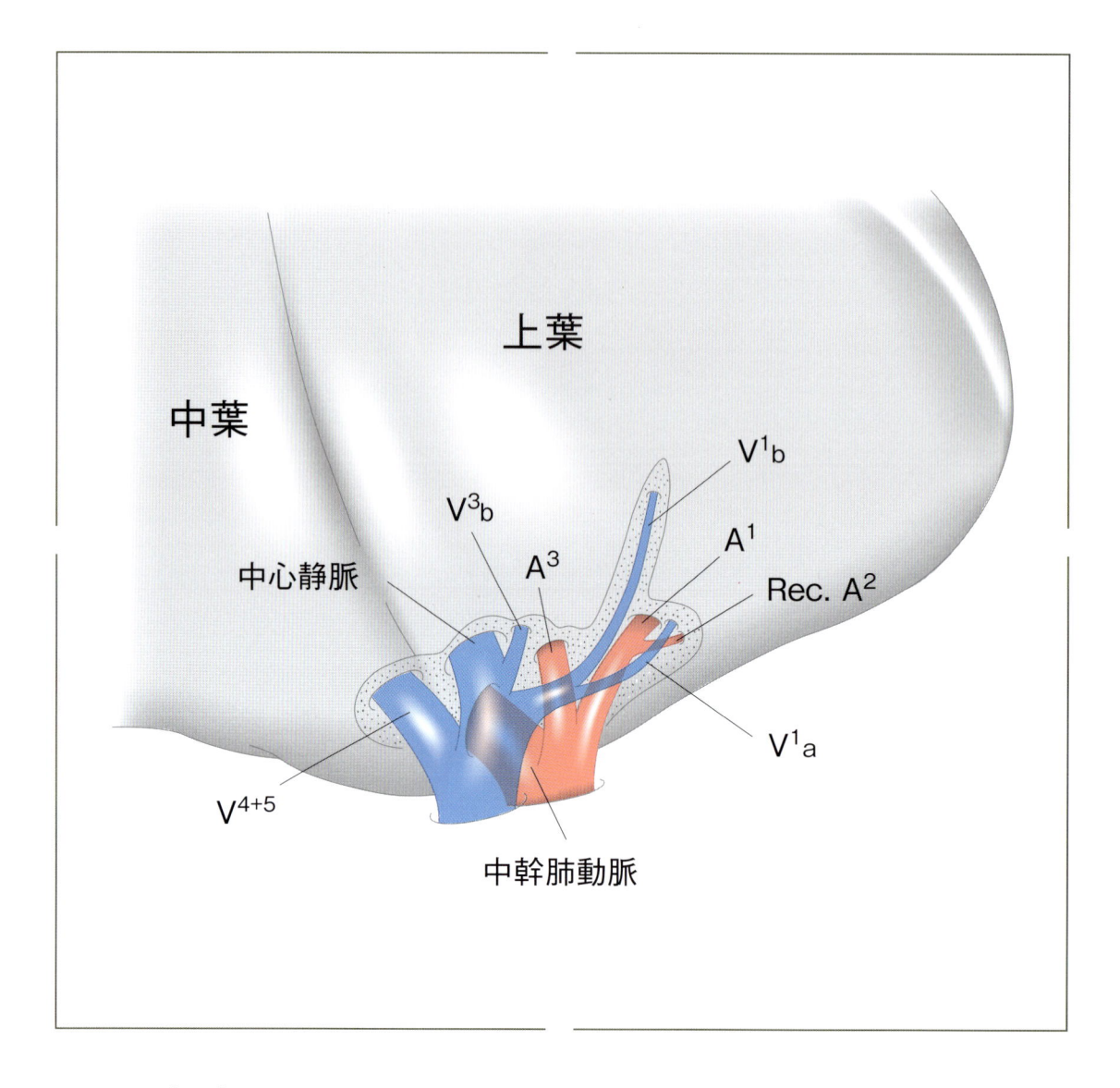

【図2】

腹側から背側に向かって肺門を剝離し，上肺静脈，肺動脈本幹，上幹肺動脈，上葉気管支，上葉気管支と中間気管支幹の分岐部を露出する．上葉気管支の背側は可能な限り末梢へ剝離露出し，可能であれば B^1 と B^2 の分岐部を露出しておく．上葉気管支の背側の露出はいずれ必要であるうえに，この時点で行っておくと Rec. A^2 の存在がわかりやすい．肺門腹側において V^1 をテーピングし，末梢の V^1a と V^1b を同定する．V^1b は S^1 と S^3 を境界する静脈であり，肺の表層を走行する．時に V^3c（S^3bi と S^3bii の間を走行）が V^1b より中枢側から分岐するので，V^1b と鑑別する．肺の表層を肺尖部に向かう V^1b と異なり，V^3c は上葉肺の腹側寄りを走行し肺の奥に向かう．V^1b を末梢にできるだけ剝離露出する．V^1a は S^1a と S^1b の間を走行する静脈枝なので切離する．V^1b の走行が明らかになると，V^1b の背側を走行する A^1 とその腹側を走行する A^3 が同定できる．

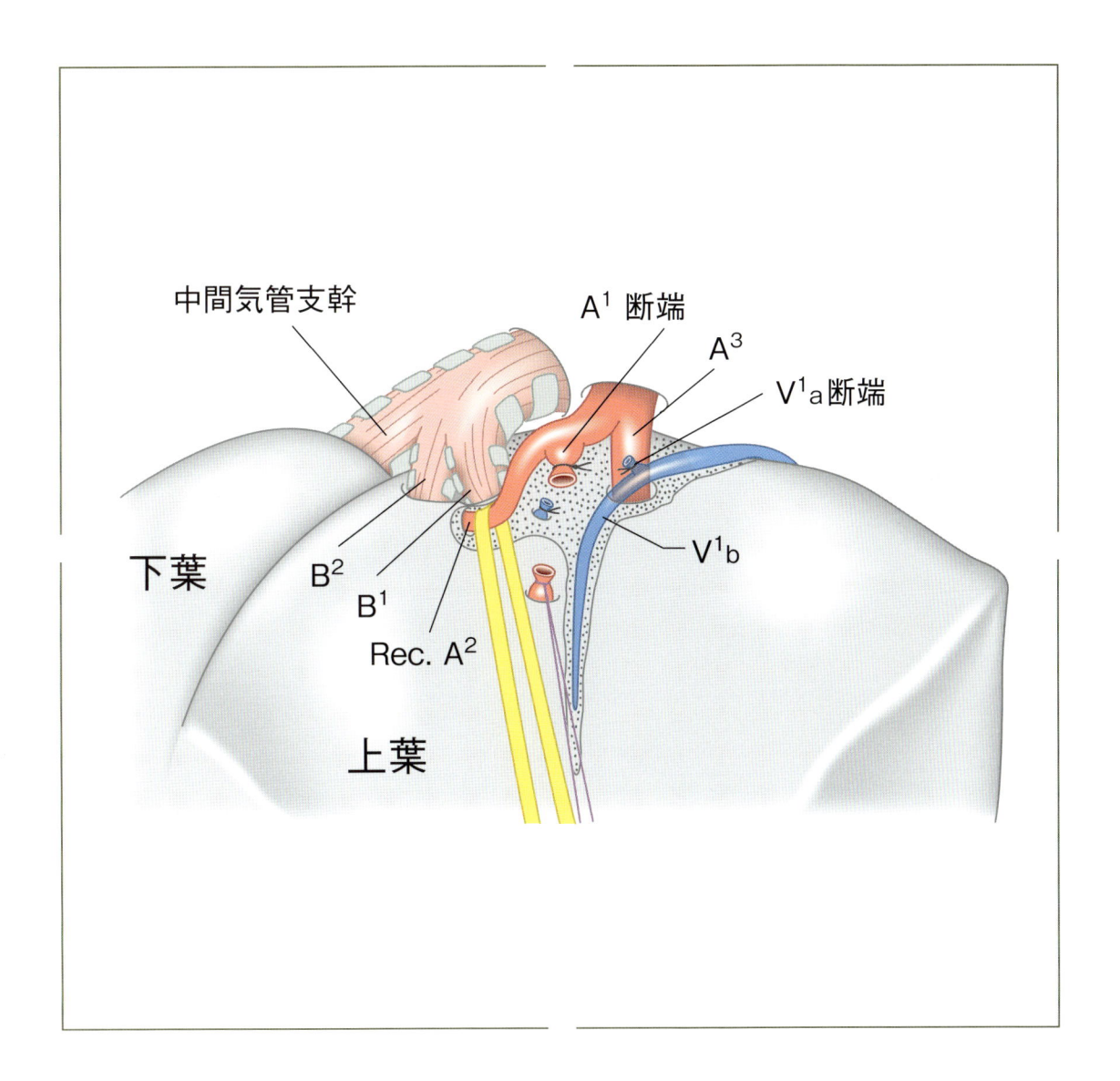

【図3】

　V¹aを切離してRec. A²の走行を確かめるが，この時点でRec. A²の同定は必ずしも容易ではない．Rec. A²が存在しない頻度も16％ある．A¹枝が2〜3本ある場合には，背側の枝はRec. A²である可能性を念頭に置き，背側の枝を残して，まずは腹側のA¹枝を切離する．Rec. A²があれば，B¹切離後にB¹の末梢側断端から離れてS²に向かって走行する．そのためA¹の背側の枝は温存しておくことが，Rec. A²の同定を間違えないコツである．A¹と確定できる枝のみを切離する．

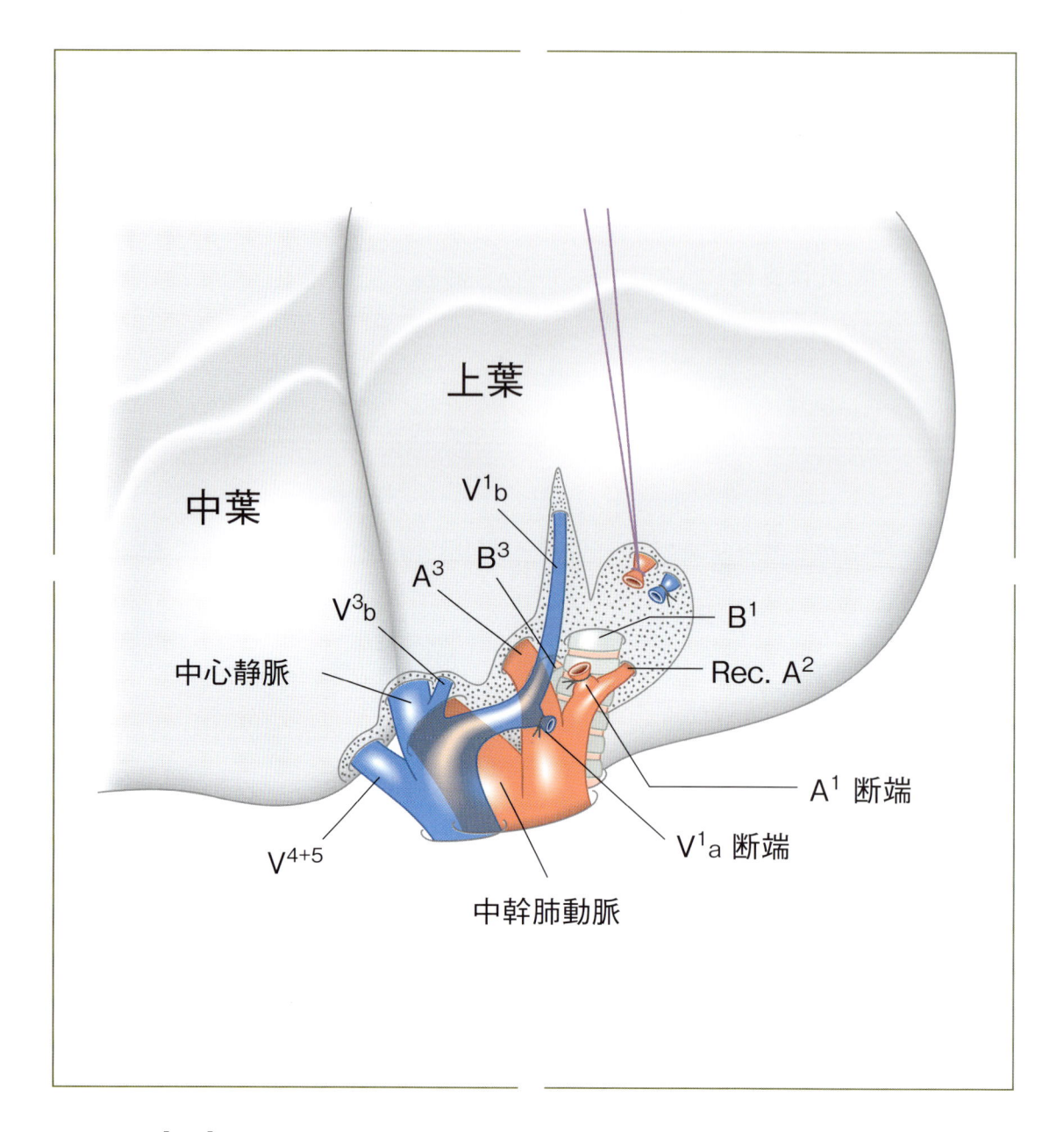

【図4】

　A^1 を切離するとその裏にはリンパ節が存在することが多く，それを摘出すると B^1 が見える．肺尖部および背側の両方向から上葉気管支を剝離すると B^1 と B^2 の分岐が見える．B^1 と B^2 の裏には V^2a（S^1a と S^2a の境界静脈）が気管支に接するように走行しているので，V^2a を損傷しないように B^1 に糸を通す．麻酔科医側から3mmの気管支鏡を気管チューブ内に挿入して，気管支鏡の光を頼りに B^1 の同定が合っていることを確かめることも気管支同定のコツである．B^1 には気管支鏡を比較的入れにくいので，B^2 と B^3 に気管支鏡を入れるなどの除外診断で B^1 を確かめることも可能である．

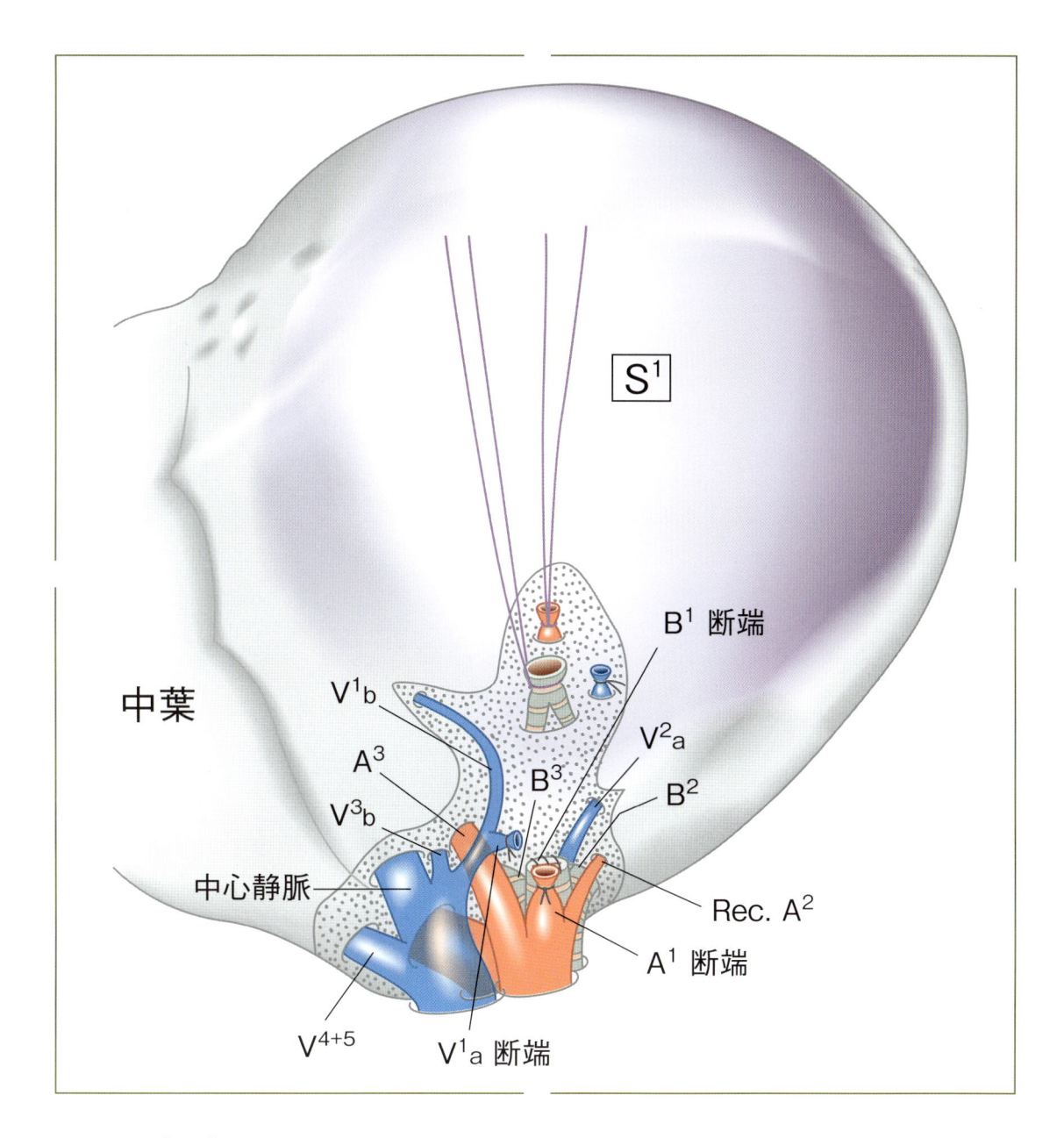

【図5】

　S^1を選択的に膨らませる．その方法として気管支鏡下にB^1にジェット換気を行いS^1に選択的に含気させる方法や，B^1を切離した後に末梢のB^1断端にカテーテル等で空気を送り込み含気させる方法等がある．区域気管支は結紮切離あるいは縫合閉鎖するが，ステープラーの使用も可能である．含気-虚脱ラインが明らかになったら，B^1の切除側断端を持ち上げその裏を剥離して，B^1の切除側断端を浮かす．この際，気管支切除側断端の裏側は末梢に向けてできるだけ剥離し切除側の肺門を十分に浮かせることがコツである．その操作により気管支切除側断端の両脇の庇状に浮いた肺組織を中枢側からさらに切離して含気-虚脱ラインにつなげる．

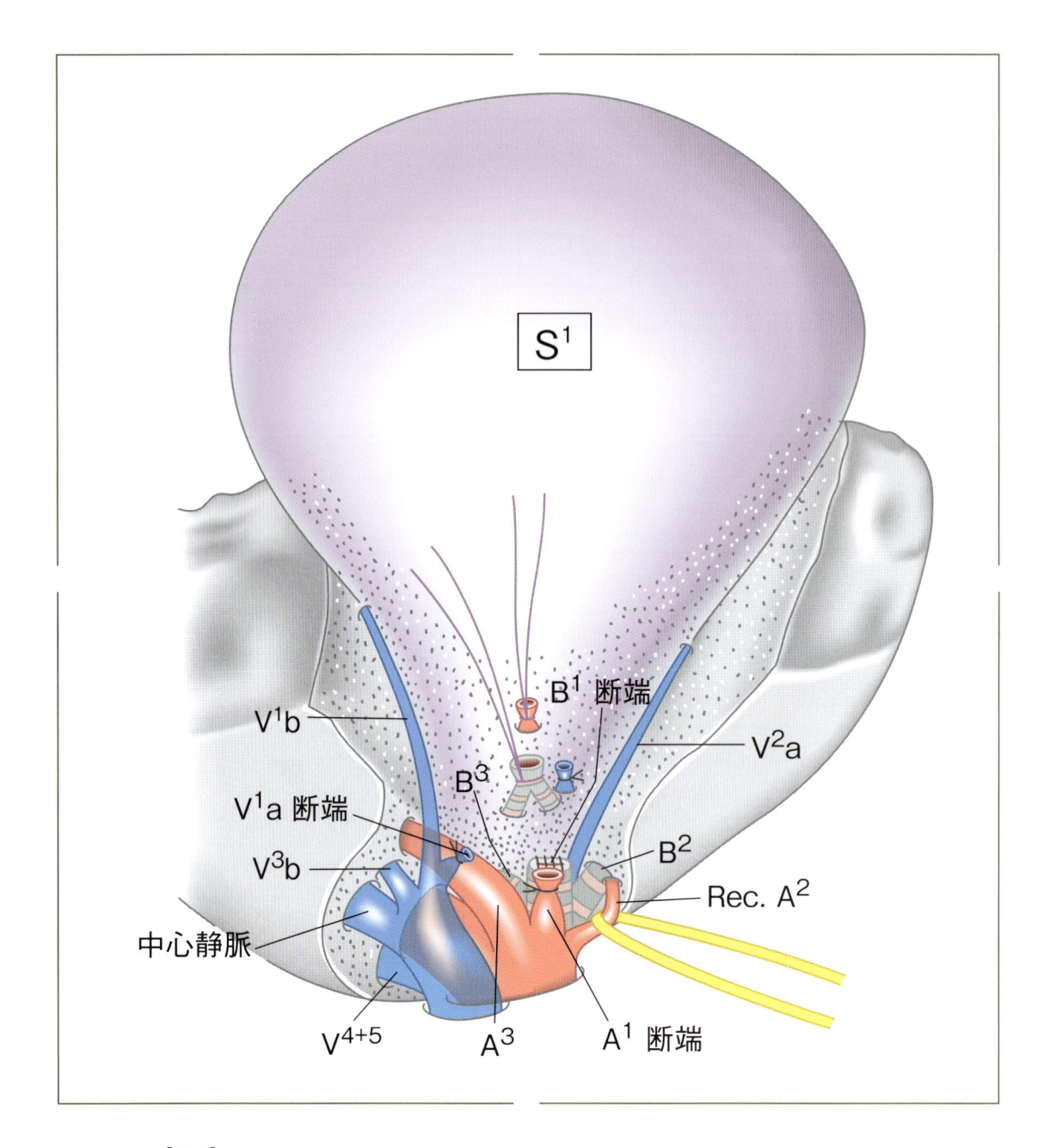

【図6】

　気管支切除側断端の両脇の庇状に浮いた肺組織を切離して含気-虚脱ラインにつなげ，同時にV^2a（S^1aとS^2aの境界静脈）およびV^1b（S^1bとS^3aの境界静脈）に沿って肺を切離していく．腫瘍との断端を十分に取るために必要であればV^1bあるいはV^2aを切離するが，断端の距離が十分であればS^2とS^3の静脈還流を保つために，これらの区域間静脈は温存する．含気-虚脱ラインに沿って肺を切離していくとV^1bあるいはV^2aからS^1に向かって走行する細い枝が数本分岐することがあるが，これらは電気メスで切離する．含気-虚脱ラインにおける肺切離は一方向のみからではなく，四方から徐々に肺深部に向かって切離すると間違えにくい．

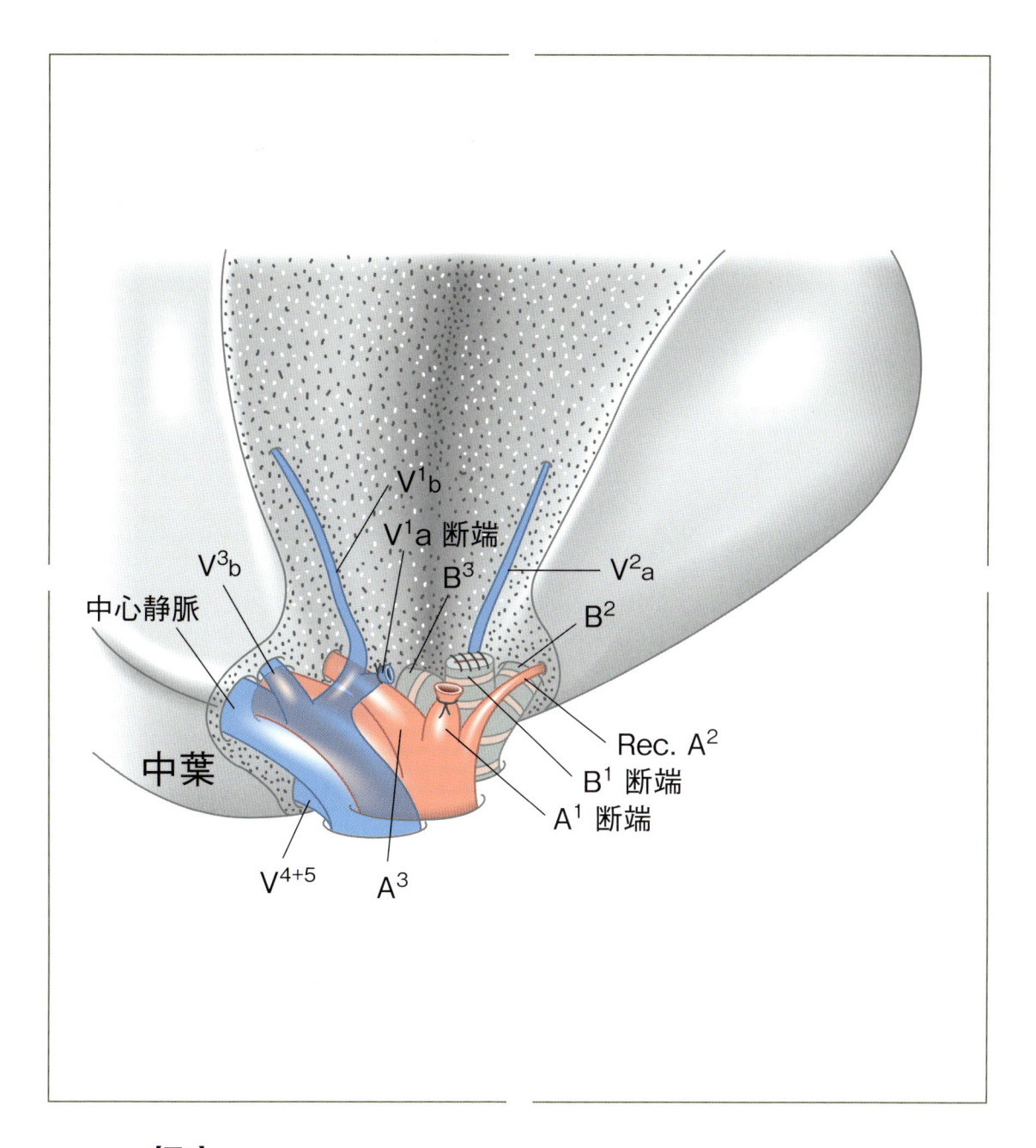

【図7】

　S^1区域を切除した図である．V^1bおよびV^2aが肺切離面に走行している．S^1は比較的小さい区域なので，腫瘍より十分なマージンが取れない場合にはこれらの区域間静脈は切離し，隣接区域に切り込むか，隣接区域あるいは隣接亜区域を合併切除する．

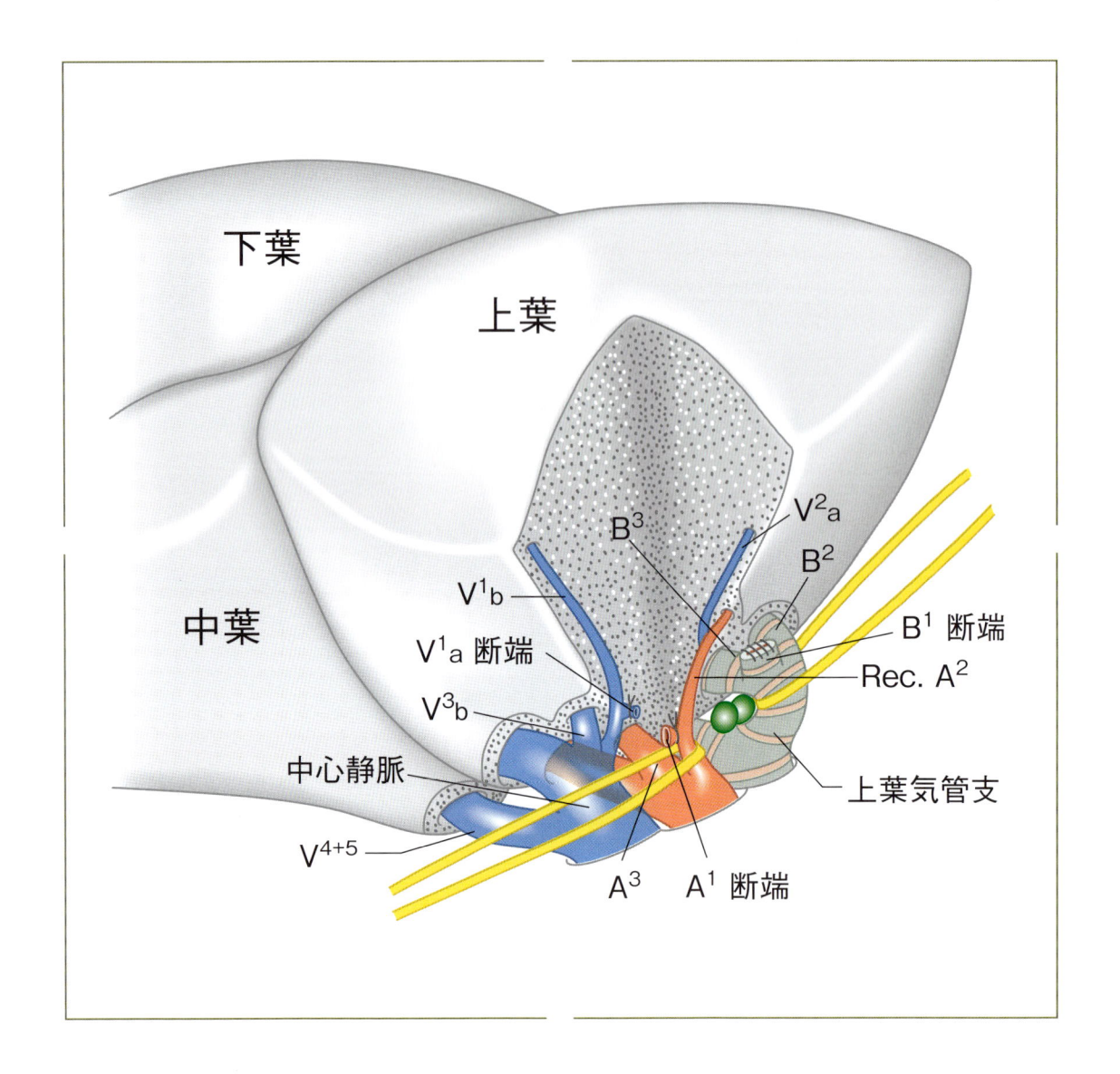

【図8】

肺門リンパ節郭清は S^1, S^2, S^3 区域切除それぞれにおいて，アプローチが若干異なる．S^1 区域切除の場合，葉間がほとんど開いていないので，肺門の郭清は頭側から行う．肺動脈上幹と上葉気管支にテーピングして，頭側より＃12u，＃11s を郭清する．肺動脈上幹を腹側に，上葉気管支を背側に牽引すると＃12u が見える．＃12u を剥離露出すると，その奥の＃11s が摘出可能となる．ここでの注意点は＃12u および＃11s に接している Asc. A^2 と肺動脈中幹を損傷しないことである．そのためには背側から上葉気管支と中幹気管支幹の間を露出し Asc. A^2 を露出しておくと，安全で十分な＃11s の郭清が行える．

2. 右 S²

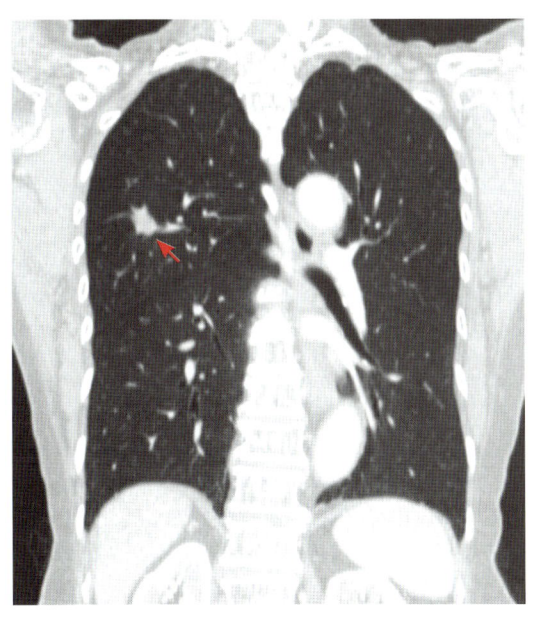

冠状断CT像

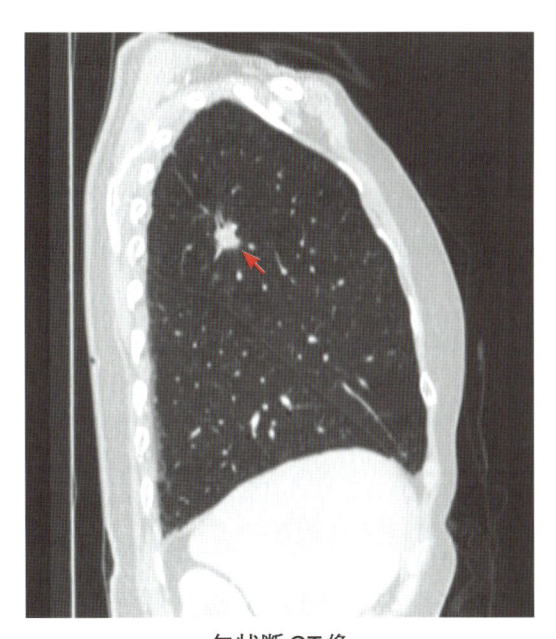

矢状断CT像

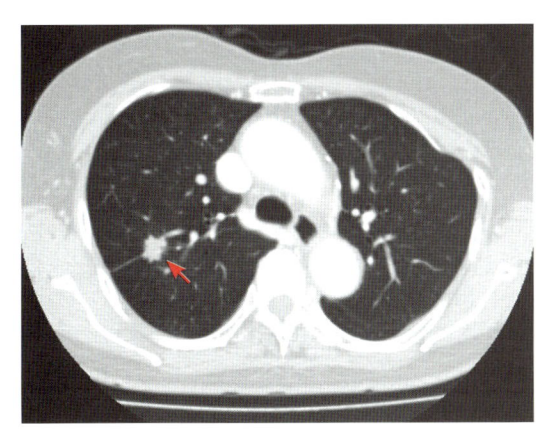

水平断CT像

　81歳，女性．3年前にCT検診にて右S²のGGO病変を指摘され経過観察された．CTにて陰影の充実性変化と増大を認め，紹介受診．右S²bに存在する1.5cmの棘形成と胸膜陥凹を伴う結節影を認める．気管支鏡下生検にて腺癌と診断された．S²区域切除施行．V²c（S²bとS³aの境界）とは離れていたが，断端を確保するためにV²cは切離し，S³aに切り込んでS²区域切除を行った．最終病理診断は乳頭状腺癌，pT1aN0M0であった．

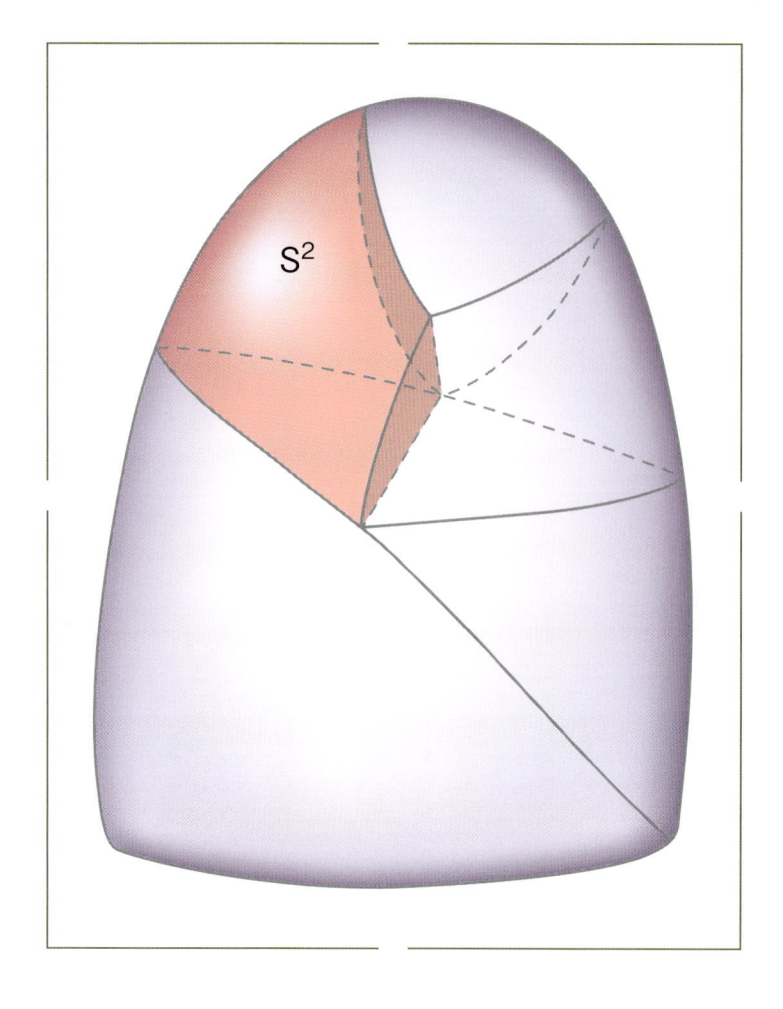

【図1】

high resolution computed tomography (HRCT) における血管気管支同定に加えて，気管支鏡でB^1，B^2，B^{3}の分岐パターンと太さを確認する．気管支・血管の分岐パターンはさまざまであるが，気管支分岐に関してここでは最も多いB^1，B^2，B^{3}の3分岐パターンを示す．肺動脈の分岐パターンは最も多いA^1，A^3，recurrent A^{2}a(Rec. A^{2}a)が上幹肺動脈から分岐，A^{2}bがascending A^2(Asc. A^2)として中幹肺動脈より分岐する場合を示す．静脈の分岐パターンは最も多い，肺尖・中心静脈型の場合を示す．

手術の流れ
葉間切離⇒血管同定⇒血管切離⇒気管支切離⇒肺切離⇒リンパ節郭清

手術のポイント
- 血管同定：葉間から中心静脈，V^{2}a+b，V^{2}c，V^{2}t，ascending A^{2}を同定．
- 上下葉間：電気メスで葉間切離．
- 血管切離：V^{2}t，ascending A^2，recurrent A^{2}を切離．V^{2}bはB^{2}切離後に切離．
- 気管支切離：B^{2}を切離．
- 肺切離：含気-虚脱ラインとV^{2}aおよびV^{2}cの走行に沿って肺を切離．
- リンパ節郭清：上葉気管支の周囲のリンパ節を郭清．

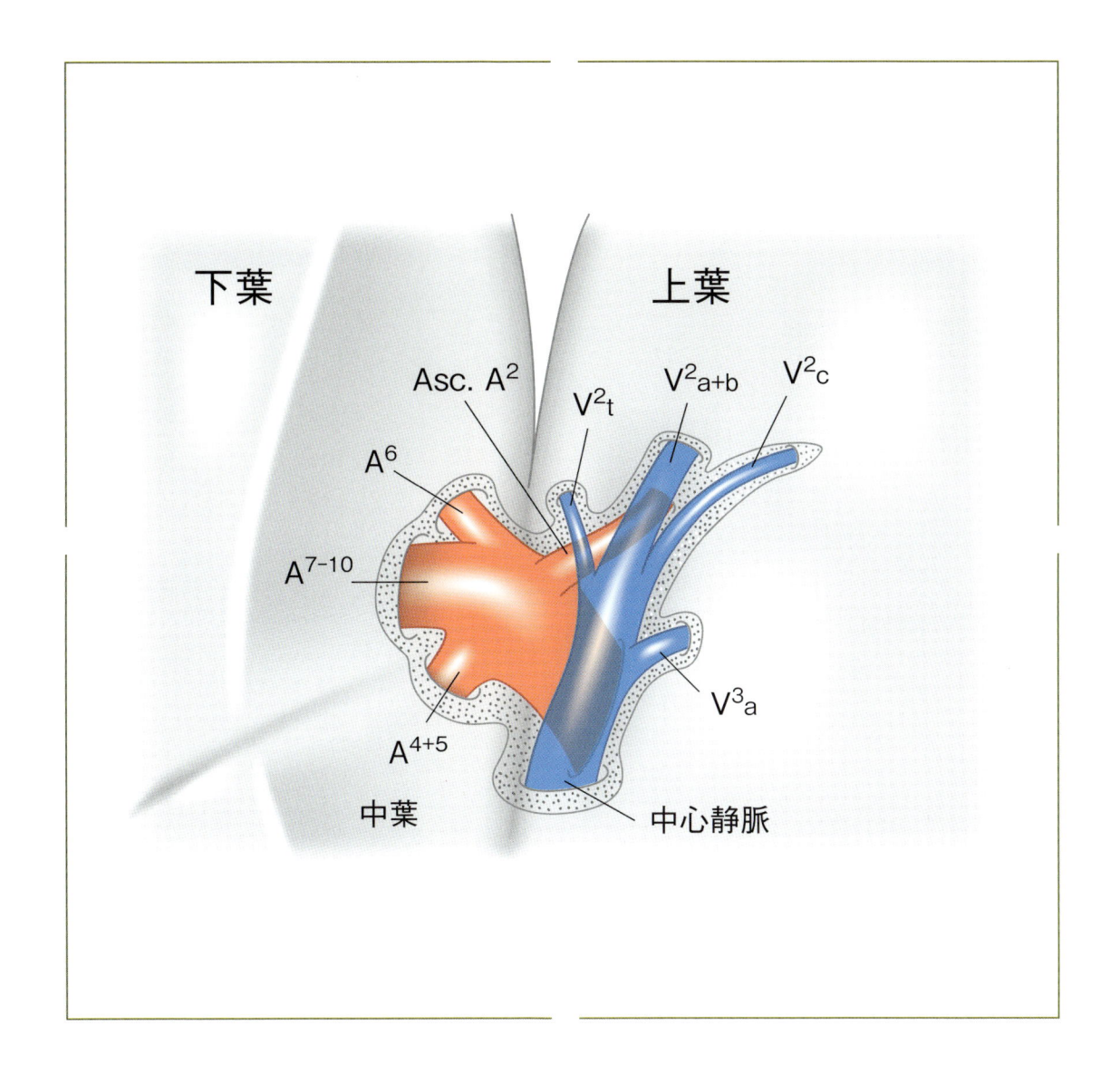

【図2】

上下葉間を剝離して葉間の血管を露出する．葉間剝離の際にはステープラーではなく，できるだけ電気メスで不全分葉を切離する．ステープラーで葉間を切離すると，ステープルラインがS^2にかかることによりV^2の末梢の剝離が困難になり，さらに区域間の肺の切離にも支障をきたすので，原則使用しない．

分葉不全における葉間同定の一つの方法として，気管支鏡下にB^2にジェット換気を行いS^2に含気を持たせて上下葉間ラインを明らかにする方法や，上葉気管支を背側から鉗子でクランプして両肺換気を行い，虚脱した上葉と含気のある下葉の間を明らかにする方法等がある．それらの方法により含気-虚脱ラインで明らかになった葉間を電気メスで切離する．S^2区域切除において上中葉間の完全切離は不要であるが，V^2を露出同定するためには上中葉間も多少の剝離が必要である．

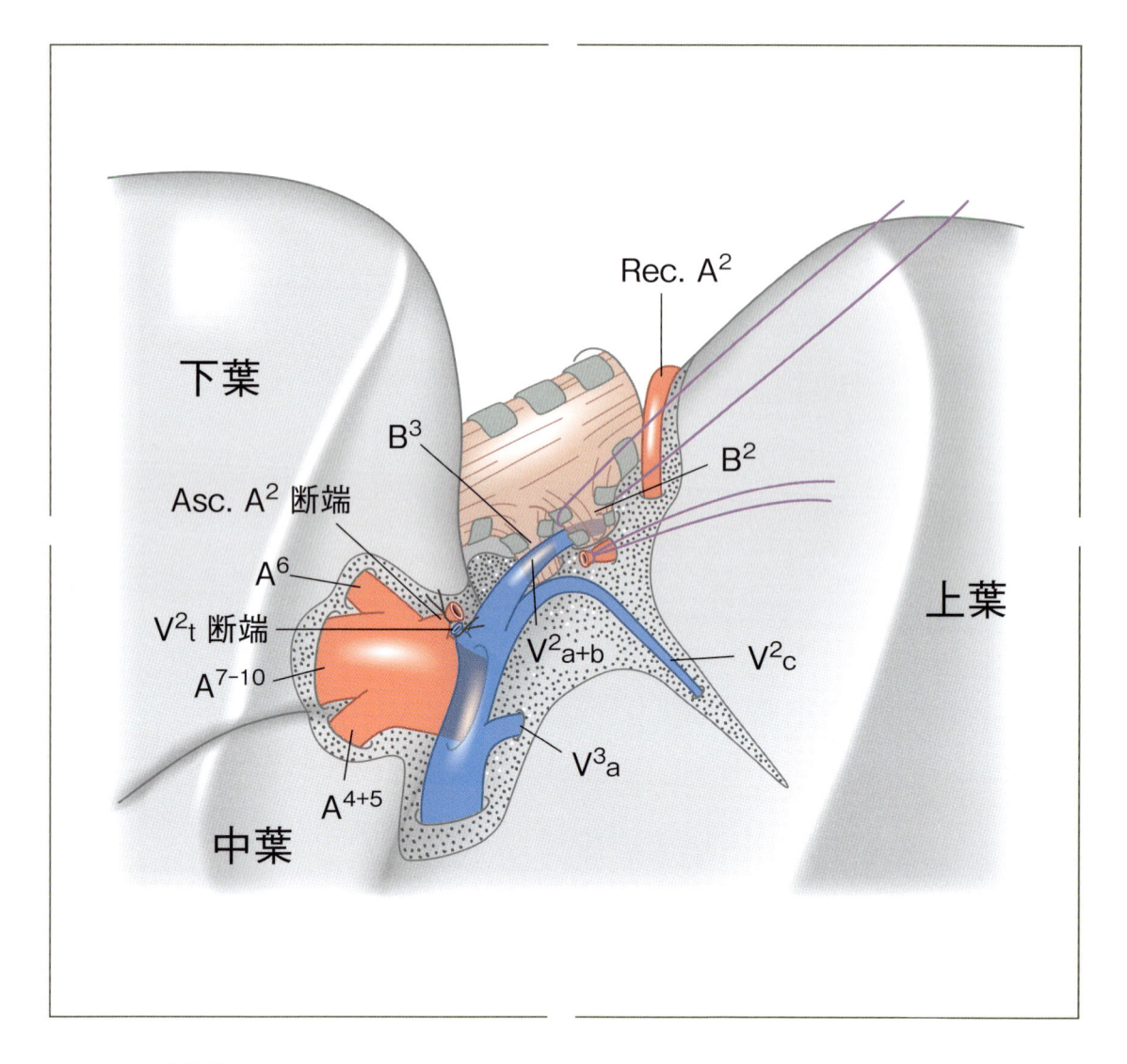

【図3】
　葉間剥離後，V^2を同定しテーピングする．葉間を背側に向かい走行するV^2tを切離する．次にV^2cを露出しできるだけ末梢に剥離露出する．V^2cは多くの場合，分岐直後はV^2a+bと並走し，V^2a+bのやや表側（外側）を走行する．V^2cはその後，向きを変えて上葉肺の頭側へ走行する．V^2cの末梢を追い，葉間面におけるS^2とS^3の境界を明らかにする．V^2cと間違えやすいのがV^3aであるが，その鑑別点の1つは，V^2cが上葉の背側寄りで葉間静脈と平行に分岐するのに対して，V^3aは上葉のほぼ中央で葉間静脈と直角に分岐することである．しかし，バリエーションは多々存在する．
　この操作前後にAsc. A^2を同定する．ここで気をつけることは時々Asc. A^2がAsc. A^3aと共通幹を成すことである．V^2cと交差してその腹側に走行する枝はAsc. A^3aであるので温存する．V^2cの背側のAsc. A^2は切離する．

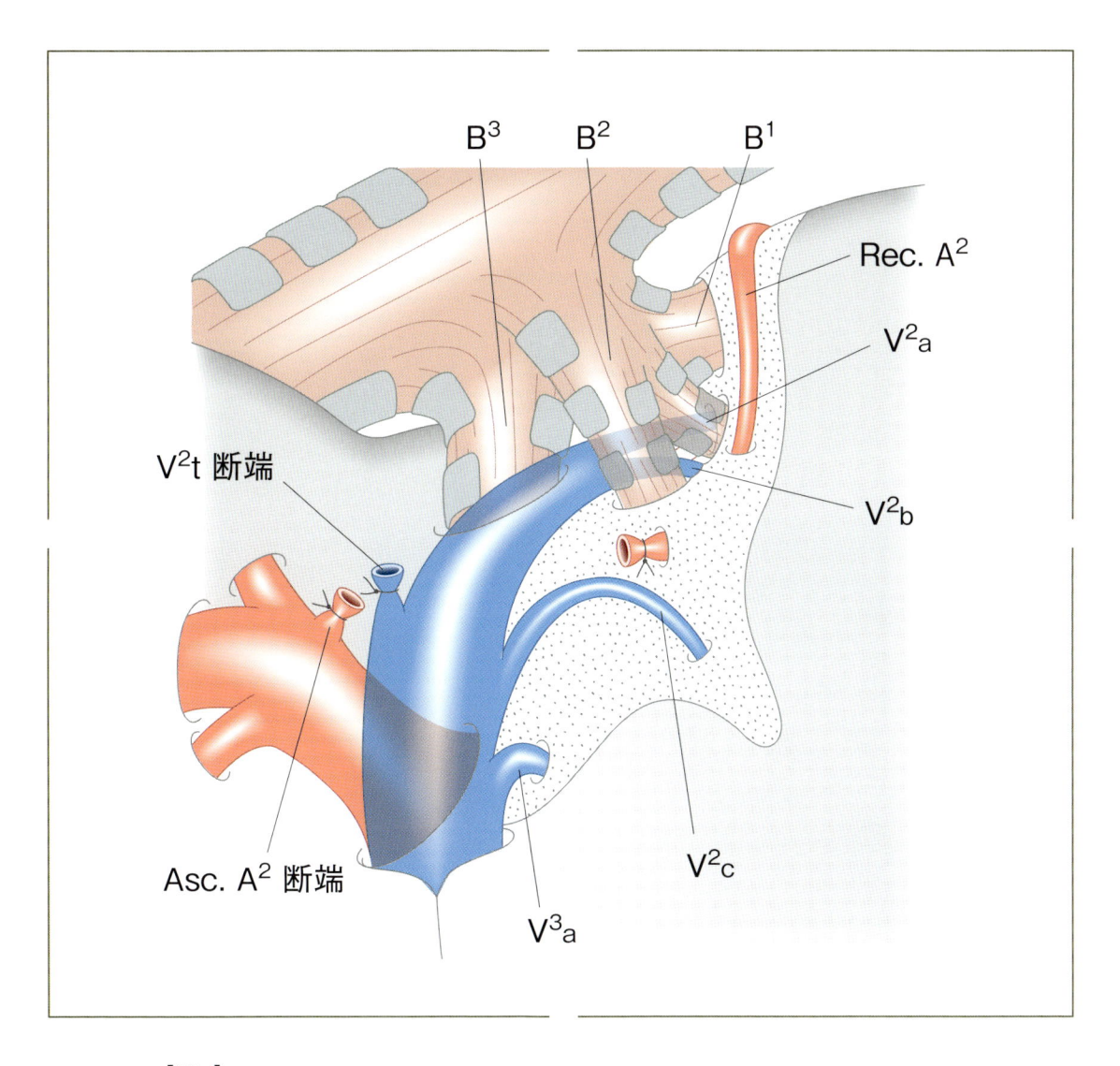

【図4】
　B^2を同定する．葉間からの術野では，B^2はV^2a+bの表側を走行し，B^3はその裏側を走行する．さらにB^2の同定を確かにするために，肺尖部方向からも上葉気管支を剥離して，B^1とB^2を剥離露出する．B^2に糸を通す．またここでは頭側からの Rec. A^2 の有無を確かめる．この時点でも Rec. A^2 の同定が困難な場合があるが，B^2を切離すればB^2の切除側断端に近づく動脈枝は Rec. A^2 と同定できるので，この時点で必ずしも Rec. A^2 を同定して切離する必要はない．このようにして肺動脈の同定を間違えて切離しないことが重要である．3mm の気管支鏡を気管チューブ内に挿入してB^1，B^2，B^3に入れて，気管支鏡の光でB^2の同定を確かめることも可能である．

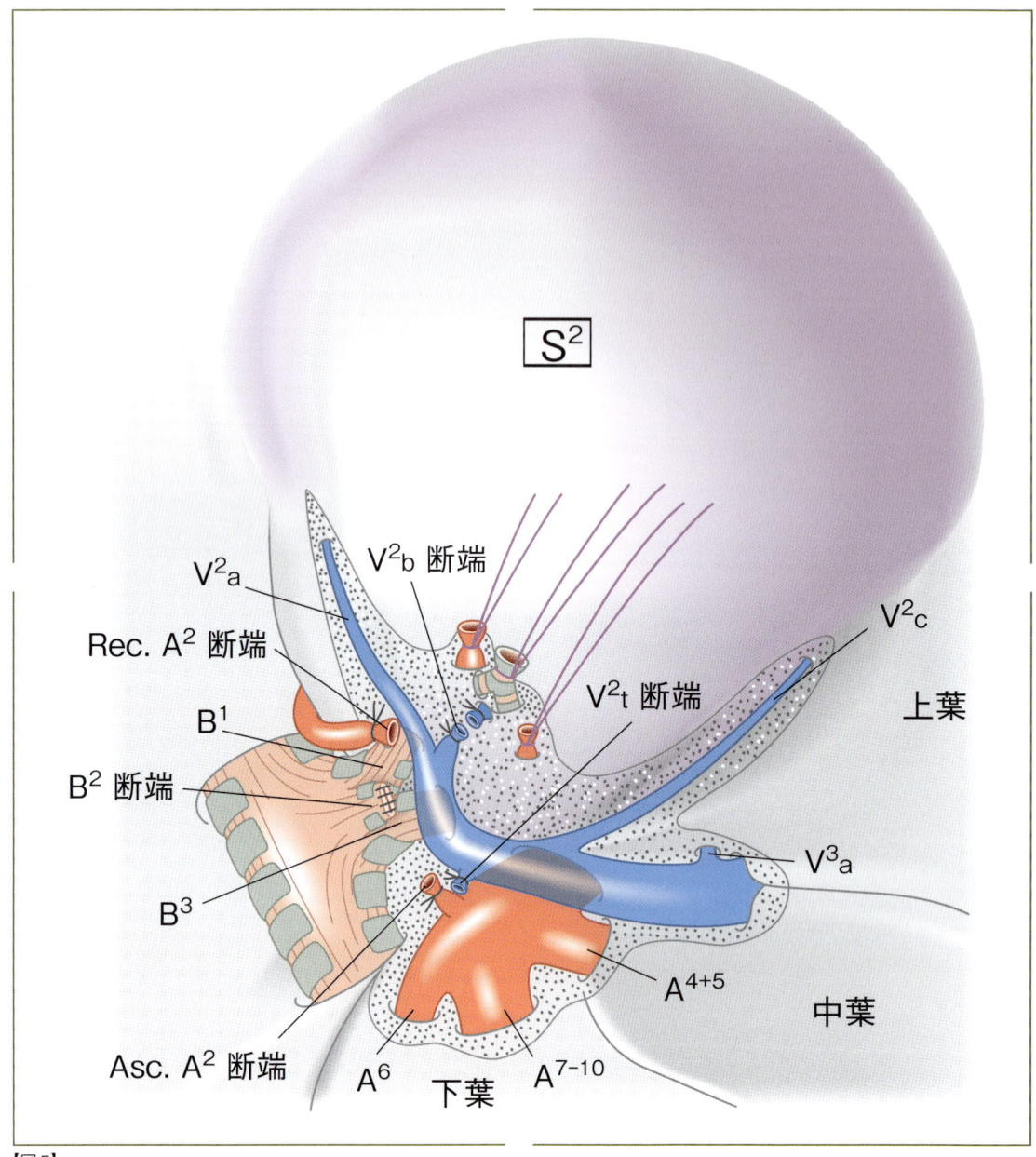

【図5】

【図5】
　S^2を選択的に膨らませる．その方法として気管支鏡下にB^2にジェット換気を行いS^2に選択的に含気させる方法や，B^2を切離した後に末梢のB^2断端にカテーテル等で空気を送り込み含気させる方法等がある．区域気管支は結紮切離あるいは縫合閉鎖するが，ステープラーの使用も可能である．
　B^2の切除側断端を持ち上げその裏を剝離して，B^2の切除側断端を浮かす．この際，B^2の切除側断端の裏側は中枢から末梢に向けてできるだけ剝離し，切除側断端を浮かせることがコツである．その操作によりB^2の切除側断端の両脇に庇状に浮いた肺組織を含気-

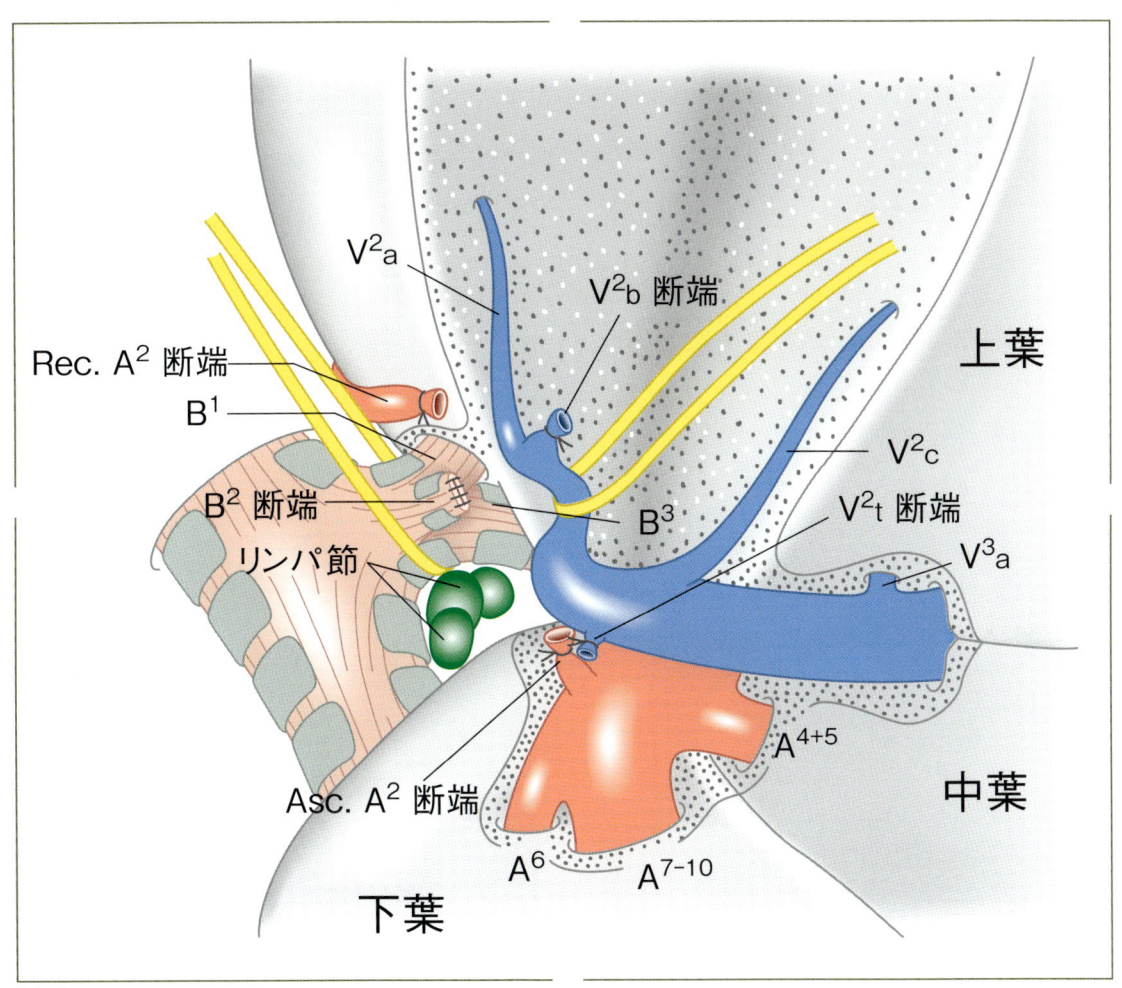

【図6】

虚脱ラインに向けて切離していく．B^2 の切除側断端の裏には S^2a と S^2b の境界を走行する V^2b が走行するので切離する．V^2a と V^2c は含気-虚脱ラインの境界に存在するので，含気-虚脱ラインとこれら2本の区域間静脈の走行を見ながら肺実質を切離していく．腫瘍との断端を十分に取るために必要であれば V^2a あるいは V^2c を切離するが，断端の距離が十分であれば，S^1 と S^3 の静脈還流を保つためにこれらの静脈は温存する．含気-虚脱ラインにおける肺切離は一方向のみからではなく，四方から徐々に肺深部に向かって切離すると間違えにくい．

【図6】

肺切離面には V^2a と V^2c が走行する．S^2 区域切除では，すでに肺門の背側が開放されているので肺門郭清は比較的容易である．1つの方法としては，V^2，上葉気管支，葉間肺動脈にテーピングして上葉気管支と中間気管支幹の分岐部を展開する．まず尾側において上中幹の分岐部および上葉気管支から＃11s，＃12u を剝離する．ある程度剝離したら頭側に移る．A^3 を腹側に上葉気管支を背側に牽引すると視野が開けるので，上葉気管支をくぐらせて頭側から＃11s，＃12u を一塊に摘出する．

3. 右S³

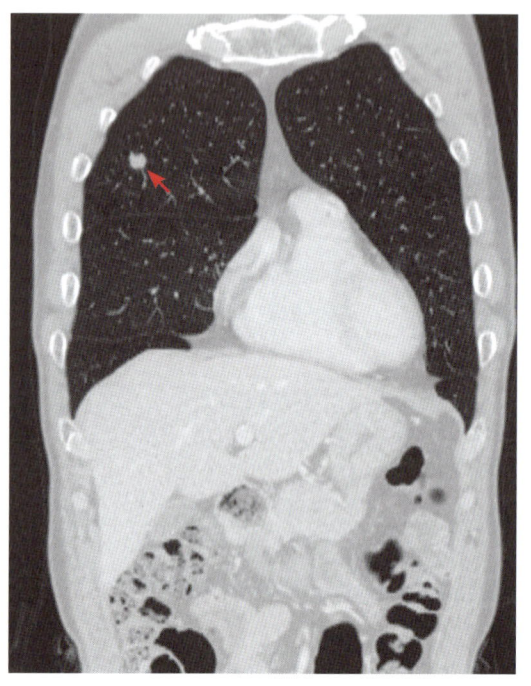

冠状断CT像

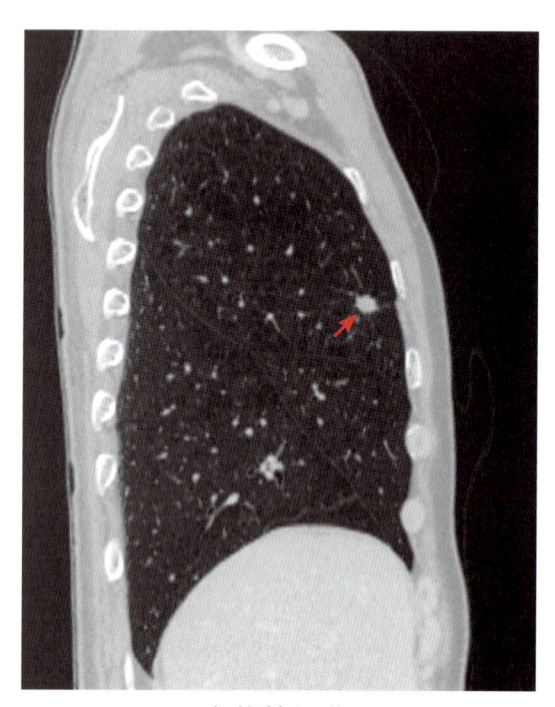

矢状断CT像

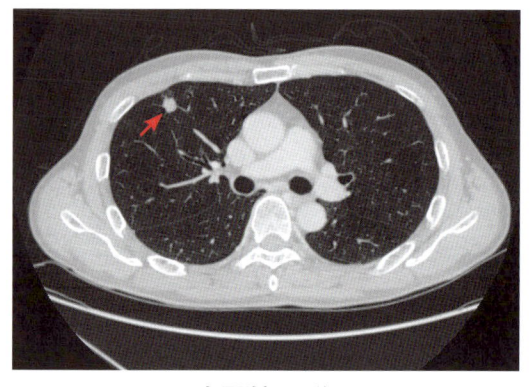

水平断CT像

58歳，男性．検診の胸部X線写真にて異常陰影を指摘される．CTにて右S³bに最大径1cmの棘形成を伴う充実性陰影を認める．CTガイド下針生検にて腺癌と診断される．S³区域切除．最終病理診断は乳頭状腺癌，pT1aN0M0であった．

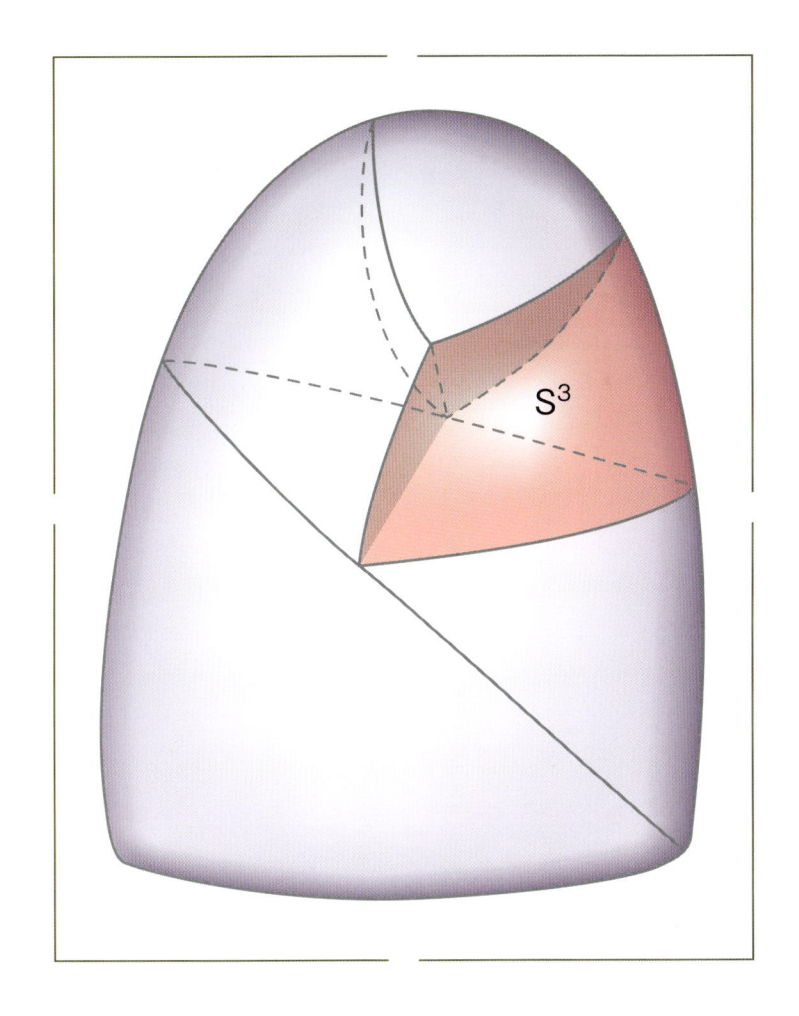

【図1】

high resolution computed tomography（HRCT）における血管気管支同定に加えて，気管支鏡でB^1，B^2，B^{3}の分岐パターンと太さを確認する．気管支・血管の分岐パターンはさまざまであるが，気管支分岐に関してここでは最も多いB^1，B^2，B^{3}の3分岐パターンを示す．肺動脈の分岐パターンは最も多いA^1，A^3，recurrent A^{2}a（Rec. A^{2}a）が上幹肺動脈より分岐，A^{2}bが中幹肺動脈よりascending A^2（Asc. A^2）として分岐する場合を示す．静脈の分岐パターンは最も多い，肺尖・中心静脈型の場合を示す．

手術の流れ
血管同定⇒上中葉間切離⇒血管切離⇒気管支切離⇒肺切離⇒リンパ節郭清

手術のポイント
- 血管同定：V^{1}b，V^{2}c，V^{3}a，V^{3}bを同定．A^{3}を同定．
- 上中葉間切離：電気メスで葉間切離．
- 血管切離：V^{3}a，V^{3}b，A^{3}を切離．
- 気管支切離：B^{3}を切離．
- 肺切離：含気-虚脱ラインとV^{1}bおよびV^{2}cの走行に沿って肺を切離．
- リンパ節郭清：上葉気管支周囲のリンパ節を郭清．

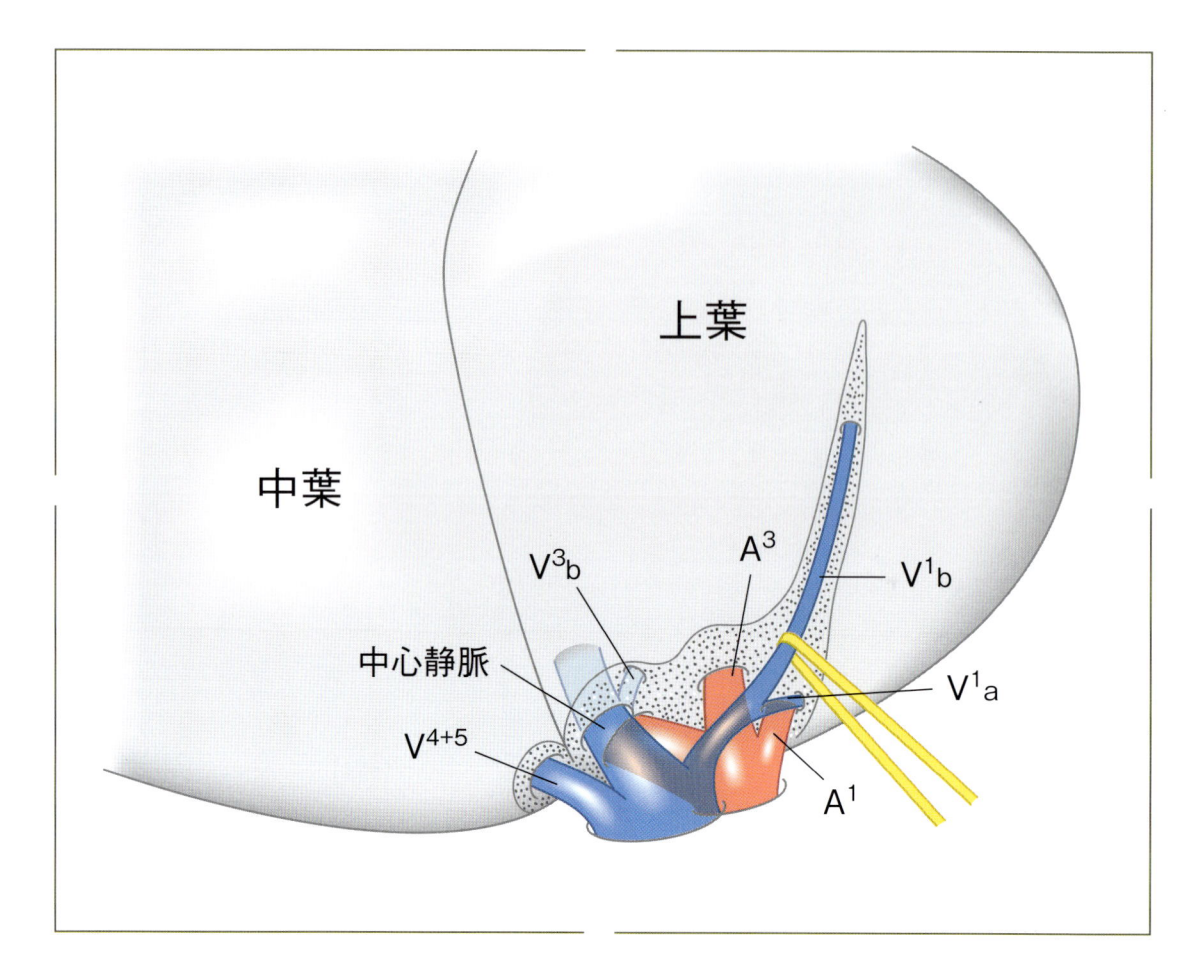

【図2】

　前方から背側に向かって肺門を剝離し，上肺静脈，右肺動脈本幹，上幹肺動脈，上葉気管支，上葉気管支と中間気管支幹の分岐部を露出する．背側においては，上葉気管支の根部からさらにB^1とB^2の分岐部あたりまで剝離露出する．上葉気管支の背側からの剝離が十分であると，後にB^1，B^2，B^3の同定が行いやすい．

　肺門前方においてV^1を同定してテーピングし末梢を追い，V^1a，V^1bを同定する．V^1bはS^1とS^3を境界する静脈であり，肺の表層を肺尖部に向かい走行する．V^1bをテーピングして末梢へ剝離露出する．時にV^3c（S^3biとS^3biiの間を走行）がV^1bより中枢側から分岐するので，V^1bと鑑別する．肺の表層を肺尖部に向かうV^1bと異なり，V^3cは上葉肺の腹側寄りを走行し肺の奥に向かう．V^3cが認められれば切離する．V^1bの走行が明らかになるとS^1とS^3の境界が明らかになり，V^1bの背側を走行するA^1とV^1bの腹側を走行するA^3の同定が可能となる．しかしA^1およびA^3の枝が3本以上に分岐している場合，V^1bの牽引方向によっては中央の枝がA^1の枝なのかA^3の枝なのか，同定に難渋することがある．その際には最も腹側の動脈枝を切離し，不確実な背側の動脈枝はA^1枝の可能性もあるので温存しておく．B^3を切離するとB^3の切除側断端からA^1枝は離れ，A^3枝は近づくことで最終同定できる．

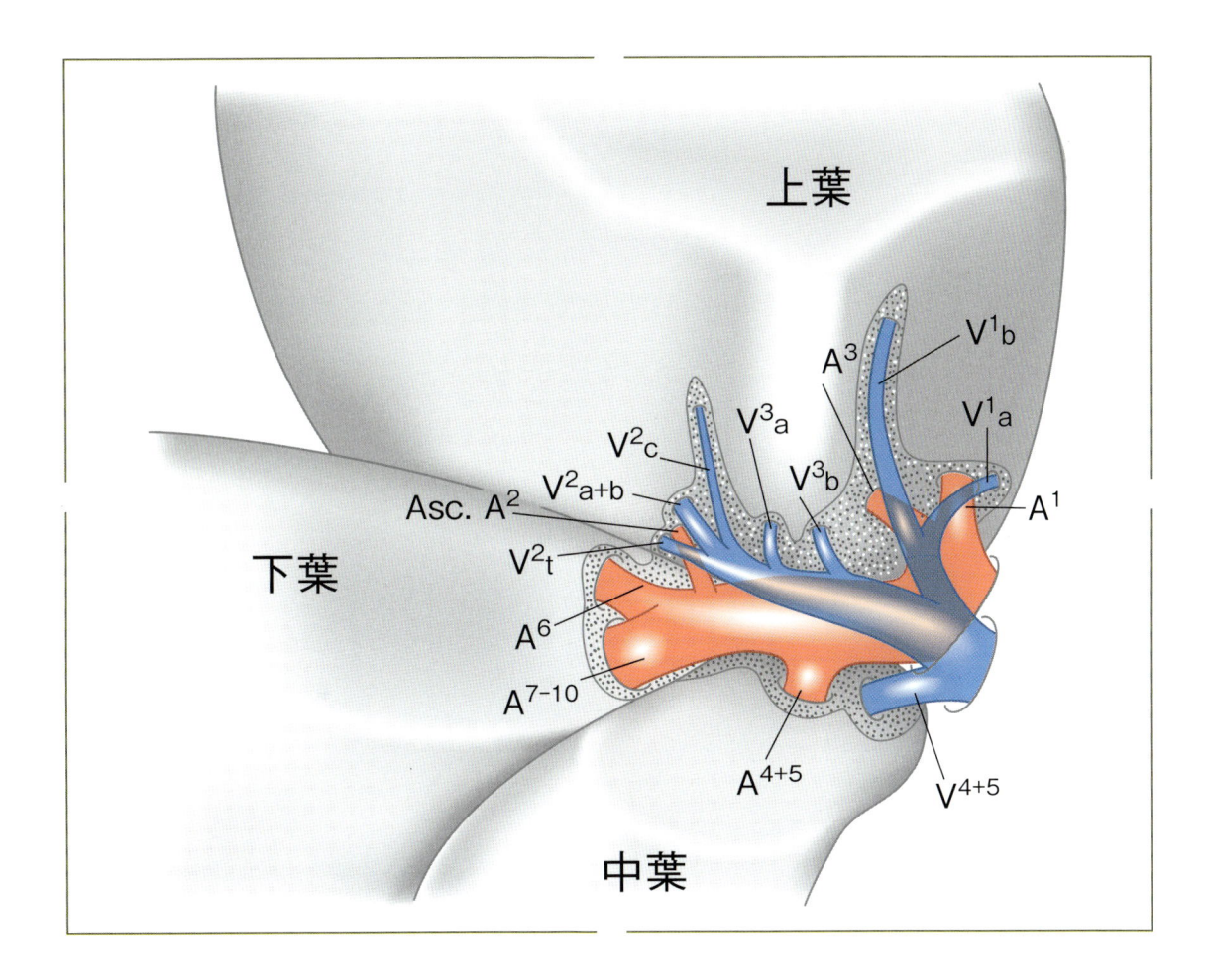

【図3】

　S^3区域切除では上中葉間を完全切離する必要がある．上中葉間には分葉不全が存在する場合が多いが，その際にはステープラーではなくできるだけ電気メスで切離する．ステープラーで葉間を切離すると，ステープルラインがその後の区域間の肺切離に支障をきたすので原則使用しない．分葉不全の場合，葉間を明らかにする方法として，B^3にジェット換気を行い選択的に中葉とS^3の含気-虚脱ラインを明らかにする方法や，上葉気管支を背側からクランプして両肺換気を行い，虚脱した上葉と含気のある中葉の間を明らかにして葉間切離する方法等がある．

　上中葉間を完全切離すると，中心静脈が良く見える．中心静脈を末梢に剥離露出すると，S^3bの前下端を走行するV^3b，S^3aとS^3bの間を走行するV^3a（S^3aとS^3bの境界静脈）が見える．次にV^2c（S^3aとS^2bの境界静脈）をテーピングしてできるだけ末梢に剥離露出する．葉間においてはV^2cは分岐直後にはV^2a+bと並走し，V^2a+bのやや表側（外側）を走行する．V^2cはその後に向きを変えて頭側に向かって走行する．時にV^3aとV^2cの鑑別が困難なことがあるが，その鑑別点の1つはV^2cが上葉の背側寄りで葉間静脈と平行に分岐するのに対して，V^3aは上葉のほぼ中央で葉間静脈と直角に分岐することである．V^2cの末梢を追い，S^2とS^3の境界を明らかにする．肺動脈，肺静脈の枝を十分に露出した後にA^3，V^3a，V^3bを切離する．

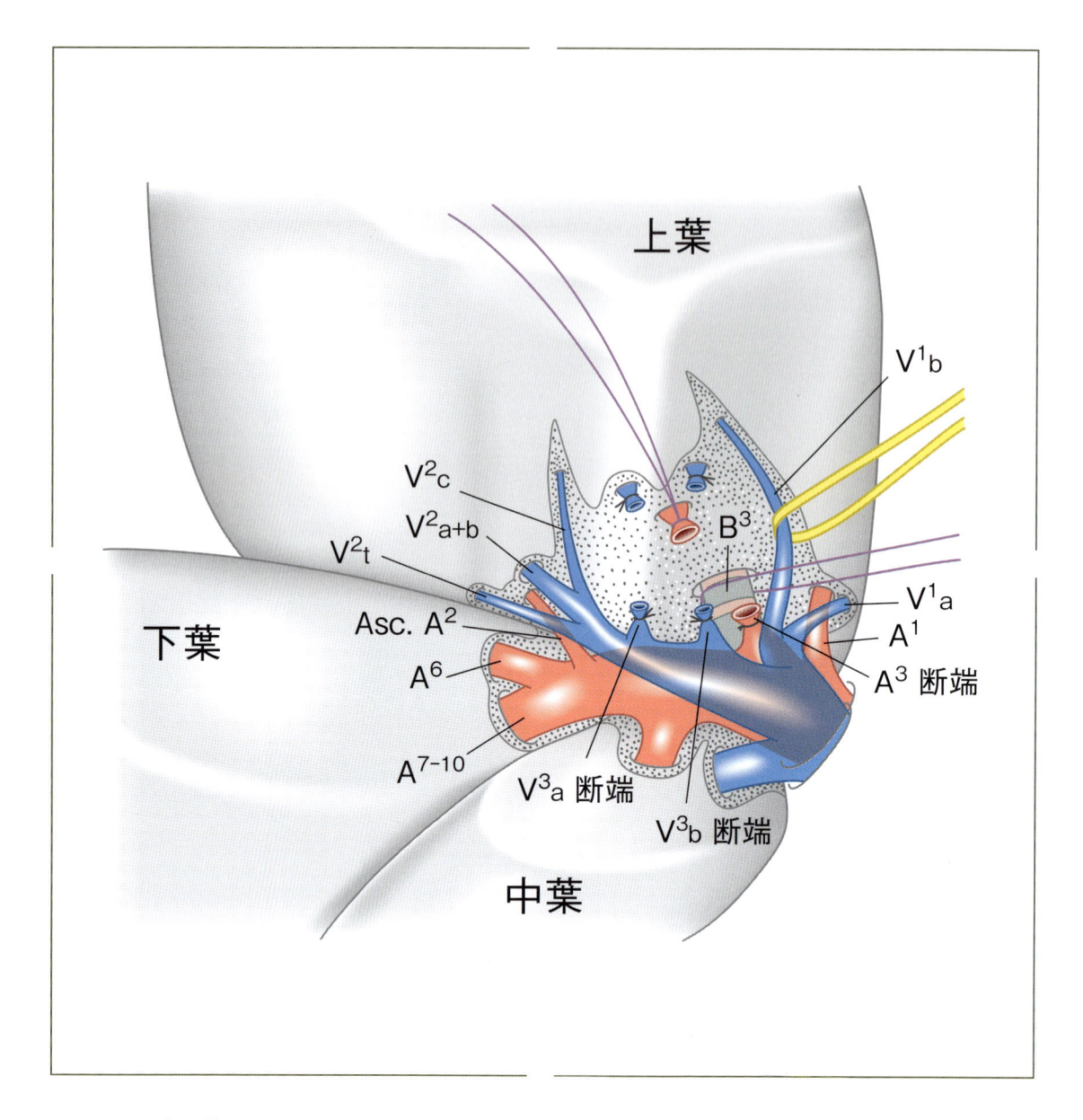

【図4】
　A^3 を切離するとその裏にリンパ節が存在する場合が多く，それを摘出して B^3 を露出して糸を通す．B^3a と B^3b が B^3 根部のすぐ末梢側で分岐している場合には，B^3b のみをひろい B^3a を奥に取り残してしまうことがある．それを防ぐために術前の気管支鏡による気管支分岐パターンの把握は重要である．B^3 の同定方法として，3mmの気管支鏡を気管チューブ内に挿入して，気管支鏡先の光を頼りに B^3 の同定が合っていることを確かめる．

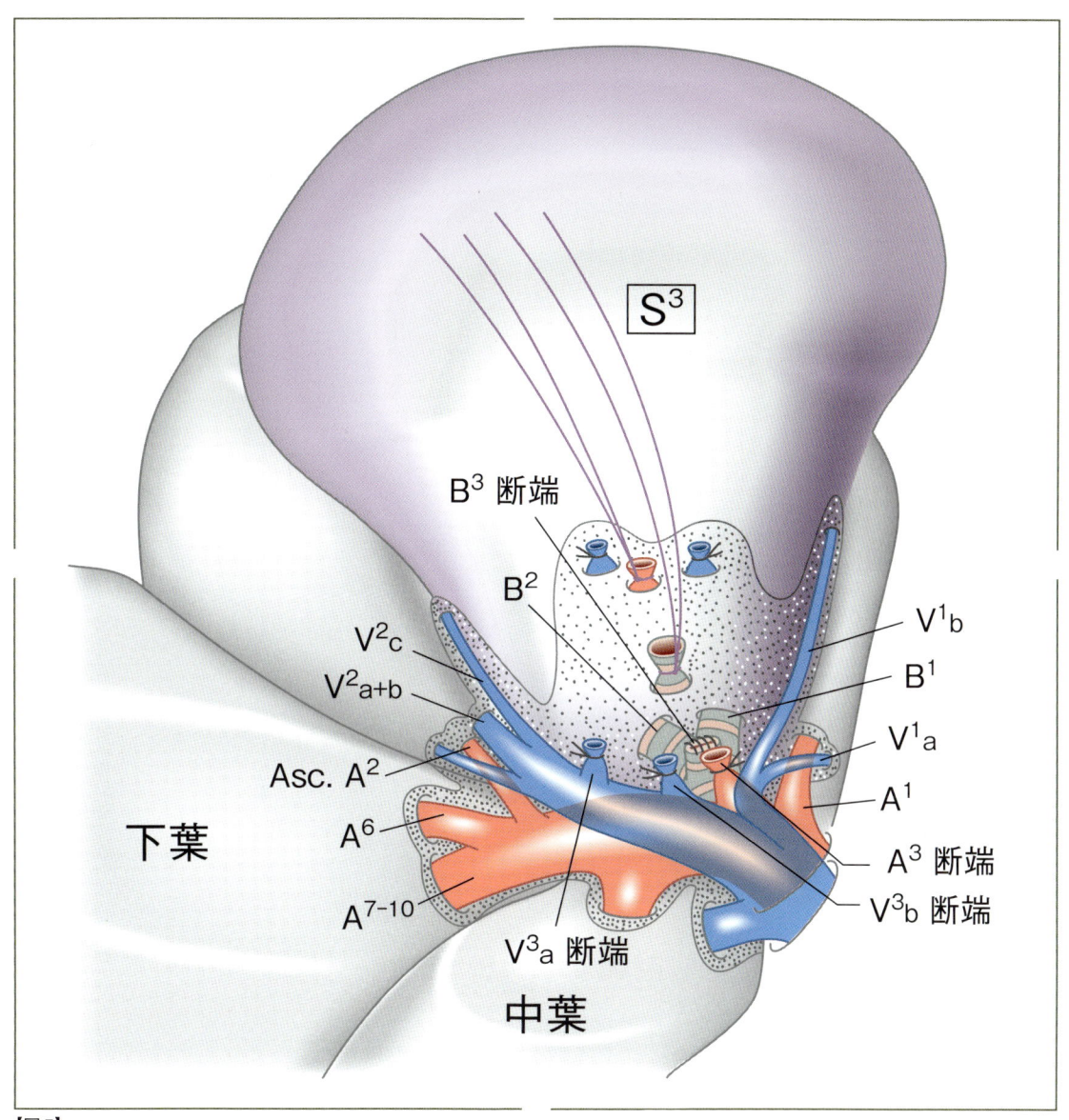

【図5】

【図5】
　S^3を選択的に膨らませる．その方法として気管支鏡下にB^3にジェット換気を行いS^3に選択的に含気させる方法や，B^3を切離した後に末梢側のB^3断端にカテーテル等で空気を送り込み含気させる方法等がある．区域気管支は結紮切離あるいは縫合閉鎖するが，ステープラーの使用も可能である．

　B^3の切除側断端を持ち上げその裏を剝離してS^3の肺門を浮かす．この際，B^3の切除側断端の裏側は末梢に向けてできるだけ剝離する．その操作によりB^3切除側断端の両脇の庇状に浮いた肺組織を含気-虚脱ラインに向けて電気メスで切離する．V^1bとV^2cは含気-虚脱ラインに存在するので，含気-虚脱ラインとこれら2本の静脈の走行を確認しながらS^3区域間を切離していく．腫瘍との断端を十分に取るために必要であればV^1bあるいは

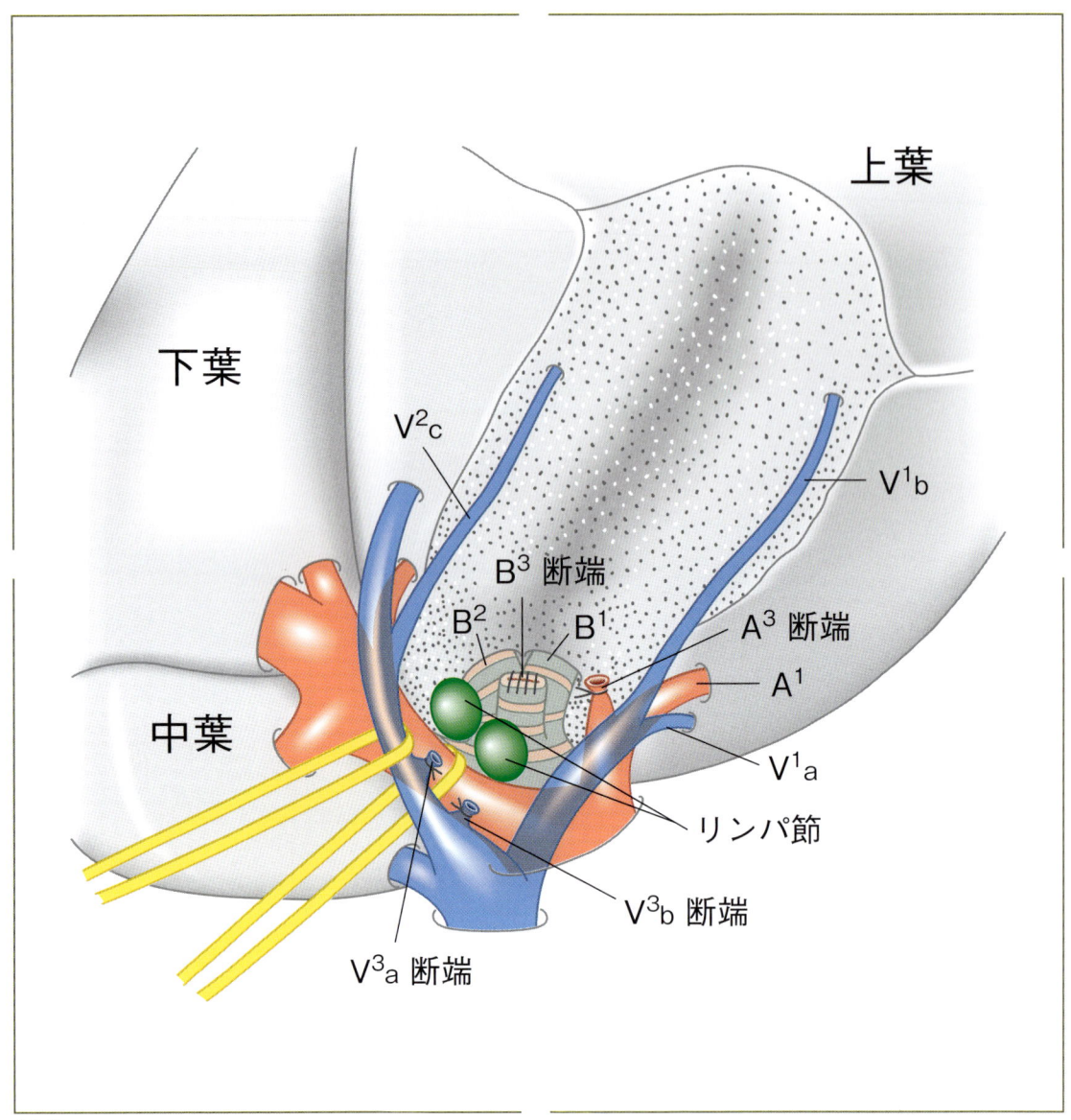

【図6】

V^2c を切離するが，断端の距離が十分であればこれらの静脈は S^1 と S^2 の静脈還流のために温存する．含気-虚脱ラインにおける肺切離は一方向のみからではなく，四方から徐々に肺深部に向かって切離すると間違えにくい．

【図6】

肺切離面には V^1b と V^2c が走行する．肺門の郭清は S^3 区域切除では，背側の葉間が開放されていないので，腹側から＃11s，＃12u を摘出する．V^2，上葉気管支，Asc. A^2 にテーピングして牽引すると＃11s，＃12u が展開されるのでそれらを摘出する．＃11s を腹側から摘出しにくい場合には，背側から上葉気管支と中間気管支幹の間を十分に剝離露出すると＃11s は容易に摘出できる．

4. 右 S^2 + S^1a

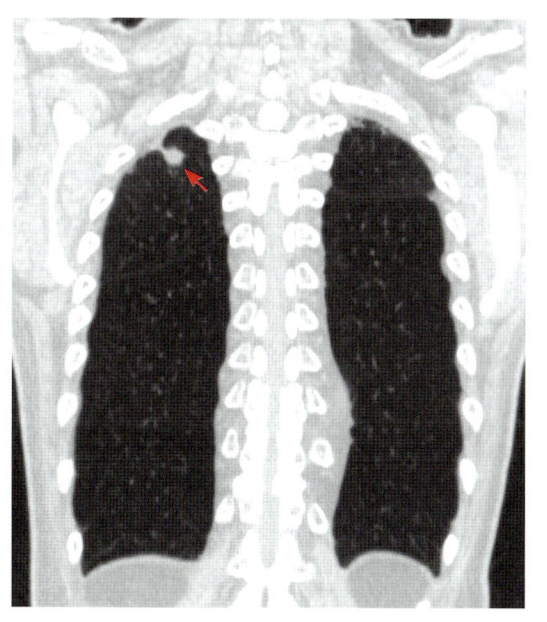

冠状断CT像

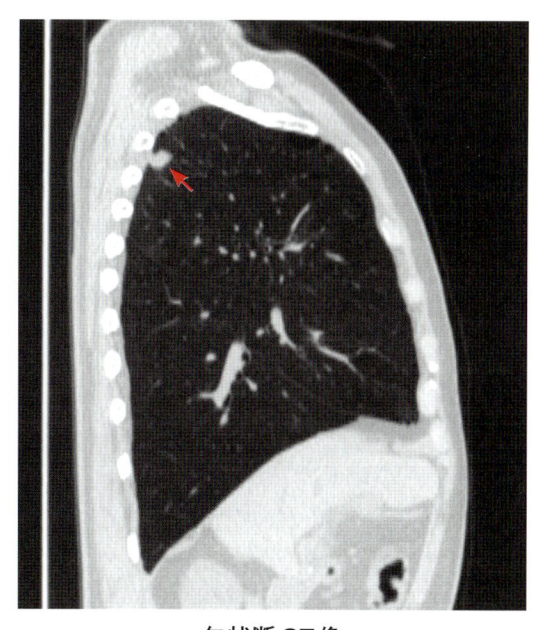

矢状断CT像

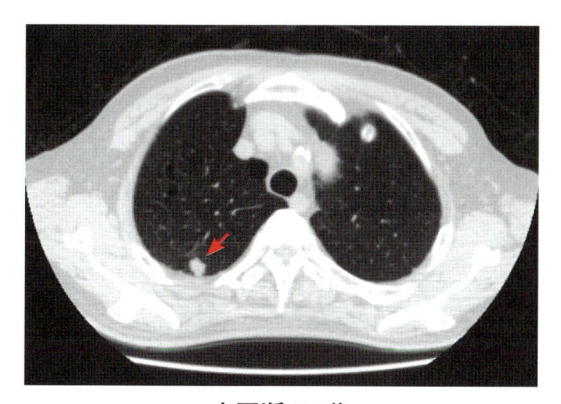

水平断CT像

　61歳，女性．胸部X線写真にて異常陰影を指摘される．右S^1aに存在する2cmの充実性陰影でV^2a（S^1aとS^2aの境界）の末梢にあり，S^2aにもまたがり存在していた．胸膜陥凹，周囲の棘形成を伴う．気管支鏡下生検にて腺癌と診断された．腫瘍の悪性度が高いことが予想されたため，S^1とS^2の#13, 14リンパ節を十分に郭清するために，右S^2＋S^1a区域切除を施行．最終病理診断は乳頭状腺癌，pT1aN0M0であった．

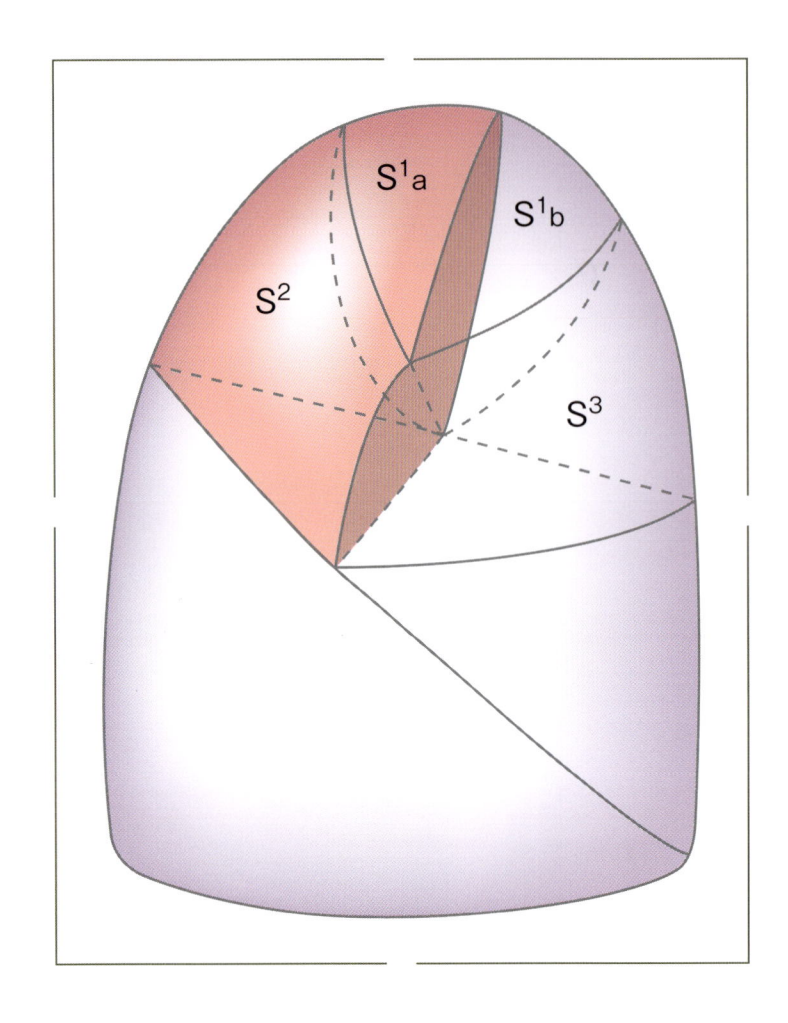

【図1】

high resolution computed tomography（HRCT）における血管気管支同定に加えて，気管支鏡でB^1，B^2，B^3の分岐パターンと太さを確認する．気管支・血管の分岐パターンはさまざまであるが，気管支分岐に関してここでは最も多いB^1，B^2，B^3の3分岐パターンを示す．肺動脈の分岐パターンは最も多いA^1，A^3，recurrent A^2a（Rec. A^2a）が上幹肺動脈から分岐し，A^2bが中幹肺動脈からascending A^2（Asc. A^2）として分岐する場合を示す．静脈の分岐パターンは最も多い，肺尖・中心静脈型の場合を示す．

手術の流れ
血管同定⇒血管切離⇒気管支切離⇒肺切離⇒リンパ節郭清

手術のポイント
- 血管同定：縦隔側からA^1，recurrent A^2，V^1aを，葉間から中心静脈，V^2c，V^2a+b，V^2t，ascending A^2を同定．
- 上下葉間：電気メスで葉間切離．
- 血管切離：V^2t，V^2a+b，ascending A^2，recurrent A^2，A^1aを切離．
- 気管支切離：B^2，B^1aを切離．
- 肺切離：含気-虚脱ラインとV^2cとV^1aの走行に沿って肺を切離．
- リンパ節郭清：上葉気管支周囲のリンパ節を郭清．

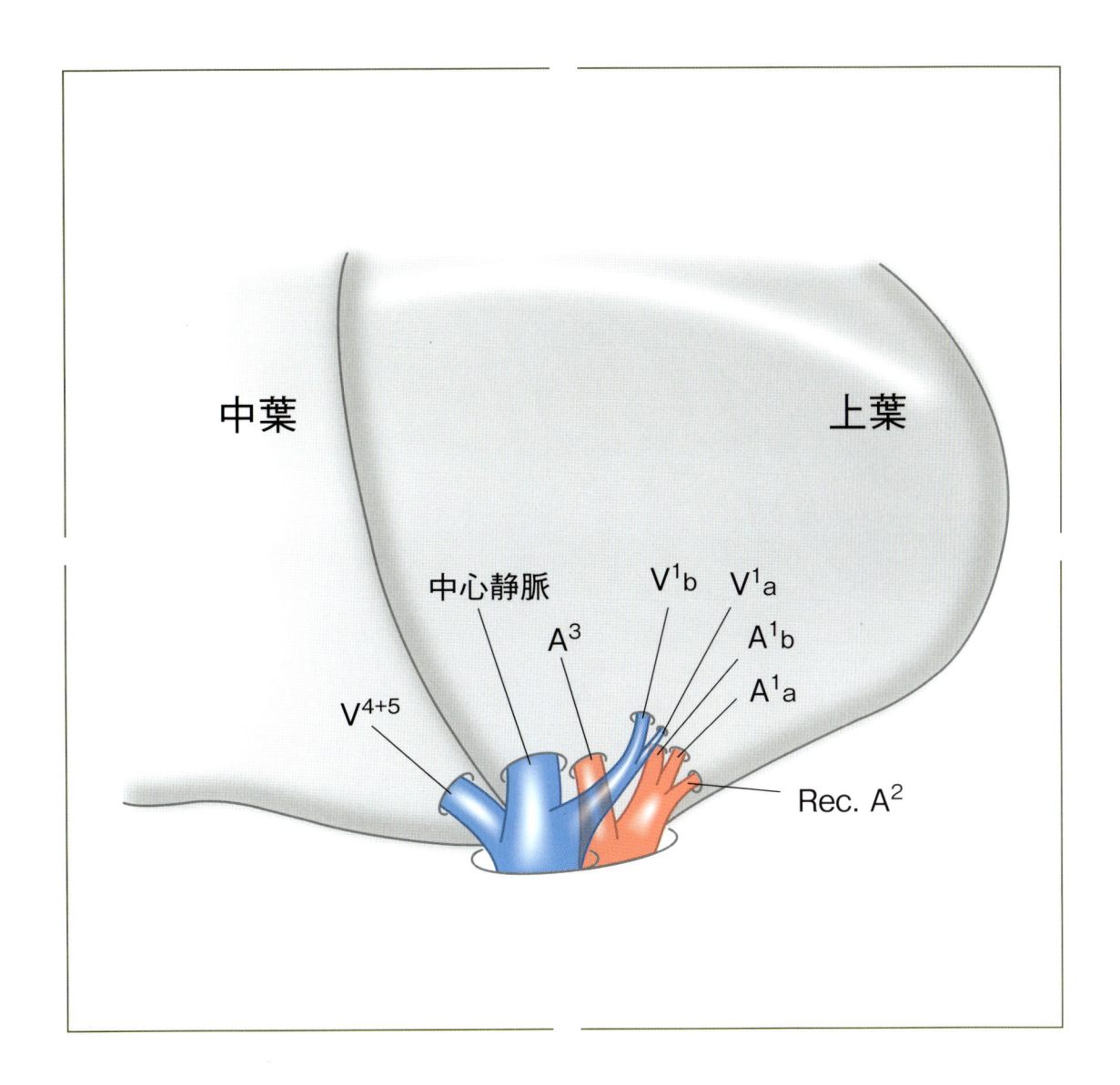

【図2】
　前方から背側に向かって肺門を剝離し，上肺静脈，右肺動脈本幹，上幹肺動脈を露出し，さらに背側に向かって上葉気管支，上葉気管支と中間気管支幹の分岐部を露出する．

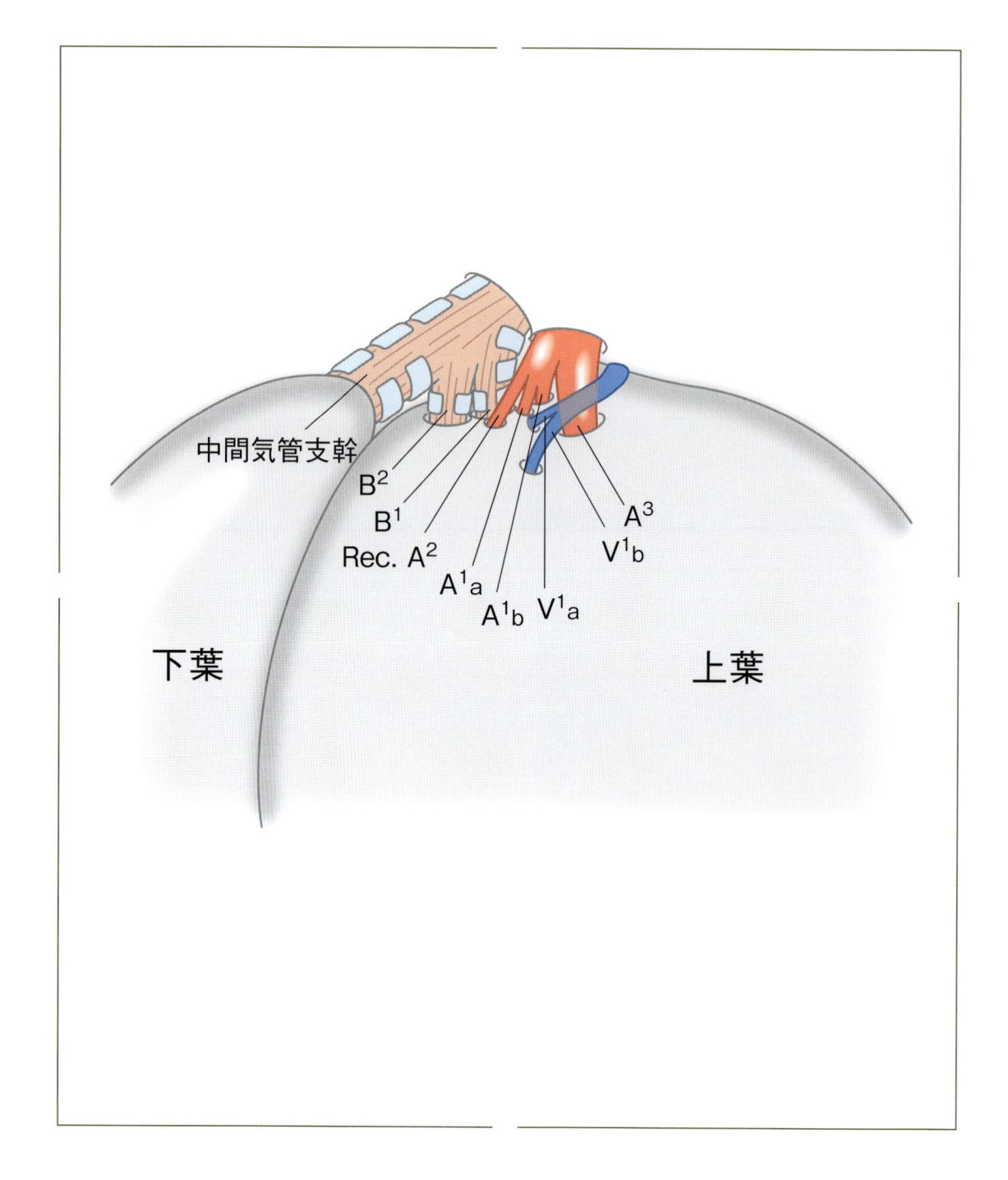

【図3】

　上葉気管支の背側でB^1とB^2の分岐部辺りまで剥離しB^1, B^2およびRec. A^2を確認する. V^1を末梢に追いかける. V^1bはS^1とS^3を境界する静脈であり, 肺の表層を肺尖部に向かい走行するが, V^1aはS^1aとS^1bを境界する静脈であり, 通常V^1bよりやや細く背側に向かって走行する. A^1の末梢を剥離露出し, A^1aとA^1bを同定する.

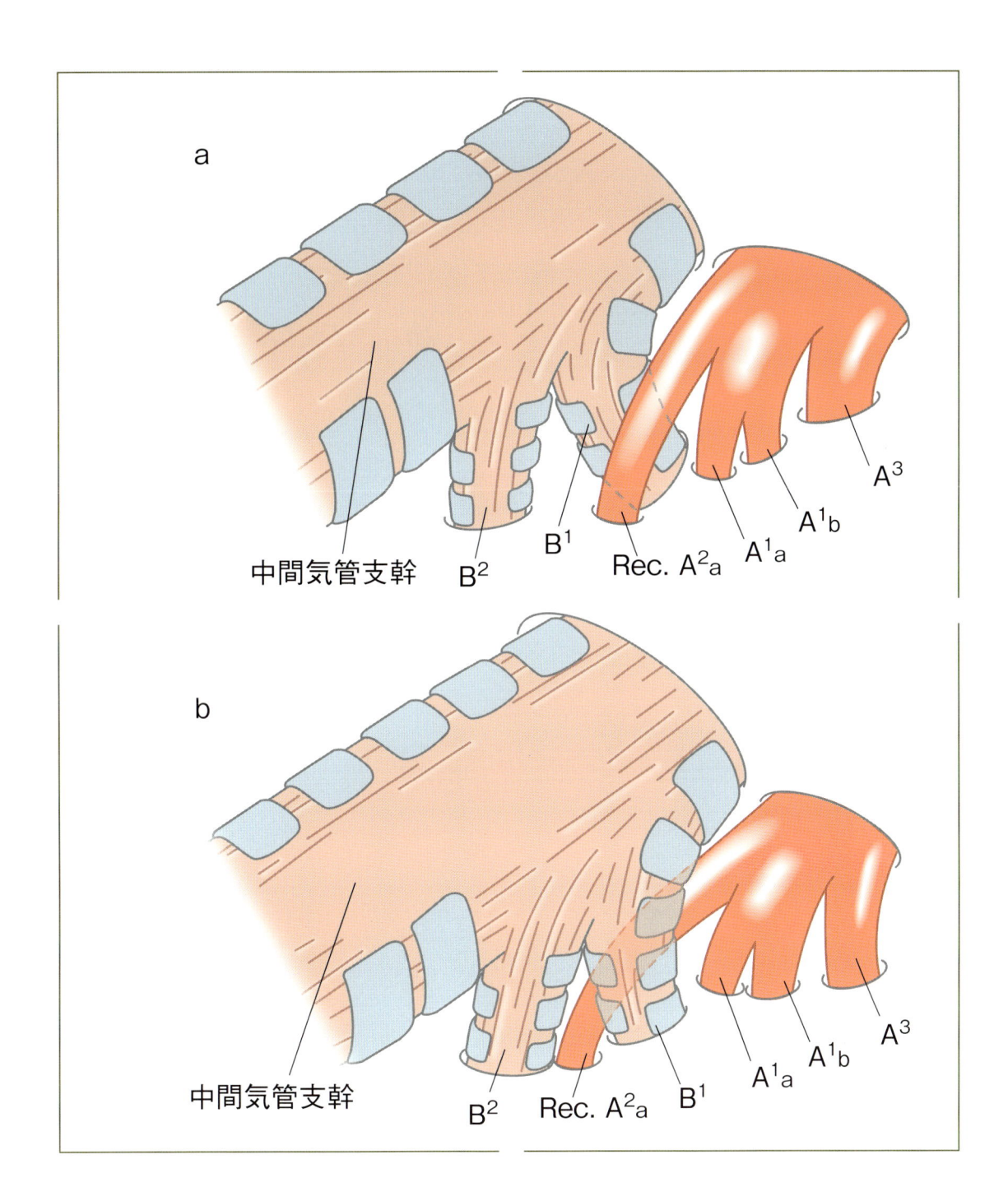

【図4】
　ここでRec. A^2の2種類の走行パターンを示す．Rec. A^2には**図4a**のようにB^1の背側を通ってB^1とB^2の間に出てB^2と並走するパターンと，**図4b**のようにB^1の裏側（腹側）を交差してB^2に並走するパターンがある．多くは**図4a**のパターンである．

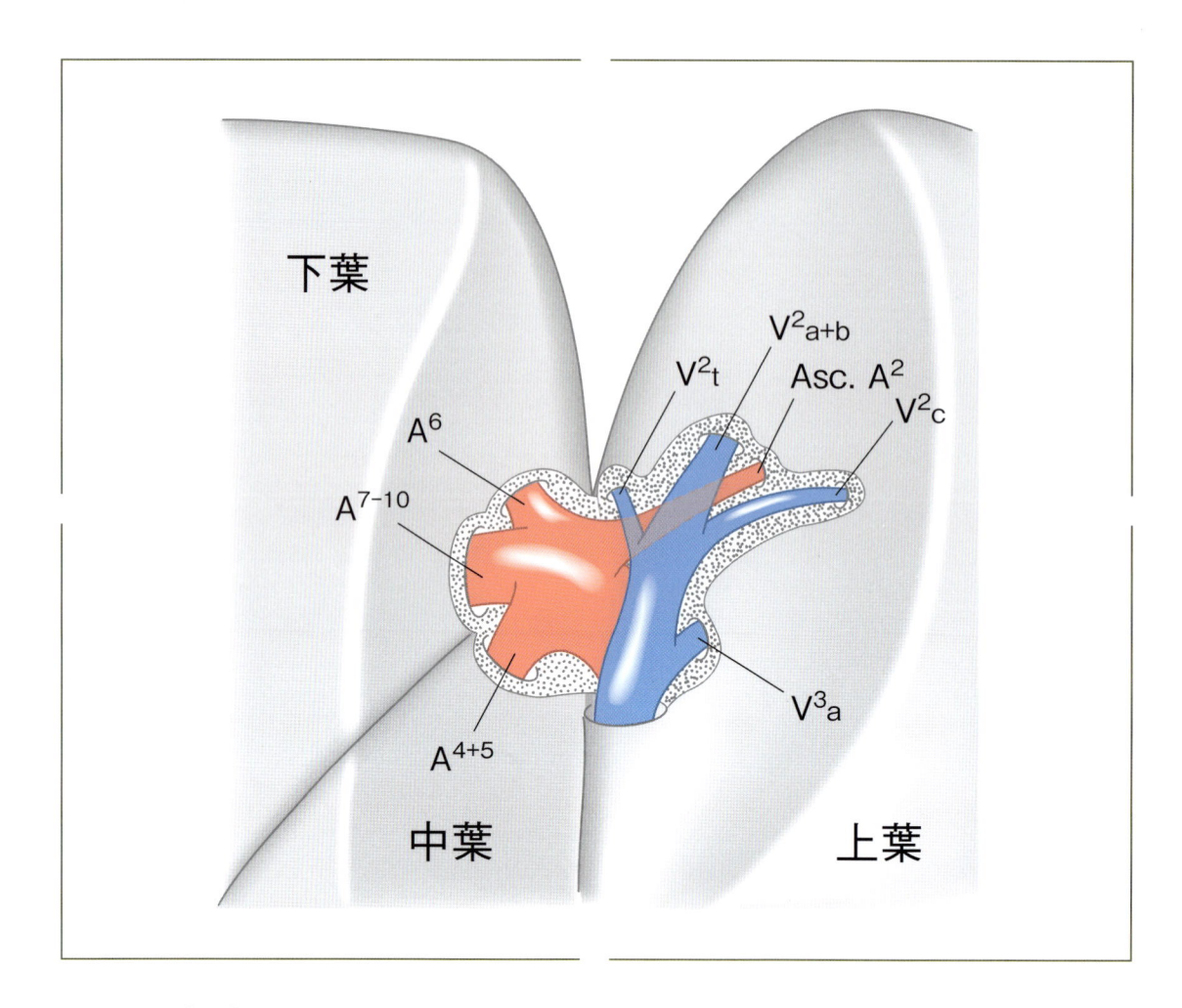

【図5】
　上下葉間を切離する必要があるが，ステープラーを用いず電気メスで切離する．理由はステープラーで葉間を切離すると，ステープルラインにより V^2 の末梢の剝離が困難になることがあったり，区域間の肺切離に支障をきたすことがあるからである．分葉不全が顕著の場合の葉間同定法として，気管支鏡下に B^2 へジェット換気を行い S^2 に含気を持たせ，含気した S^2 と虚脱した S^6 の間を明らかにする方法や，上葉気管支を背側からクランプして両肺換気を行い，虚脱した上葉と含気のある下葉の間の含気-虚脱ラインをつくる方法等がある．それらの方法で上下葉間が含気-虚脱ラインで明瞭となるので，電気メスで切離する．$S^2 + S^1a$ 区域切除においては上中葉間の完全切離は不要であるが，V^2 を同定するために上中葉間の剝離もある程度必要である．

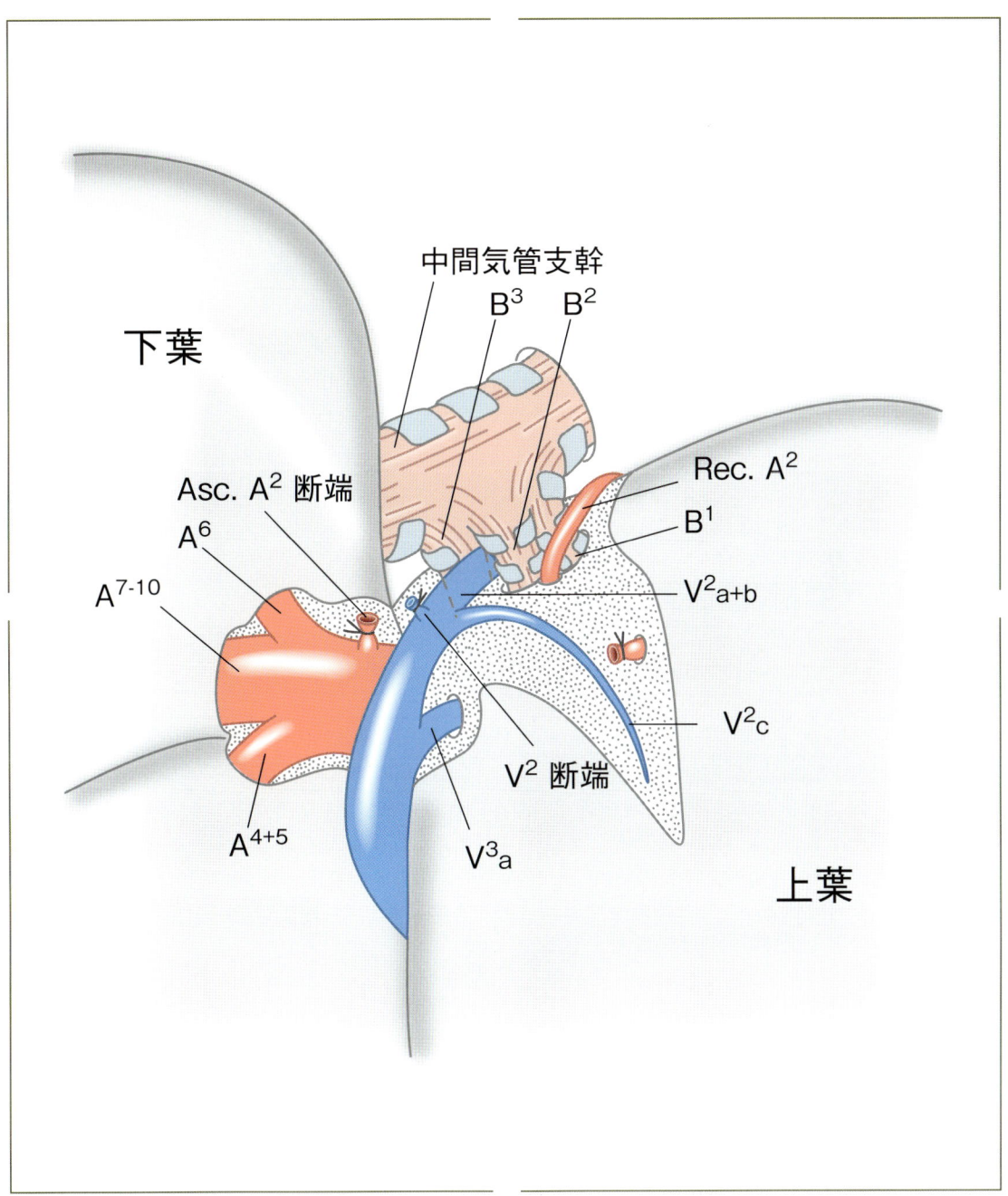

【図6】

Ⅰ. 右上葉区域切除

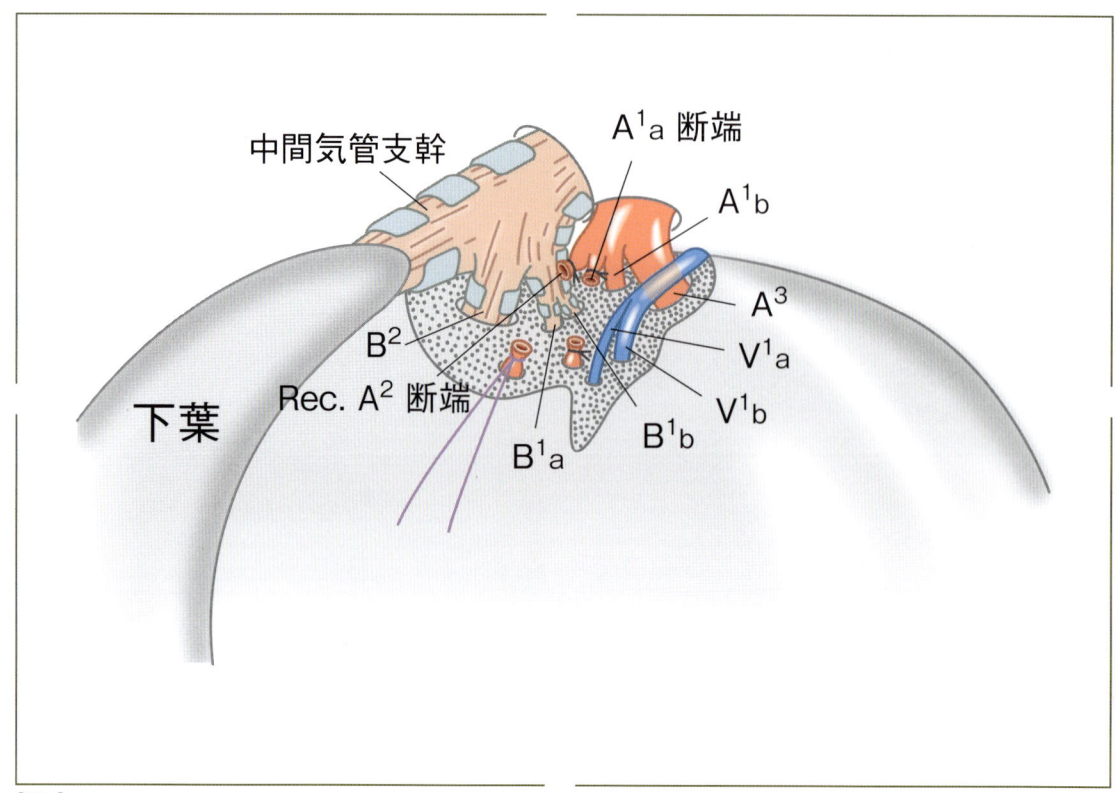

【図7】

【図6】
　V^2を剥離露出する．葉間を背側に向かい走行するV^2tを切離する．次にV^2cを末梢に剥離露出する．V^2cは分岐直後にはV^2a+bと並走し，その後に向きを変えて頭側に向かって走行する．V^2cの末梢を追い，S^2とS^3の境界を明らかにする．V^3aとV^2cの区別にはV^2cが上葉の背側寄りで葉間静脈と平行に分岐するのに対して，V^3aはやや上葉のほぼ中央で葉間静脈と直角に分岐することが有用である．

　V^2cの走行が明らかになってからAsc. A^2を同定する．その理由は時々Asc. A^3aがAsc. A^2と共通幹を成すことがあり，Asc. A^3aの同定にはV^2cが重要であるからである．V^2cの腹側の枝はAsc. A^3aであるので温存し，V^2cの背側の枝はAsc. A^2であるので切離する．

　次にB^2を同定する．葉間からは，B^2はV^2a+bの表側(外側)を走行し，B^3はその裏側(縦隔側)を走行する．気管支鏡の明かりを頼りにB^1，B^2を同定することも有用である．B^2に糸を通す．

【図7】
　A^1aを切離する．するとその裏のB^1が明らかになり，B^1aとB^1bの分岐がわかるので，B^1aに糸を通す．3mmの気管支鏡を気管チューブ内に挿入し，気管支鏡の光で術野側からB^2とB^1aを確かめる．

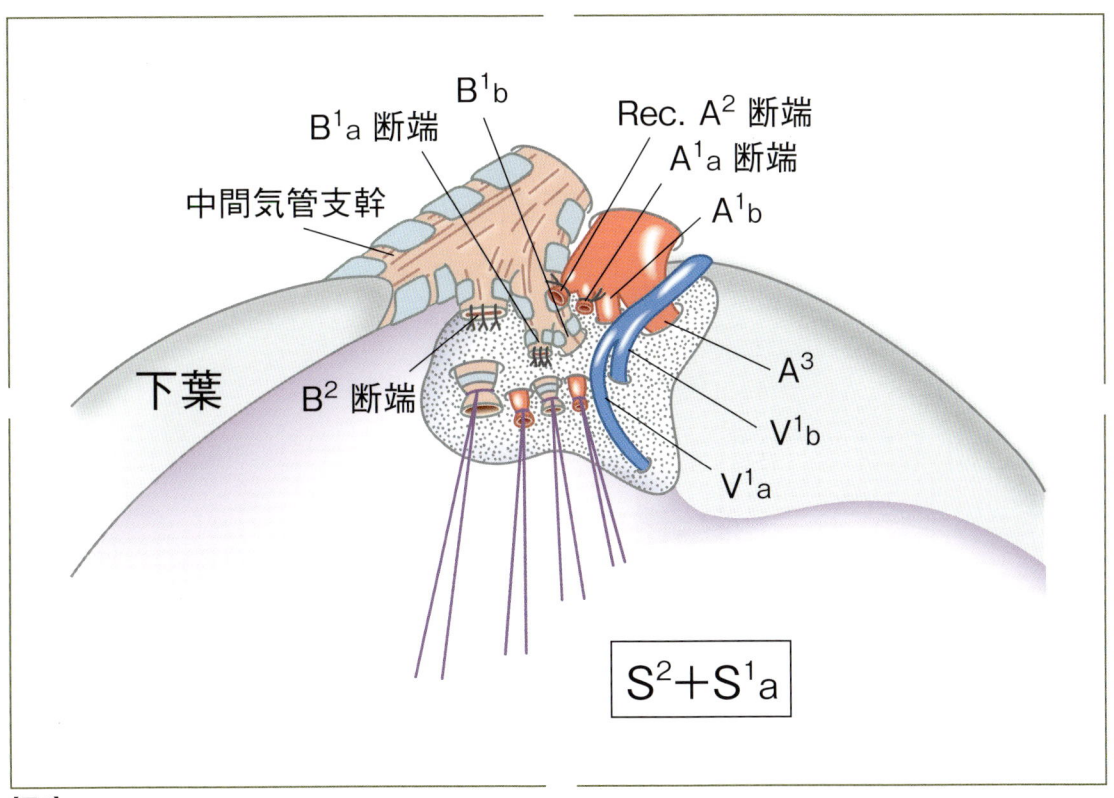

【図8】

　S^2とS^1aを選択的に膨らませる．その方法として気管支鏡下にB^2とB^1aにジェット換気を行いS^2とS^1aに選択的に含気させる方法や，B^2とB^1aを切離した後に末梢のそれぞれの断端にカテーテル等で空気を送り込み含気させる方法等がある．区域気管支はステープラーによる切離，結紮切離あるいは縫合閉鎖する．

【図9】

　V^2a+bは理論的にはその根部（V^2cが分岐した末梢側）で切離しても良いが，区域静脈はバリエーションが多く，完全中心静脈型のようにV^1も中心静脈から分岐する場合もあるので注意を要する．静脈枝の同定が困難な場合は，B^2およびB^1aを切離してからS^2+S^1aの切除肺側に流入する静脈を切離すると間違いは少なくなる．

　B^2とB^1aの切除側断端を持ち上げその裏を剝離して，S^2+S^1aの肺門を浮かす．この際，気管支の切除側断端の裏側は末梢に向けてできるだけ剝離する．その操作によりB^2とB^1aの切除側断端の両脇の庇状に浮いた肺組織を含気-虚脱ラインに向けて切離していく．S^2およびS^1aの切除側に流入するV^2a，V^2bを切離する．V^1a（S^1aおよびS^1bの境界静脈）およびV^2c（S^2bとS^3aの境界静脈）は含気-虚脱ラインに存在するので，含気-虚脱ラインとこれら2本の静脈を目印にしながら肺を切離していく．腫瘍との断端を十分に取るために必要であればV^1aあるいはV^2cを切離するが，断端の距離が十分であればこれらの静脈は温存肺の静脈還流のために温存する．含気-虚脱ラインにおける肺切離は一方向のみからではなく，四方から徐々に肺深部に向かって切離すると間違えにくい．

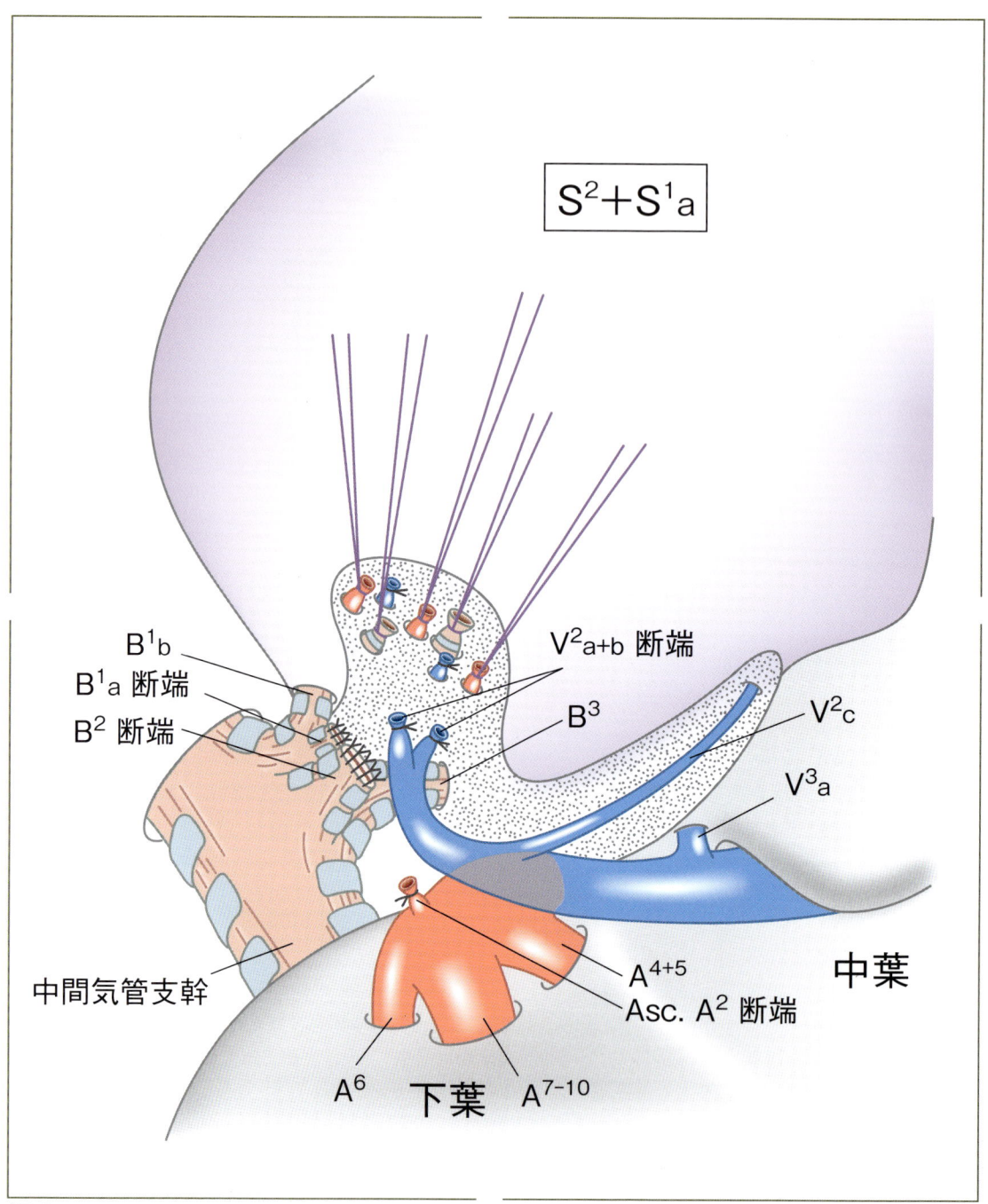

S^2+S^1a

B¹b
B¹a 断端
B² 断端
V²a+b 断端
B³
V²c
V³a
中間気管支幹
A⁴⁺⁵
Asc. A² 断端
中葉
A⁶ 下葉 A⁷⁻¹⁰

【図9】

4. 右 $S^2 + S^1a$

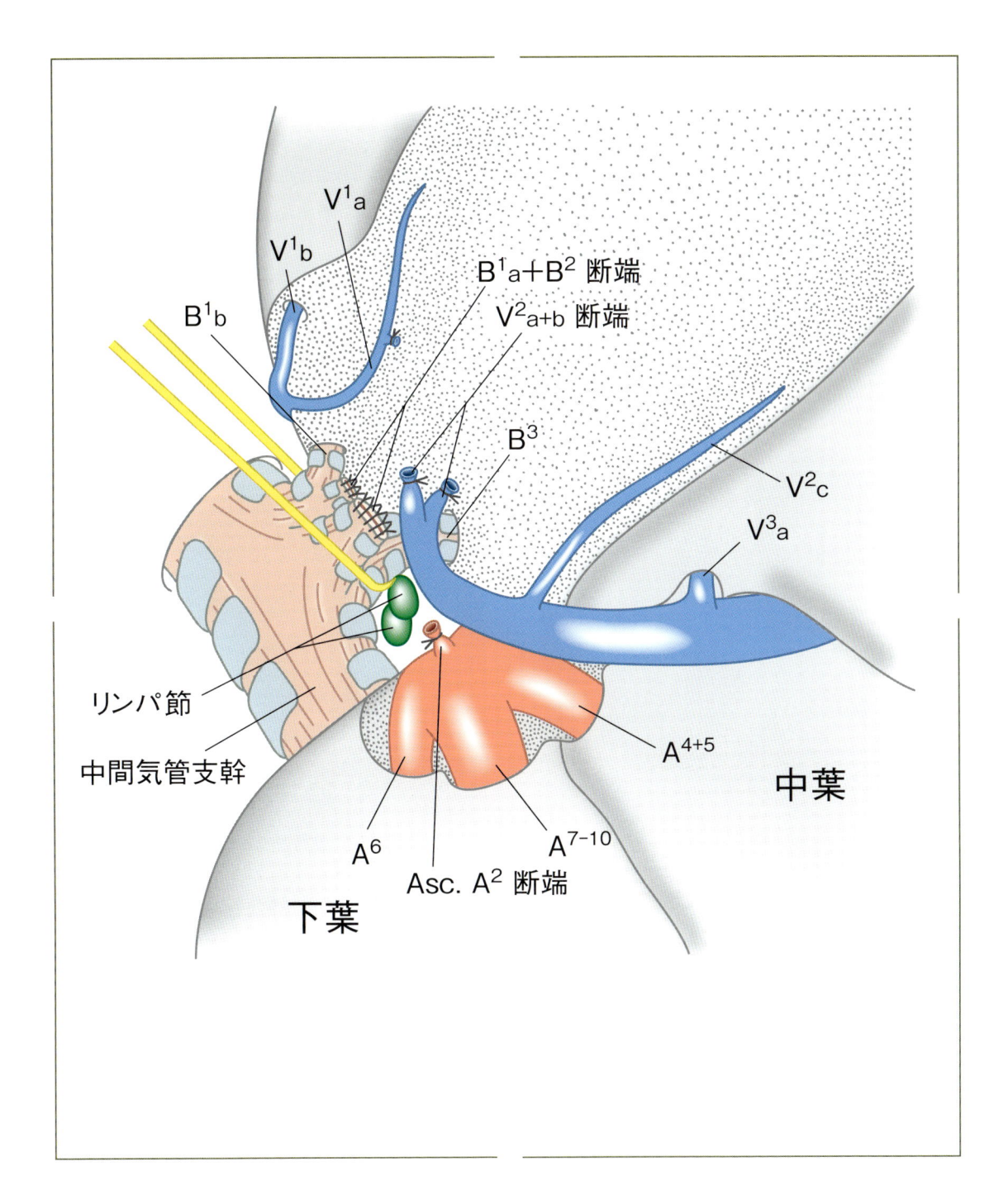

【図10】
　肺切離面にはV¹aとV²cが走行する．肺門のリンパ節郭清はすでに肺門の背側が開放されているので比較的容易である．上葉気管支にテーピングして上葉気管支と中間気管支幹の分岐部を展開し，＃11s，＃12uを摘出する．

5. 右S^2b+S^3a

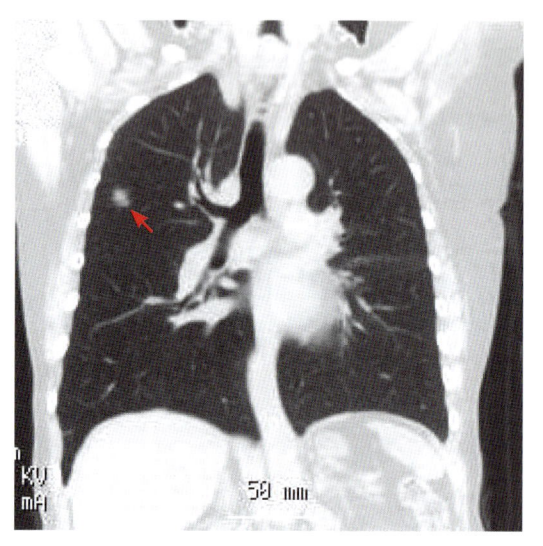

冠状断CT像

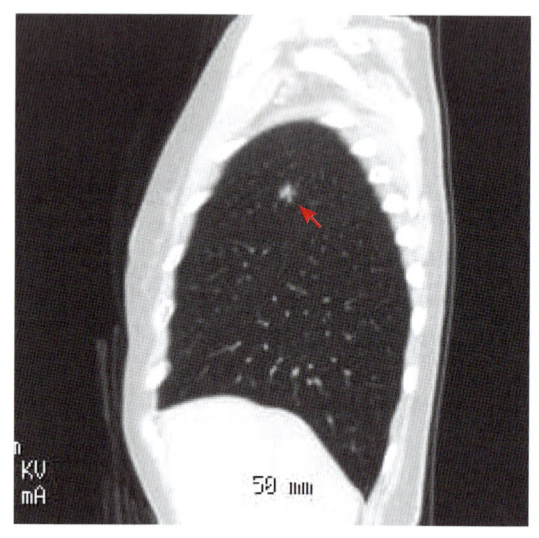

矢状断CT像

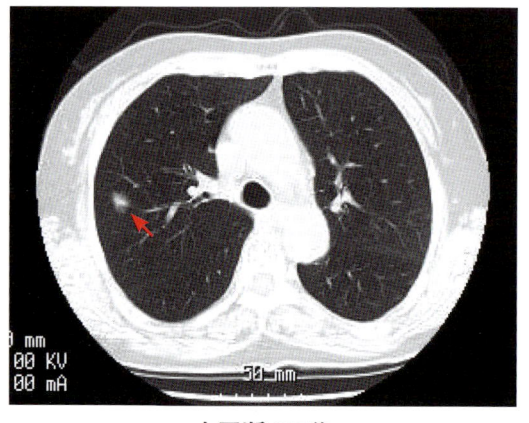

水平断CT像

　64歳，女性．感冒様症状で撮ったCTにて右上葉の病変を指摘される．径1.4cmであり，一部充実性だがGGOを主体とする病変がS^2bに存在する．CTガイド下針生検にて肺胞上皮癌と診断された．病変はS^2bに存在するが，V^2c（S^2bとS^3aの境界）に接しているためS^2b+S^3a区域切除を施行した．最終病理診断は肺胞上皮癌が大部分を占める混合型腺癌でpT1aN0M0であった．

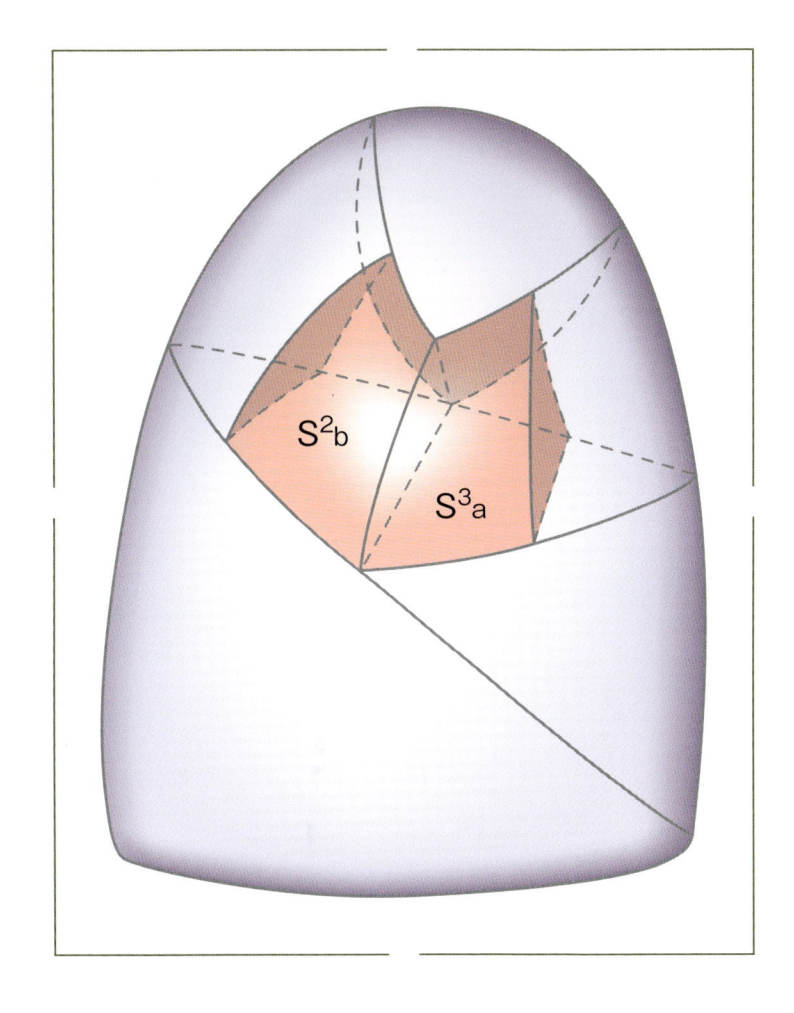

【図1】

　この術式を必要とする症例にはしばしばめぐり合う．例えば2cm以下のmixed GGOあるいはpure GGOを呈する肺癌がS^3aあるいはS^2bの肺の深部に存在し，それぞれ隣接のS^2bあるいはS^3aに近く存在しているような症例の場合は，$S^2 + S^3$区域切除でなくても，$S^3a + S^2b$の亜区域切除で根治術ができる．$S^2 + S^3$区域切除は肺機能温存のメリットが少ないのでなるべく避けたい．

　high resolution computed tomography（HRCT）における血管気管支同定に加えて，気管支鏡でB^1，B^2，B^3の分岐パターンと太さを確認する．気管支・血管の分岐パターンはさまざまであるが，気管支分岐に関してここでは最も多いB^1，B^2，B^3の3分岐パターンを示す．肺動脈の分岐パターンは，A^1とA^3が上幹肺動脈から分岐，A^2aおよびA^2bが中幹肺動脈からascending A^2（Asc. A^2）として分岐する場合を示す．静脈の分岐パターンは最も多い肺尖・中心静脈型の場合を示す．亜区域切除においては気管支の分岐パターンの把握は特に重要であり，手術室で挿管後，気管支鏡でのB^2a，B^2b，B^3a，B^3bの分岐パターンと太さの確認を行う．

手術の流れ
葉間切離⇒血管同定⇒血管切離⇒気管支切離⇒肺切離⇒リンパ節郭清

手術のポイント
- 葉間切離：上中葉間と上下葉間を電気メスで切離．
- 血管同定：葉間よりA^2b，V^2cを同定．A^3aはB^3aを切離後に同定．
- 血管切離：A^2b，V^2cを切離．
- 気管支切離：B^2b，B^3aを切離．
- 肺切離：含気-虚脱ラインとV^2bおよびV^3aの走行に沿って肺を切離．
- リンパ節郭清：上葉気管支周囲のリンパ節を郭清．

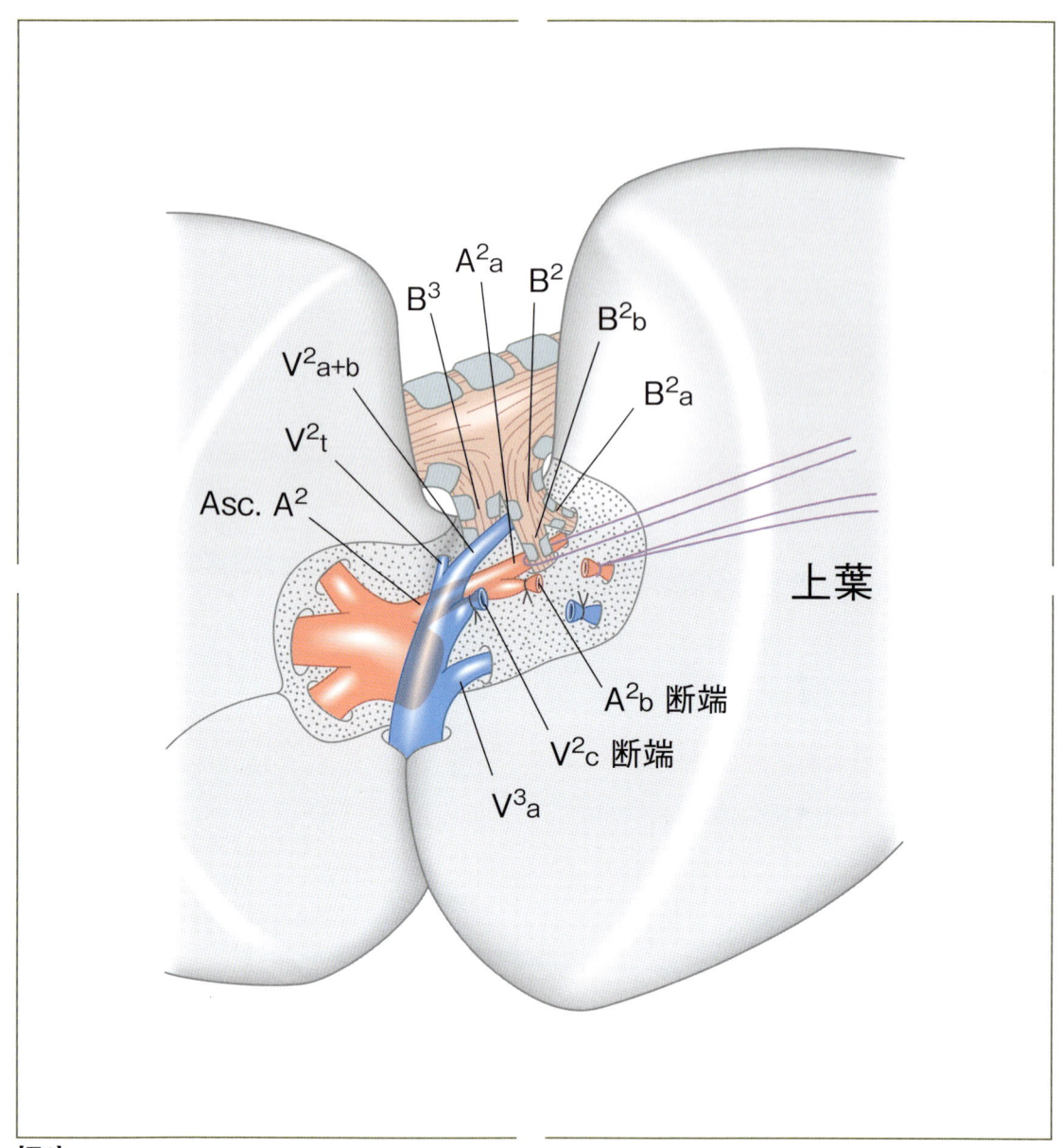

【図2】

【図2】

　$S^2b + S^3a$ 亜区域切除では理論的に葉間を完全切離する必要はないが，V^2，V^3 の枝や B^2，B^3 を同定するために，またリンパ節郭清のためにも，少なくとも上下葉間は完全切離したほうが良い．葉間切離はステープラーを用いず，できるだけ電気メスで切離する．
　葉間静脈を剝離露出すると，V^3a（S^3a と S^3b の境界静脈）が中心静脈からほぼ垂直に分岐するのが見える．次に V^2c（S^2b と S^3a の境界静脈）をできるだけ末梢に剝離露出する．V^2c は分岐直後には V^2a+b のやや表側（外側）を併走し，その後に向きを変えて上葉肺の頭側に向かって走行する．V^2c を末梢まで追う．V^3a は V^2c と間違えやすいが，両者の鑑別には V^2c が上葉の背側寄りで葉間静脈と平行に分岐するのに対して，V^3a は上葉のほぼ中央

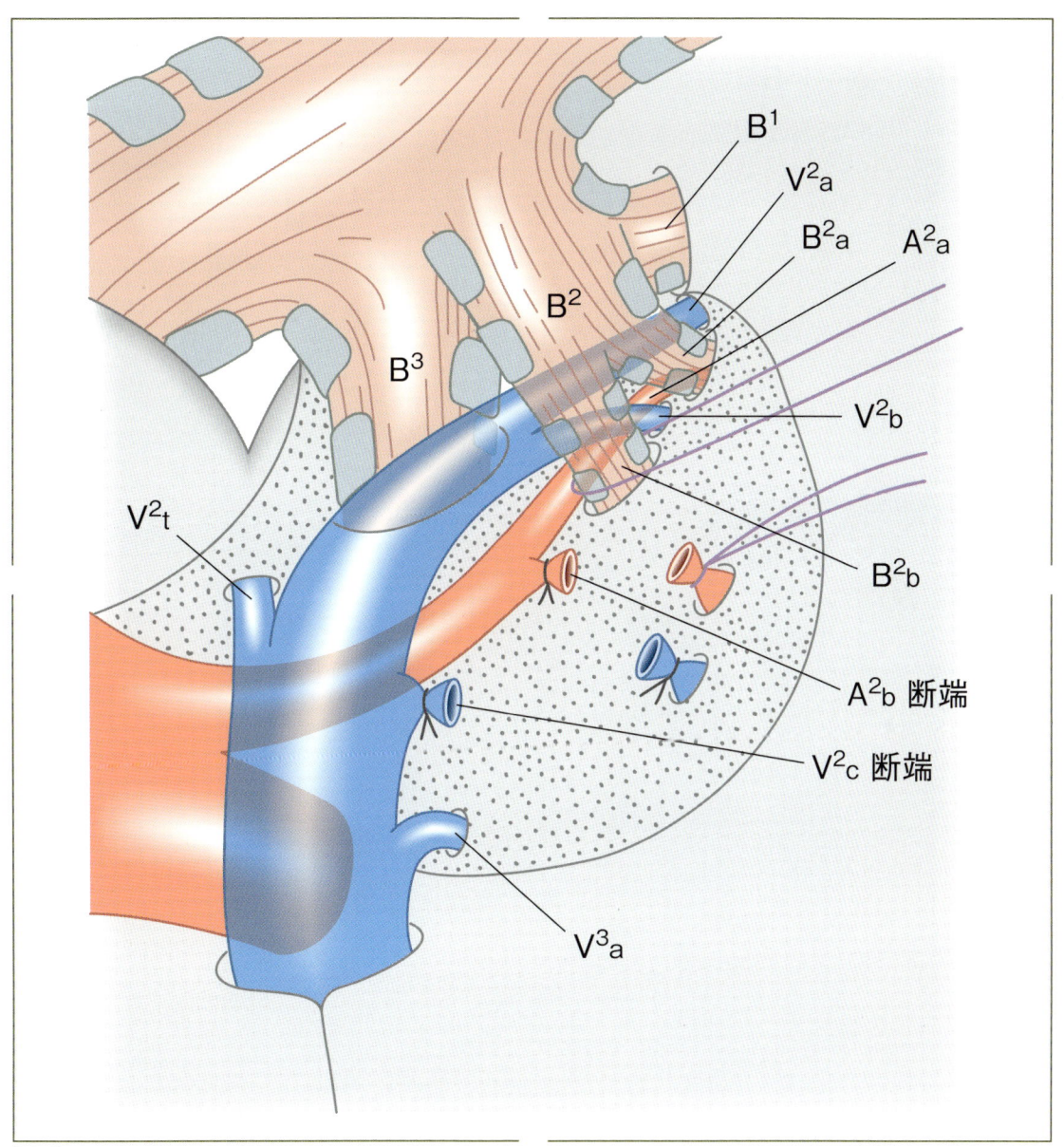

【図3】

で葉間静脈と直角に分岐することが有用である．

　V^2c を切離し Asc. A^2 を剝離露出する．V^2a+b をさらに末梢に追い，V^2a+b の表側を走行する B^2 とその裏側を走行する B^3 を確認する．Asc. A^2 を末梢に追うと背側に走行する A^2a とやや肺尖側に向かって走行する A^2b の分岐が見える．A^2b を切離して，その裏の B^2 を剝離露出し B^2a と B^2b の分岐を確認して，B^2b を剝離して糸を通す．

【図3】

　B^2 周囲の拡大図を示す．V^2a+b は B^2 の裏を通り，V^2b は B^2 の裏側において，B^2a と B^2b の間に入る．Asc. A^2a は多くの場合，B^2 の裏側を通り S^2a に向かう．

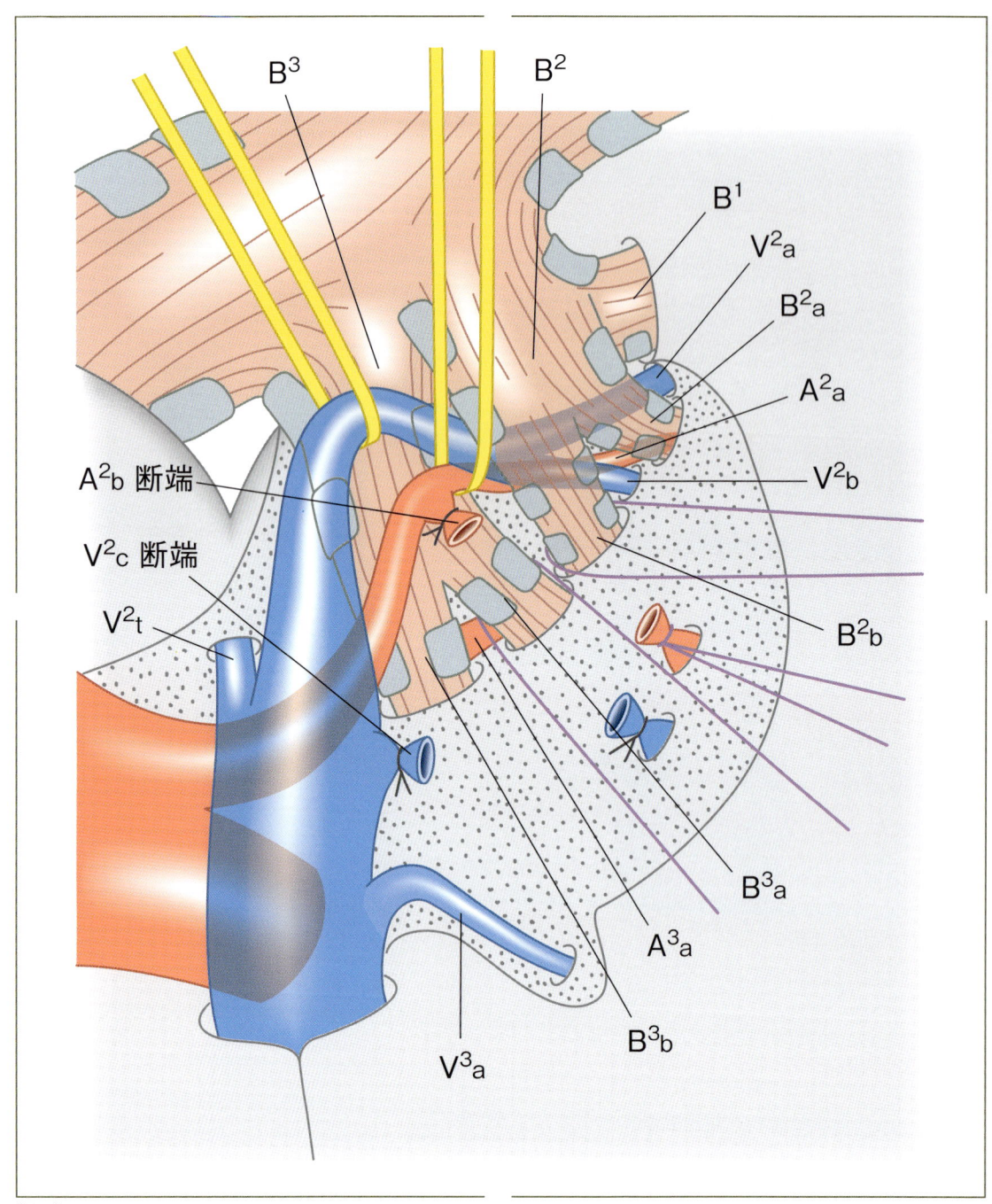

【図4】

5. 右 $S^2b + S^3a$

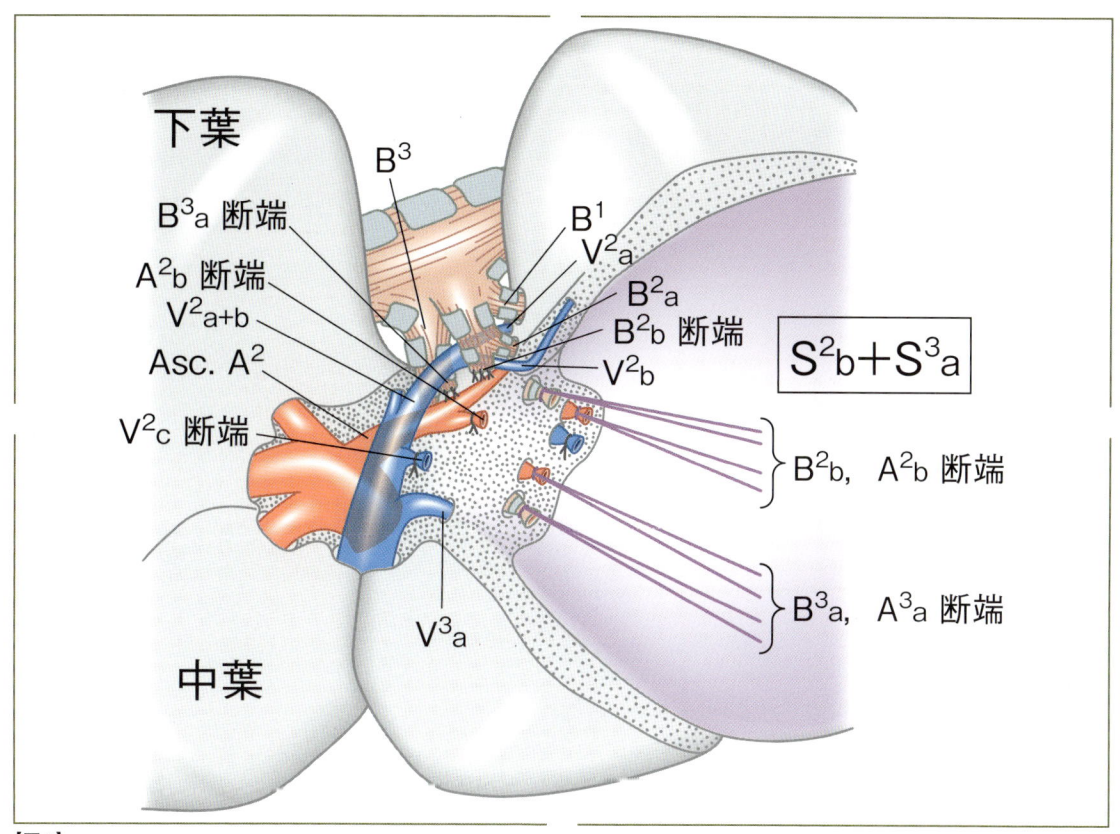

【図5】

【図4】
　V^2a+b と Asc. A^2 にテーピングをして，B^3の末梢を剝離露出すると，外側（表側）に向かうB^3aと腹側（裏側）方向に向かうB^3bの分岐が見える．裏のA^3aを損傷しないようにB^3a周囲を剝離して糸を通す．

【図5】
　S^2bとS^3aを選択的に膨らませる．その方法として気管支鏡下にB^2bとB^3aにジェット換気を行いS^2bとS^3aに選択的に含気させる方法や，B^2bとB^3aを切離した後に末梢のそれぞれの断端にカテーテル等で空気を送り込み含気させる方法等がある．亜区域気管支は結紮切離あるいは縫合閉鎖する．B^2bとB^3aの切除側断端を持ち上げ裏側は末梢にかけてできるだけ剝離し，それぞれの切除側断端を十分に浮かす．B^3aの切除側断端の裏を剝離すると並走するA^3aが見えるので切離する．
　B^3aとB^2bの切除側断端を牽引しB^3aとB^3bの裏側を末梢に向かって十分に剝離し，それらの両脇の庇状に浮いた肺組織を切離して，含気-虚脱ラインにつなげる．V^2bとV^3aは含気-虚脱ラインに存在するので，含気-虚脱ラインとこれら2本の静脈に沿って肺を切離していく．腫瘍との断端を十分に取るために必要であればV^2bあるいはV^3aを切離するが，断端の距離が十分であればこれらの静脈は温存肺の静脈還流のために温存する．含気-虚脱ラインにおける肺切離は一方向のみからではなく，四方から徐々に肺深部に向かって切離すると間違えにくい．

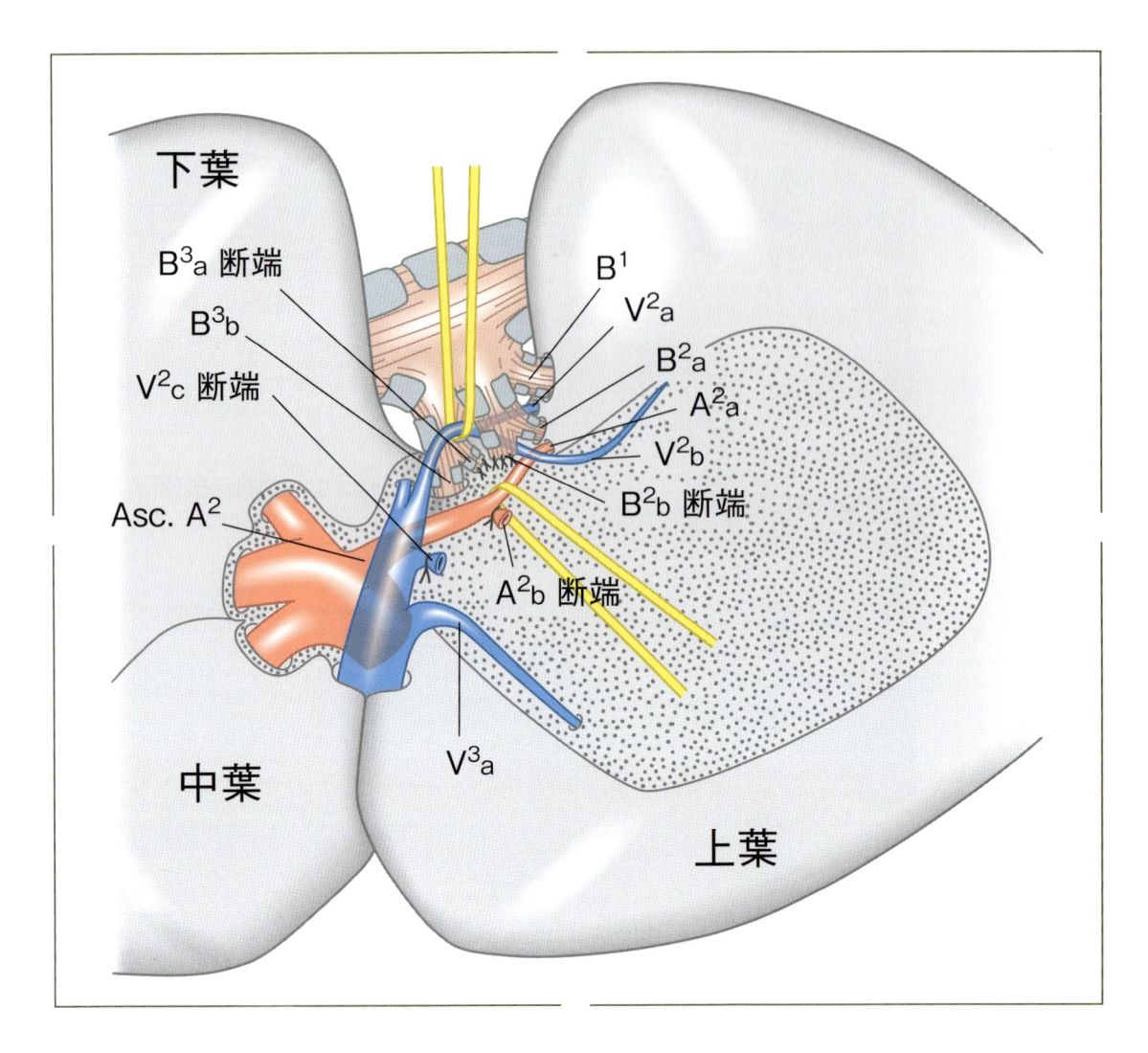

【図6】
　葉間からS²b + S³a亜区域が切除された肺切離面にはV²bとV³aが走行する．肺門リンパ節郭清は上葉気管支，V²，Asc. A²，肺動脈上幹にテーピングをして，S²あるいはS³区域切除に準じて行う．

II. 右下葉区域切除

　下葉は上葉に比べて解剖学的に静脈のバリエーションが多種多様である．ただし上葉の区域切除では最初に肺静脈の枝を同定し静脈との位置関係より区域動脈を同定するのに比べて，下葉の区域切除では原則的に最初に区域動脈を同定し，動脈と気管支を切離した後に，切除区域に入る静脈を切離する．そのため，下葉の区域切除では S^6 区域切除を除き動脈切離前の静脈の同定は不要で，区域動脈と区域気管支を切離した後に，切除区域に走向する静脈の枝を切離すれば良い．その代わり，下葉では動脈の同定には静脈の走向を指標にできないため，動脈の走向，分岐，太さから同定する必要がある．すなわち下葉肺における正しい区域切除は，正しい区域動脈の同定にかかっている．

右下葉区域気管支の分岐パターン

	頻度
B^6 の分岐パターン	
B^6a+c と B^6b の2分岐	66%
B^6a+b と B^6c の2分岐	28%
B^6a, B^6b, B^6c の3分岐	6%
B^7 の分岐パターン	
B^7 がすべて下肺静脈の腹側を走向	64%
B^7a と B^7b が下肺静脈を跨ぐ	20%
B^7 が欠如	16%
B^{8-10} の分岐パターン	
B^8, B^{9+10}	86%
B^{8+9}, B^{10}	8%
B^8, B^9, B^{10}	6%
B^* の存在	4%

右下葉区域動脈の分岐パターン

	頻度
A^6 の分岐パターン	
1本で分岐	78%
2本で分岐	20%
3本で分岐	2%
A^7 の分岐パターン	
A^8 と共通幹	60%
底幹から独立して分岐	34%
欠如	6%
A^{8-10} の分岐パターン	
A^8 と A^{9+10} の2分岐	90%
A^{8+9} と A^{10} の2分岐	8%
A^8, A^9, A^{10} の3分岐	2%
A^* の存在	4%

右下葉静脈の分岐パターン

	頻度
下肺静脈の分岐パターン	
V^6 と common basal vein の2分岐	84%
V^6, superior basal vein, inferior basal vein の3分岐	14%
V^{4+5}, V^6, common basal vein の3分岐	2%
区域静脈の分岐パターン	
V^{8+9} と V^{9+10} の2分岐	30%
V^{8-10} と V^{10} の2分岐	14%
V^8 と V^{8-10} の2分岐	2%
V^{8+9} と V^{10} の2分岐	26%
V^8 と V^{9+10} の2分岐	18%
V^8, V^9, V^{10} の3分岐	10%

1. 右S⁶

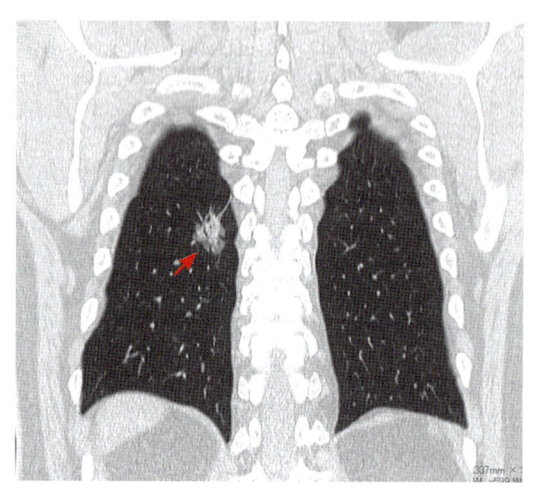

冠状断CT像

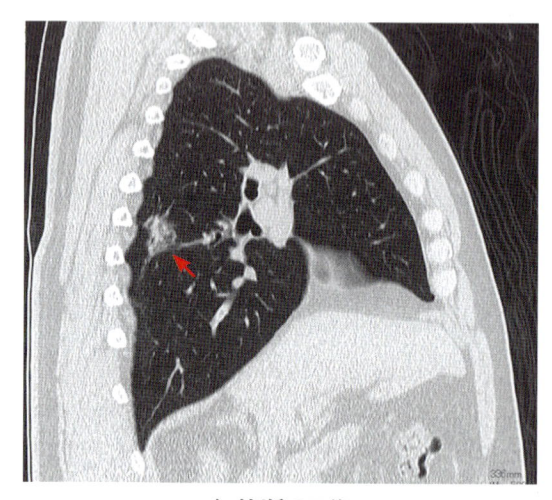

矢状断CT像

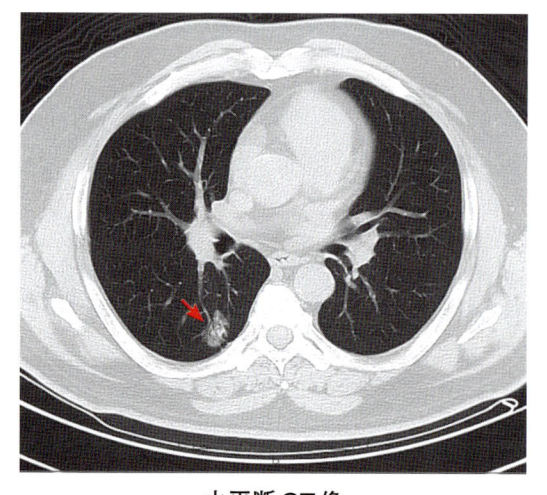

水平断CT像

　64歳，男性．CT検診にて右S⁶に最大径2.5cmの，GGOを主体とした胸膜陥凹を伴う陰影を指摘される．CTガイド下針生検にて肺胞上皮癌と診断される．腫瘍は右S⁶内に限局していたので，右S⁶区域切除を施行．最終病理診断は肺胞上皮癌でpT1bN0M0であった．

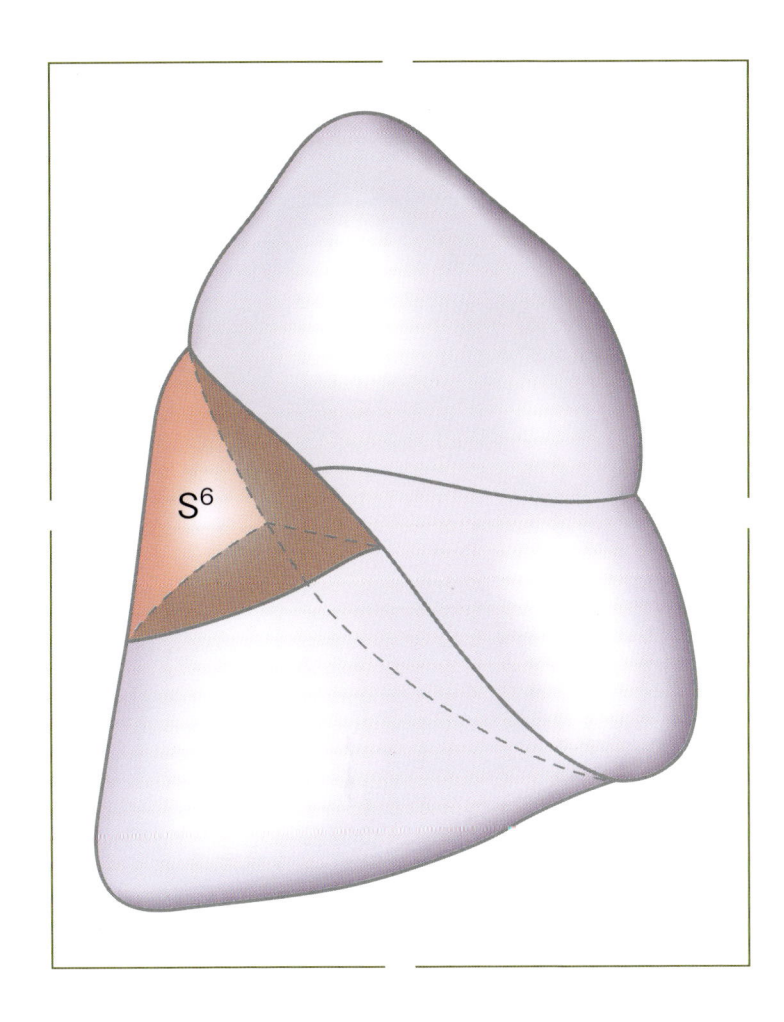

【図1】

high resolution computed tomography（HRCT）の水平断，冠状断，矢状断における血管気管支同定に加えて，気管支鏡でB⁶の分岐パターンと太さを確認する．B⁶の術中同定は区域切除の中で最も容易であり，HRCT等でのB⁶の走行の確認がされていればその同定を間違えることはないが，時にHRCTに写らない細いB⁶aあるいはB※などが下葉気管支あるいは底区気管支から分岐することもあるので，術前の気管支鏡による確認は重要である．B⁶の分岐パターンはB⁶a+cとB⁶bの2分岐が66％，B⁶a+bとB⁶cの2分岐が28％，B⁶a，B⁶b，B⁶cの3分岐が6％である．B※は4％の頻度で存在する．

手術の流れ
血管同定⇒血管切離⇒気管支切離⇒肺切離⇒リンパ節郭清

手術のポイント
- 血管同定：背側より下肺静脈から分岐するV⁶a，V⁶b+cを同定．V⁶aを切離．葉間からA⁶を同定．
- 上下葉間切離：電気メスで葉間切離．
- 血管切離：A⁶を切離．
- 気管支切離：B⁶を切離．
- 肺切離：含気-虚脱ラインとV⁶b，V⁶cの走行に沿って肺を切離．
- リンパ節郭清：下葉肺動脈にテーピングしてリンパ節郭清．

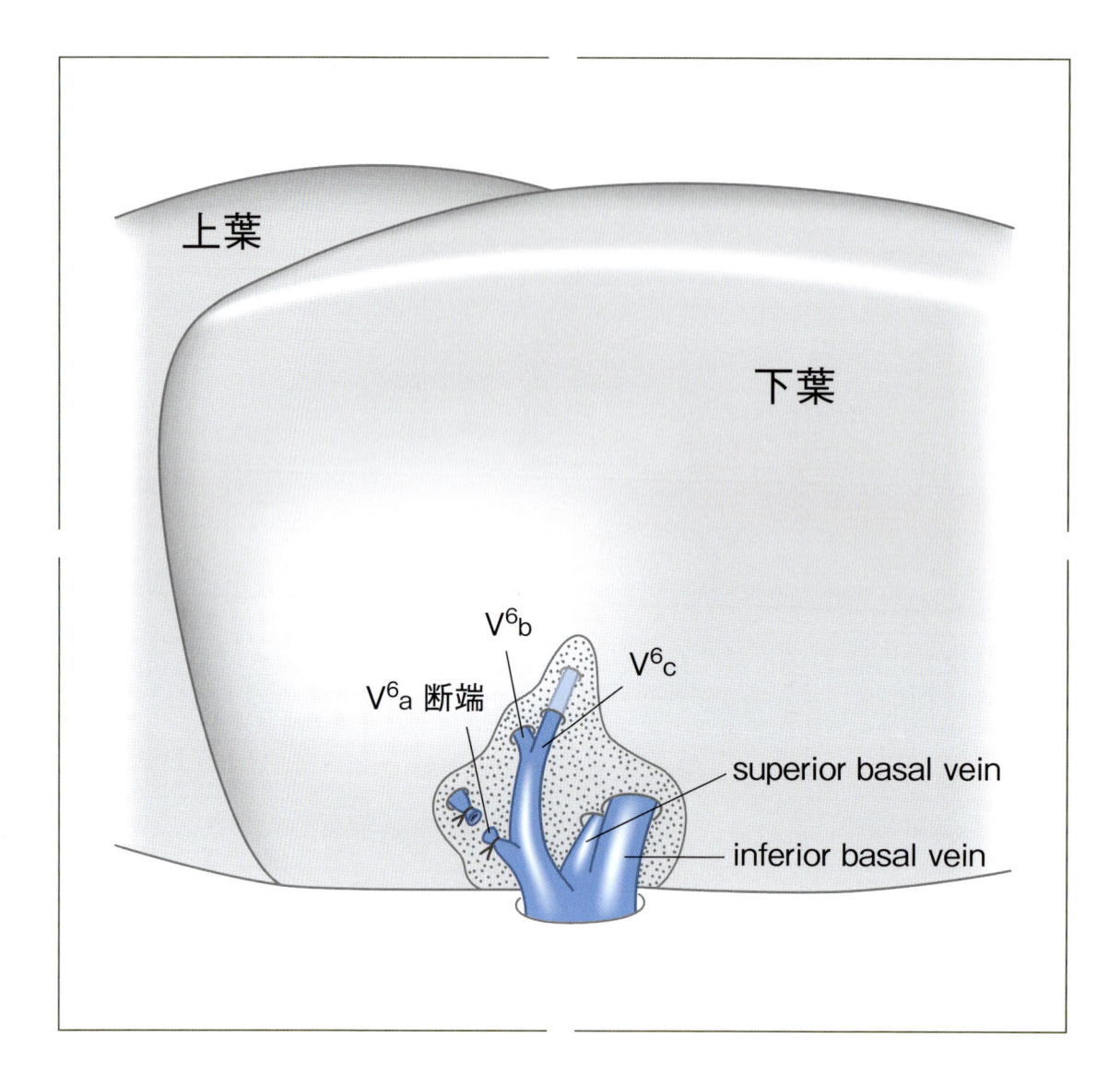

【図2】
　縦隔背側において下肺静脈周囲の胸膜を切離し，V^6を同定する．V^6aはS^6aとS^6b+cの間を走行するので切離するが，V^6bとV^6cはそれぞれS^6とS^{8+9}，S^6とS^{10}の間を走行するので切離しない．ただしV^6bとV^6cは肺の深部で分岐することが多いため，この場面では必ずしもV^6bとV^6cを同定する必要はない．

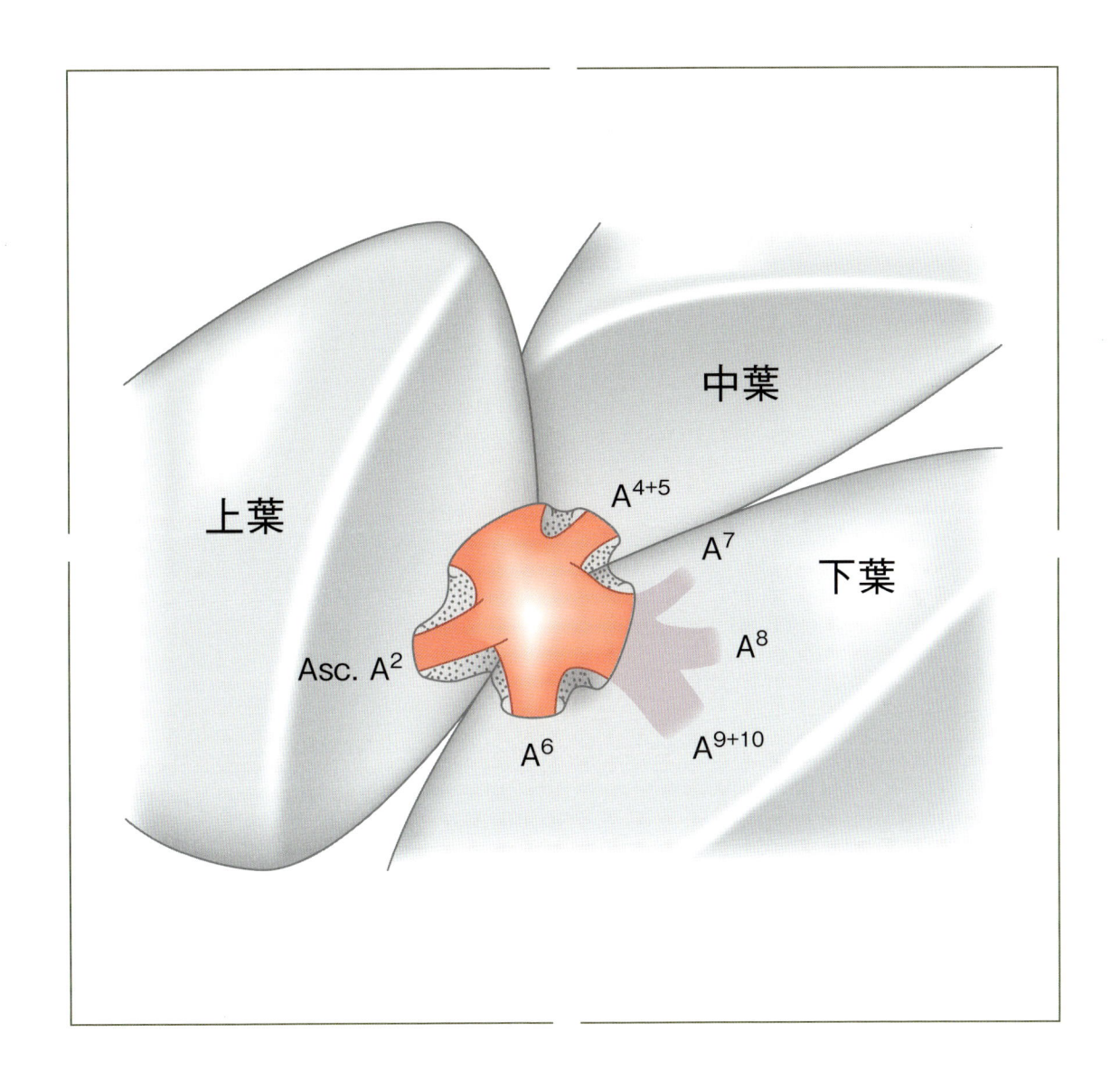

【図3】
　上下葉間・中下葉間にて葉間肺動脈を剝離露出し A^6, A^{7-10} を露出する．A^6 の分岐は1本分岐が78％，2本分岐が20％，3本分岐が2％である．ステープラーによる葉間の切離は他の区域切除と異なり S^6 の区域切除自体にほとんど影響を与えないが，上下葉間・中下葉間はその解剖学的境界が比較的明瞭なので電気メスでの切離は容易である．

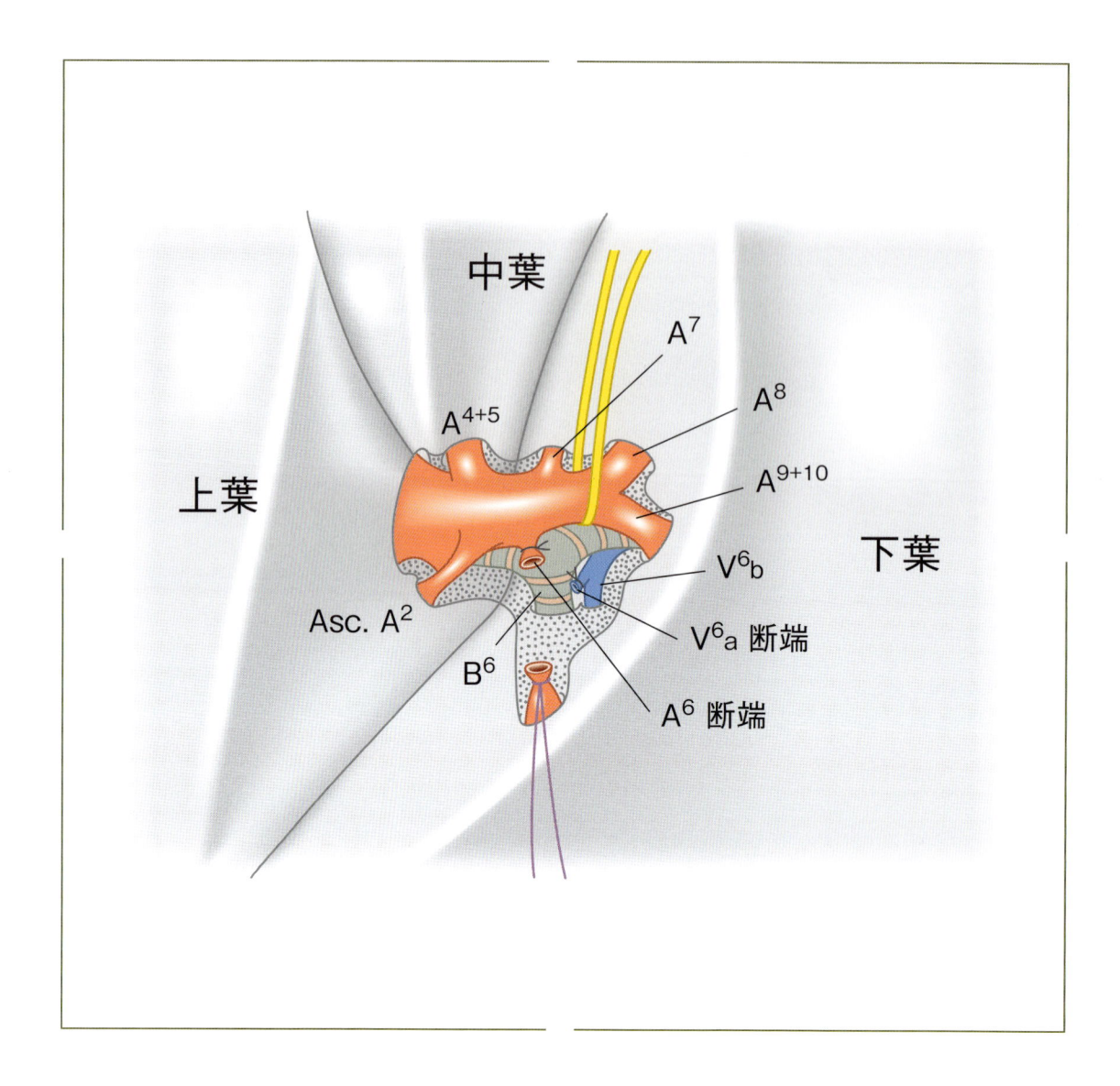

【図4】

　A^6を切離する．B^6はA^6のレベルよりやや尾側で分岐する．B^6を剥離露出する．底幹の肺動脈にテーピングをすると，B^6を露出しやすい．B^6の裏側にはV^6，V^6bが走行しているので，それを損傷しないようにB^6に糸を通す．

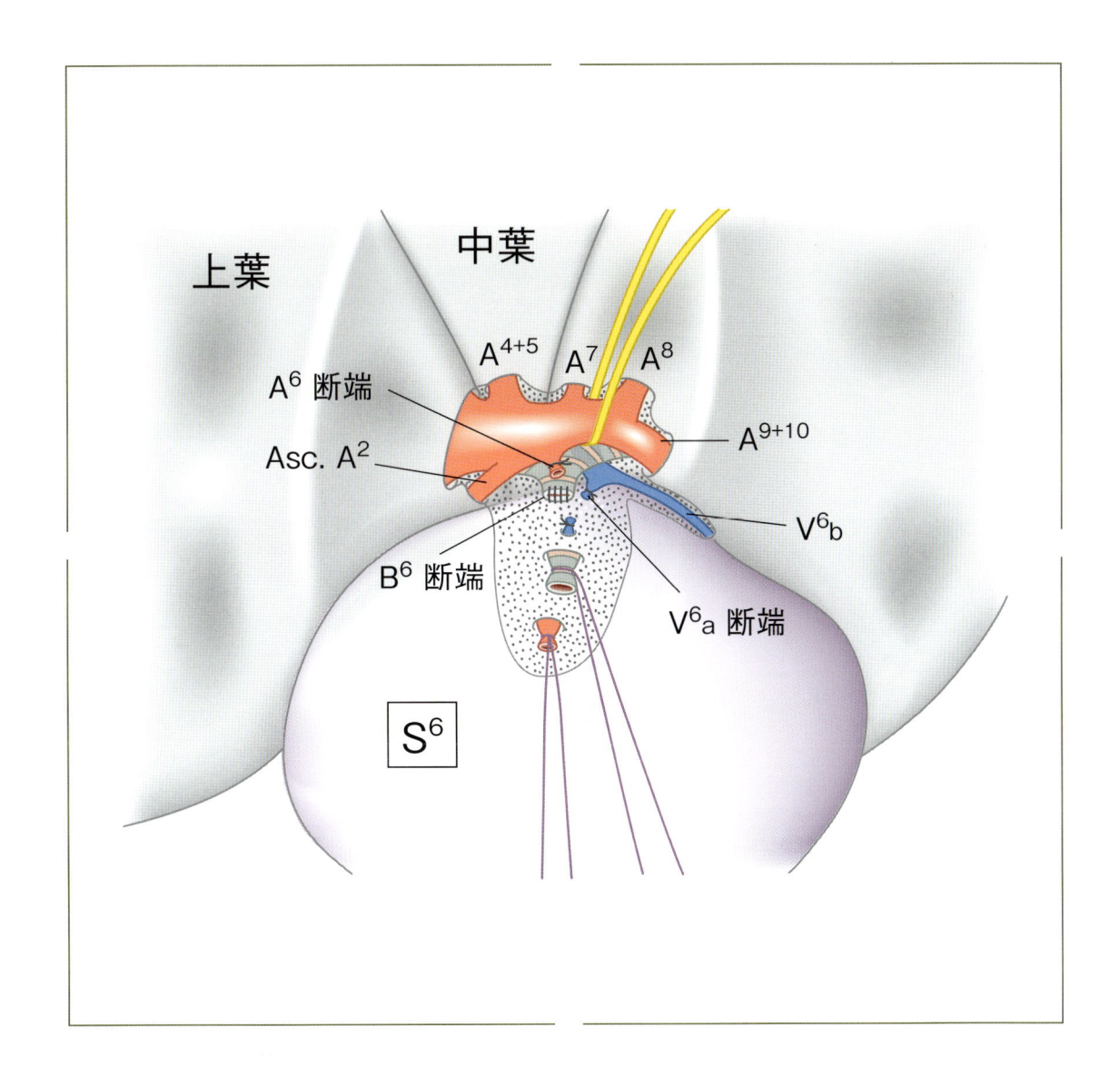

【図5】
　S^6 を選択的に膨らませる．その方法として気管支鏡下に B^6 にジェット換気を行い S^6 に選択的に含気させる方法や，B^6 を切離した後に末梢の B^6 断端にカテーテル等で空気を送り込み含気させる方法等がある．区域気管支は結紮切離あるいは縫合閉鎖するが，ステープラーの使用も可能である．S^6 に含気を持たせた後に B^6 の末梢を結紮切離する場合には，B^6 のすぐ末梢で B^6a-c が分岐することが多く，纏めて結紮すると外れることが多いため，それぞれの亜区域枝を別々に結紮したほうが良い．この結紮糸が外れると S^6 内の空気が逃げて，含気-虚脱ラインが不明瞭になる．B^6 の切除側断端の裏側は中枢から末梢にかけてできるだけ剥離して S^6 肺門を浮かせる．この操作により B^6 の切除側断端の脇において庇状に浮いた肺組織を電気メスで切離して，含気-虚脱ラインにつなげる．含気-虚脱ラインに沿って肺を切離していくと中枢側からは V^6b（S^6 と S^{8+9} の境界静脈）が追えるので，その静脈の走行と含気-虚脱ラインを指標にして電気メスで切離する．

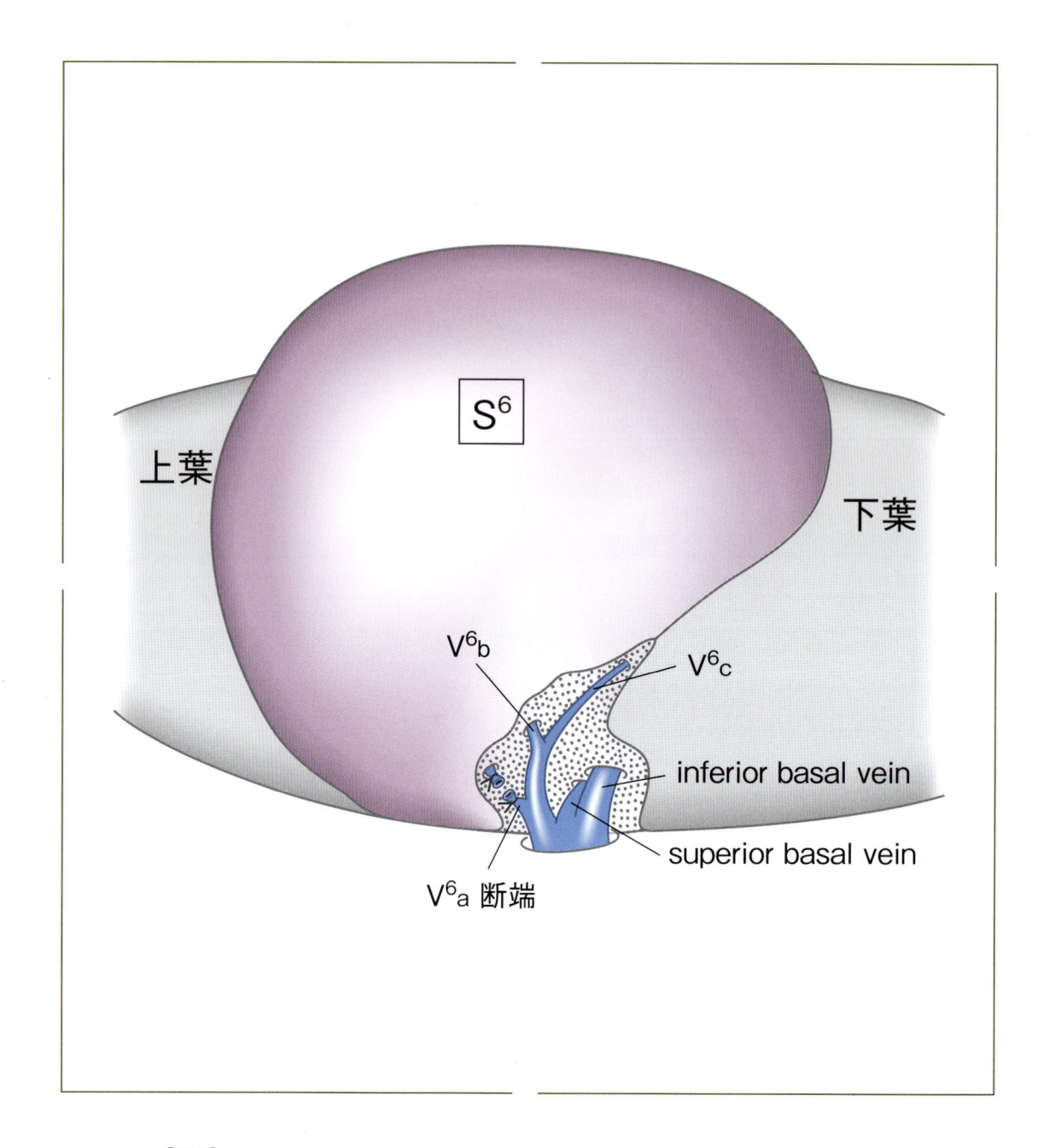

【図6】
　背側からV⁶b+cに沿って末梢へ肺を切離すると，V⁶bとV⁶cの分岐が見える．V⁶bとV⁶cおよび含気-虚脱ラインを指標にしながら肺を切離するとS⁶の区域切除が完了する．V⁶bはここでは示されていないが，葉間側からその走行がよくわかり，葉間側からはV⁶bを温存するように切離するとS⁶とS⁸の区域間を正しく切離できる．含気-虚脱ラインにおける肺切離は一方向のみからではなく，四方から肺深部に向かって切離すると間違えにくい．

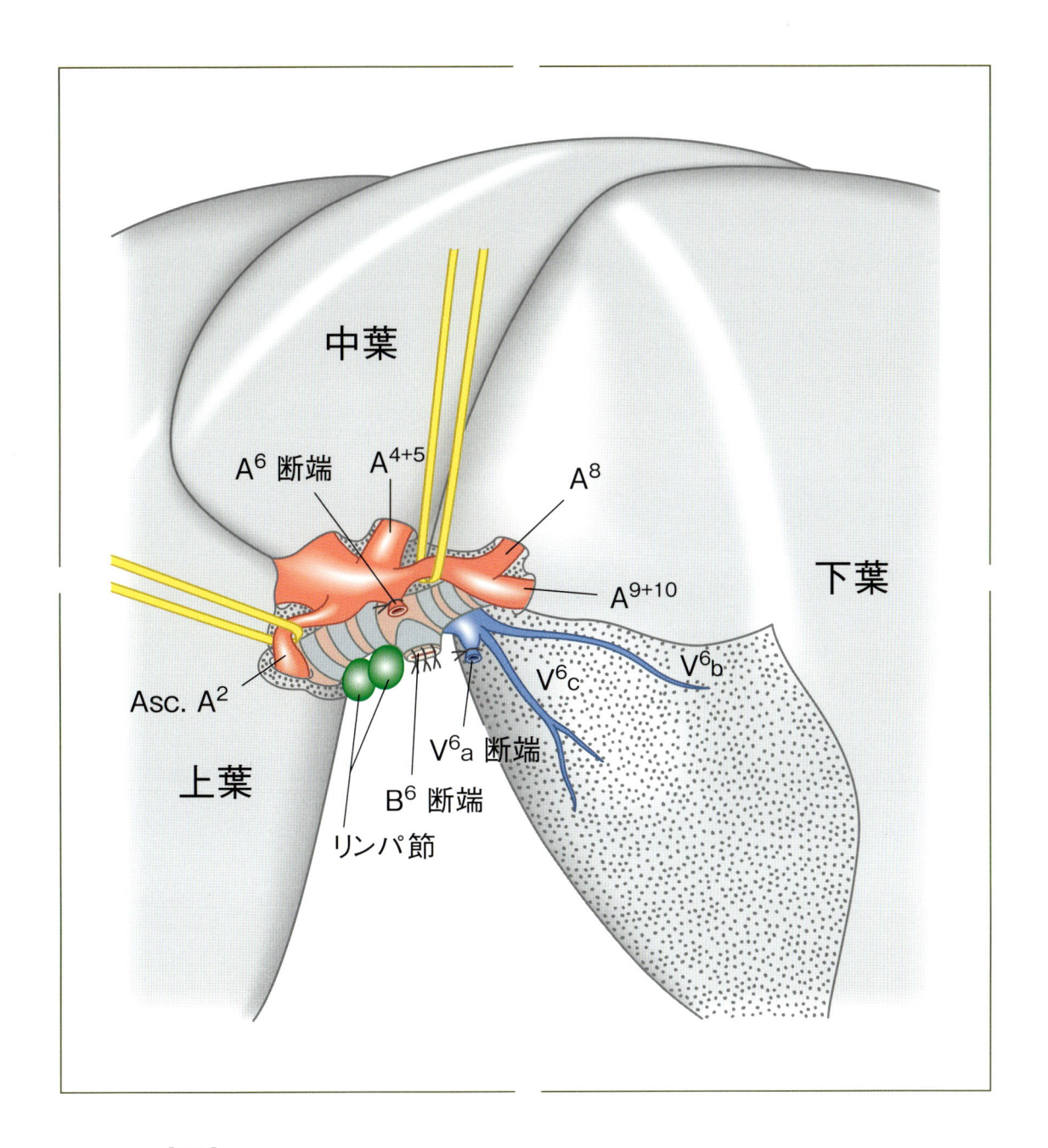

【図7】
　肺切離面にはV^6b（S^6bとS^8aの境界静脈）とV^6c（S^6cと$S^{10}a$の境界静脈）が温存される．背側の肺門リンパ節郭清では肺動脈底幹とascending A^2（Asc. A^2）にテーピングして＃11s，＃12lの郭清を行う．

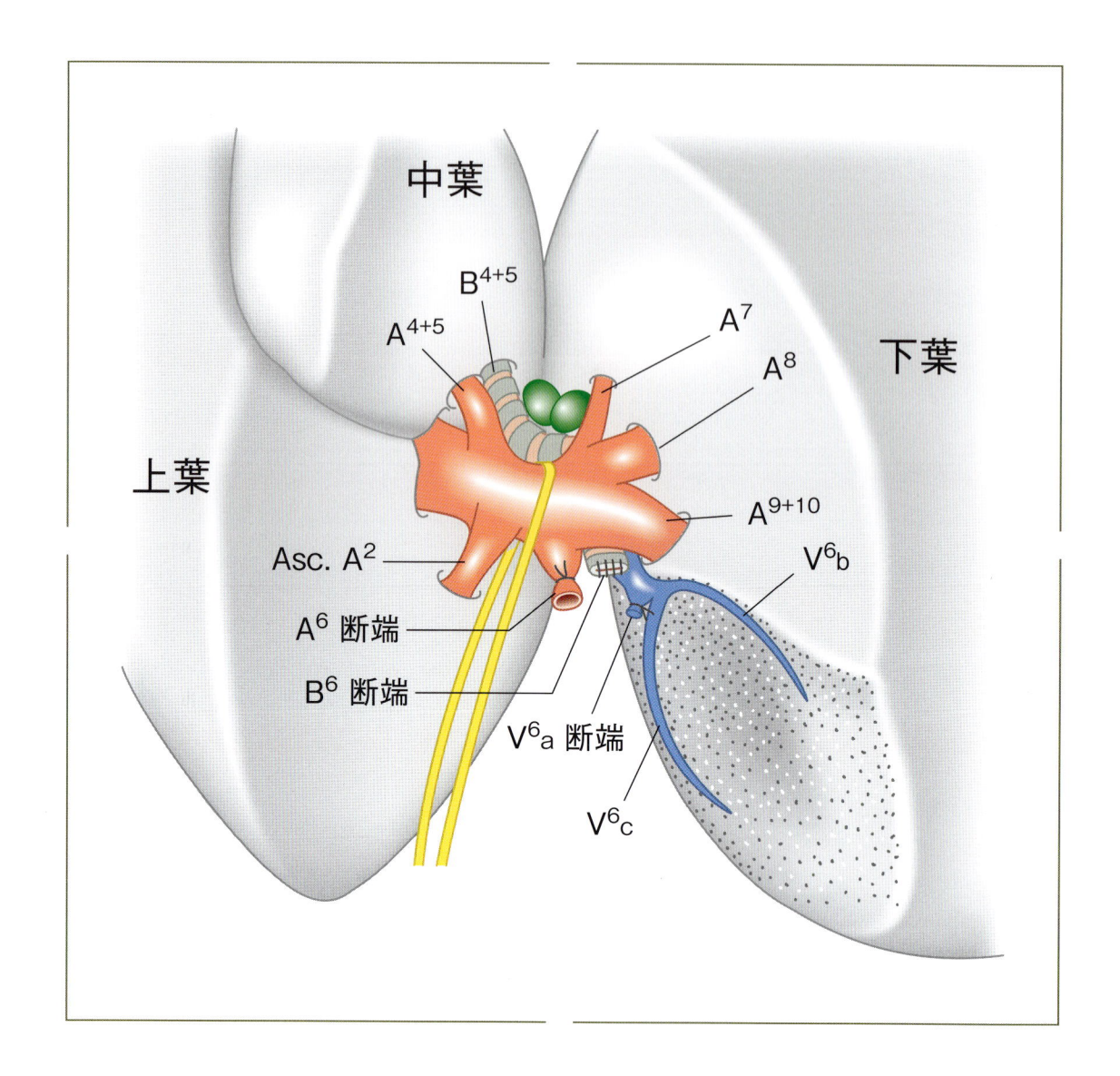

【図8】
　腹側の肺門リンパ節郭清では，肺動脈底幹にテーピングをして腹側の＃12lから＃11iの摘出を行う．

2. 右S⁸

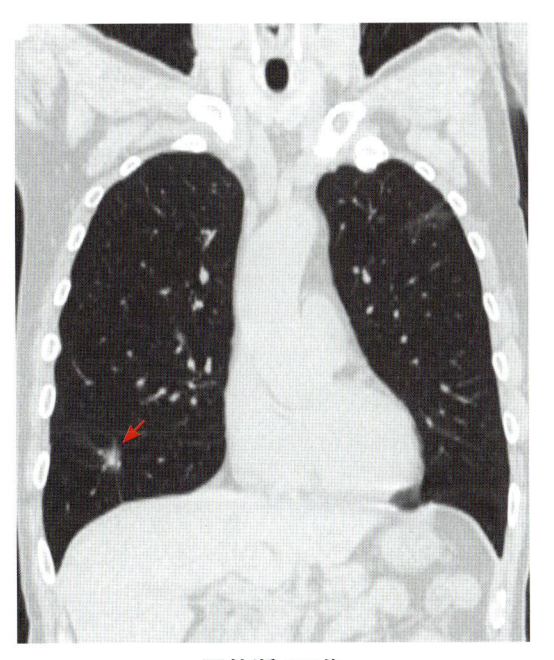

冠状断CT像

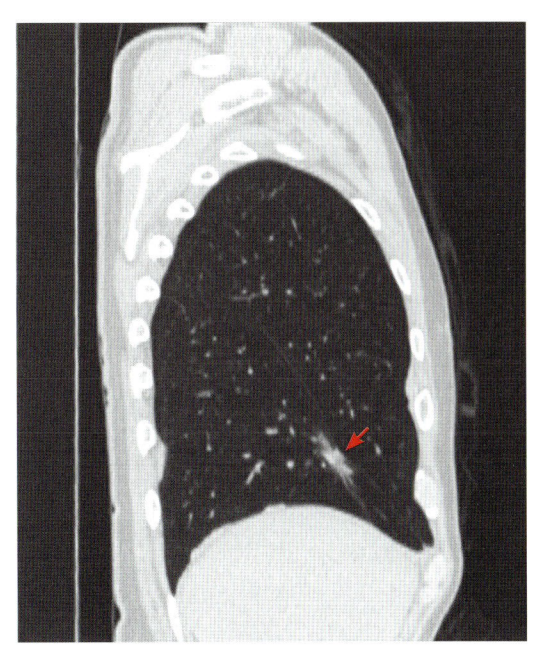

矢状断CT像

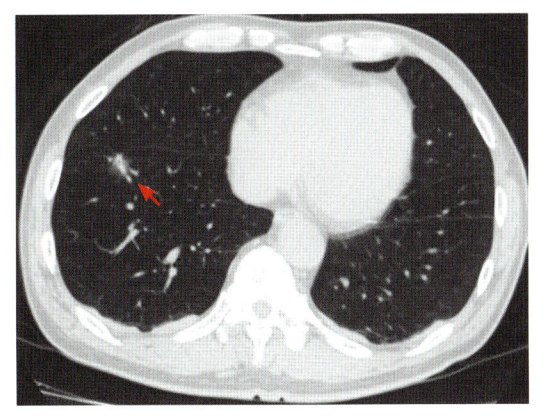

水平断CT像

　63歳，男性．5年前の検診にて右下葉にGGOを指摘されたが経過観察される．その後，CTにて結節影の充実性変化と増大を認めた．S⁸aに1.8cmのmixed GGOを呈する陰影を認め，胸膜陥凹を伴う．また右S¹にもmixed GGOを呈する1cmの結節影を認めた．CTガイド下針生検にてS⁸，S¹の病変ともに腺癌と診断される．S⁸区域切除とS¹区域切除を施行．最終病理診断は両病変とも肺胞上皮癌と乳頭状腺癌の混在型でありpT1aN0M0であった．

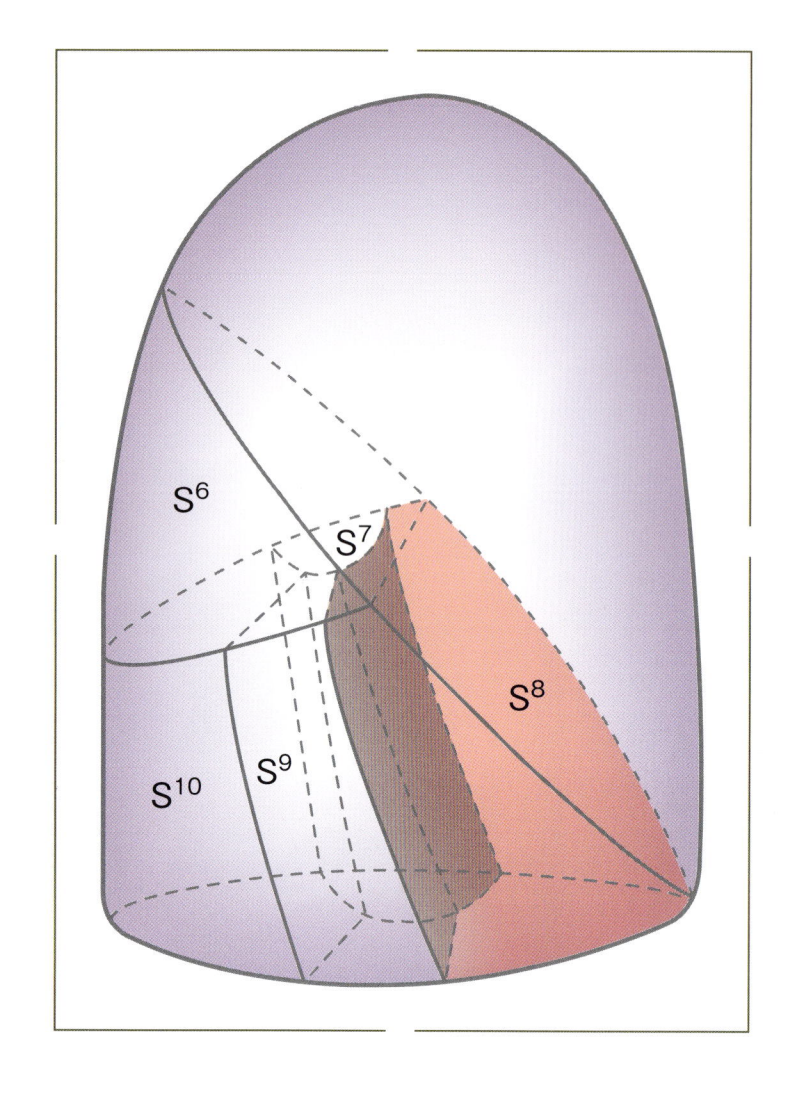

【図1】

high resolution computed tomography (HRCT) の水平断，冠状断，矢状断における血管気管支同定に加えて，気管支鏡で B^7, B^8, B^9, B^{10} の分岐パターンと太さを確認する．B^{8-10} 気管支の分岐パターンには B^8 と B^{9+10} の2分岐(86％)，B^{8+9} と B^{10} の2分岐(8％)，B^8, B^9, B^{10} の3分岐(6％)がある．ここでは最も頻度の高い B^8, B^{9+10} の2分岐パターンを示す．

手術の流れ
血管同定⇒血管切離⇒気管支切離⇒肺切離⇒リンパ節郭清

手術のポイント
- 血管同定：葉間より A^6, A^7, A^8, A^{9+10} を剝離露出．
- 中下葉間切離：電気メスで葉間を切離．
- 血管切離：A^8a, A^8b を切離．V^8a は B^8 切離後に切離．
- 気管支切離：B^8 を切離．
- 肺切離：含気-虚脱ラインと V^7b, V^8b の走行に沿って肺を切離．
- リンパ節郭清：下葉肺動脈にテーピングしてリンパ節 #11i, 12l を郭清．

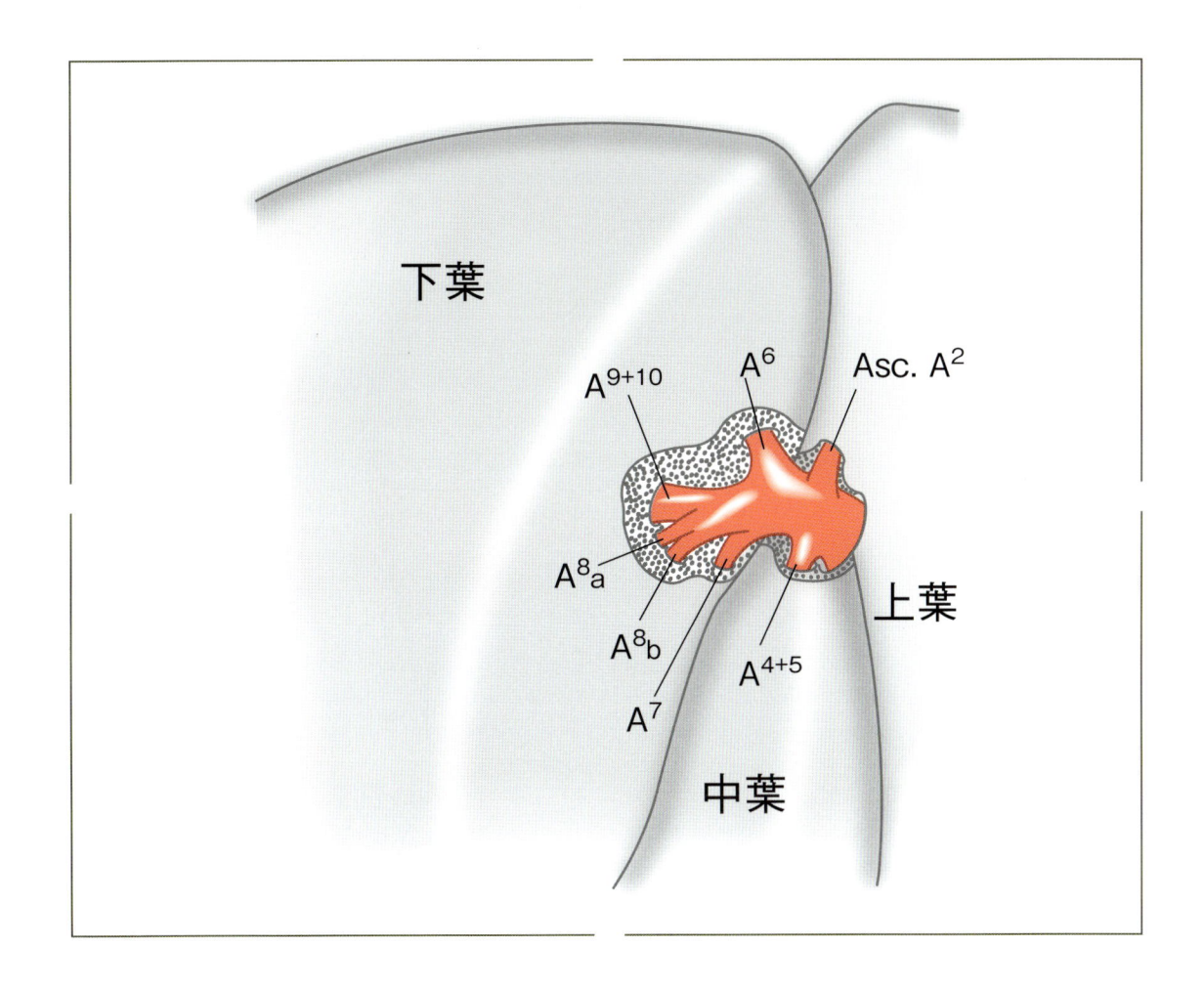

【図2】

　最初に下肺静脈の分枝superior basal veinを切離してはいけない．理由は底区の区域静脈の分岐パターンはさまざまであるうえ，superior basal veinがV^8そのものである頻度は"28％"のみだからである．気管支を切離した後に切除区域側に立ち上がる静脈枝を切離すれば良い．

　葉間肺動脈を露出しA^6，A^7，A^8，A^{9+10}を露出する．底区の区域切除の重要なポイントはA^6，A^7，A^8，A^9，A^{10}を十分剥離露出し，その走行を確実に同定することである．すなわち下葉肺における正しい区域切除は正しい動脈の同定にかかっている．分岐パターンはA^7がA^8と共通幹を成すことが34％ある．また多くの場合はA^8はA^{9+10}と別に分岐するが(90％)，A^{8+9}の分岐パターンも8％ある．A^8aおよびA^9aの分岐パターンは複雑であり，A^8aがA^{9+10}から分岐，あるいはA^9aがA^8から分岐することもあるので，A^8a，A^9aの同定は注意を要する．そのためにA^8の末梢へ十分に剥離し，A^8aとA^8bを同定する．それでもA^8aの同定が困難な場合は，まずA^8の最も腹側の枝を切離して背側の枝は温存し，B^8を切離する．A^8aであればB^8の切除側断端に近づき，A^9aであれば離れる．区域気管支の走行は区域動脈に比してバリエーションがほとんどなく気管支鏡でも確認できるので，区域動脈の同定が困難な時には，このように区域気管支を切離してから動脈枝を同定する．

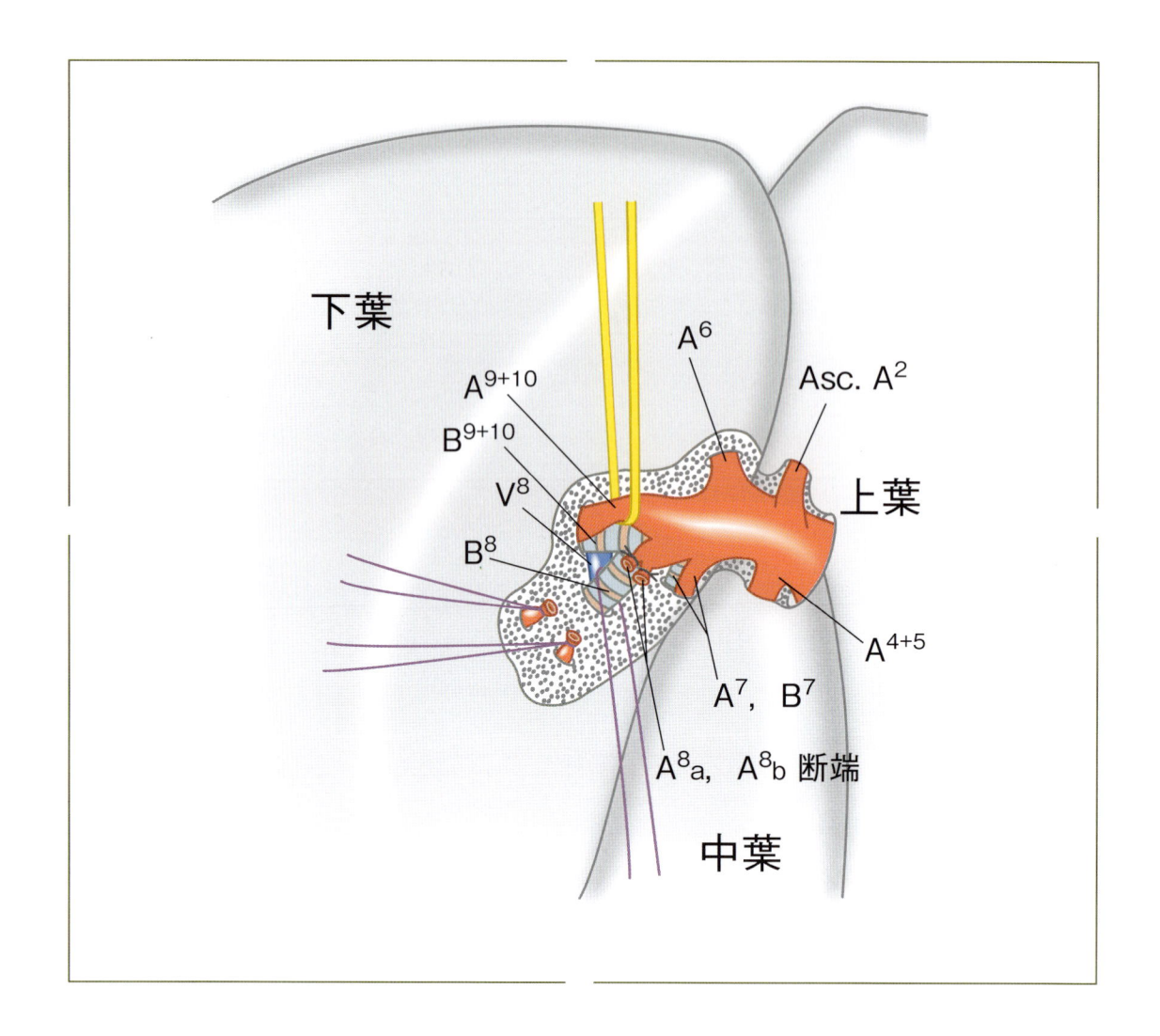

【図3】
　A^8a および A^8b を結紮切離するとその裏に B^8 が見える．B^8 の裏には V^8 が走行しているので，V^8 を損傷しないように B^8 に糸を通す．麻酔科医側から3mmの気管支鏡を気管チューブ内に挿入して，術野側から気管支鏡の光を頼りに B^8 の同定を確かめることも有用である．

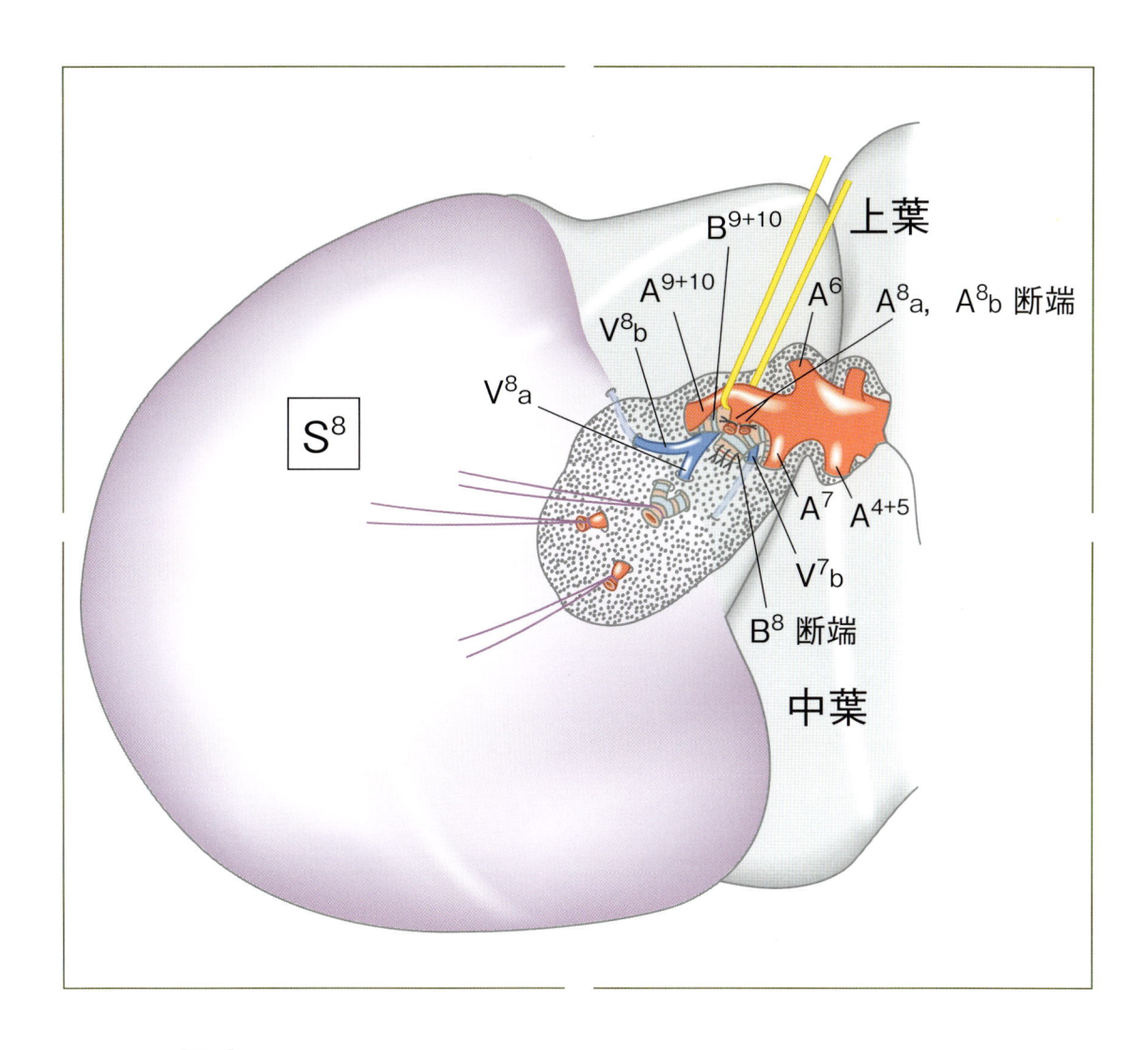

【図4】
　S^8を選択的に膨らませる．その方法として気管支鏡下にB^8にジェット換気を行いS^8に選択的に含気させる方法や，B^8を切離した後に末梢のB^8断端にカテーテル等で空気を送り込み含気させる方法等がある．区域気管支はステープラーにより切離するか，結紮切離あるいは縫合閉鎖する．B^8の切除側断端を持ち上げB^8の裏を剥離する．この際，気管支の切除側断端の裏側は中枢から末梢に向けてできるだけ剥離して切除側断端を浮かせる．その操作によりB^8の切除側断端の両脇に庇状に浮いた肺組織を電気メスで切離して，含気-虚脱ラインにつなげる．その際，B^8の切除側に向かうV^8a（S^8aとS^8bの境界静脈），含気-虚脱ラインに沿ったV^8b（S^8とS^9との境界静脈）とV^7b（S^7とS^8の境界静脈）が確認できる．V^8aを切離した後，含気-虚脱ラインとV^7bとV^8bの走行を指標として，電気メスで肺区域間を切離する．腫瘍との断端の距離に問題がなければ，これらV^7b，V^8bの区域間静脈はS^7およびS^9の静脈還流のために温存する．含気-虚脱ラインにおける肺切離は一方向のみからではなく，四方から徐々に肺深部に向かって切離すると間違えにくい．

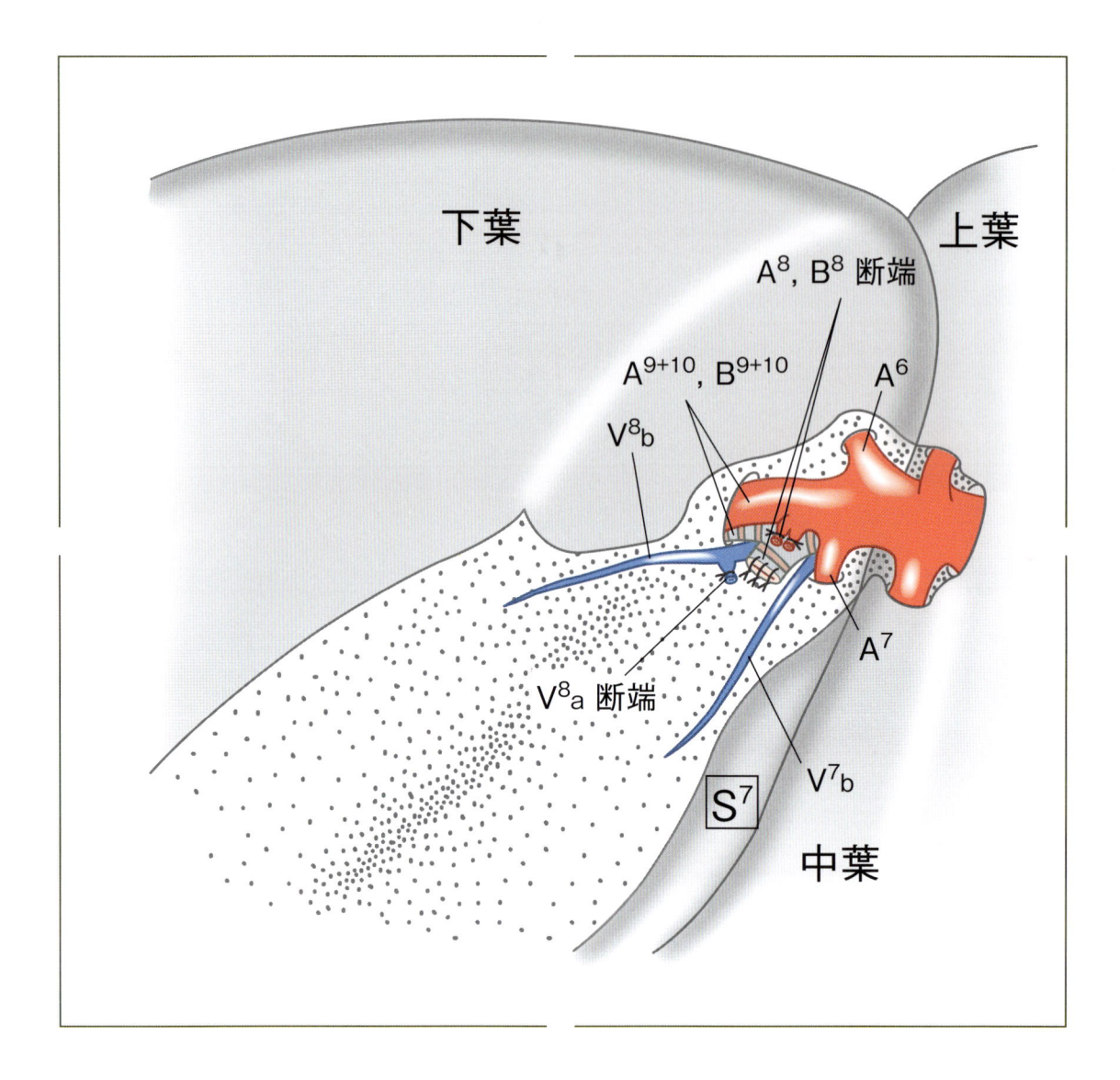

【図5】
　S^8区域切除後には，V^7b（S^7bとS^8bの境界静脈）およびV^8b（S^8bとS^9bの境界静脈）が切離した区域間面に存在する．

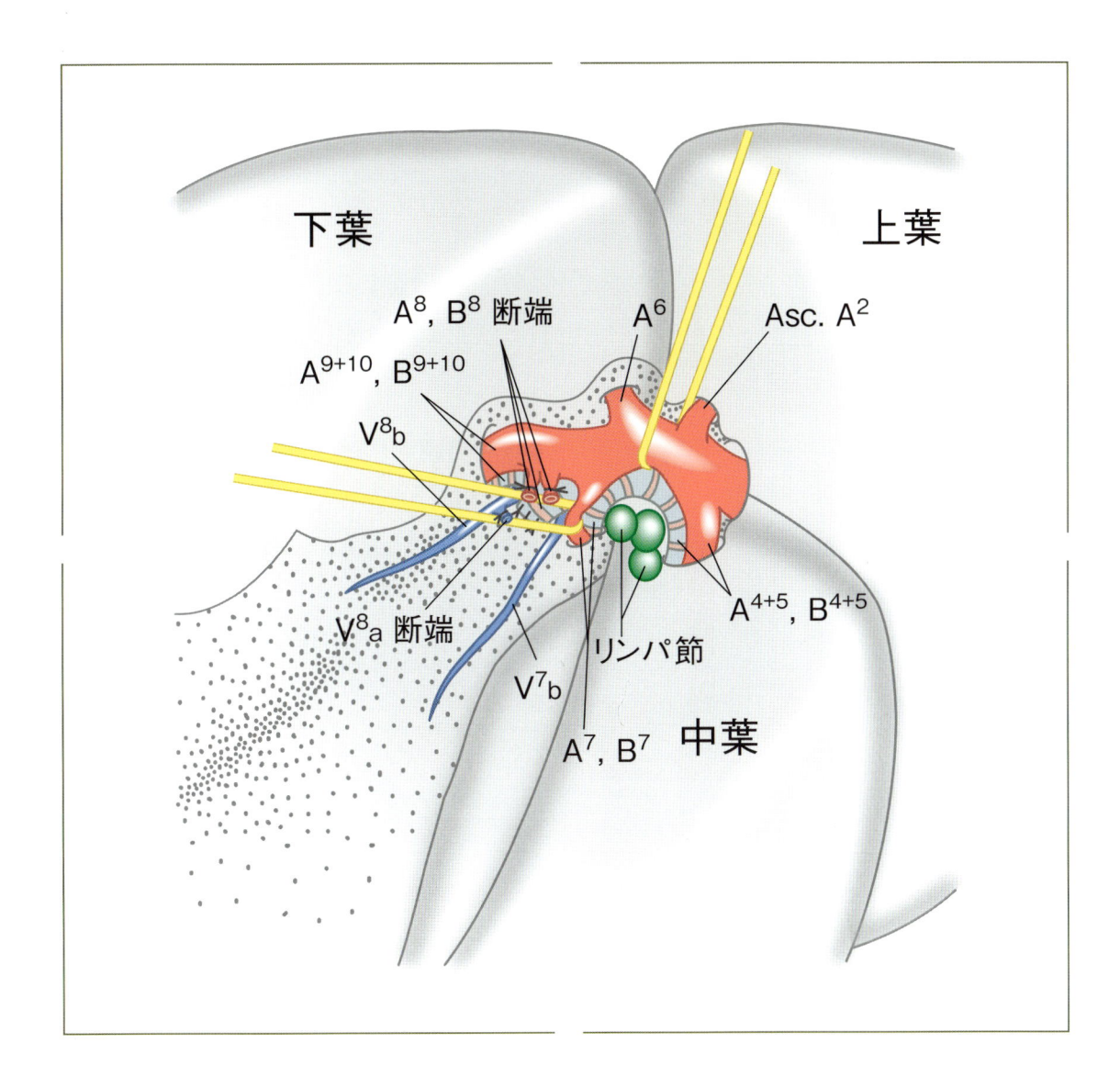

【図6】

　肺門の郭清は，中幹肺動脈，A^7 にテーピングをして背側に牽引して，下葉気管支と中葉気管支の分岐を露出する．＃12lと＃11iを摘出する．S^8 からのリンパ流は＃7のある背側に向かうので，B^6 周辺のリンパ節群の郭清は重要である．A^6 にテーピングをして S^6 の＃13，さらに背側に存在する＃12lを摘出する．

3. 右 S^9

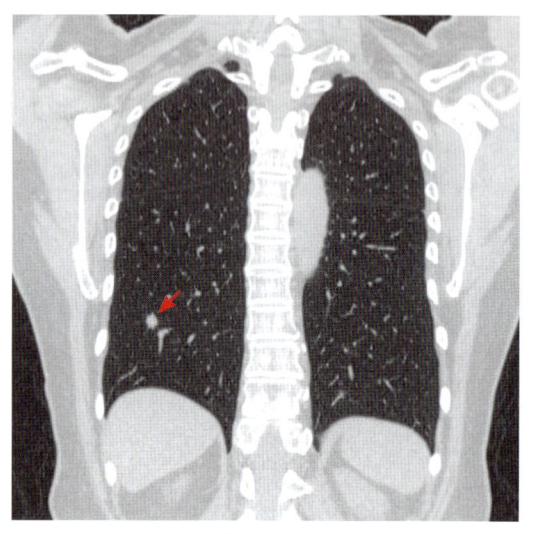

冠状断CT像

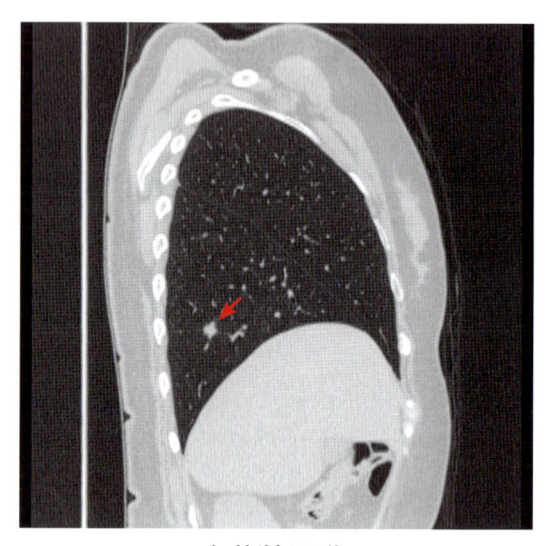

矢状断CT像

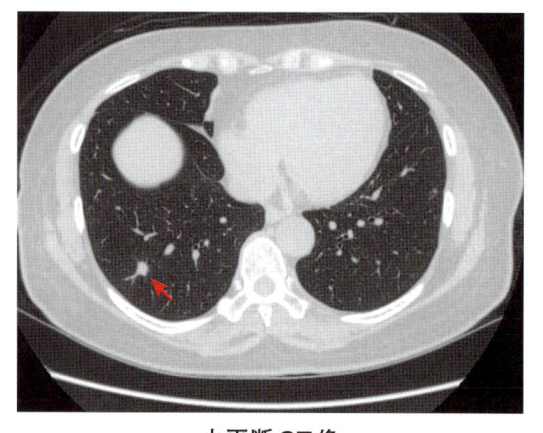

水平断CT像

　66歳，女性．CTにて，右 S^9 内に限局する1.0cmの棘形成を伴う結節陰影の出現を認めた．CTガイド下針生検にて腺癌と診断された．病変は V^8b（S^8 と S^9 の境界静脈），V^9b（S^9 と S^{10} の境界静脈）と離れており S^9 内に限局して存在していたため，右 S^9 区域切除を施行．最終病理診断は乳頭状腺癌で，pT1aN0M0であった．

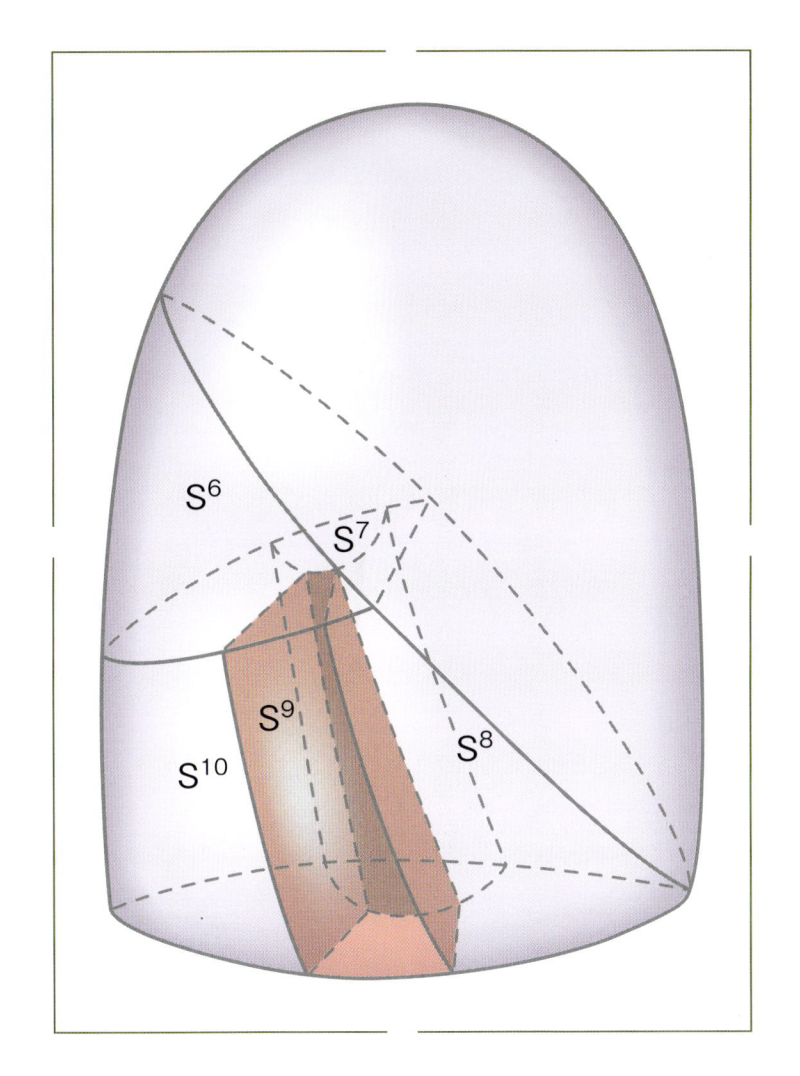

【図1】

high resolution computed tomography(HRCT)の水平断,冠状断,矢状断における血管気管支同定に加えて,気管支鏡でB^7,B^8,B^9,B^{10}の分岐パターンと太さを確認する.B$^{8-10}$気管支の分岐パターンにはB^{8}とB^{9+10}の2分岐(86%),B^{8+9}とB^{10}の2分岐(8%),B^8,B^9,B^{10}の3分岐(6%)がある.S^{8}区域切除が下葉の腹側端の区域を,S^{10}区域切除が下葉の背側端の区域を切除するのに対して,S^{9}区域切除はS^{8}とS^{10}の間をくり抜く手術である.ここでは最も頻度の高いB^8,B^{9+10}の分岐パターンを示す.

手術の流れ
血管同定⇒血管切離⇒気管支切離⇒肺切離⇒リンパ節郭清

手術のポイント
- 血管同定:葉間よりA^6,A^7,A^8,A^9,A^{10}を剥離露出.
- 血管切離:A^{9}a,A^{9}bを切離.V^{9}aはB^{9}切離後に切離.
- 気管支切離:B^{9+10}の末梢を剥離露出し,B^{9}を切離.
- 肺切離:含気-虚脱ラインとV^{8}b,V^{9}bの走行に沿って肺を切離.
- リンパ節郭清:下葉肺動脈にテーピングしてリンパ節郭清.

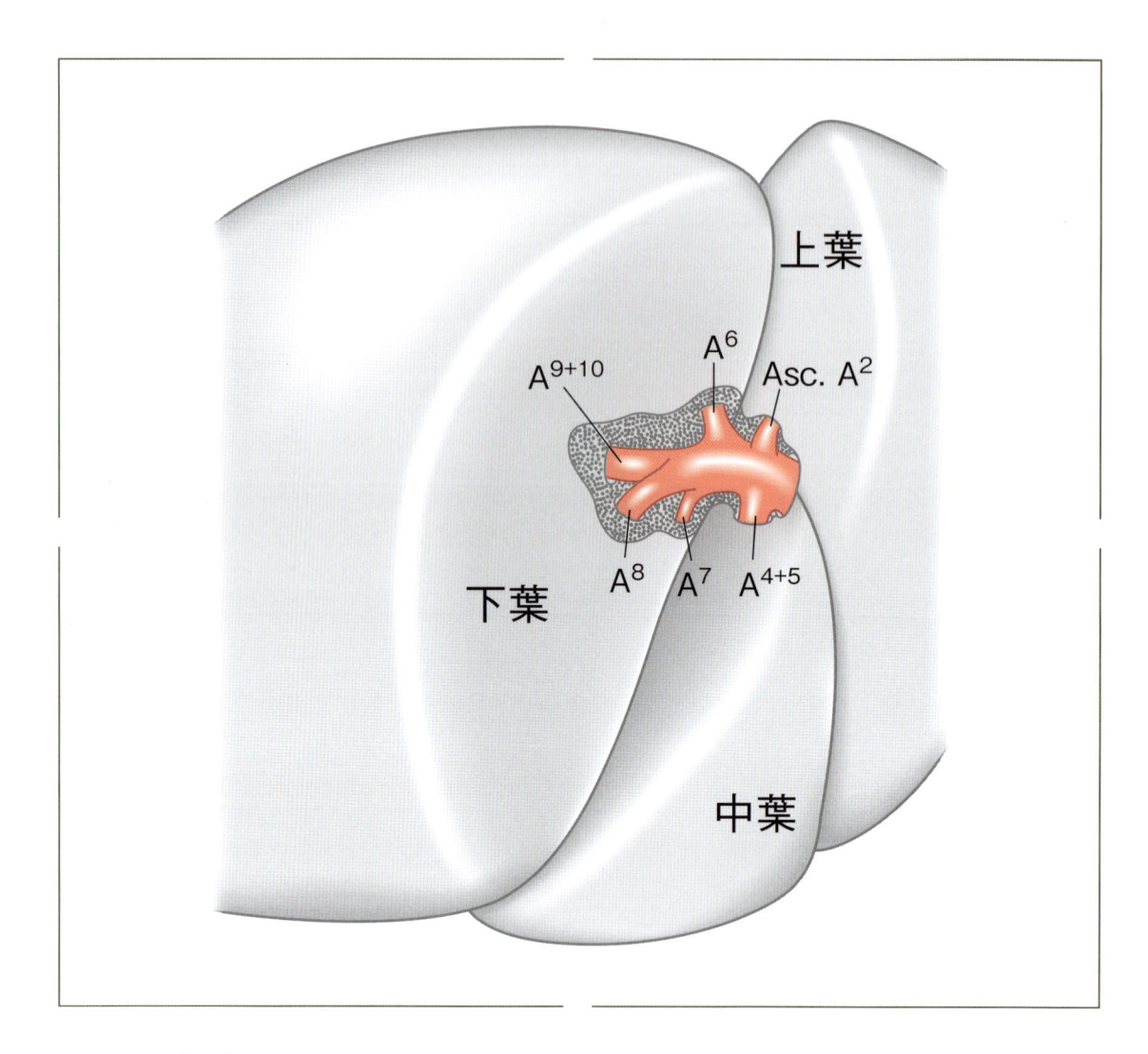

【図2】
　下肺静脈の根部を露出する必要はない．気管支を切離した後に切除区域側に立ち上がる静脈枝を切離すれば良く，下肺静脈における静脈枝の正確な同定は不要なうえに，下肺静脈根部における静脈分岐はバリエーションが多いため同定不可能だからである．葉間肺動脈を露出し A^6，A^7，A^8，A^{9+10} を露出する．

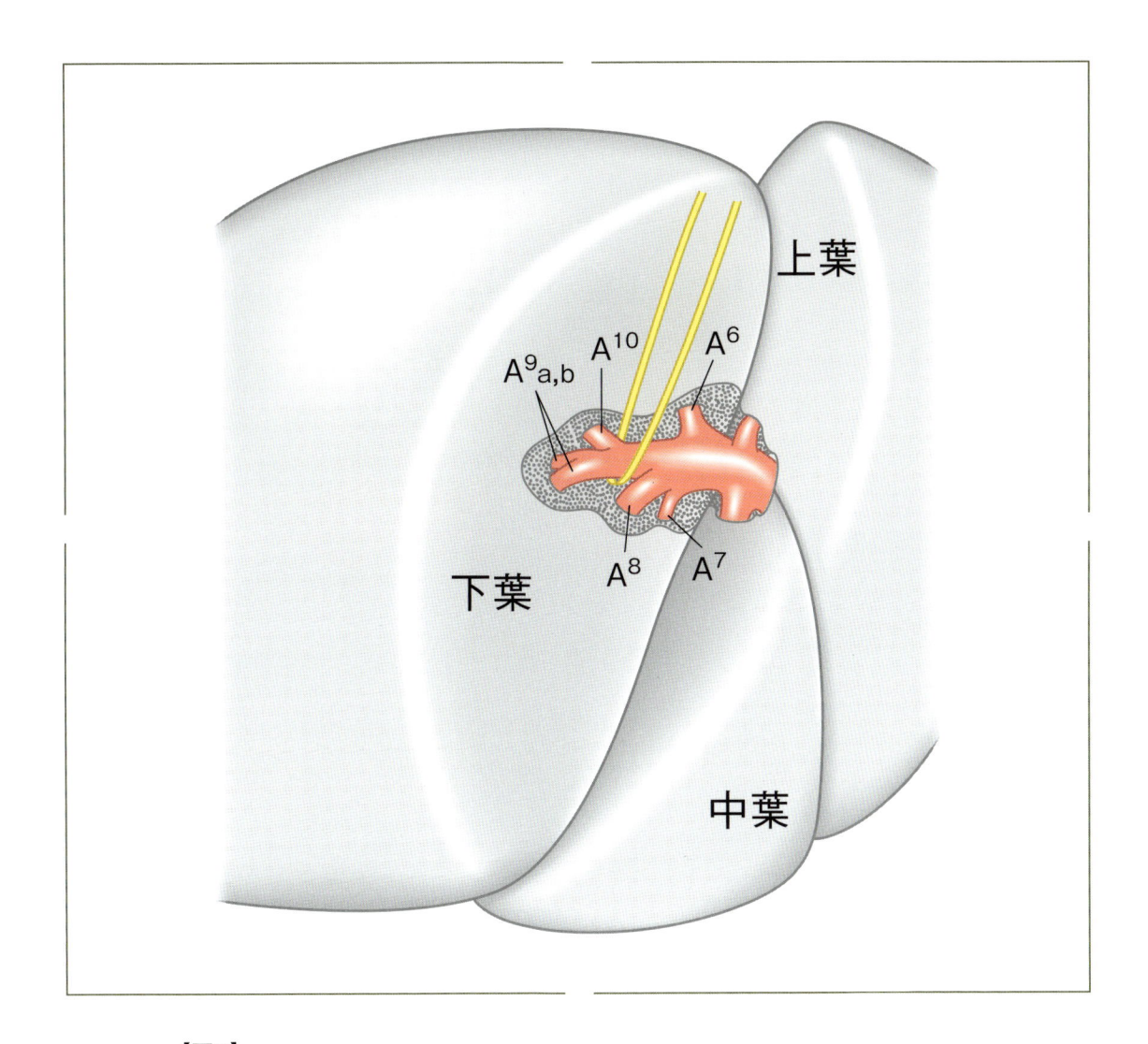

【図3】
　肺動脈は多くの場合，A^8 と A^{9+10} に分岐するが(90％)，A^{8+9} の分岐もある(8％)．特に A^8a および A^9a の分岐はバリエーションが多く，A^8a が A^{9+10} から分岐あるいは A^9a が A^8 から分岐することもあるので，その同定には注意を要する．A^{9+10} にテーピングして，その末梢を剝離露出する．気管支鏡所見で B^{9+10} がそれぞれ B^9 と B^{10} に分岐するまでの距離が長いと，おおむね A^9 と A^{10} も分岐するまでの距離が長い．気管支鏡所見に加えて HRCT も参考にして，A^{9+10} を末梢に追って A^9 と A^{10} を同定する．

　ここで認識するべきことは，S^6 と S^8 は葉間に面するが，S^9 と S^{10} は葉間に面していないことである．そのため A^{9+10} の末梢への剝離露出のためには S^6 と S^8 の境界を意識して肺を切離していく必要がある．A^{9+10} を末梢に追うと，A^9 は比較的表層に向かって分岐し，A^{10} は奥に向かって分岐する．時に A^8a が A^9 から分岐することがあり，それを A^9a と間違えて切離してしまうことがある．A^8a と A^9a の鑑別が困難な場合の1つの方法として，まず尾側に向かう A^9 の枝を切離して，腹側に分岐する枝は残し，B^9 を切離する．A^9a は B^9a の切除側断端に近づき，A^8a は離れる．

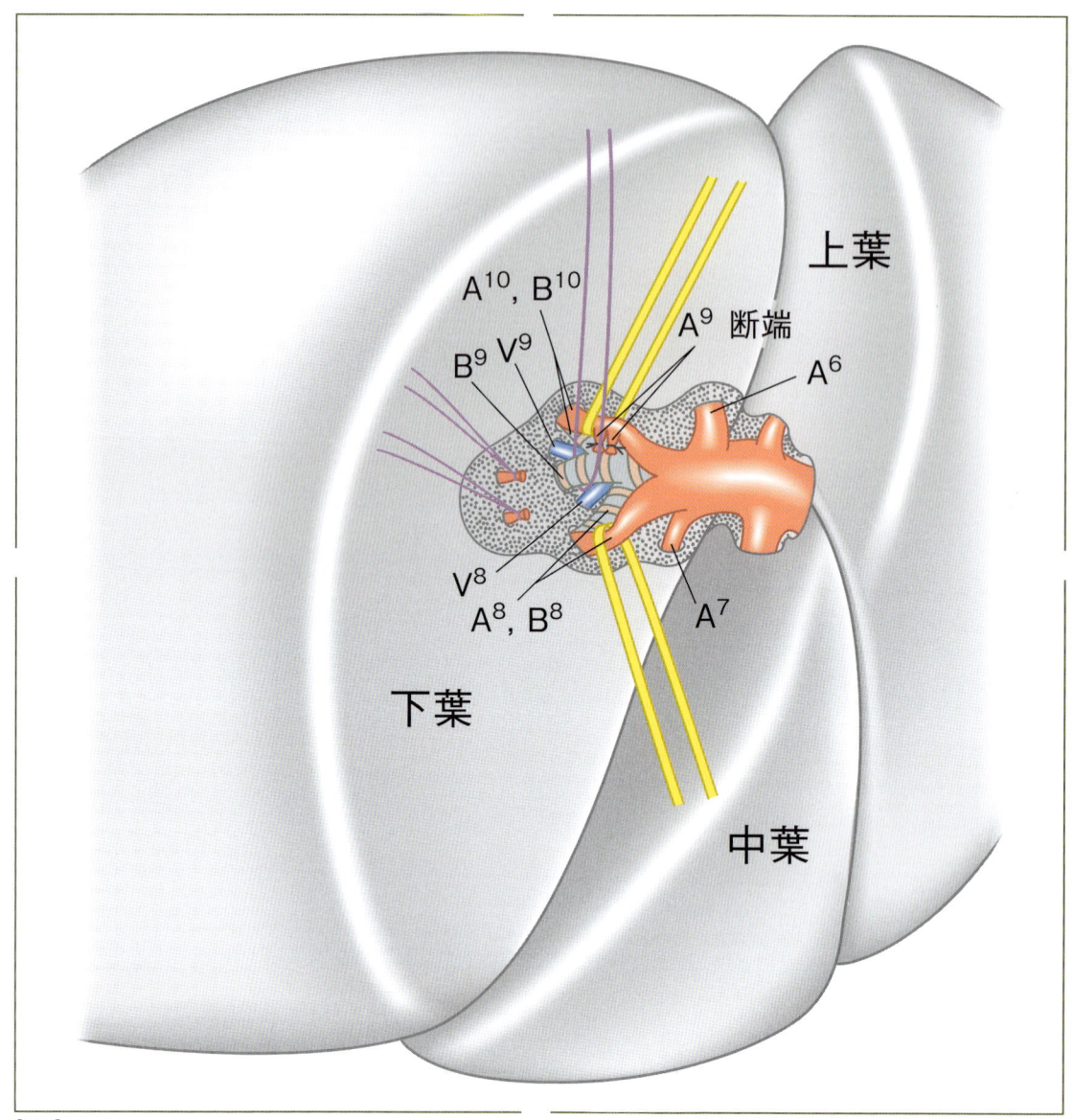

【図4】

【図4】
　A^9 を結紮切離するとその裏に B^9 が見える．B^9 の裏には V^8 と V^9 が走行しているので，それらの静脈枝を損傷しないように B^9 に糸を通す．麻酔科医側から 3mm の気管支鏡を気管チューブ内に挿入して，術野側から気管支鏡の光を頼りに B^9 の同定を確かめることも有用である．

【図5】
　S^9 を選択的に膨らませる．その方法として気管支鏡下に B^9 にジェット換気を行い S^9 に選択的に含気させる方法や，B^9 を切離した後に末梢の B^9 断端にカテーテル等で空気を送り込み含気させる方法等がある．区域気管支はステープラーで切離するか，結紮切離あ

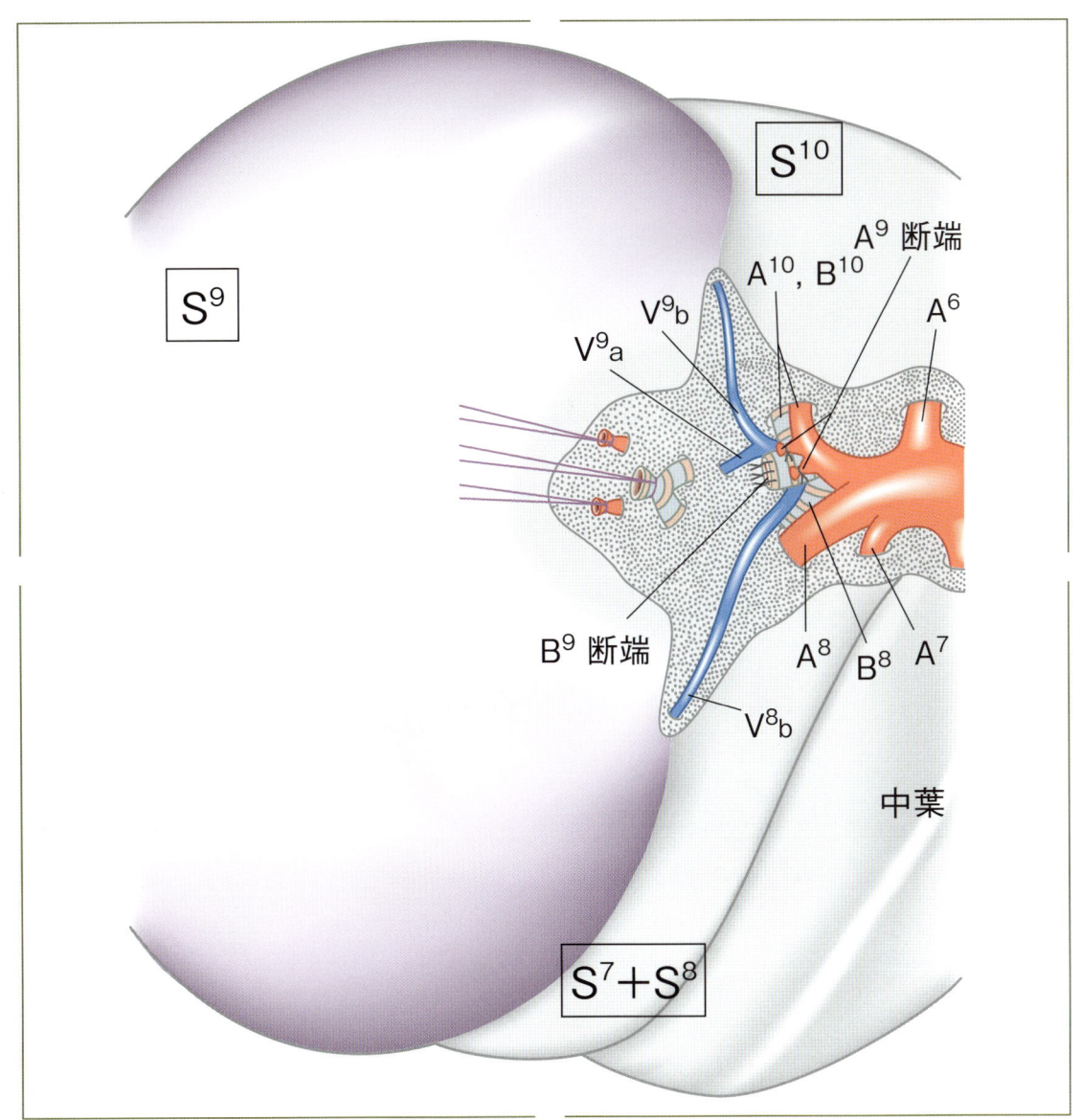

【図5】

るいは縫合閉鎖する．B^9の切除側断端を持ち上げ，B^9の切除側断端の裏側は末梢に向けてできるだけ剥離して切除側断端を浮かせる．その操作によりB^9の切除側断端の両脇に庇状に浮いた肺組織を電気メスで切離して，含気-虚脱ラインにつなげる．B^9の切除側断端を末梢に剥離すると，B^9の裏側で切除側断端に向かうV^9a（S^9aとS^9bの境界静脈）と，含気-虚脱ラインに沿うV^8b（S^8とS^9の境界静脈）とV^9b（S^9とS^{10}の境界静脈）が確認できる．V^9aを切離する．含気-虚脱ラインとV^8bとV^9bの走行を指標として，電気メスで肺を切離する．腫瘍との断端の距離に問題がなければこれらのV^8bとV^9bの区域間静脈はS^8およびS^{10}の静脈還流のために温存する．含気-虚脱ラインにおける肺切離は一方向のみからではなく，四方から徐々に肺深部に向かって切離すると間違えにくい．

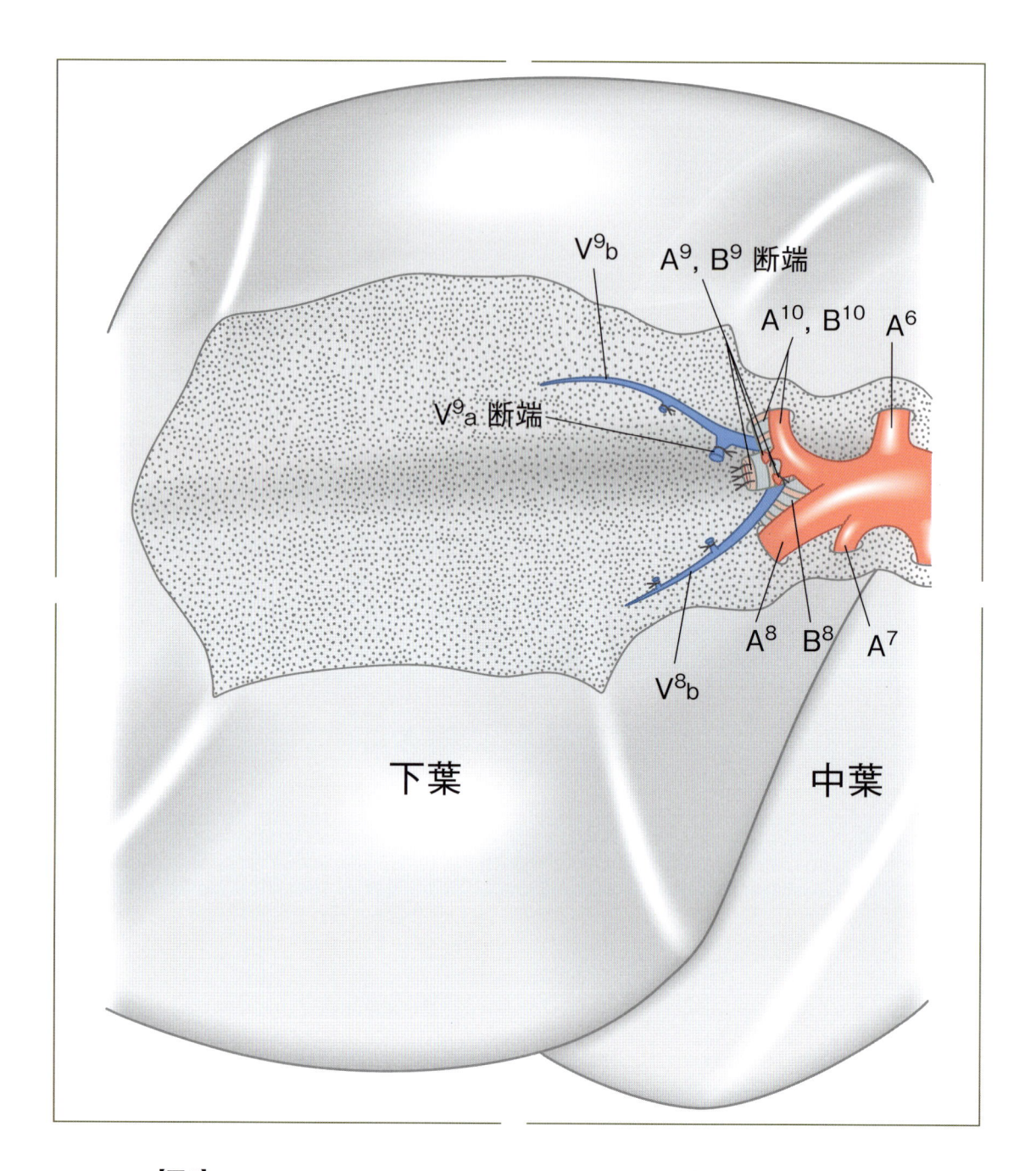

【図6】

　S^9 切除後には V^8b と V^9b が切離面に残る．肺門リンパ節郭清はまず A^6 にテーピングをして S^6 の＃13，さらに下葉肺の＃12lを摘出する．S^9 からのリンパ流は＃7のある背側に向かうので，B^6 から下葉気管支周囲のリンパ節の郭清は重要である．さらに下葉肺動脈にテーピングをして背側に牽引して，下葉気管支と中葉気管支の分岐を露出して＃12lと＃11iを摘出する．

4. 右S^{10}

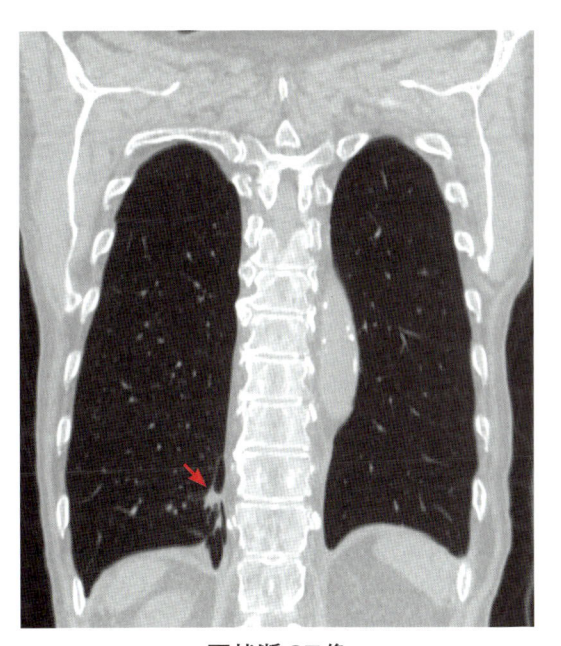

冠状断CT像

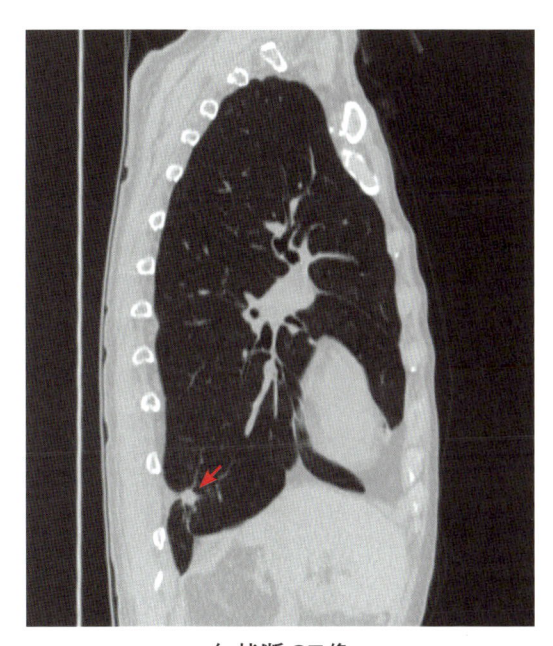

矢状断CT像

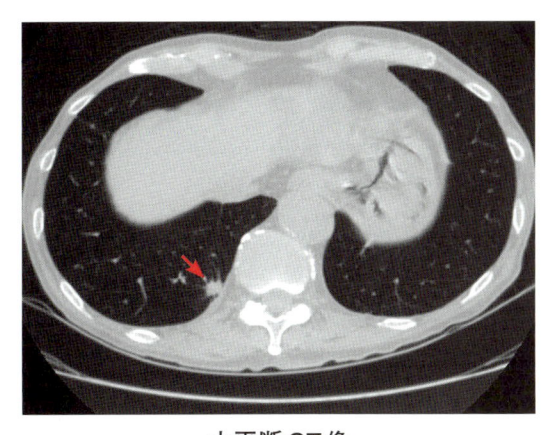

水平断CT像

　70歳，男性．CT検診にて異常陰影を指摘された．CTにて右S^{10}cに1.0cmの棘形成と胸膜陥凹を伴う，充実性結節陰影を認める．CTガイド下針生検にて腺癌と診断された．右S^{10}区域切除を施行．最終病理診断は乳頭状腺癌で，pT1aN0M0であった．

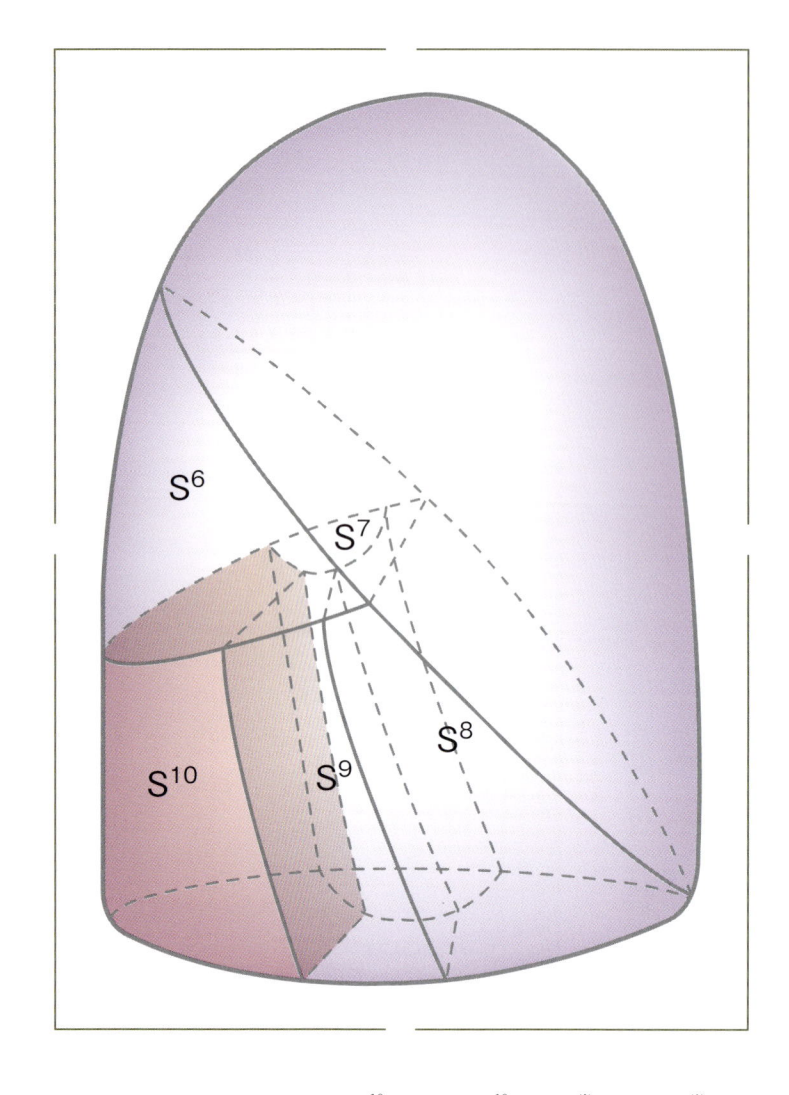

【図1】

S^{10}区域切除は区域切除の中では最も困難な手技の1つと言ってよい．理由は，①葉間面に接している下葉の区域はS^6とS^8であり，S^{10}は接していないので，葉間からアプローチするとS^6，S^8の境界と思われるところに見当を付けて切っていかざるをえない．②A^{10}はA^{9+10}から背側に向かって分岐するので，その露出が困難である．high resolution computed tomography（HRCT）の水平断，冠状断，矢状断における血管気管支同定に加えて，気管支鏡でB^7，B^8，B^9，B^{10}の分岐パターンと太さを確認する．B^{8-10}気管支の分岐パターンにはB^8とB^{9+10}の2分岐（86％），B^{8+9}とB^{10}の2分岐（8％），B^8，B^9，B^{10}の3分岐（6％）がある．なおS^*のある場合にはA^{10}aおよびB^{10}aをA^*およびB^*と間違えないように気をつける．ここでは最も多いB^8とB^{9+10}の2分岐パターンを示す．

手術の流れ

血管同定⇒血管切離⇒気管支切離⇒肺切離⇒リンパ節郭清

手術のポイント

- 血管同定：葉間よりA^6，A^7，A^8，A^9，A^{10}を剝離露出．
- 血管切離：A^{10}を切離．
- 気管支切離：B^{10}を切離．V^{10}a-cはB^{10}切離後に切離．
- 肺切離：含気-虚脱ラインとV^6c，V^9bの走行に沿って肺を切離．
- リンパ節郭清：下葉肺動脈，A^6にテーピングしてリンパ節郭清．
- 別のアプローチ法：A^{10}の同定が困難な場合には，先にS^6とS^{10}を切離するとその同定が容易となる．

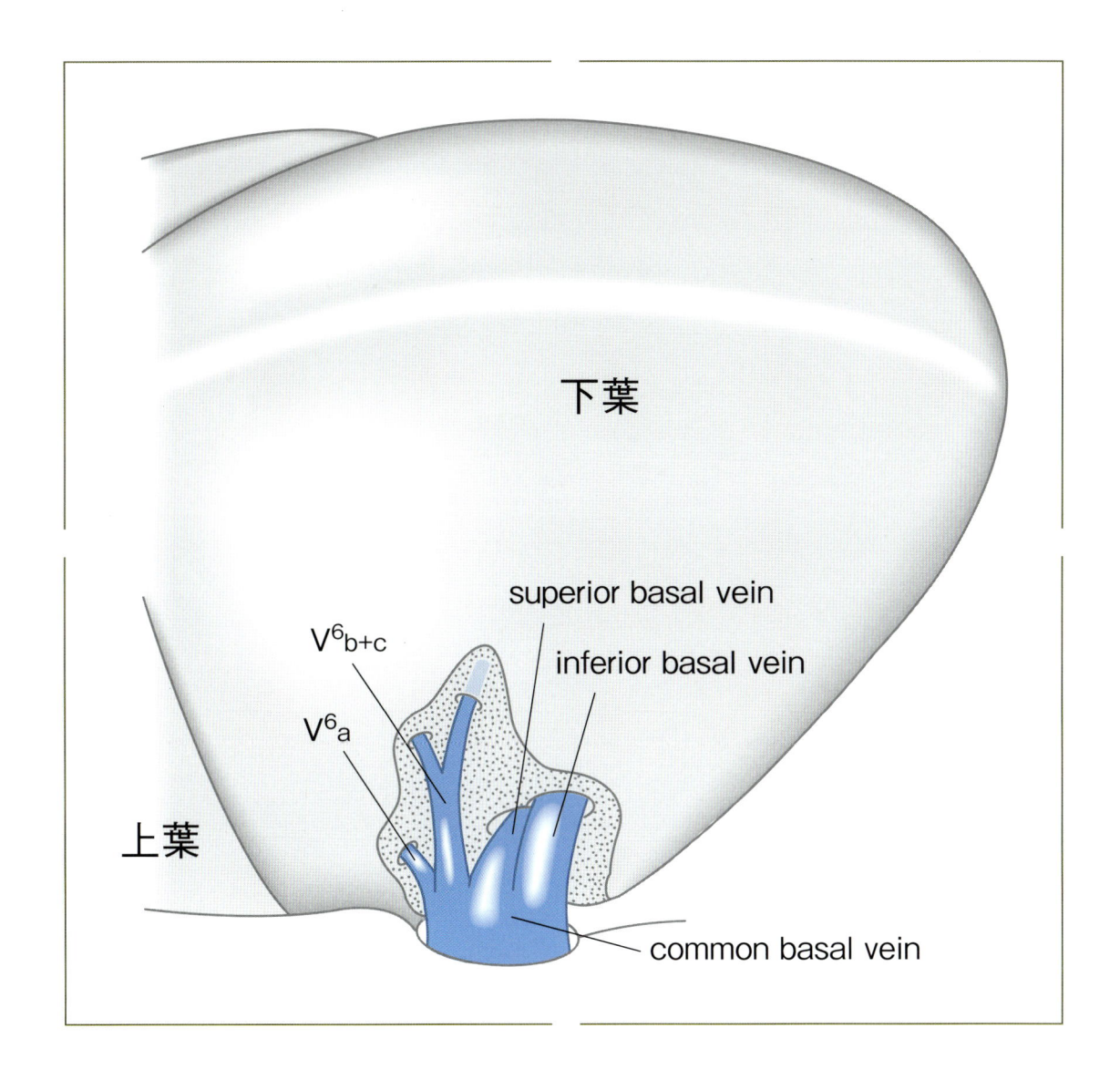

【図2】

　下肺靱帯を切離して下肺静脈を露出する．S^8，S^9の区域切除では下肺静脈を露出する必要がないのに対して，S^{10}区域切除でこの操作が必要となる．その理由は，①S^{10}は下肺靱帯に接する，②S^6とS^{10}の切離の際には，その境界を走行するV^6cをV^6根部から追う必要があることである．下肺靱帯を切離した後，V^6とcommon basal veinを剝離露出する．V^6b+cを末梢に剝離し，背側におけるS^6とS^{10}の境界を明らかにしておき，後にS^6とS^{10}の区域間の含気-虚脱ラインで肺を切離していく時の目印とする．

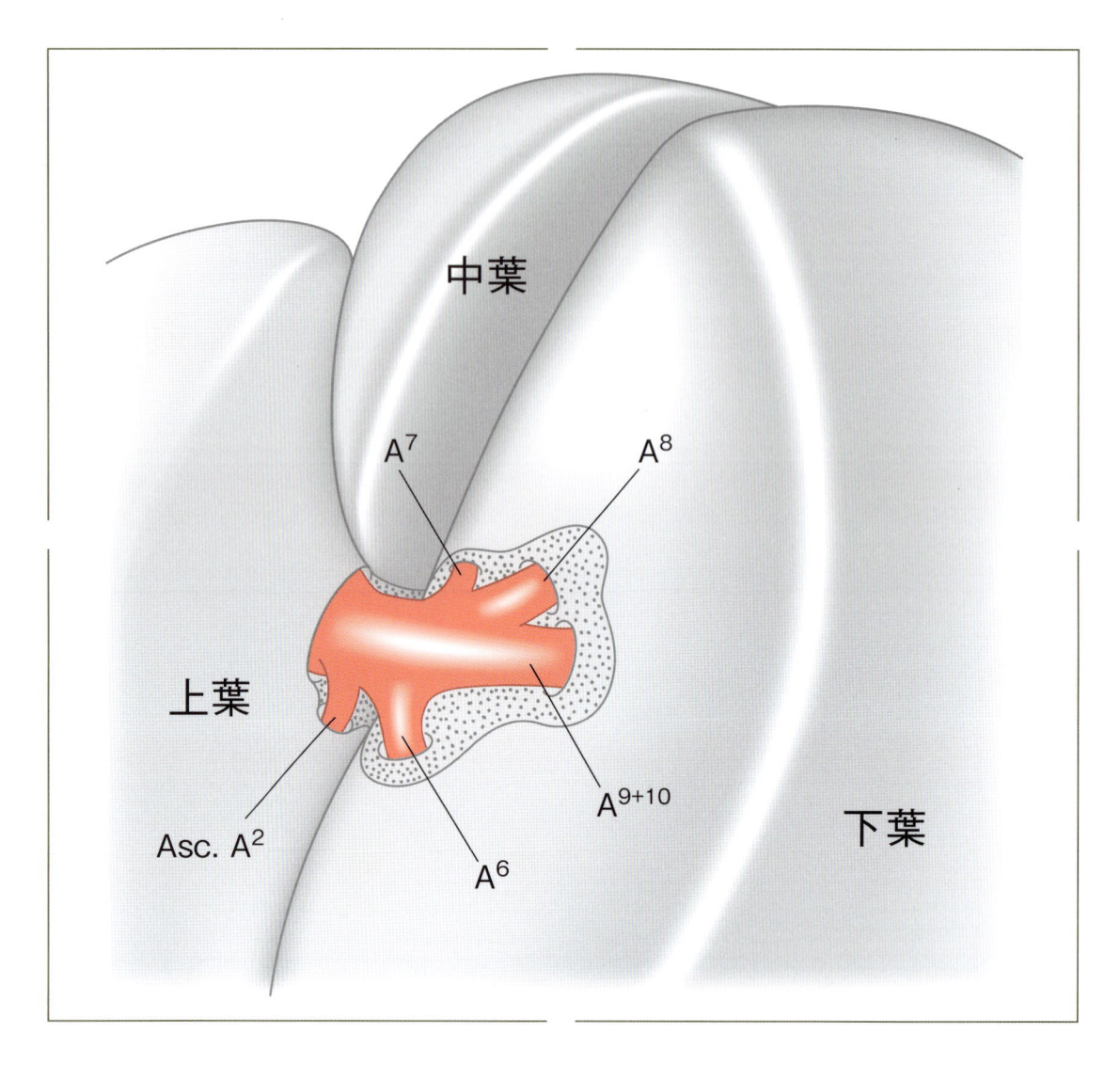

【図3】

　開胸手術の場合，術者は背側に立ったほうが A^{9+10} から背側に分岐する A^{10} の分岐が把握しやすい．ここでは最も頻度の高い A^8，A^{9+10} の分岐パターンを示す．葉間肺動脈を露出し A^6，A^7，A^8，A^{9+10} を露出する．多くの場合は，A^8 と A^{9+10} の2分岐（90％）であるが，A^{8+9} と A^{10} の2分岐（8％），A^8 と A^9 と A^{10} の3分岐（2％）もある．A^{9+10} にテーピングして A^{9+10} を末梢へ剥離露出する．A^{9+10} 根部から A^9 と A^{10} の分岐までの距離が長いことがあり，根気強く末梢へ追う．ここで認識するべきことは，S^6 と S^8 は葉間に面するが，S^9 と S^{10} は葉間に面していないことである．そのため A^{9+10} の末梢への剥離露出のためになるべく S^6 と S^8 の境界を意識しながら肺を切離し A^{9+10} の末梢を露出するように心がける．

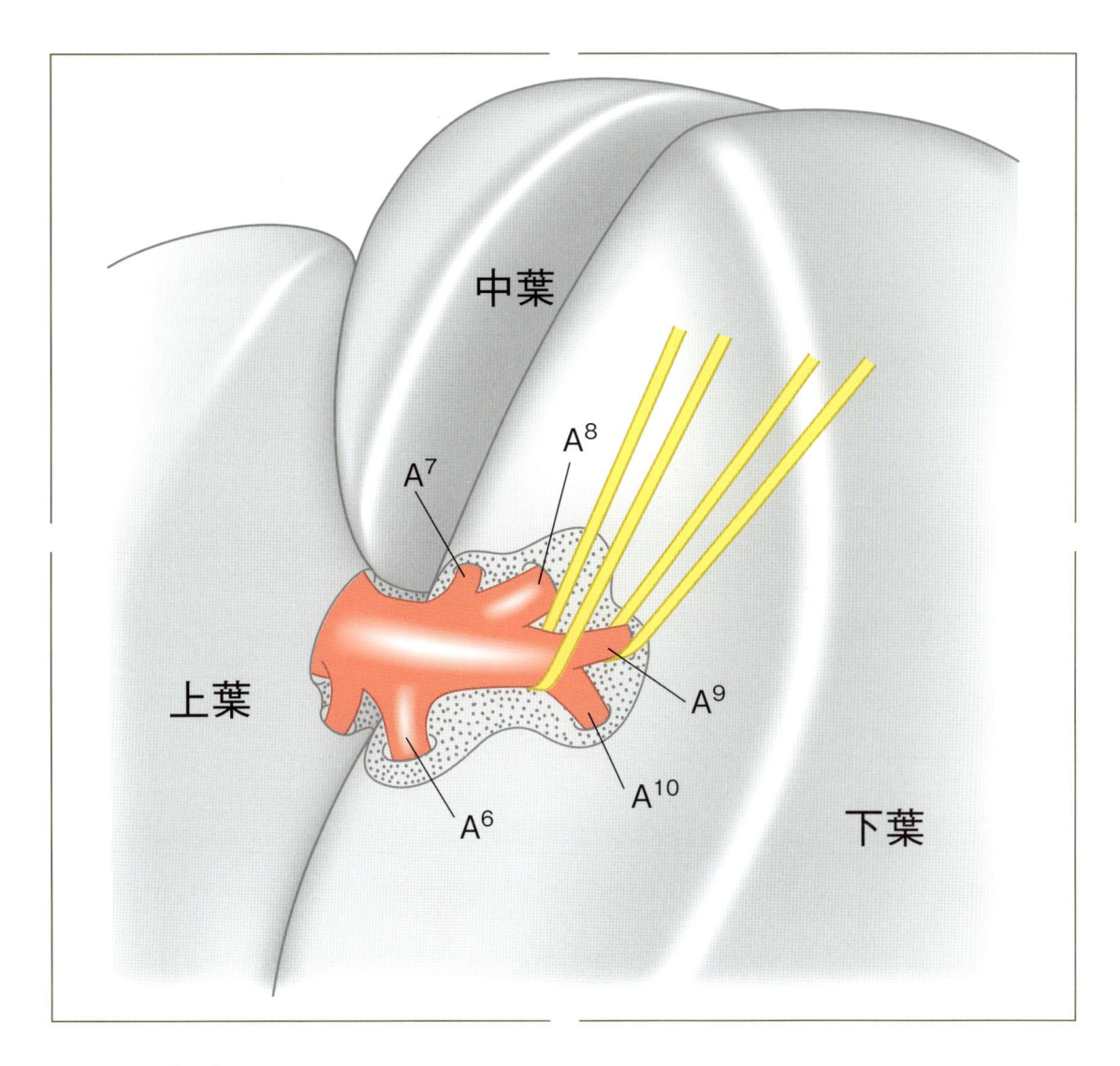

【図4】
　A^9 は表層側に向かって分岐し，A^{10} は奥に向かって分岐する．特に A^9a の分岐にはバリエーションが多い．A^{9+10} が3本以上に分岐している場合があり，その正確な同定が困難な場合には最も背側の枝から切離する．これは A^{10} またはその枝（多くは $A^{10}a$）と考えられるからである．A^{10} またはその枝を切離するとその裏の B^{10} が同定できるので，B^{10} にテーピングすると B^{10} の走行から A^{10} 動脈枝を同定しやすい．区域動脈の分岐にはバリエーションが多いが，気管支にはバリエーションがほとんどないので，区域動脈の同定が困難な場合にはこのように区域気管支の走行を参考にする．

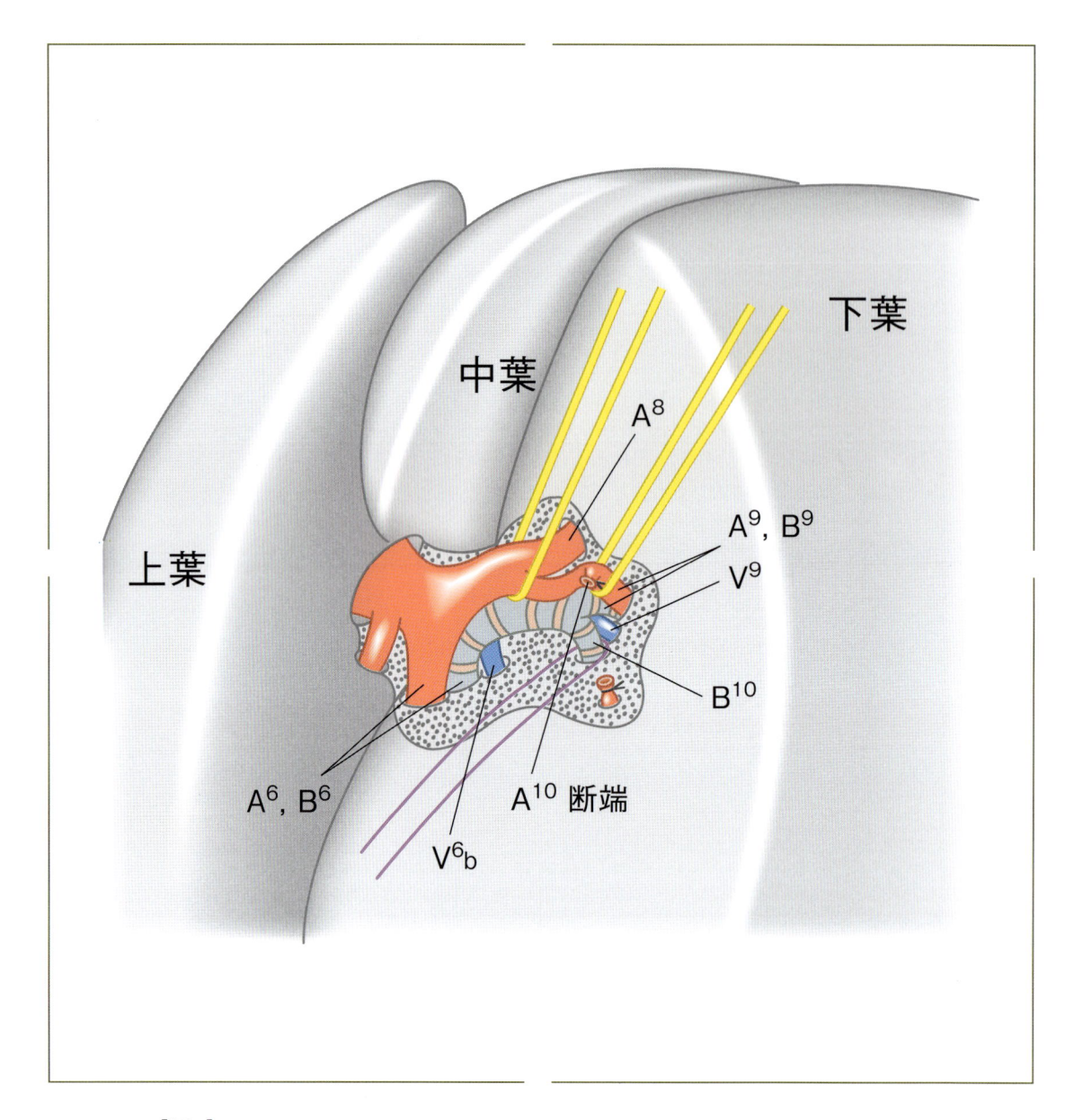

【図5】
　A^{10} を切離するとその裏に B^{10} が同定できる．B^9 と B^{10} の間の裏には V^9 が，B^{10} の裏には V^{10} が走行しているので，それらを損傷しないように B^{10} に糸を通す．麻酔科医側から3mm の気管支鏡を気管チューブ内に挿入して，術野側から気管支鏡の光を頼りに B^{10} の同定を確かめる．

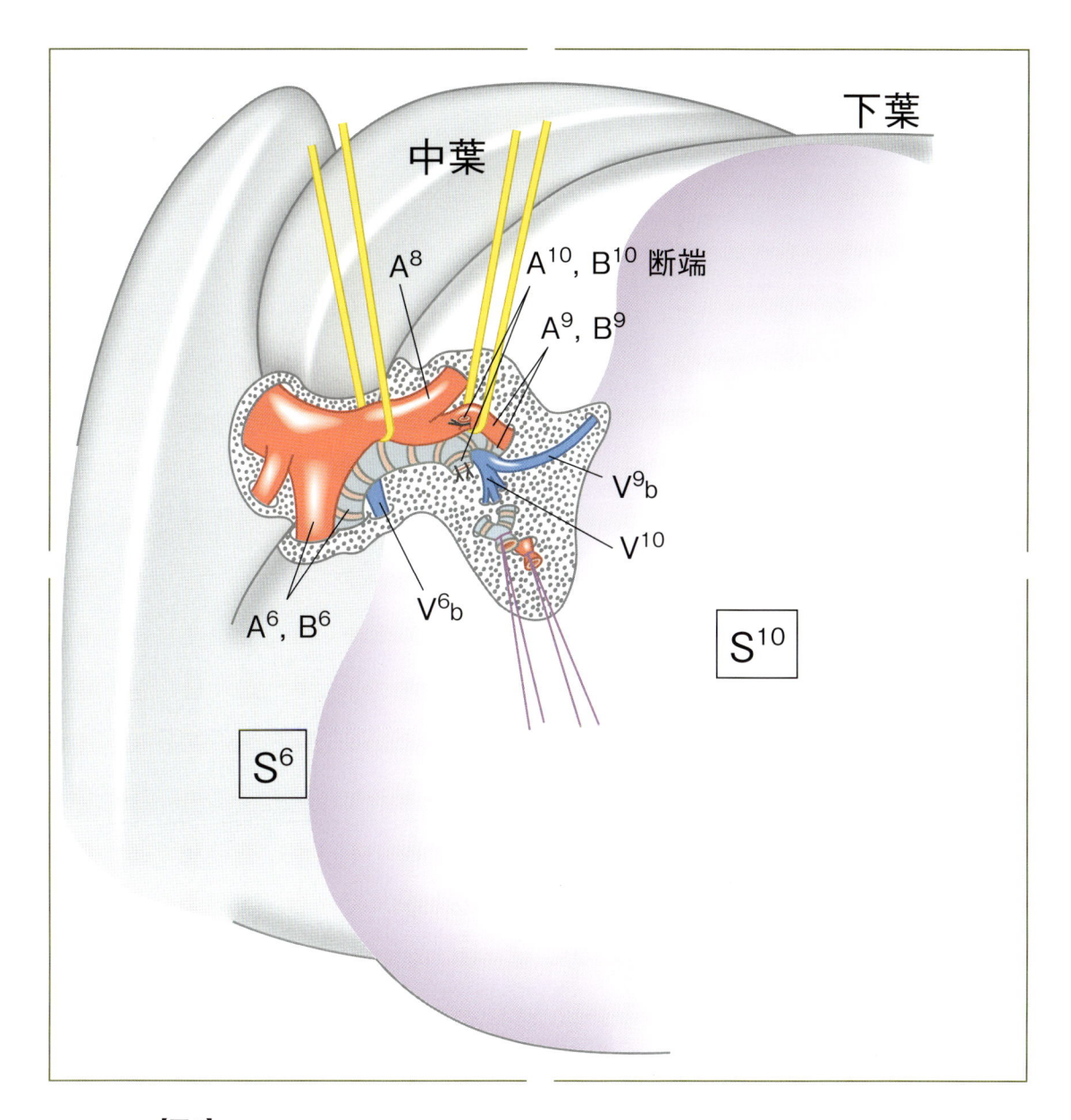

【図6】

　S^{10} を選択的に膨らませる．その方法として気管支鏡下に B^{10} にジェット換気を行い S^{10} に選択的に含気させる方法や，B^{10} を切離した後に末梢の B^{10} 断端にカテーテル等で空気を送り込み含気させる方法等がある．区域気管支はステープラーで切離するか，結紮切離あるいは縫合閉鎖する．B^{10} の切除側断端を持ち上げ，その裏側を中枢から末梢に向けてできるだけ剝離して切除側断端を浮かせる．その操作により B^{10} の切除側断端の両脇に庇状に浮いた肺組織を電気メスで切離して，含気-虚脱ラインにつなげる．また B^{10} の切除側断端を中枢側から末梢に剝離すると，B^{10} の切除側断端に向かう V^{10} の各静脈枝と含気-虚脱ラインに沿って S^9 と S^{10} との境界を走行する V^9b が確認できる．V^{10} の各枝を結紮切離する．

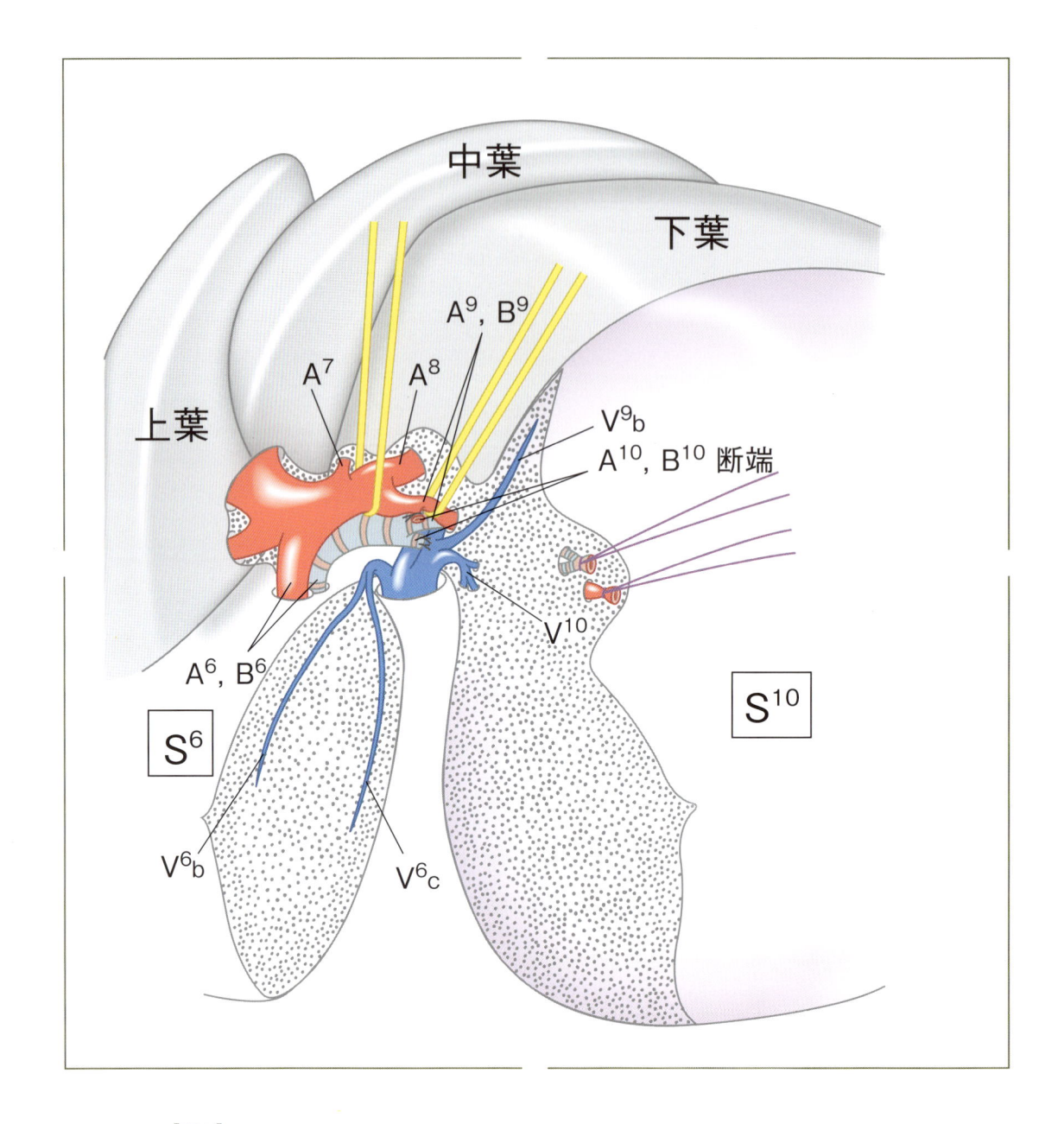

【図7】
　肺切離においては最初にS^6とS^{10}の境界を切離しておくと，背側の展開が良好になり，V^{10}の同定が容易となる．中枢からはV^6b，V^6c，V^9bを指標とし，末梢からは含気-虚脱ラインを指標として電気メスでS^6とS^{10}の区域間を切離する．腫瘍と切離断端の距離に問題がなければこれらのV^6b，V^6c，V^9bは，S^6およびS^9の静脈還流のために温存する．含気-虚脱ラインにおける肺切離は一方向のみからではなく，四方から徐々に肺深部に向かって切離すると間違えにくい．

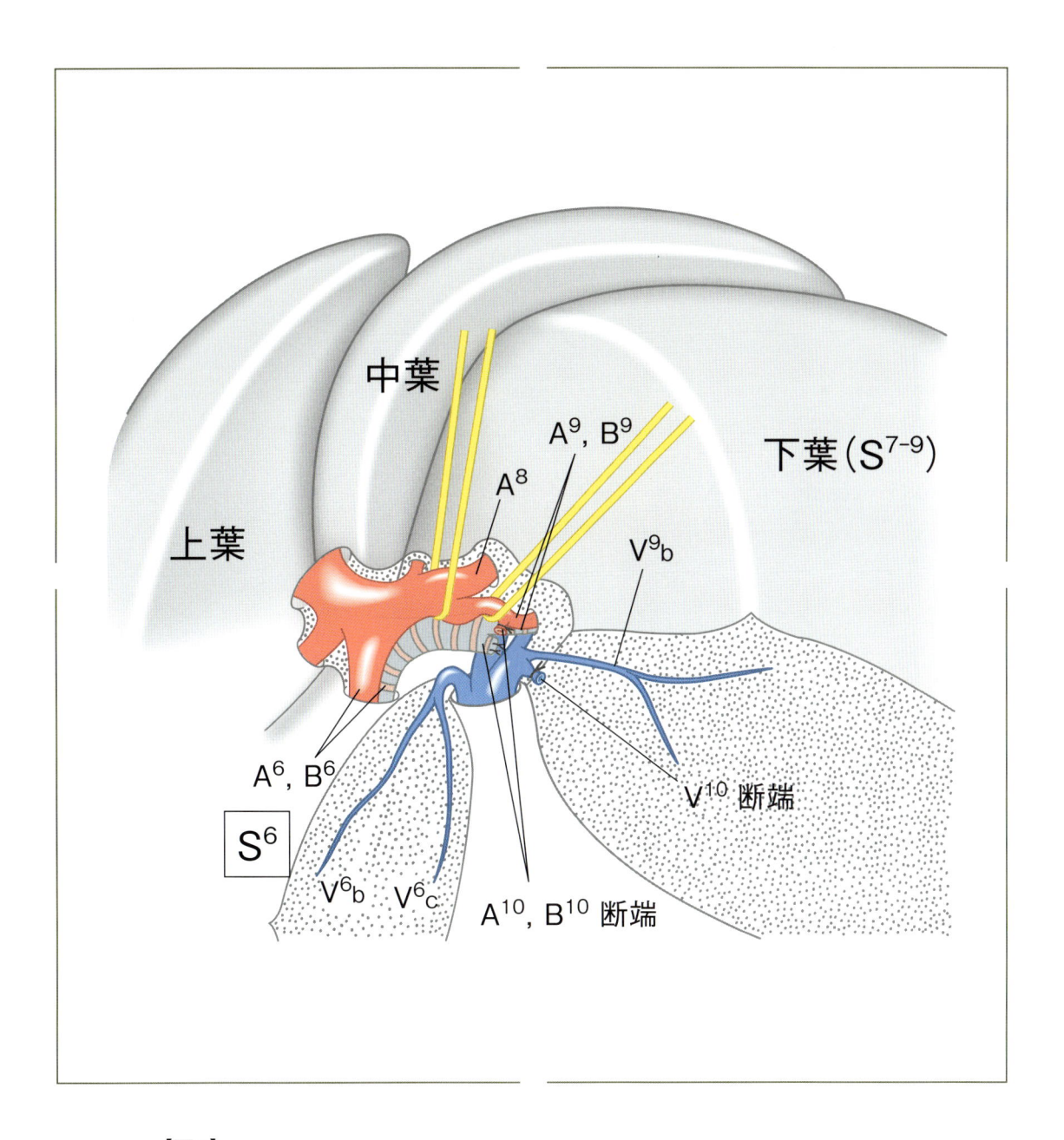

【図8】
　S^{10}を切除すると図のようにS^6とS^{7-9}は完全に分断される．肺門のリンパ節郭清においてはB^6，A^6，$A^{8\cdot 9}$にテーピングをして，B^6周囲の＃13，＃12lを郭清する．S^{10}からのリンパ流は＃7のある背側に向かうので，B^6根部周辺のリンパ節の郭清は重要である．さらに中葉気管支と下葉気管支の間の＃11iと腹側の＃12lを郭清する．

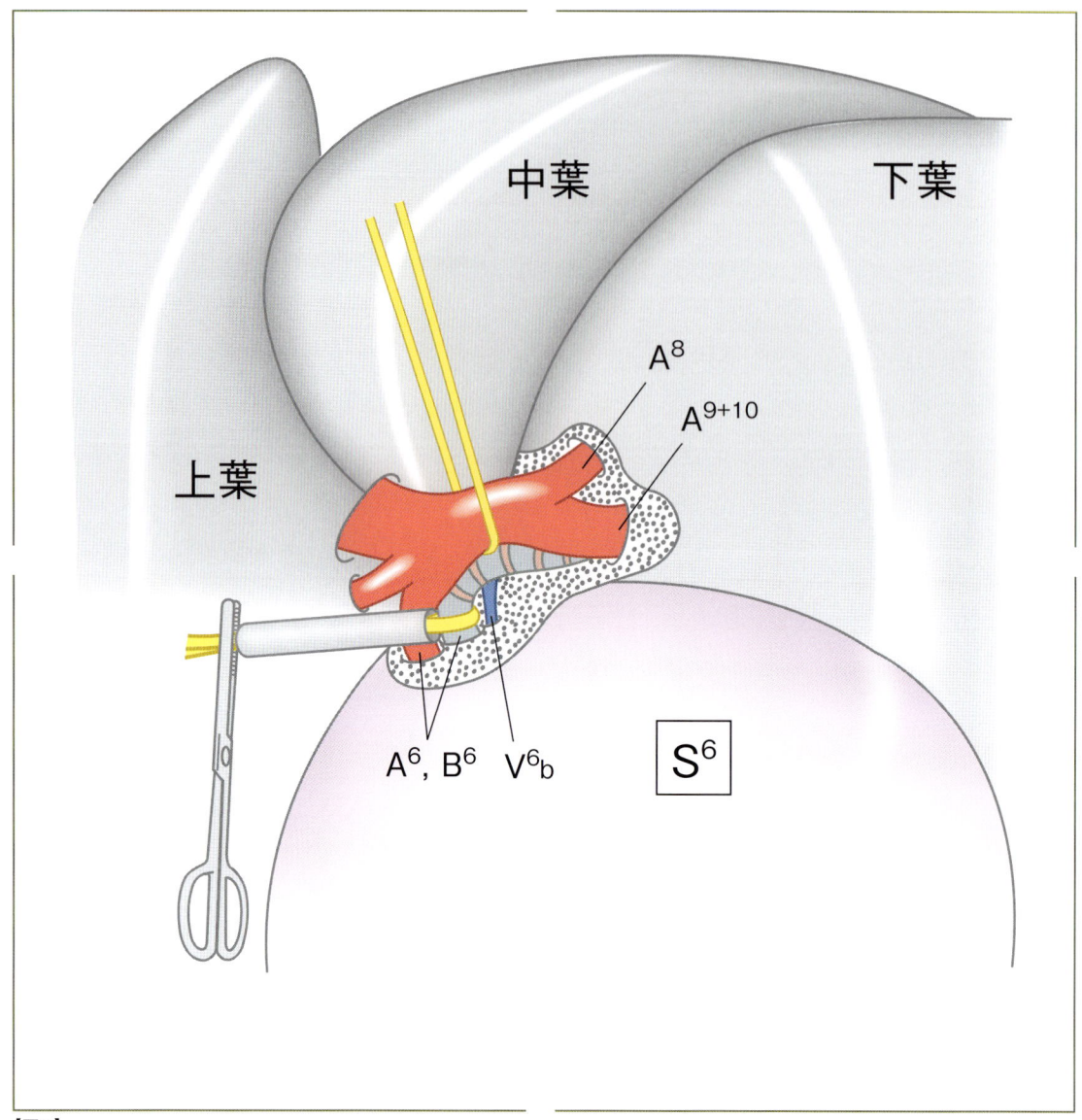

【図9】

【図9】
　ここでは別のアプローチ法を示す．S^{10}の区域切除で最も困難なのはA^{9+10}から末梢へA^{10}の剥離露出とA^{10}の同定である．A^{10}は背側に走行するので，葉間からアプローチする前述の方法では同定困難なことがある．また葉間にS^{10}は接していないので，葉間からの肺切離はS^6とS^8肺の間を感覚で切離する必要がある．それらの困難性を解決する別のアプローチ法を図9，10に示す．この利点は「いずれ分断しなくてはいけないS^6とS^{10}を最初に分断することによりA^{10}の露出を容易にできる」ことである．
　S^6とS^{10}の境界を明らかにするために以下のような方法でS^6に含気を持たせる．その方法として，B^6にジェット換気を行う方法と，B^6にテーピングして，両肺換気後にターニケット等にてクランプする方法等がある．またB^{10}にジェット換気をしてS^{10}に含気を持た

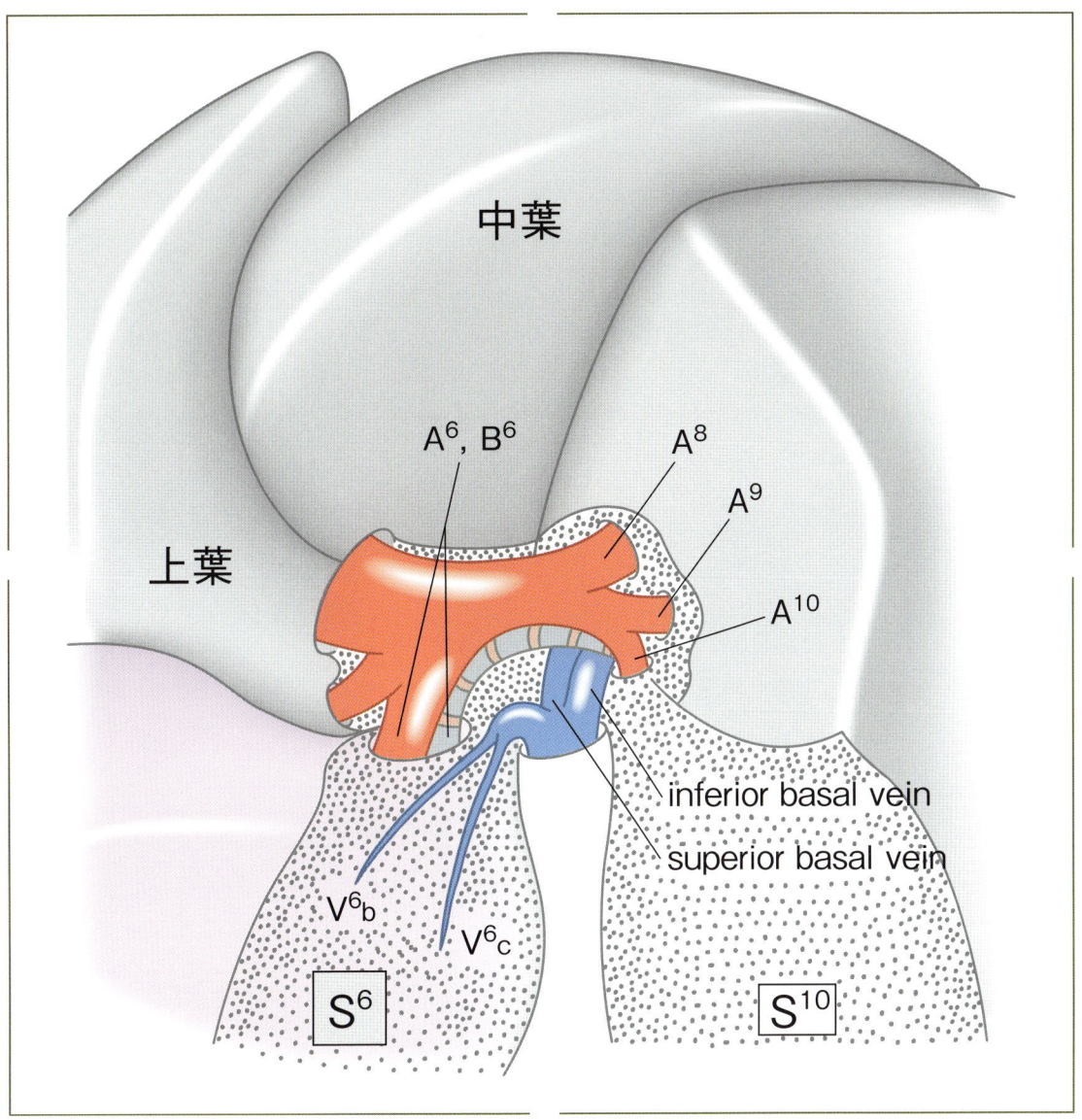

【図10】

せても良い．それにより含気のある S^6 と虚脱した底区肺の境界が明瞭となる．V^6b や V^6c の走行とともに含気-虚脱ラインに沿って，S^6 と S^{10} の境界を切離する．

【図10】

 S^6 と S^{10} を分断すると，A^{9+10} から A^9 と A^{10} の分岐が目前にあらわれる．前述の葉間からのアプローチ法では A^{10} を露出するのに S^6 と S^8 の境界を想定しながら切離するのに比べて，この手技では S^6 と S^8 の区域間を含気-虚脱ラインに沿って正確に切離できる．

5. 右S^{9+10}

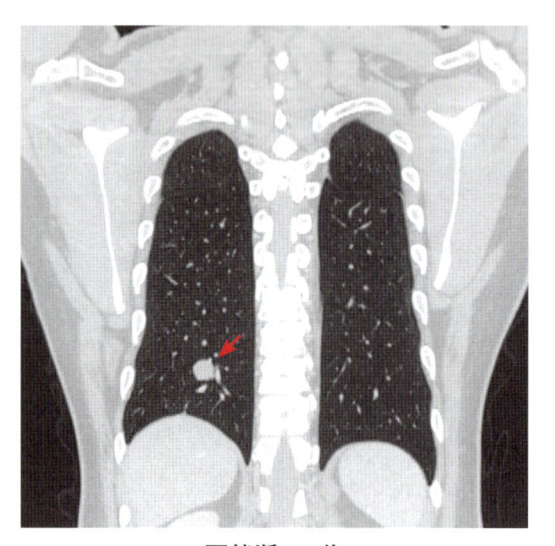

冠状断CT像

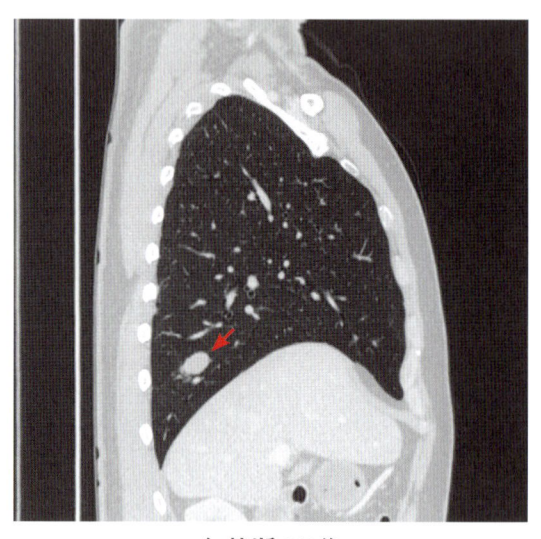

矢状断CT像

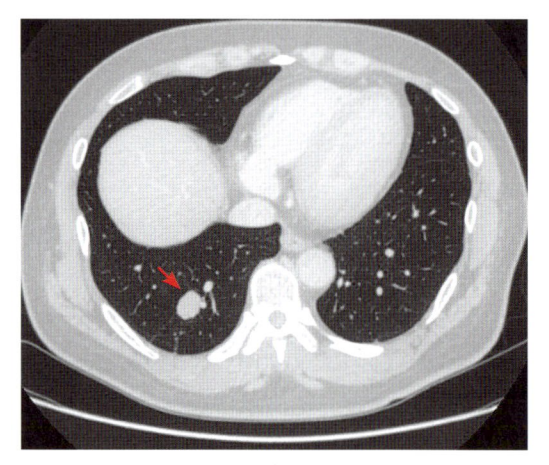

水平断CT像

　46歳，男性．CT検診にて，右S^{9}とS^{10}の境界に2cmの充実性結節影を指摘される．CTガイド下針生検にてcarcinoidと診断された．右S^9＋S^{10}区域切除を行った．最終病理診断はtypical carcinoidで，pT1aN0M0であった．

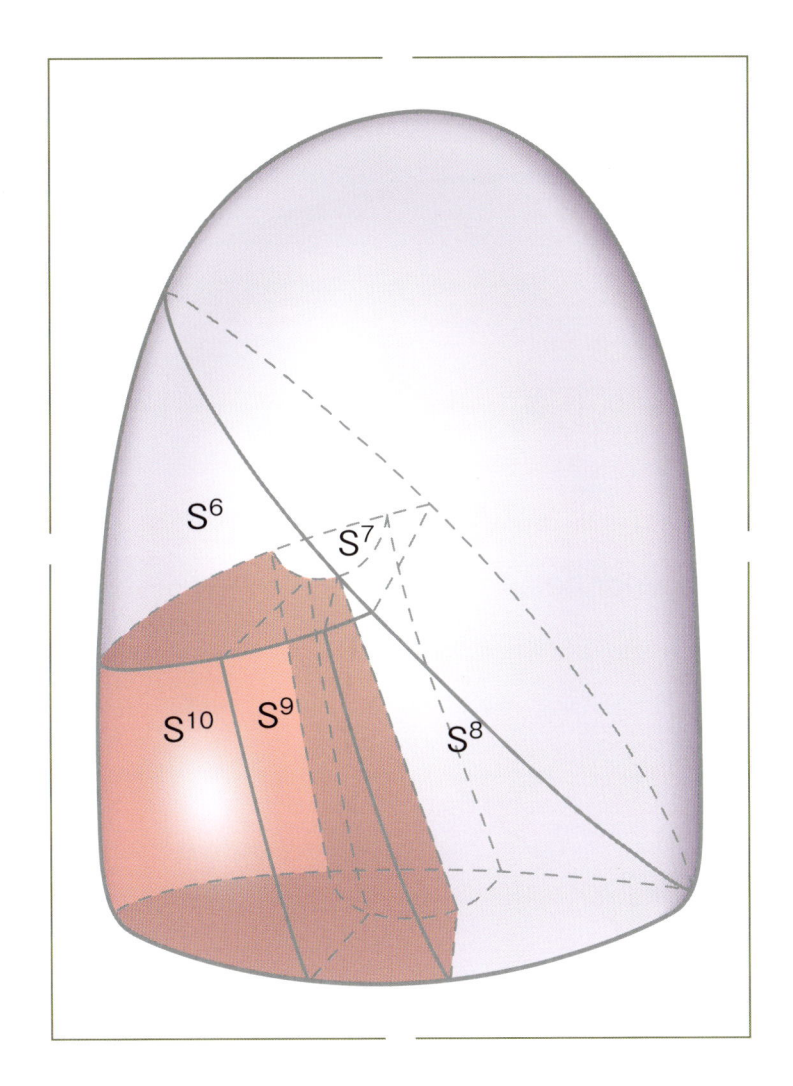

【図1】
　high resolution computed tomography（HRCT）の水平断，冠状断，矢状断における血管気管支同定に加えて，気管支鏡でB^7，B^8，B^9，B^{10}の分岐パターンと太さを確認する．B^{8-10}気管支の分岐パターンにはB^8とB^{9+10}の2分岐（86％），B^{8+9}とB^{10}の2分岐（8％），B^8，B^9，B^{10}の3分岐（6％）がある．なおS^*のある場合にはA^*およびB^*を$A^{10}a$および$B^{10}a$と間違えて切離しないように気をつける．ここでは最も頻度の高いB^8，B^{9+10}の分岐パターンを示す．

手術の流れ
血管同定⇒血管切離⇒気管支切離⇒肺切離⇒リンパ節郭清

手術のポイント
- 血管同定：葉間よりA^6，A^7，A^8，A^{9+10}を剥離露出．
- 血管切離：A^{9+10}を切離．V^9a，$V^{10}a$-cはB^{9+10}を切離後に切離．
- 気管支切離：A^{9+10}の裏のB^{9+10}を切離．
- 肺切離：含気-虚脱ラインとV^6b，V^6c，V^8bの走行に沿って肺を切離．
- リンパ節郭清：下葉肺動脈にテーピングしてリンパ節を郭清．

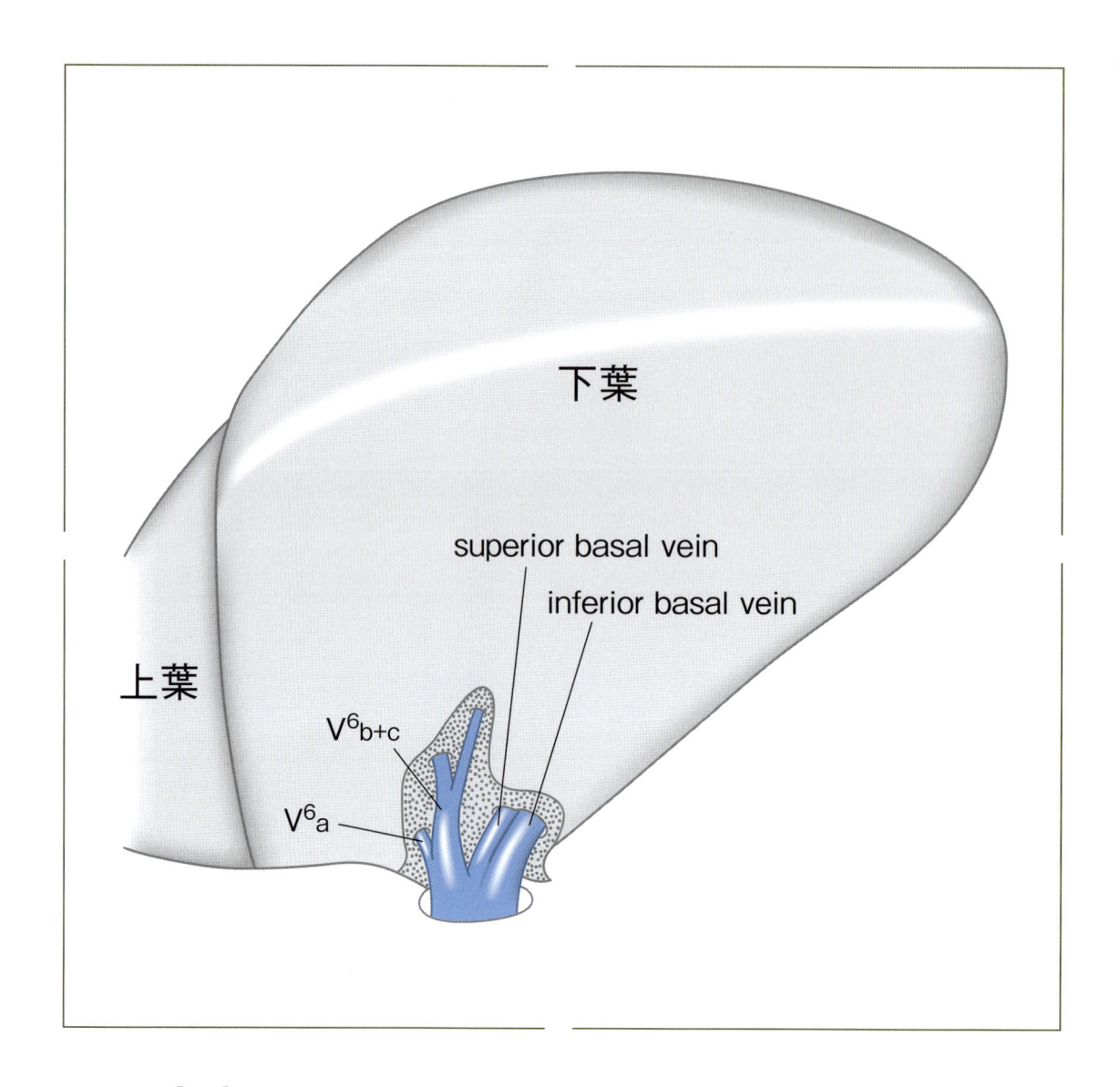

【図2】
　下肺靱帯を切離して下肺静脈を露出する．下肺靱帯を切離した後，V^6b+c を末梢に剝離し，S^6 と S^{10} の境界の肺組織を背側から切離しておく．inferior basal vein が V^{9+10} そのものである確率は右では 18％，左では 24％ しかないため，ここで inferior basal vein を切離してはいけない．

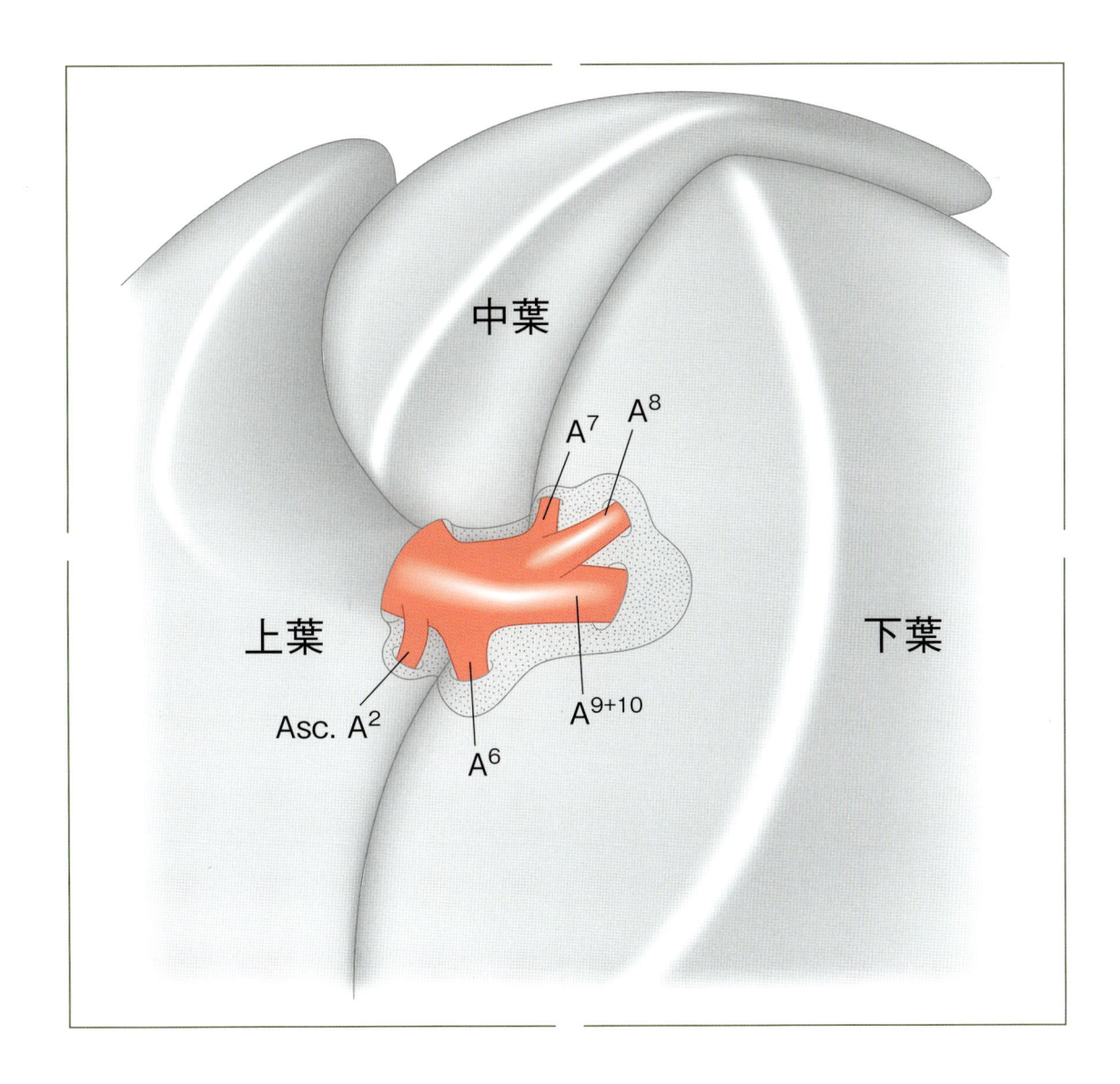

【図3】
　術者が背側に立った際の術野を示す．葉間肺動脈を露出し A^6，A^7，A^8，A^{9+10} を露出する．多くの場合は，A^8 と A^{9+10} は別に分岐するが(90%)，A^{8+9} の分岐もある(8%)．特に A^8a および A^9a の分岐はバリエーションが多く，A^8a が A^{9+10} から分岐，あるいは A^9a が A^8 から分岐することもあるので，その同定には注意を要する．術前の HRCT による読影に加え，A^{9+10} にテーピングをして末梢に追う．A^8a を疑う枝があった場合には温存し，B^{9+10} を切離する．B^{9+10} の切除側断端から離れれば A^8a であり，近づけば A^9a である．

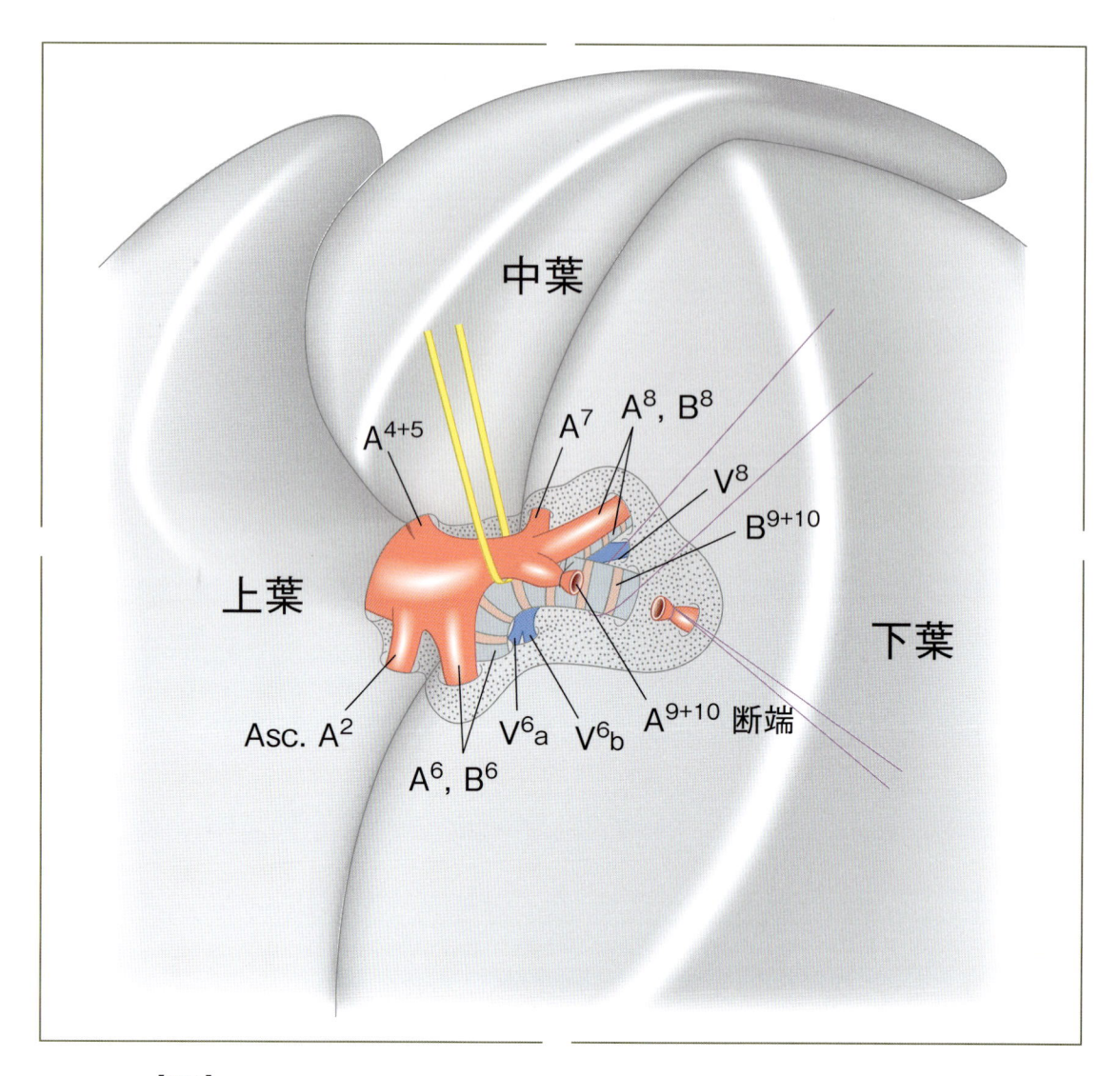

【図4】

　A^{9+10}を切離すると裏にB^{9+10}が存在し，その裏を走行するV^8を損傷しないようにB^{9+10}を剥離して糸を通す．麻酔科医側から3mmの気管支鏡を気管チューブ内に挿入して術野側から気管支鏡の光を頼りにB^{9+10}の同定を確かめることも有用である．またB^8とB^{9+10}の2分岐なのか，B^{9+10}はすぐにB^9とB^{10}を分岐するのか否か，術前の気管支鏡所見を参考にする．

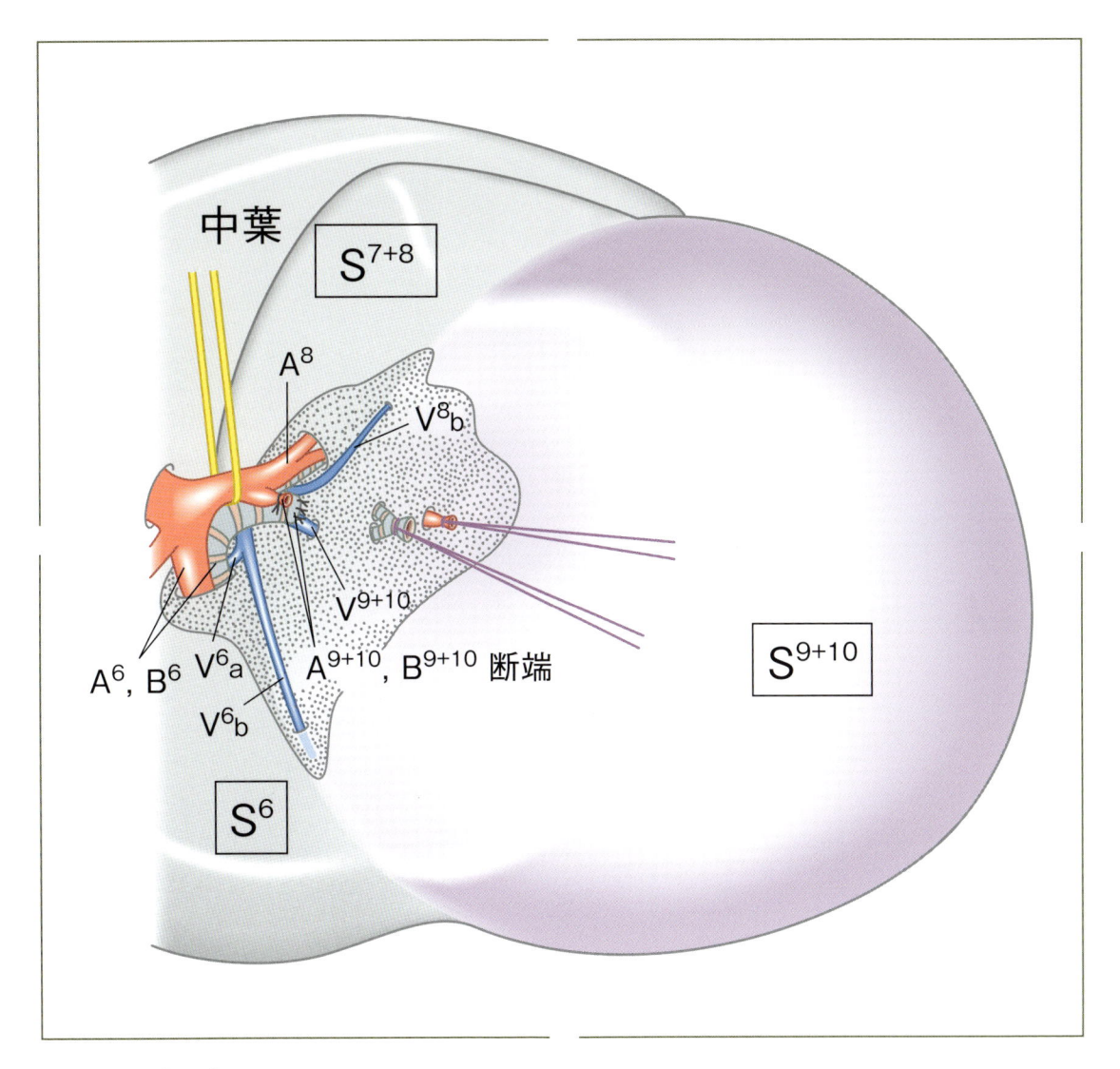

【図5】

　S^{9+10} を選択的に膨らませる．その方法として気管支鏡下に B^{9+10} にジェット換気を行い S^{9+10} に選択的に含気させる方法や，B^{9+10} を切離した後に末梢の B^{9+10} 断端にカテーテル等で空気を送り込み含気させる方法等がある．区域気管支はステープラーにより切離するか，結紮切離あるいは縫合閉鎖する．B^{9+10} の切除側断端を持ち上げ，その裏側を中枢から末梢に向けてできるだけ剥離して切除側断端を浮かせる．その操作により V^{9+10} と含気-虚脱ラインに沿って S^8 と S^9 の境界を走行する V^8b が確認できる．B^{9+10} の切除側断端の両脇に庇状に浮いた肺組織を電気メスで切離して含気-虚脱ラインにつなげる．V^6b，V^6c，V^8b の静脈枝の走行と含気-虚脱ラインを指標として，電気メスで肺区域間を切離する．腫瘍と切離断端の距離に問題がなければ V^6b，V^6c，V^8b は，S^6 および S^8 の静脈還流のために温存する．B^{9+10} の切除側断端に向かう V^9 および V^{10} の静脈枝は切離する．

　肺切離においては最初に S^6 と S^{10} を分断すると，切離するべき V^{9+10} および温存するべき V^8b が良く見える．

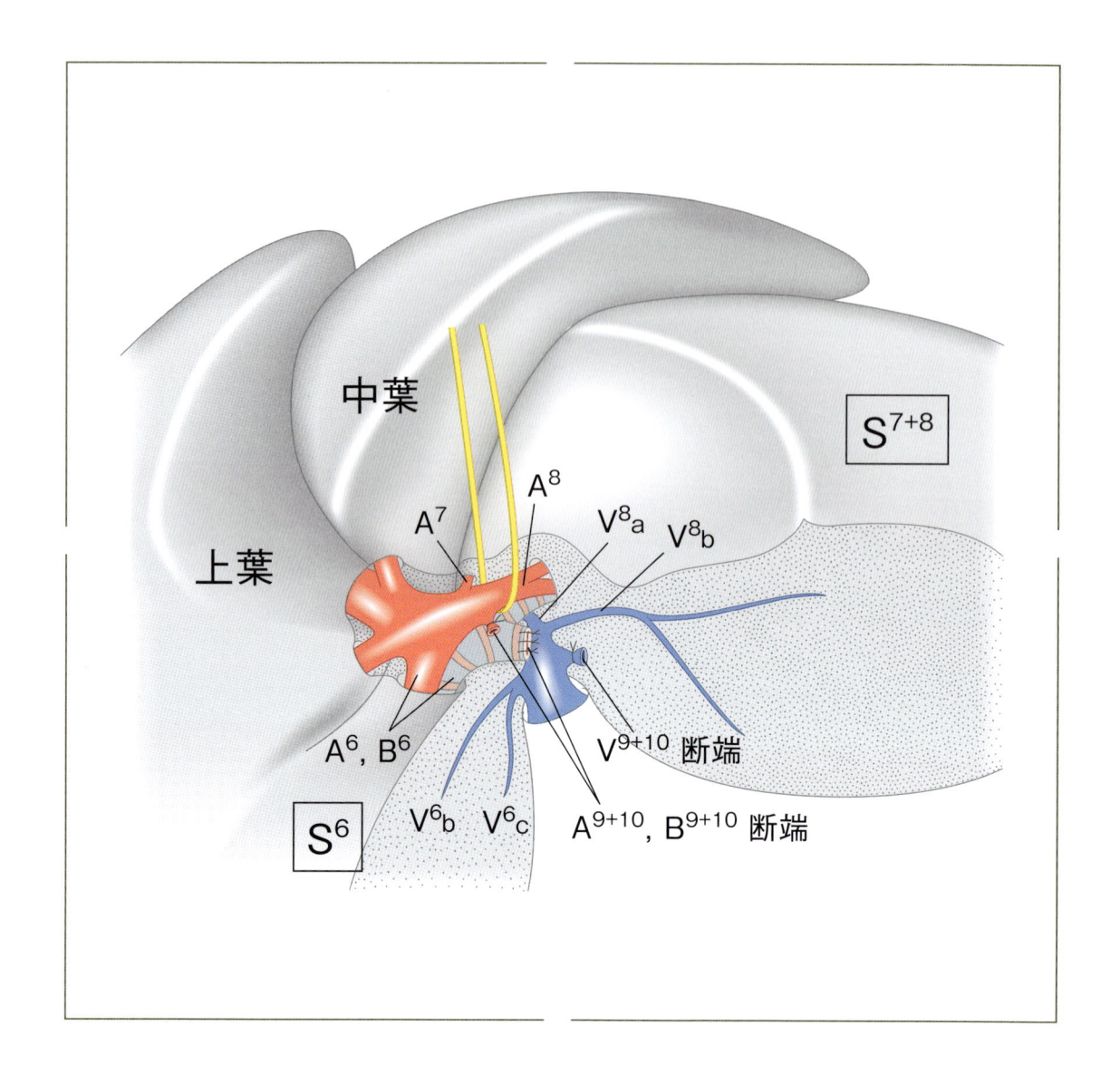

【図6】
　S^{9+10}の切除後にはS^6とS^8が完全に分断された状態になり，S^6側にV^6bとV^6cが，S^8側にV^8bが温存される．

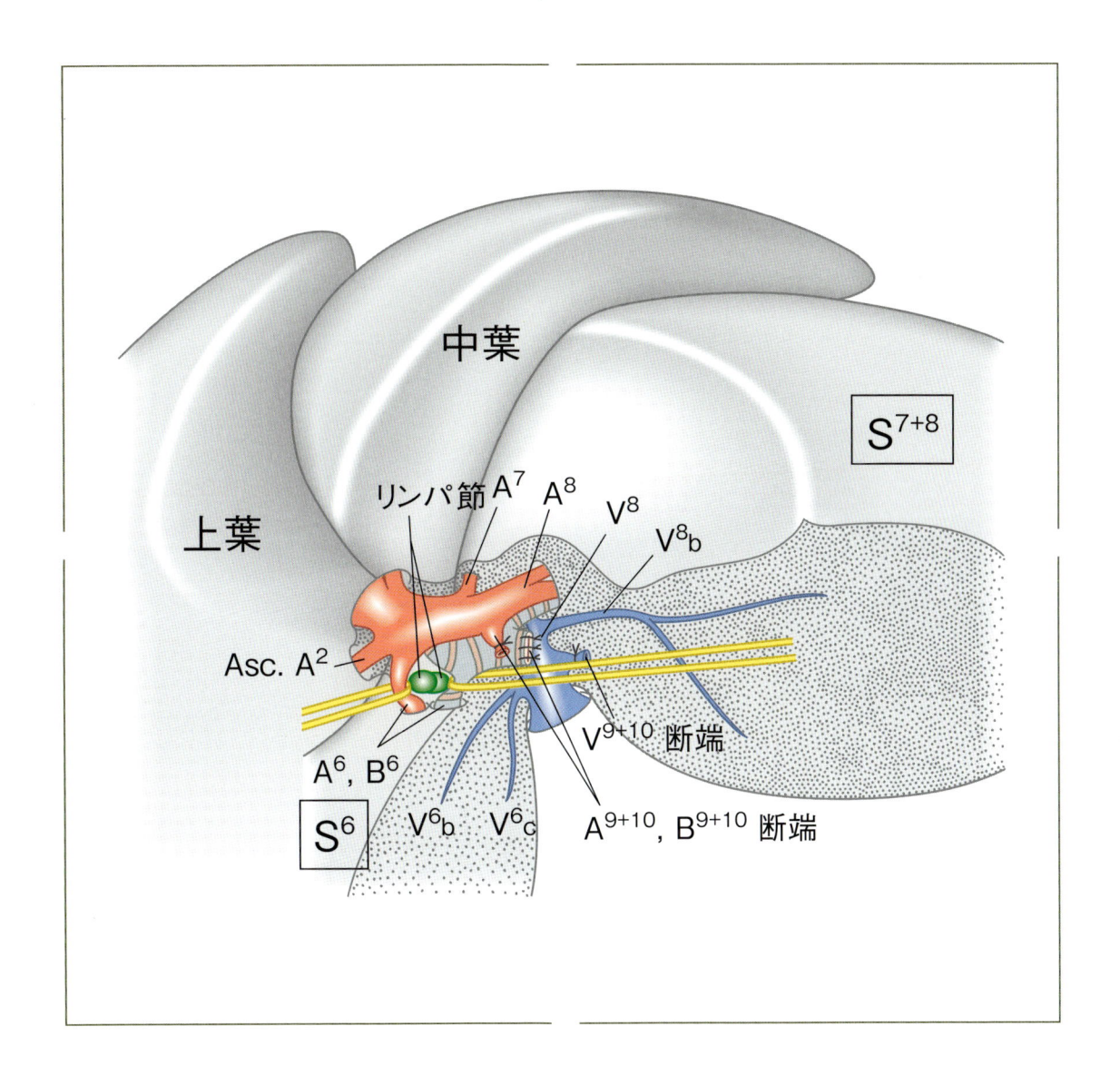

【図7】
　B^6, A^6 にテーピングをして B^6 周囲の＃13, さらに＃12l を切除する. S^{9+10} からのリンパ流は＃7 のある背側に向かうので, B^6 から下葉気管支周囲のリンパ節の切除は重要である. 上下葉間が分葉不全の場合, ＃12l を郭清するには上下葉間の切離が必要な場合がある.

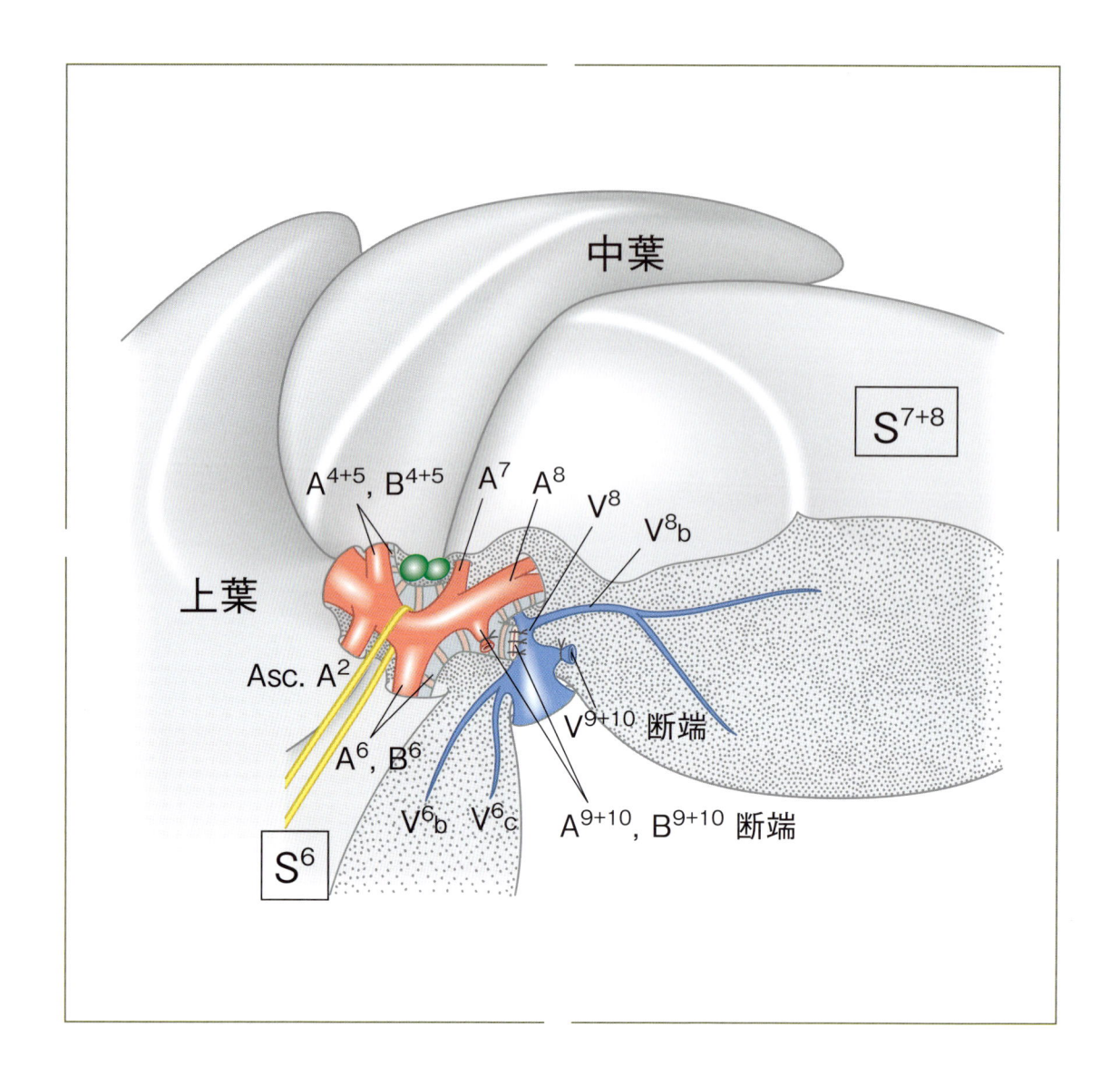

【図8】
　下葉肺動脈にテーピングをして背側に牽引して，下葉気管支と中葉気管支の分岐部を露出し，#11iと腹側の#12lを郭清する．

6. 右S^6＋S^8a

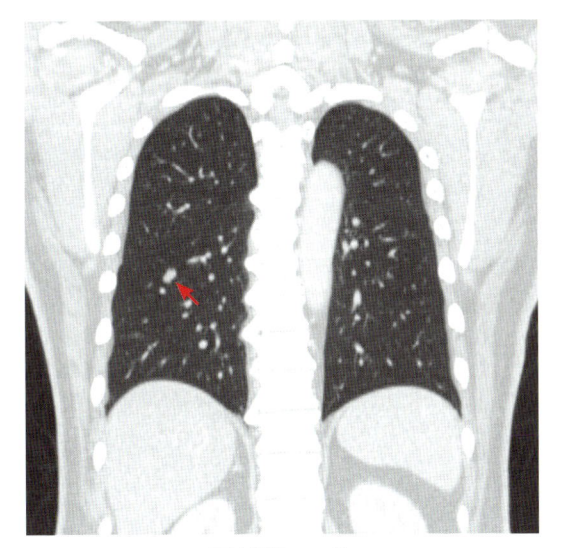

冠状断CT像

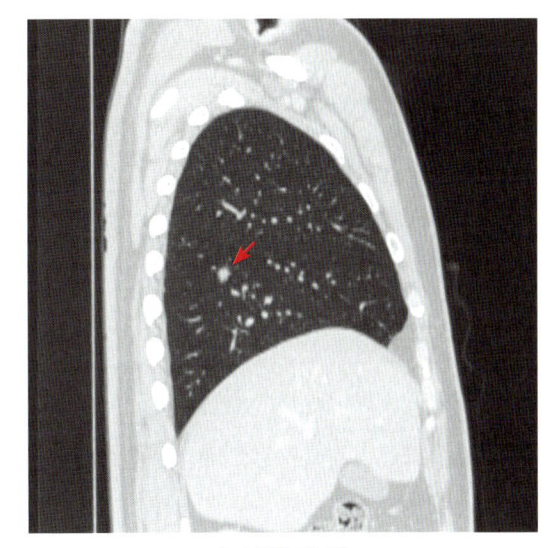

矢状断CT像

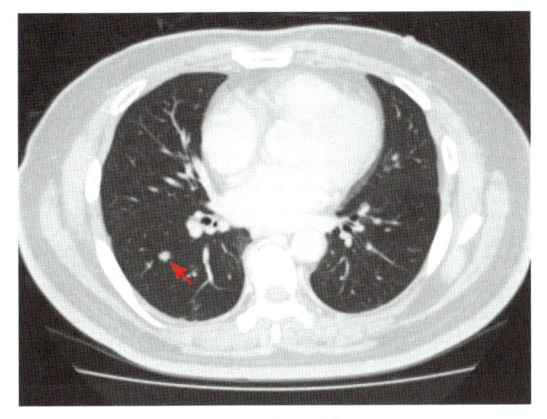

水平断CT像

　58歳，男性．5年前にCT検診にてGGO病変を指摘され，経過観察をされていた．CTにて陰影の充実性変化と増大により，紹介受診．S^6に最大径1cmの棘形成を伴う充実性陰影を認める．CTガイド下針生検にて腺癌と診断される．S^6内に限局するが，S^6bとS^8aとの区域間面の静脈であるV^6bに近接していたため，S^6＋S^8aの区域切除を行った．最終病理診断は肺胞上皮癌を含む乳頭状腺癌で，pT1aN0M0であった．

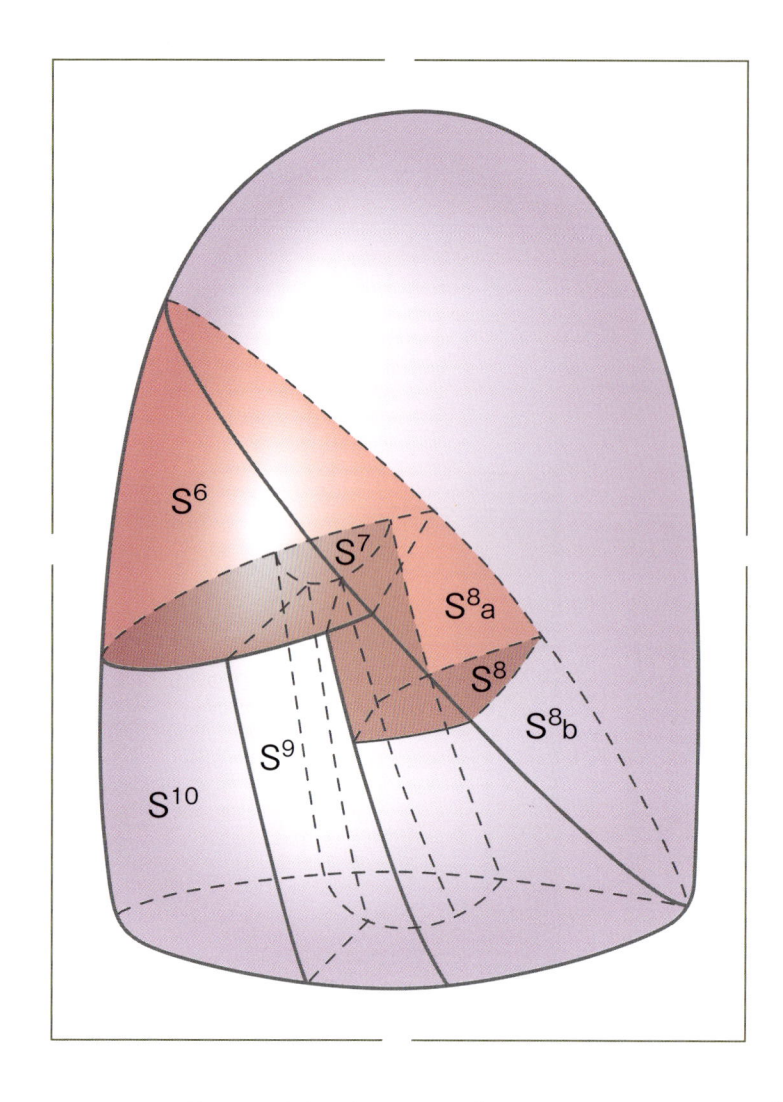

【図1】

　この術式は S^6 の腫瘍が S^6b に存在し，しかも S^8 との距離が短い時に用いる．high resolution computed tomography (HRCT) の水平断，冠状断，矢状断における血管気管支同定に加えて，気管支鏡で B^{6-10} の分岐パターンと太さを認識する．B^{8-10} 気管支の分岐パターンには B^8 と B^{9+10} の2分岐（86％），B^{8+9} と B^{10} の2分岐（8％），B^8，B^9，B^{10} の3分岐（6％）がある．B^6 の同定は容易であるが，B^8a は B^8 の根部よりかなり末梢で分岐したり，逆に B^8a と B^8b が B^8 根部で2分岐することがあるので，気管支鏡で B^8a の分岐部位と太さを認識する．

手術の流れ

血管同定⇒血管切離⇒気管支切離⇒肺切離⇒リンパ節郭清

手術のポイント

- 血管同定：背側より V^6 を，葉間から A^6，A^7，A^8，A^{9+10} を同定
- 上下葉間：電気メスで葉間切離．
- 血管切離：V^6a，A^6，A^8a を切離．V^6b は B^6 と B^8a 切離後に切離．
- 気管支切離：B^6 と B^8a を切離．
- 肺切離：含気-虚脱ラインと V^8a の走行に沿って肺を切離．
- リンパ節郭清：下葉肺動脈にテーピングしてリンパ節を郭清．

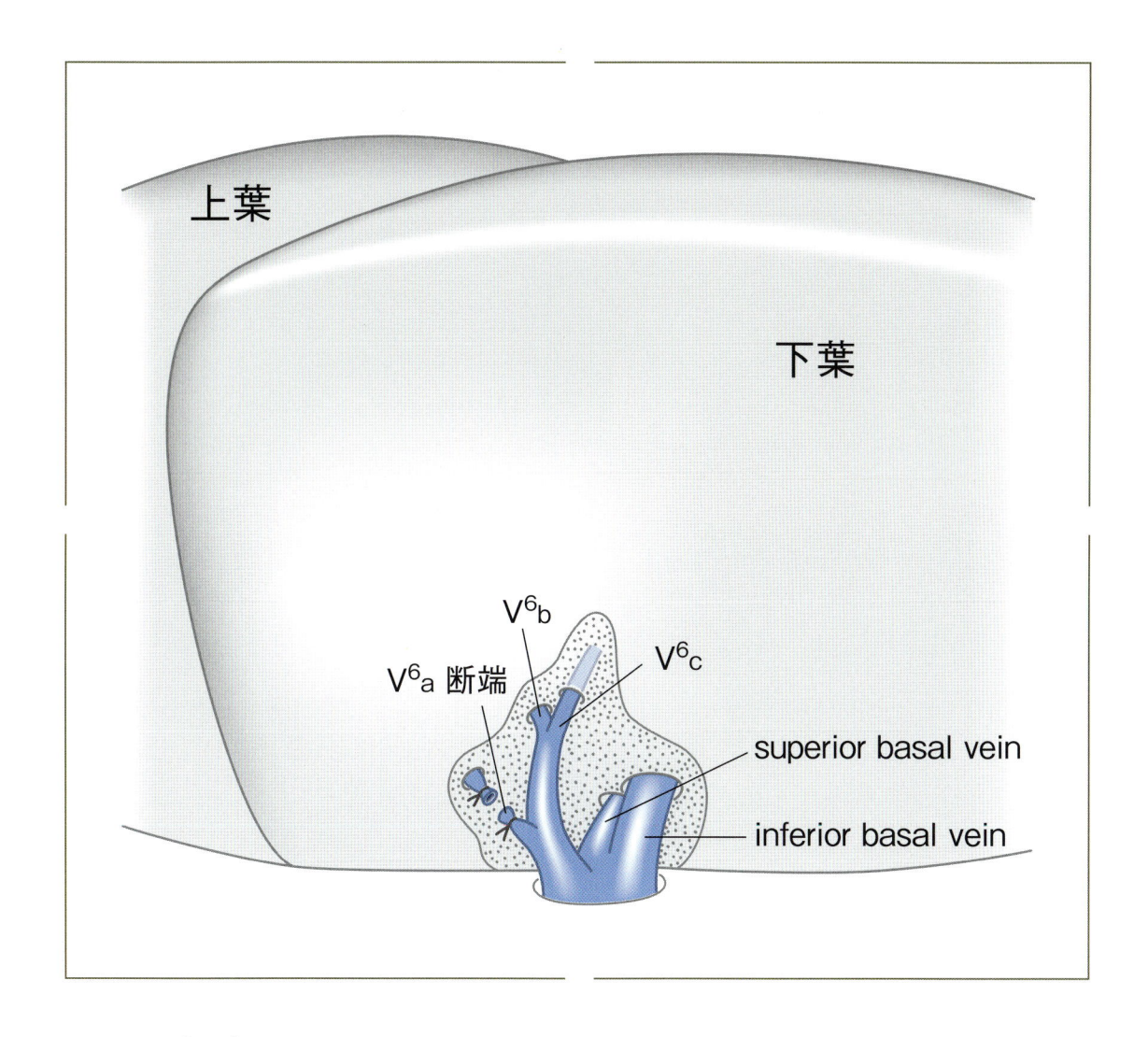

【図2】
　縦隔背側において下肺静脈周囲の胸膜を切離し，V^6を同定する．V^6aはここで切離するが，S^{6-8}の間を走行するV^6bは葉間から切離する．背側においてV^6bとV^6cは肺の深部で分岐することが多く，V^6bとV^6cを同定することはやや困難であるので，この時点では必ずしもその分岐を同定する必要はない．

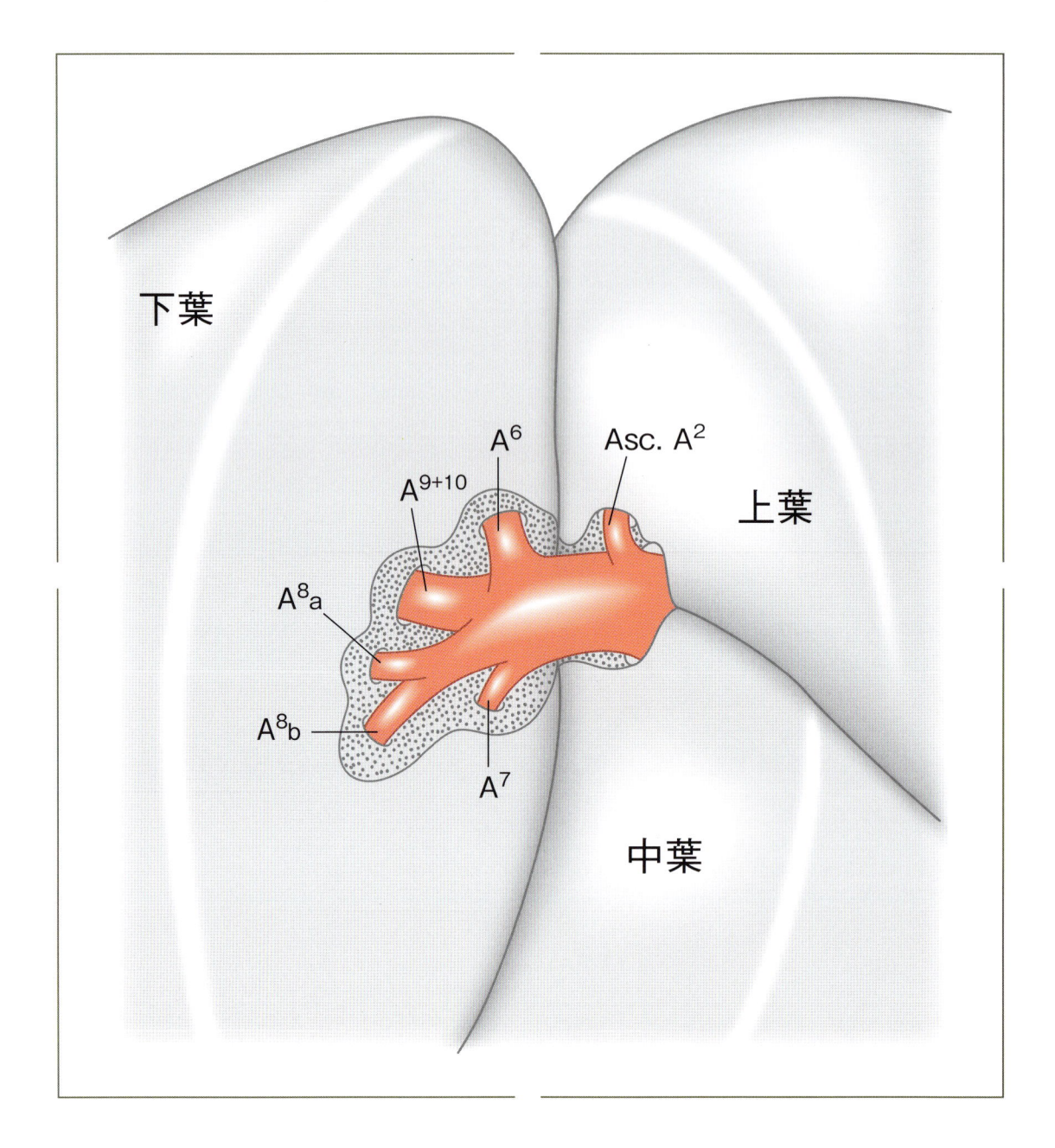

【図3】

　術者が腹側に立った場合の術野を示す．葉間肺動脈を剝離露出しA^6，A^{7-10}を露出する．A^6の分岐は1本分岐が78％，2本分岐が20％，3本分岐が2％である．下葉の区域動脈の分岐パターンはさまざまであるので，下葉の区域切除においては葉間におけるすべての区域動脈を露出することが重要である．上葉の区域切除と異なり，下葉の区域切除では区域動脈の同定に区域静脈の走行をあてにできないので，区域動脈の同定がきわめて重要である．

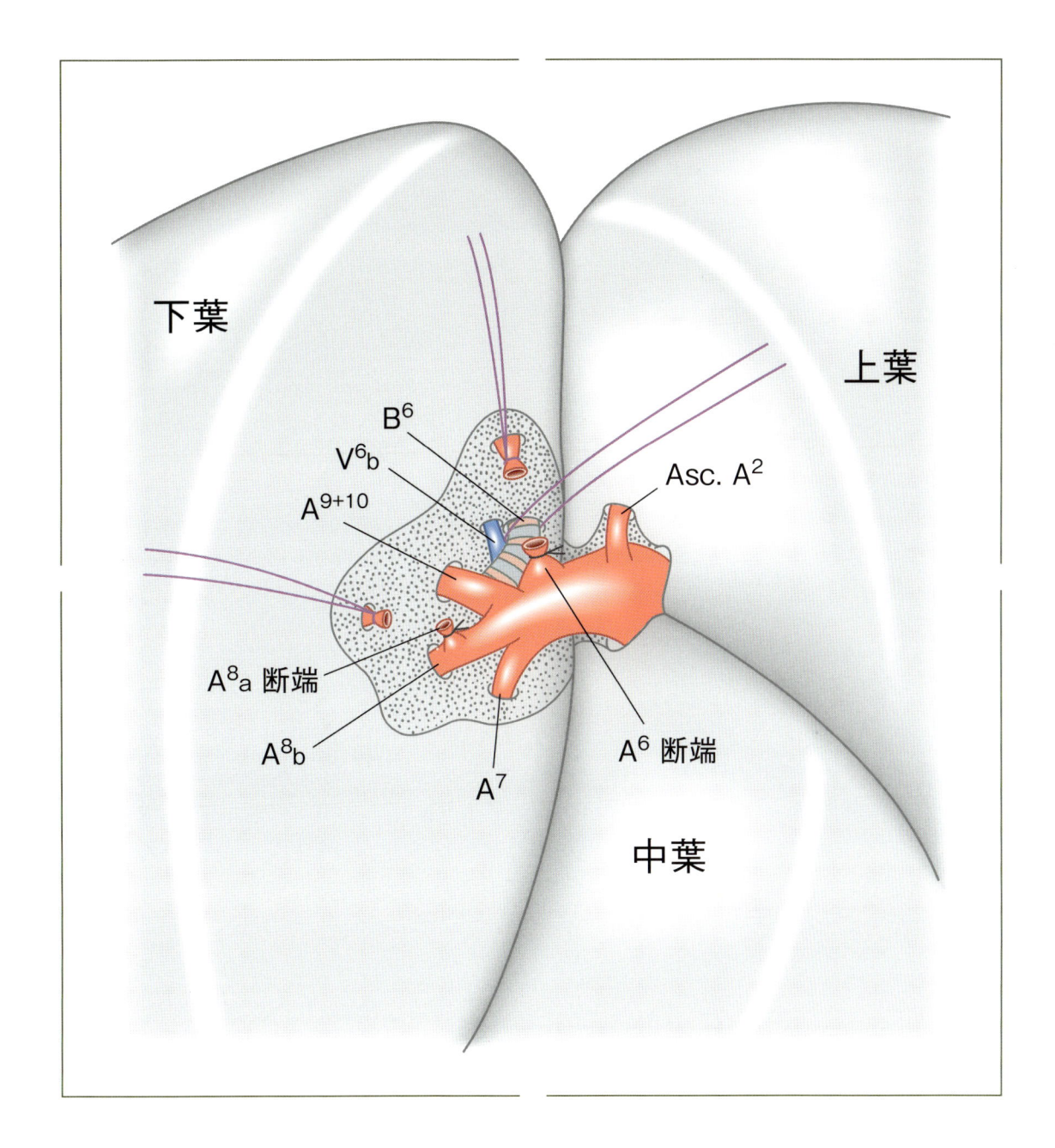

【図4】
　A^6を切離するとB^6がやや尾側で分岐しているのが見える．B^6の裏側においてはV^6，V^6bが走行しているので，それらを損傷しないようにB^6に糸を通す．

Ⅱ．右下葉区域切除

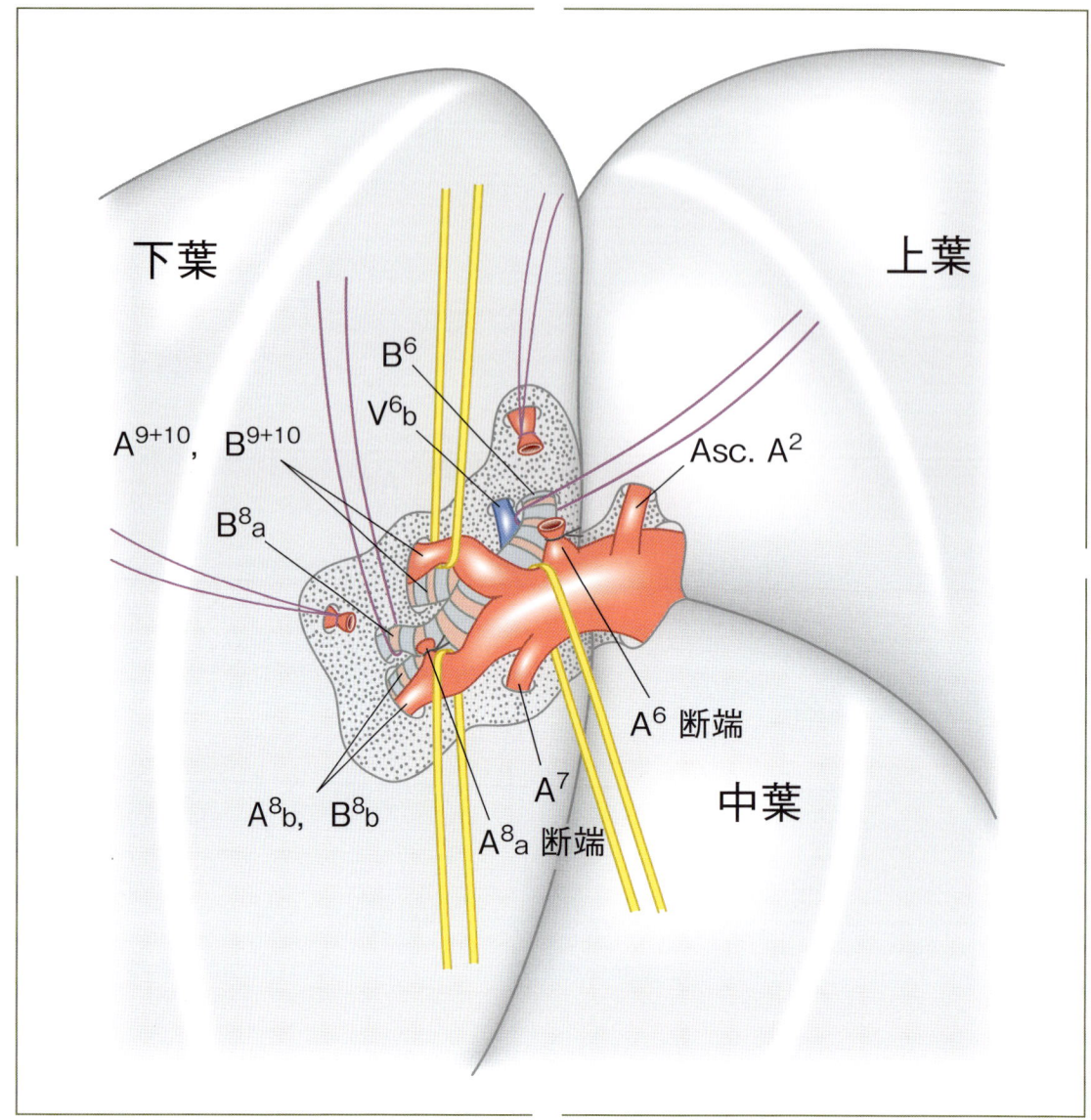

【図5】

【図5】
　A^8にテーピングをして末梢へ剥離露出する．多くの場合はA^8とA^{9+10}の2分岐であるが（90％），A^{8+9}とA^{10}の2分岐が8％ある．特にA^8aの分岐はバリエーションが多く，A^8aがA^{9+10}から分岐，あるいはA^9aがA^8から分岐することも少なくないので，A^8a，A^9aの同定には注意を要する．A^8aを切離するとその裏に並走しているB^8aが同定でき，B^8aに糸を通す．

【図6】
　S^6とS^8aを選択的に膨らませる．その方法として気管支鏡下にB^6とB^8aにジェット換気を行いS^6とS^8aに選択的に含気させる方法や，B^6とB^8aを切離した後に末梢のB^6とB^8a断

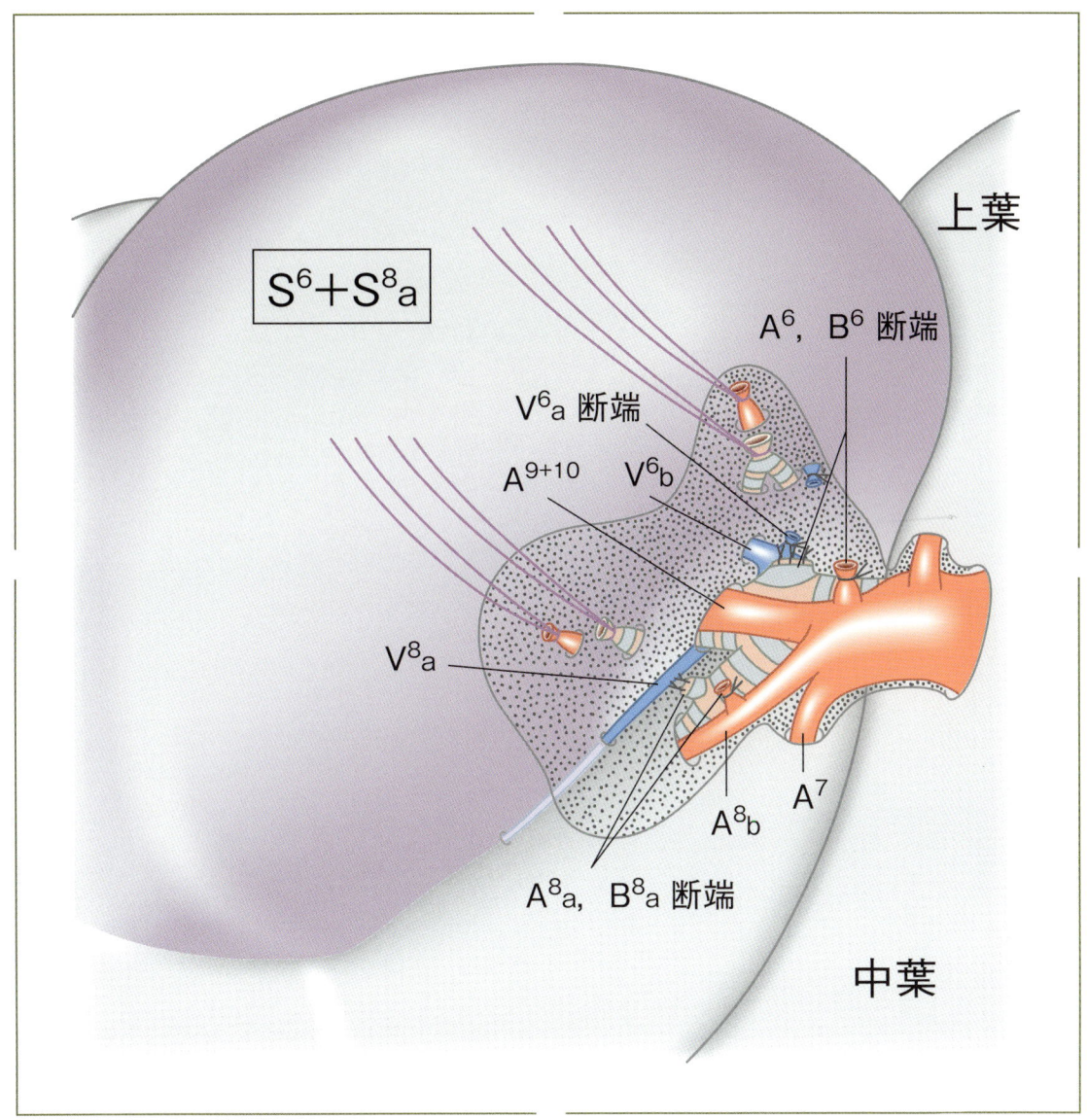

【図6】

端にカテーテル等で空気を送り込み含気させる方法等がある．区域気管支はステープラーにより切離するか，結紮切離あるいは縫合閉鎖する．B^6とB^8aの切除側断端の裏側を中枢から末梢に向けてできるだけ剥離して切除側断端を浮かせる．その操作により両脇に庇状に浮いた肺組織を電気メスで切離して含気-虚脱ラインにつなげる．S^6とS^8aの境界を走行するV^6bは切離し，S^8aとS^8bの境界を走行するV^8aを温存するように含気-虚脱ラインに沿って切離する．S^6とS^{10}の間を切離していくと，V^6cが見えるので，S^{10}側に温存する．これらV^8aとV^6cは温存肺の静脈還流のために，腫瘍からのマージンが取れない場合を除いて温存する．含気-虚脱ラインにおける肺切離は一方向のみからではなく，四方から徐々に肺深部に向かって切離すると間違えにくい．

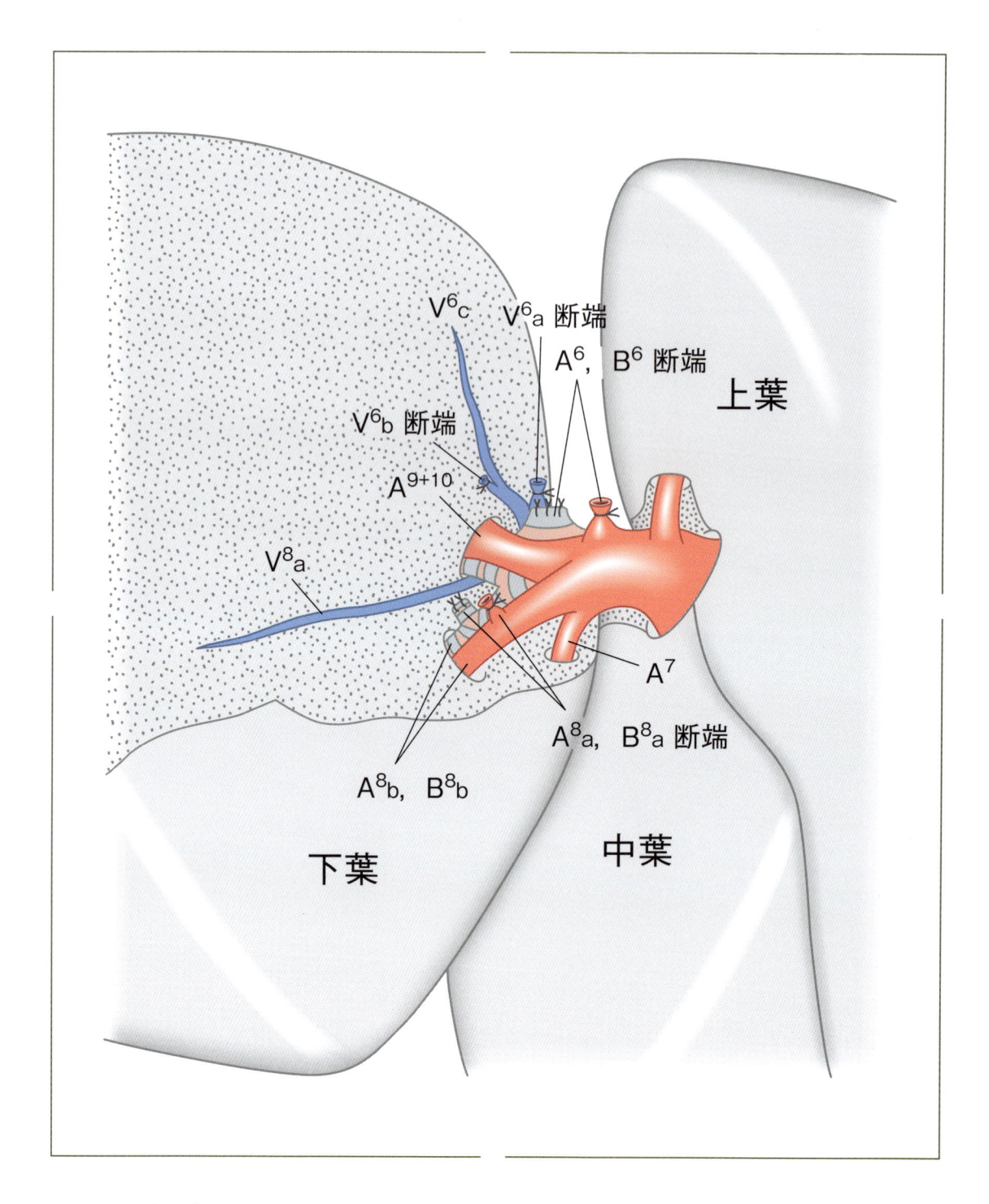

【図7】
　区域切除完了時の区域面にはV^6c（S^6cと$S^{10}a$の境界静脈），V^8b（S^8bとS^9bの境界静脈）が露出される．

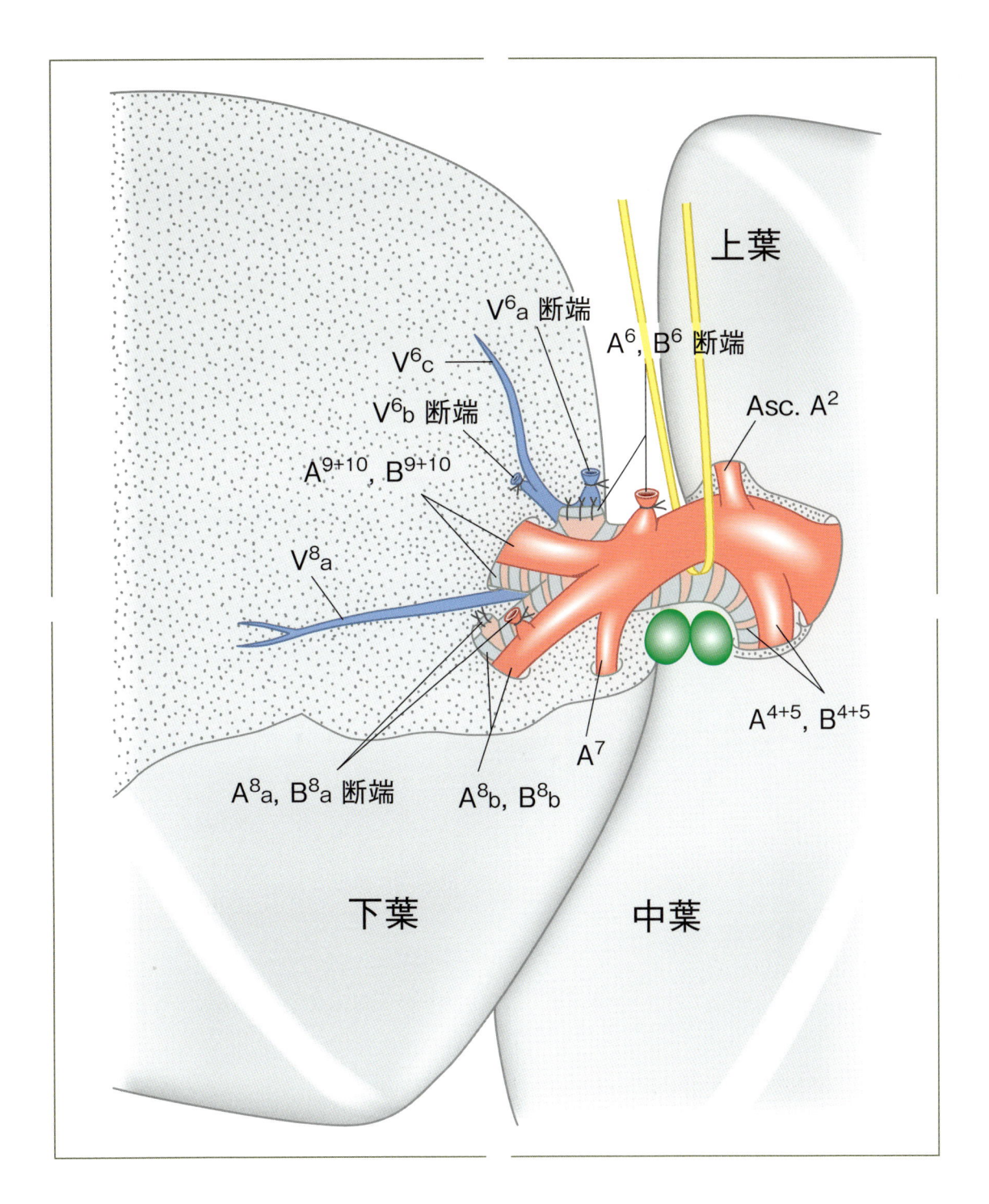

【図8】
　肺門のリンパ節郭清では肺動脈底幹にテーピングをして＃12l，＃11iの郭清を行う．

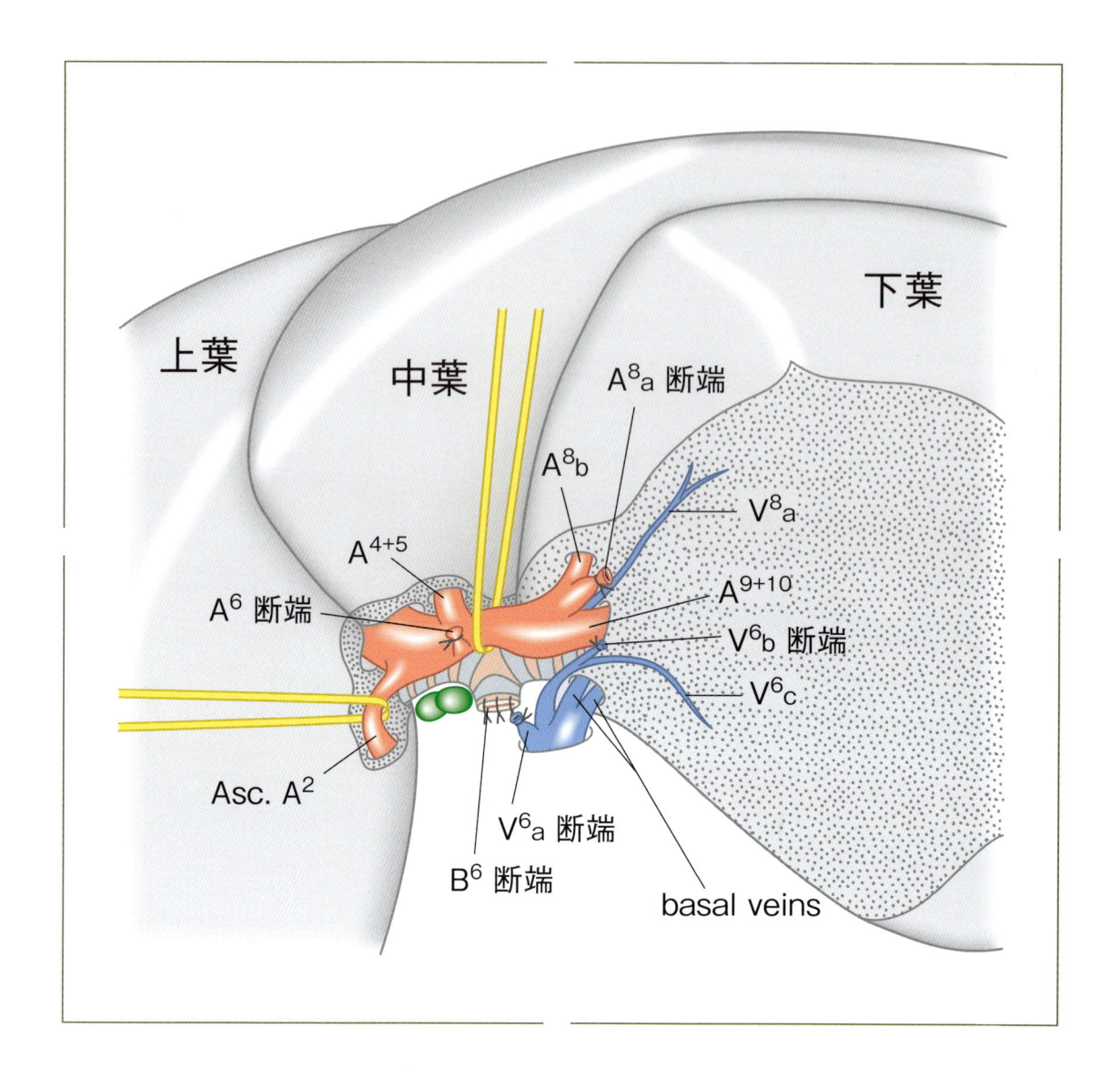

【図9】
　ここでは背側から見た図を示す．#11s と背側の #12l の郭清は肺動脈底幹と ascending A^2（Asc. A^2）にテーピングをして行う．

7. 右S^6＋S^{10}a

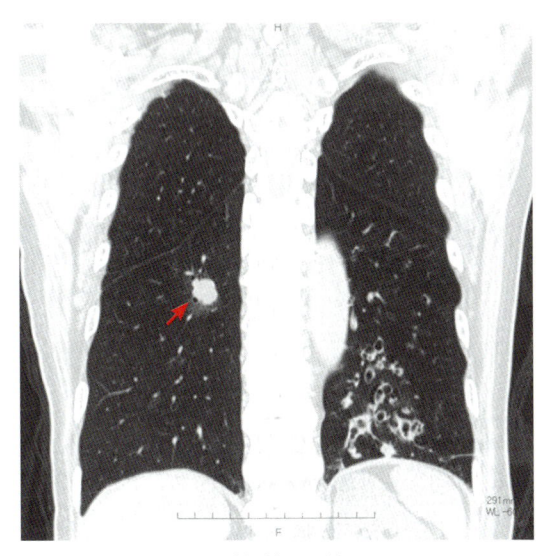

冠状断CT像

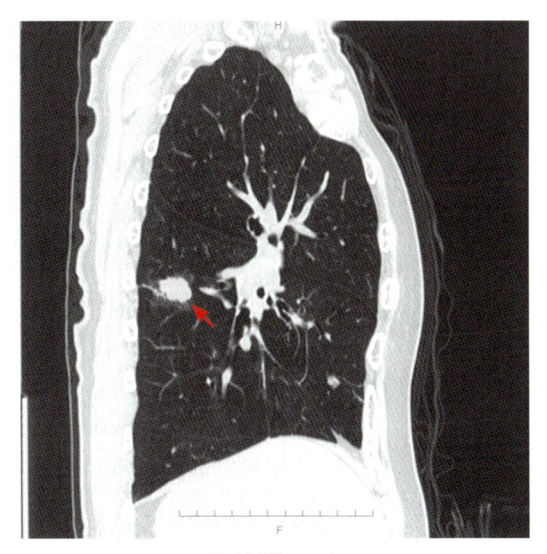

矢状断CT像

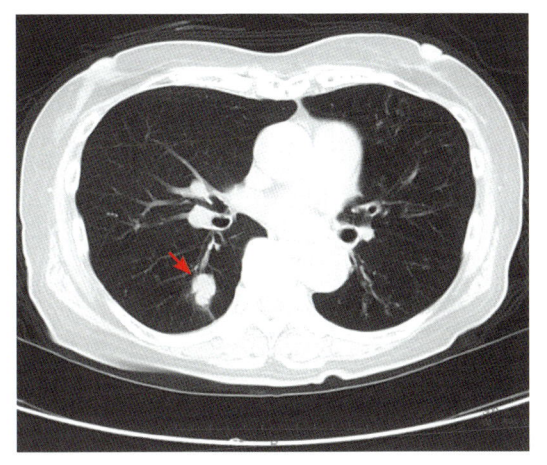

水平断CT像

　79歳，女性．左下葉肺の気管支拡張症にて経過観察中，CTにて右異常陰影を発見される．右S^{6}に最大径2.6cmのmixed GGO病変が存在．FDG-PETではSUV（standardized uptake value）最大値は4.7．針生検にて腺癌と診断される．病変はS^{6}内に存在するが，S^{6}cとS^{10}aの境界静脈であるV^{6}cに接していたことおよび高齢のため，右S^6＋S^{10}aの区域切除を施行．病理診断結果は乳頭状腺癌で，pT1bN0M0であった．

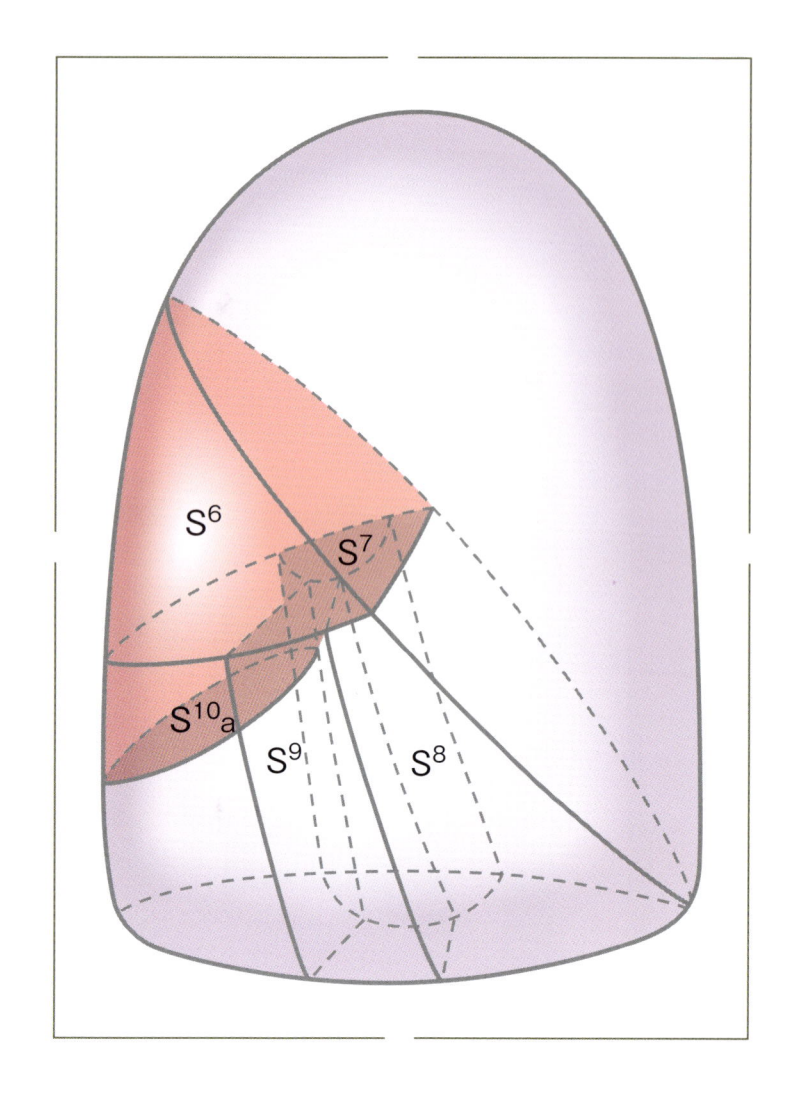

【図1】

この術式はS^6の腫瘍がS^6cに存在し、しかもS^{10}との距離が短い時にしばしば用いるが、B^*が存在する場合（約4％）にはS^6+S^*の切除となる。手技は$S^6+S^{10}a$区域切除もS^6+S^*区域切除もほぼ同様であるので、ここでは$S^6+S^{10}a$区域切除を提示する。high resolution computed tomography (HRCT) の水平断，冠状断，矢状断における血管気管支同定に加えて、気管支鏡でB^{6-10}の分岐パターンと太さを認識する。B^{8-10}気管支の分岐パターンにはB^8とB^{9+10}の2分岐（86％），B^{8+9}とB^{10}の2分岐（8％），B^8，B^9，B^{10}の3分岐（6％）がある。B^6の同定は容易であるが、$B^{10}a$はかなり末梢で分岐していることがあるので、術前の気管支鏡により$B^{10}a$を認識する。なおS^*のある場合には$A^{10}a$および$B^{10}a$をA^*およびB^*と間違えないように気をつける。

手術の流れ

血管同定⇒血管切離⇒気管支切離⇒肺切離⇒リンパ節郭清

手術のポイント

- 血管同定：背側よりV^6を，葉間からA^6，A^7，A^8，A^{9+10}を同定．
- 上下葉間：電気メスで葉間切離．
- 血管切離：V^6，A^6，$A^{10}a$を切離．
- 気管支切離：B^6と$B^{10}a$を切離．
- 肺切離：含気-虚脱ラインと$V^{10}a$の走行に沿って肺を切離．
- リンパ節郭清：下葉肺動脈にテーピングしてリンパ節を郭清．

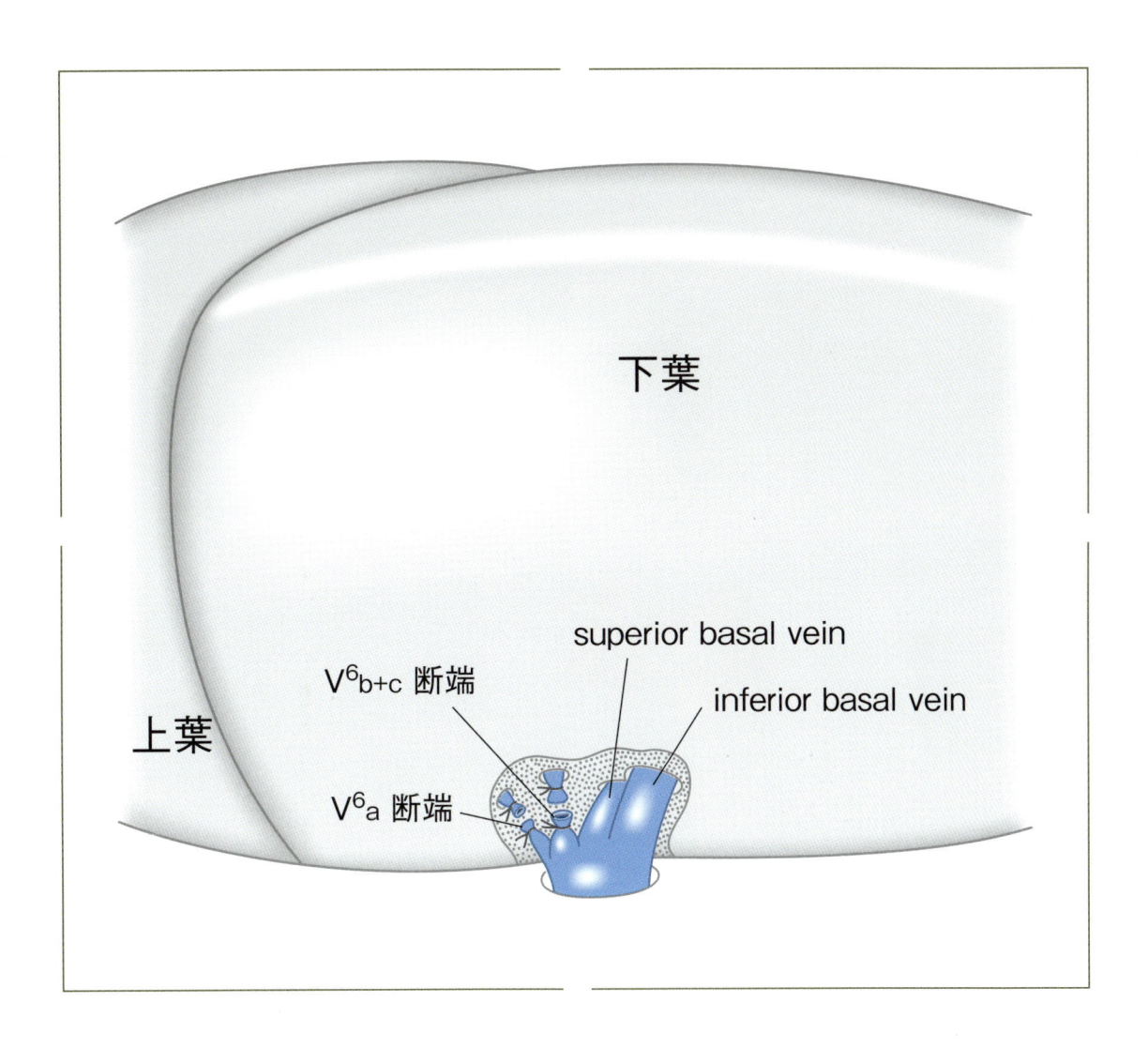

【図2】
　縦隔背側において下肺静脈周囲の胸膜を切離し，V^6を同定する．理論的にはこの術式ではV^6cは切離しV^6bを温存できるが，実際にはV^6bを温存することは困難であるのでV^6は切離する．

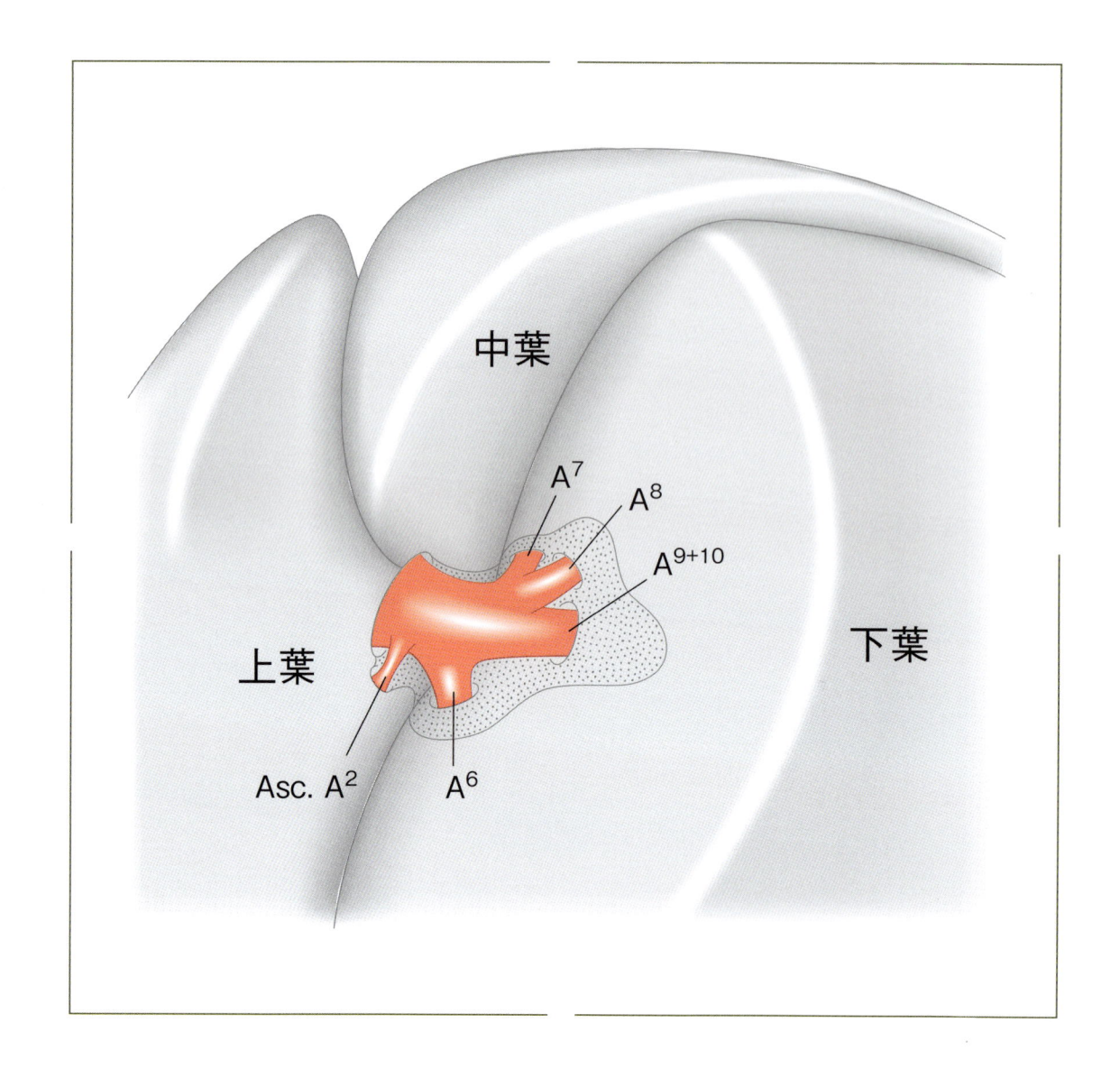

【図3】
　葉間肺動脈を剝離露出し A^6, A^{7-10} を剝離露出して,それぞれの肺動脈枝を同定する.A^6 の分岐パターンは1本分岐が78％,2本分岐が20％,3本分岐が2％である.

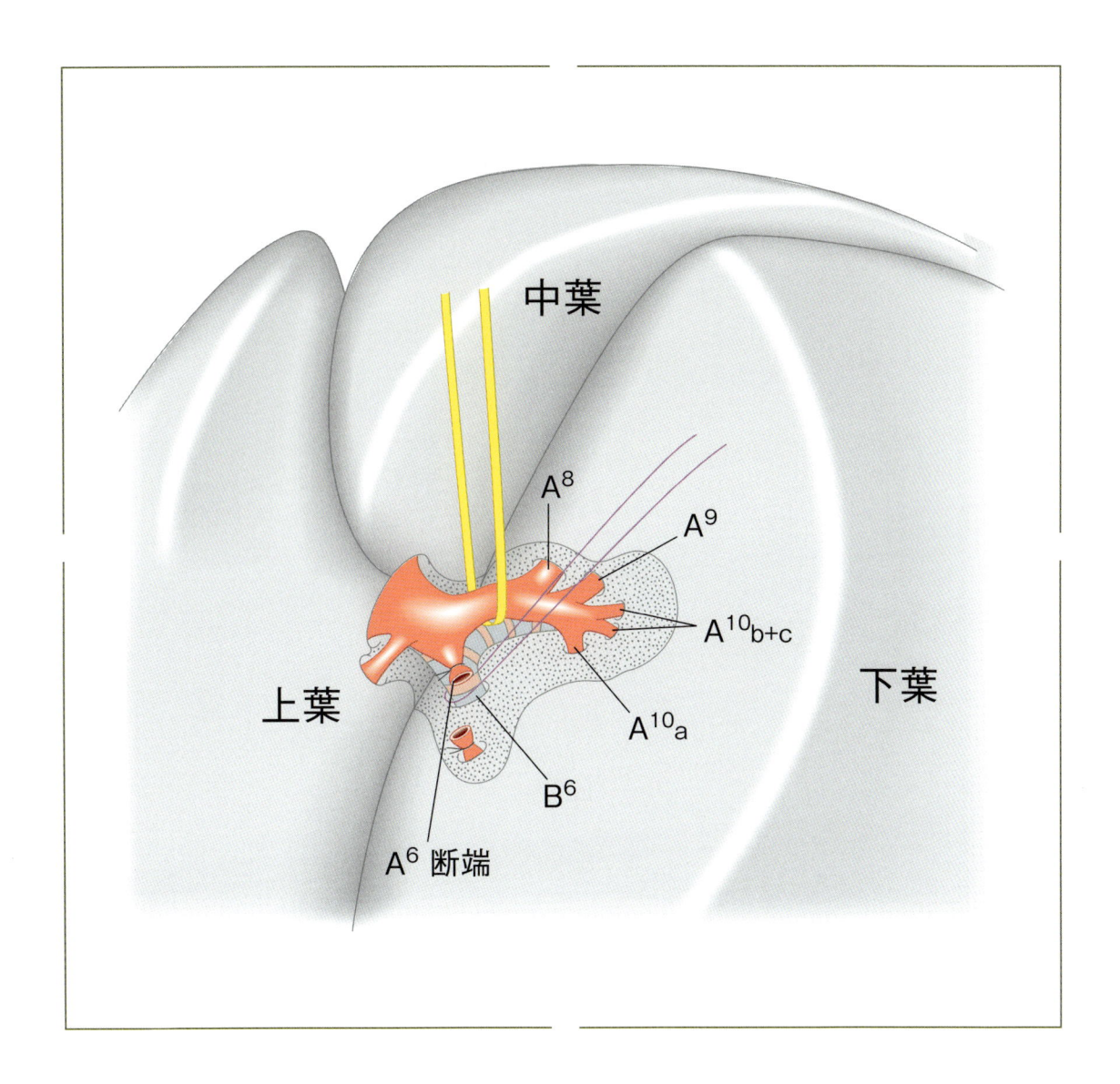

【図4】
　A^6を切離する．A^6のレベルよりやや尾側で分岐するB^6を剝離露出する．B^6の裏側にはV^6, V^6bが走行しているので，それを損傷しないようにB^6に糸を通す．

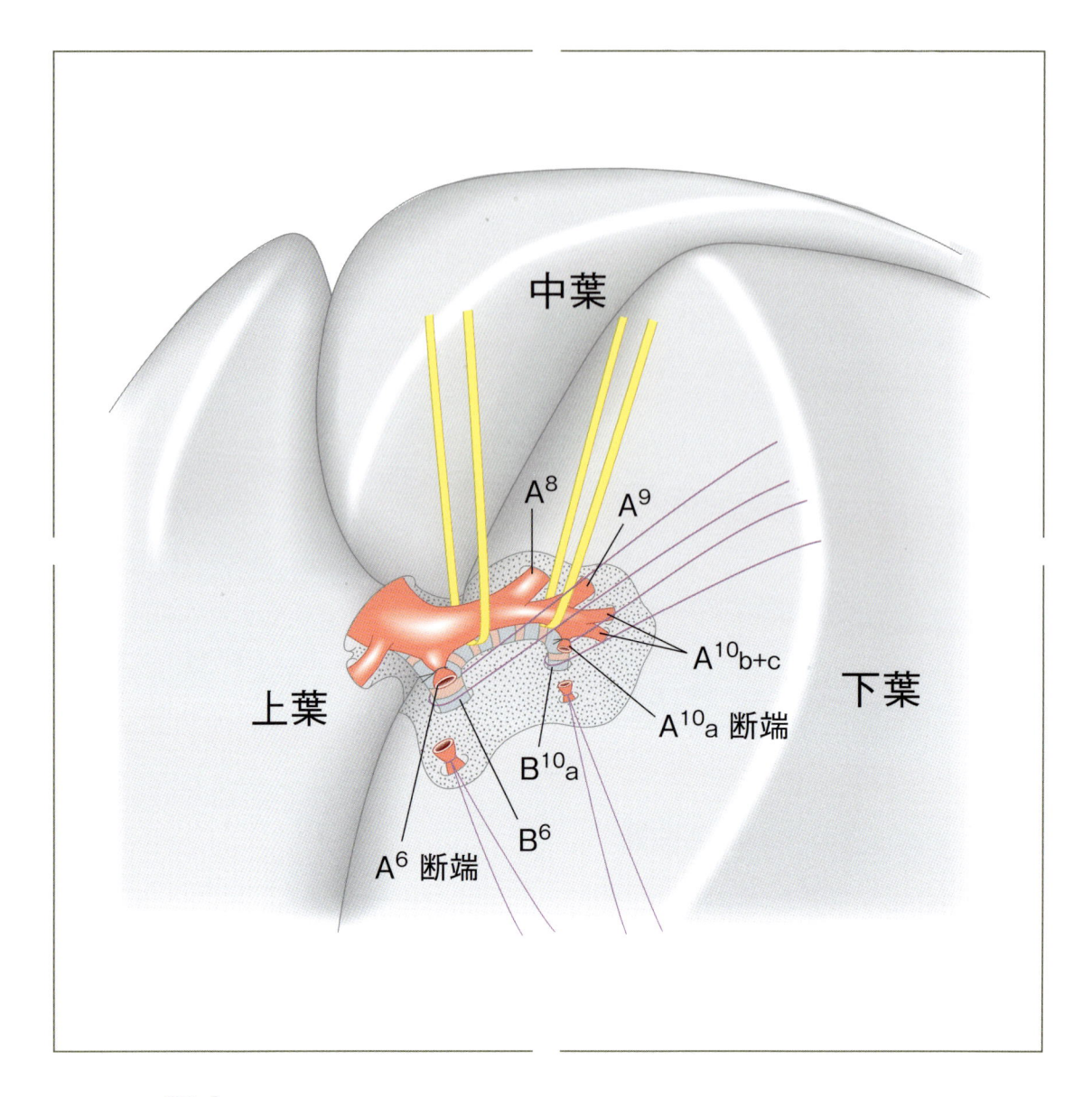

【図5】
　A^6 を切離すると A^{9+10} を末梢に追いやすくなる．A^{9+10} を末梢に剝離露出し，A^9，A^{10} を露出，さらに A^{10} の末梢を剝離して $A^{10}a$ を露出する．もしこの時点で $A^{10}a$ の同定が困難であれば，B^6 を切離した後に $A^{10}a$ の同定を行うこともできる．B^6 を切離するとかなり背側の視野が開け $A^{10}a$ がわかりやすい．$A^{10}a$ を切離し，$A^{10}a$ の裏を並走する $B^{10}a$ を同定し糸を通す．

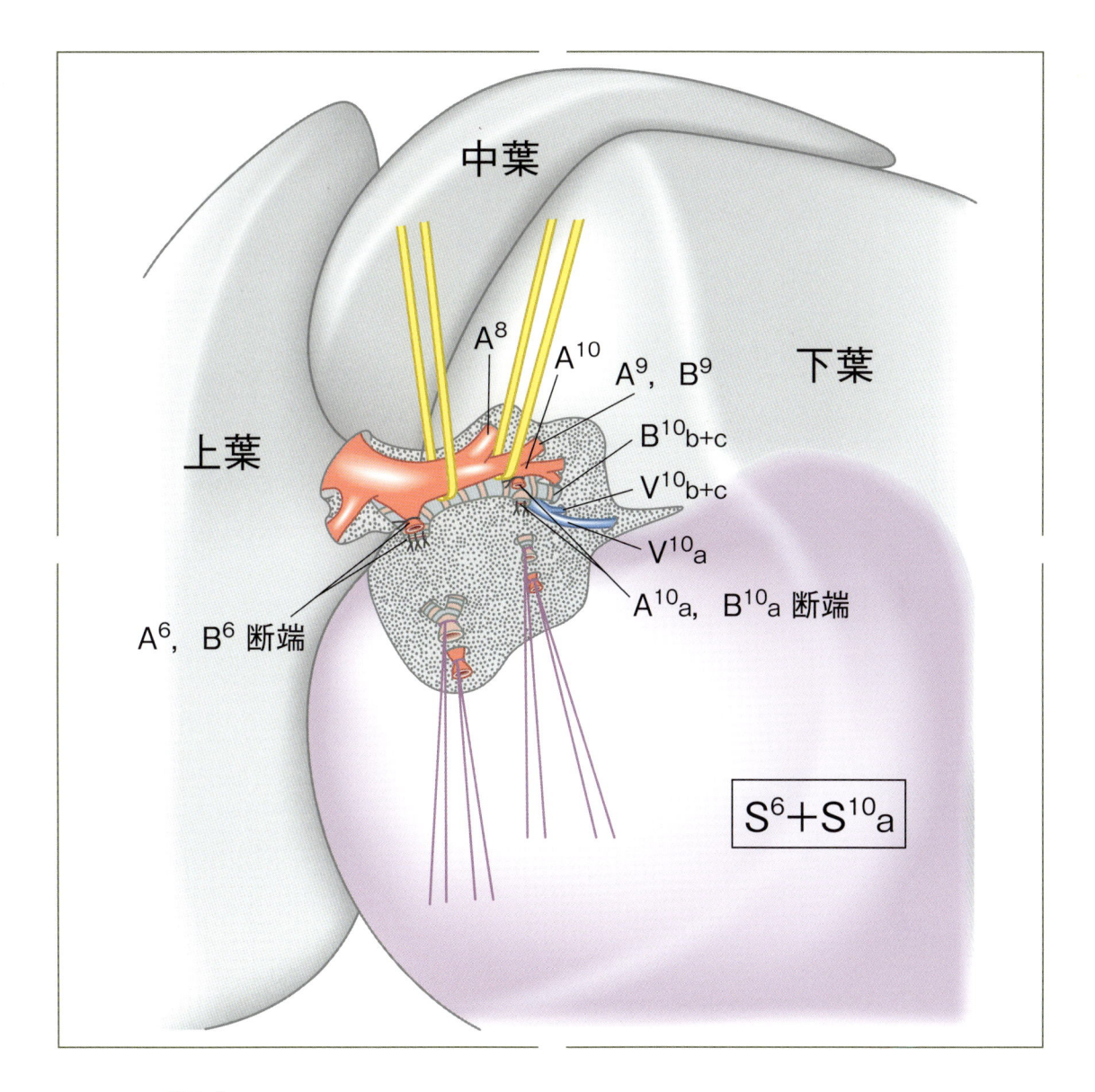

【図6】

　S^6と$S^{10}a$を選択的に膨らませる．その方法として気管支鏡下にB^6と$B^{10}a$にジェット換気を行いS^6と$S^{10}a$に選択的に含気させる方法や，B^6と$B^{10}a$を切離した後に末梢のB^6と$B^{10}a$断端にカテーテル等で空気を送り込み含気させる方法等がある．区域気管支はステープラーにより切離するか，結紮切離あるいは縫合閉鎖する．B^6と$B^{10}a$の切除側断端を持ち上げ，その切除側断端の裏側を中枢から末梢に向けてできるだけ剥離して切除側断端を浮かせる．その操作によりB^6と$B^{10}a$の切除側断端の両脇の庇状に浮いた肺組織を電気メスで切離して，含気-虚脱ラインにつなげる．含気-虚脱ラインに沿って肺を切離していくと$S^{10}a$と$S^{10}b+c$との境界を走行する$V^{10}a$が同定でき，$V^{10}a$の走行と含気-虚脱ラインを指標にして電気メスで区域間を切離する．含気-虚脱ラインにおける肺切離は一方向のみからではなく，四方から徐々に肺深部に向かって切離すると間違えにくい．

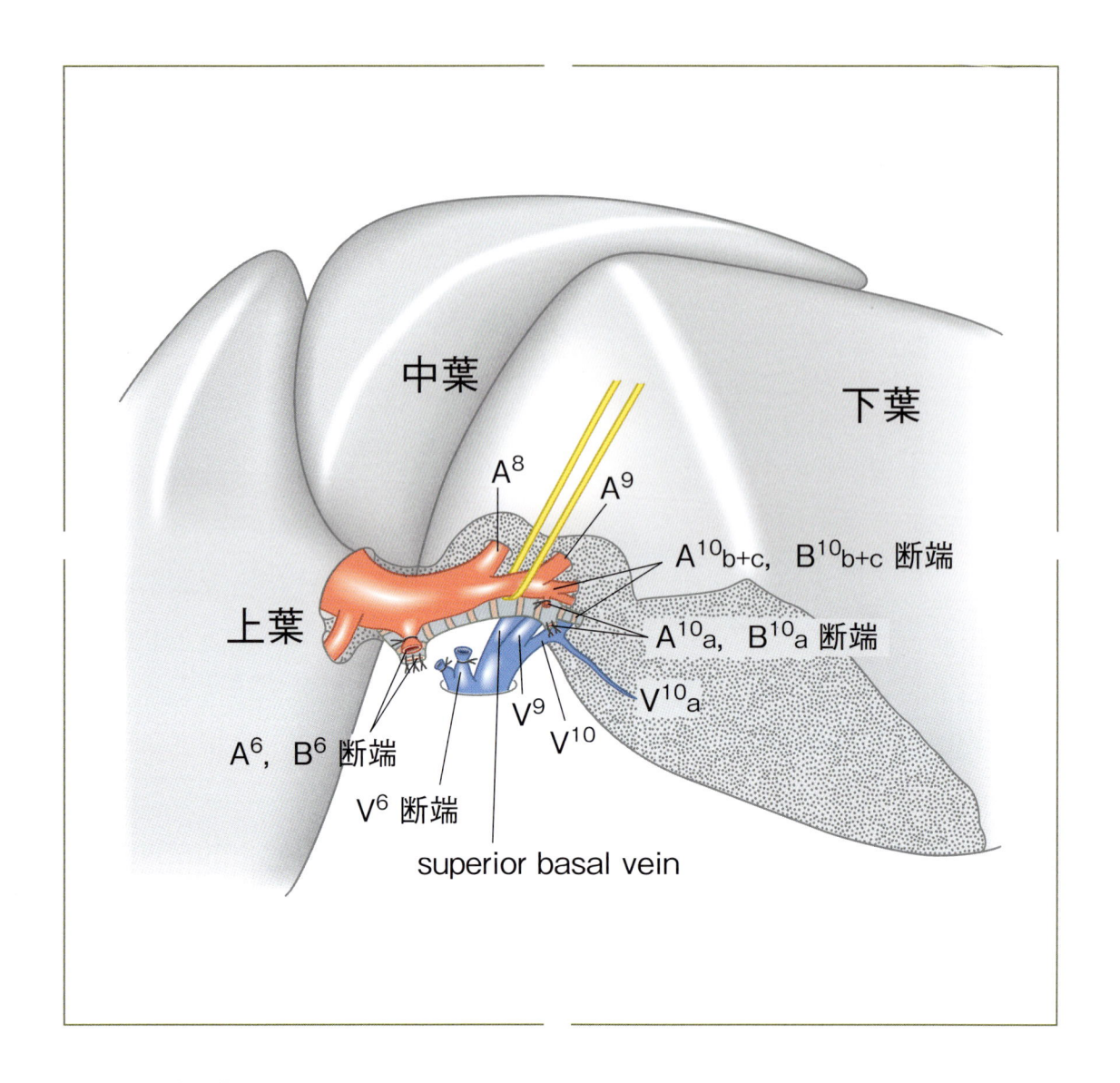

【図7】
　区域切除完了時の区域面には $V^{10}a$ が露出される．しかし $V^{10}a$ は細いうえに亜区域静脈は区域静脈よりさらにバリエーションが多いので，$V^{10}a$ を肺切離面に温存することができない場合もある．

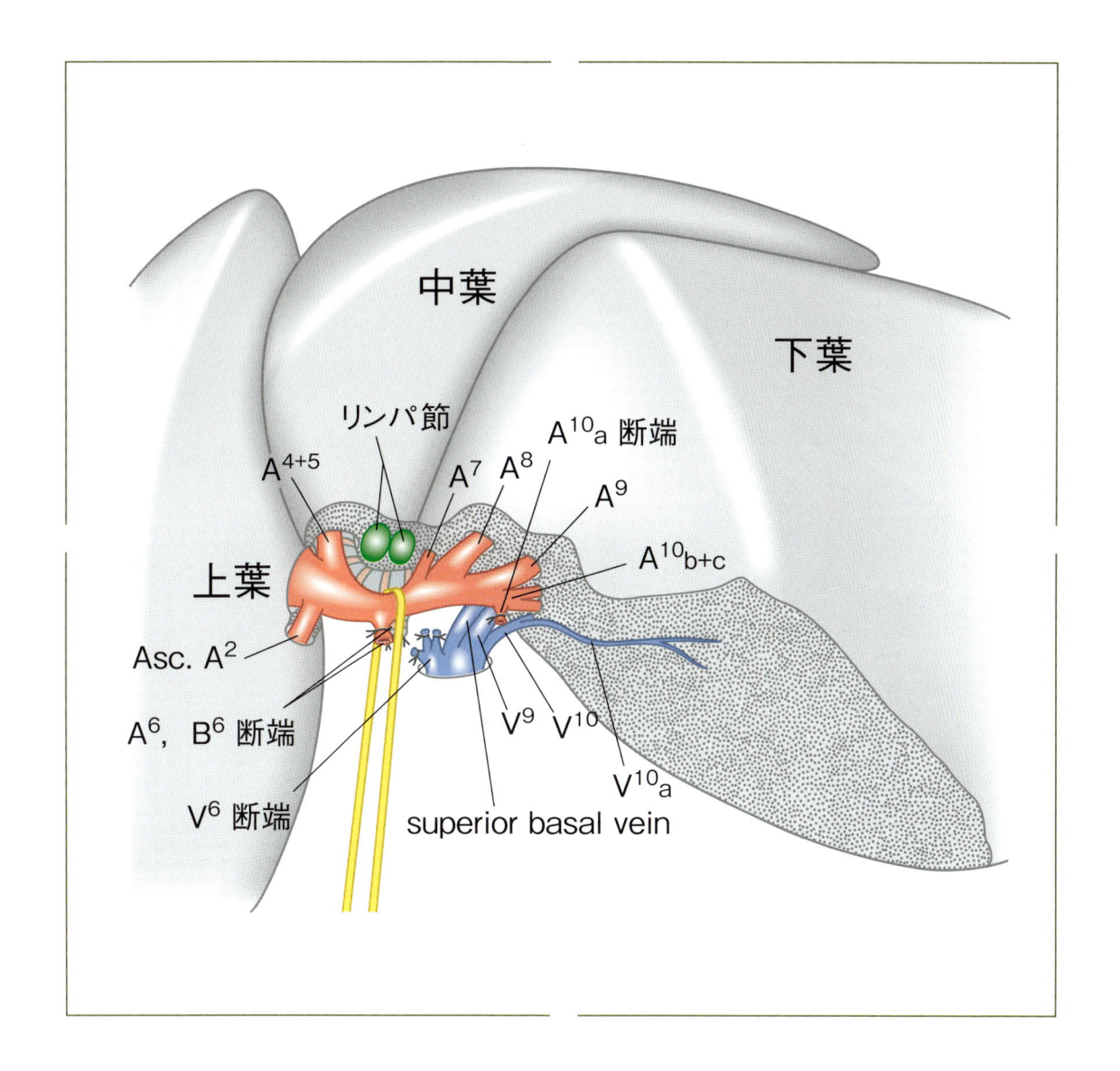

【図8】
　肺門のリンパ節郭清では肺動脈底幹にテープをかけて＃11i，＃12lの摘出を行う．

8. 右 S^6b+S^8a

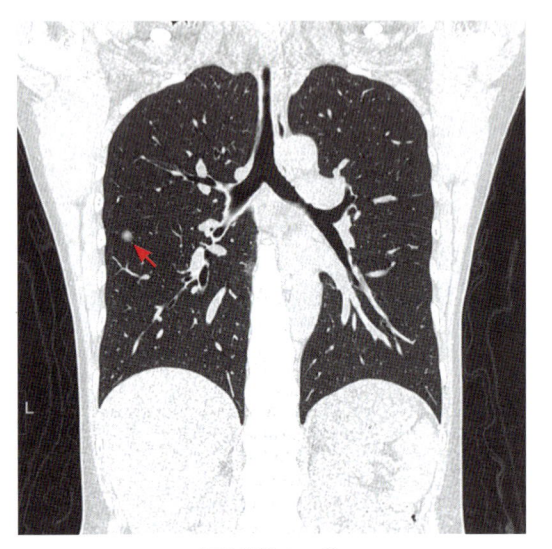

冠状断CT像

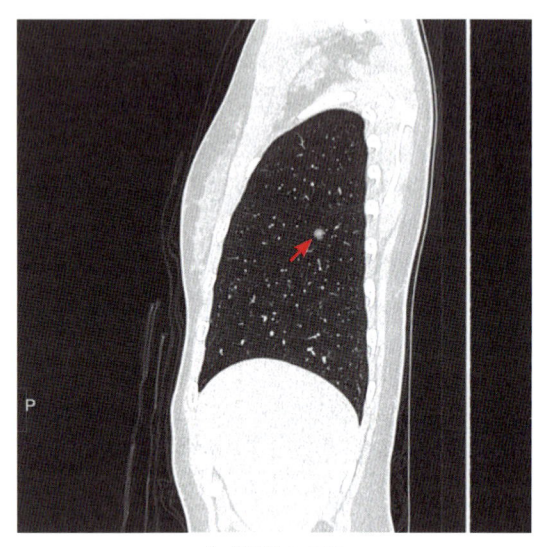

矢状断CT像

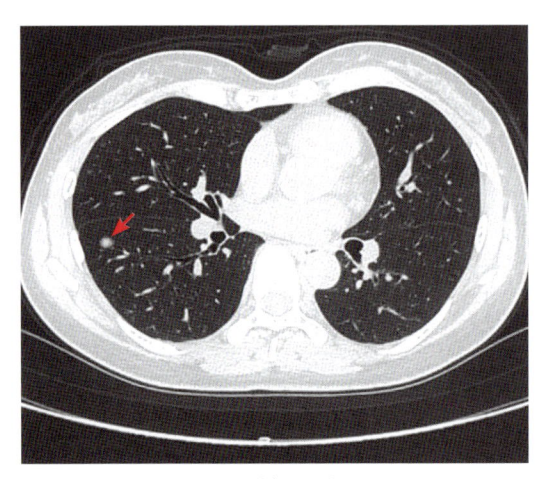

水平断CT像

　46歳，女性．CTにて右 S^6b に0.8cmのGGO異常陰影を認める．S^6b と S^8a の境界静脈である V^6b が病変に近接しており，S^8a に近い．針生検にて肺胞上皮癌と診断されたが，軽度の充実性陰影を伴っていたので，楔状切除ではなく右 S^6b+S^8a の2亜区域切除を施行．最終病理診断にて肺胞上皮癌で，pT1aN0M0であった．

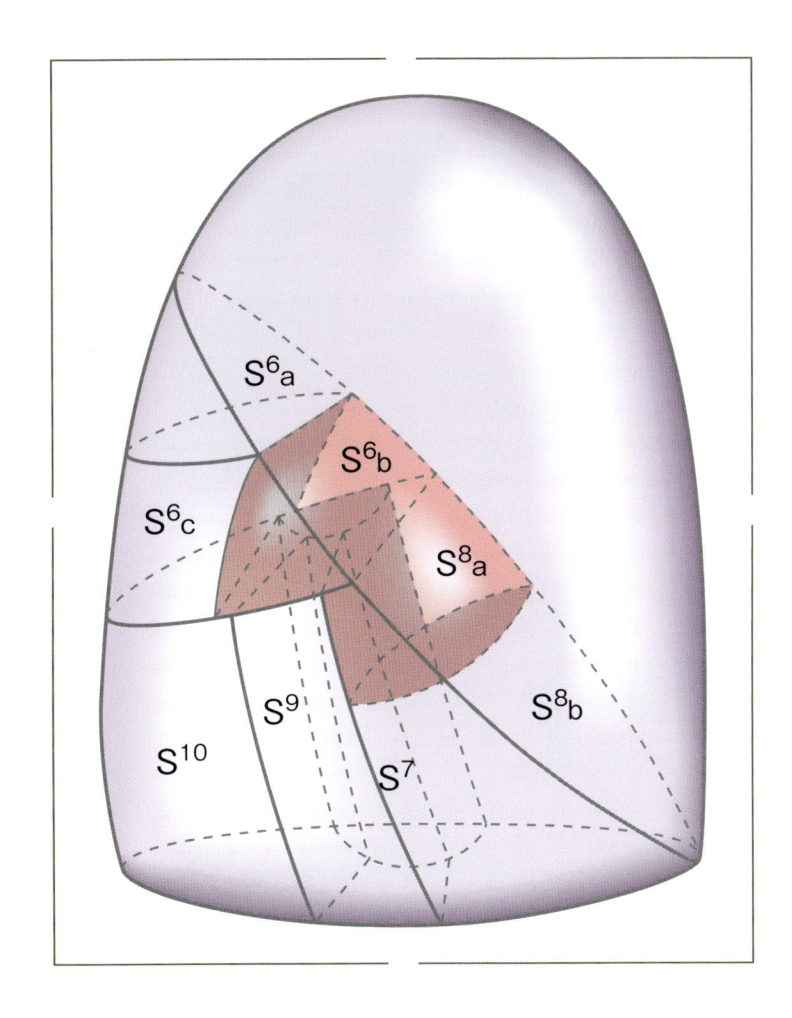

【図1】

この手術を必要とする症例には時折めぐり合う．例えばGGOを主体とした超小型肺癌でS^6bあるいはS^8aのやや肺の深部に存在し，それらの亜区域にまたがって存在している症例である．high resolution computed tomography（HRCT）の水平断，冠状断，矢状断における血管気管支同定に加えて，気管支鏡でB^{6-10}およびB^6bとB^8aの分岐パターンと太さを認識する．B^6の分岐パターンはB^6a+cとB^6bが66％，B^6a+bとB^6cが28％，B^6a，B^6b，B^6cの3分岐が6％である．B^{8-10}気管支の分岐パターンにはB^8とB^{9+10}の2分岐（86％），B^{8+9}とB^{10}の2分岐（8％），B^8，B^9，B^{10}の3分岐（6％）がある．B^8aはB^8の根部よりかなり末梢で分岐したり，逆にB^8aとB^8bがB^8根部で2分岐することがあるので，術前の気管支鏡でその分岐を確認する．

手術の流れ

血管同定⇒血管切離⇒気管支切離⇒肺切離⇒リンパ節郭清

手術のポイント

- 血管同定：葉間からA^6，A^7，A^8，A^{9+10}を同定．
- 血管切離：A^6b，A^8aを切離．V^6bはB^8bとB^8a切離後に切離．
- 気管支切離：B^6b，B^8aを切離．
- 肺切離：含気-虚脱ラインとV^6a，V^8aの走行に沿って肺を切離．
- リンパ節郭清：下葉肺動脈にテーピングしてリンパ節を郭清．

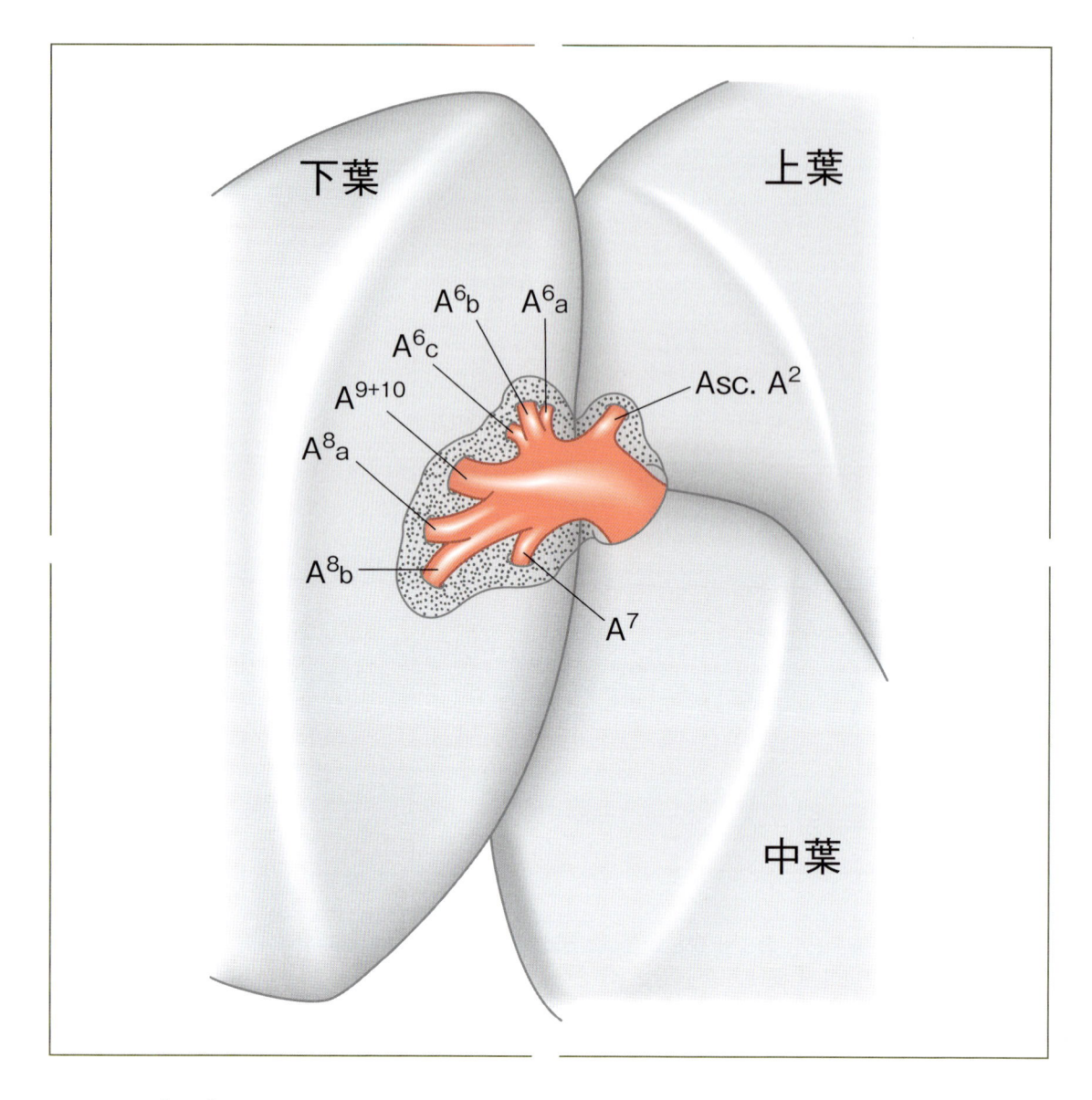

【図2】

 A⁶，A⁸，A⁹⁺¹⁰ を十分に剥離露出する．ここでは最も頻度の高い A⁸ と A⁹⁺¹⁰ の2分岐パターンを示す．原則的に下肺静脈および V⁶ の根部は露出する必要はない．A⁶ の分岐は1本分岐が78 %，2本分岐が20 %，3本分岐が2 %である．葉間肺動脈を露出し A⁶，A⁷，A⁸，A⁹⁺¹⁰ を露出する．A⁸a の分岐はバリエーションが多く，A⁸a が A⁹⁺¹⁰ から分岐することも少なくない．

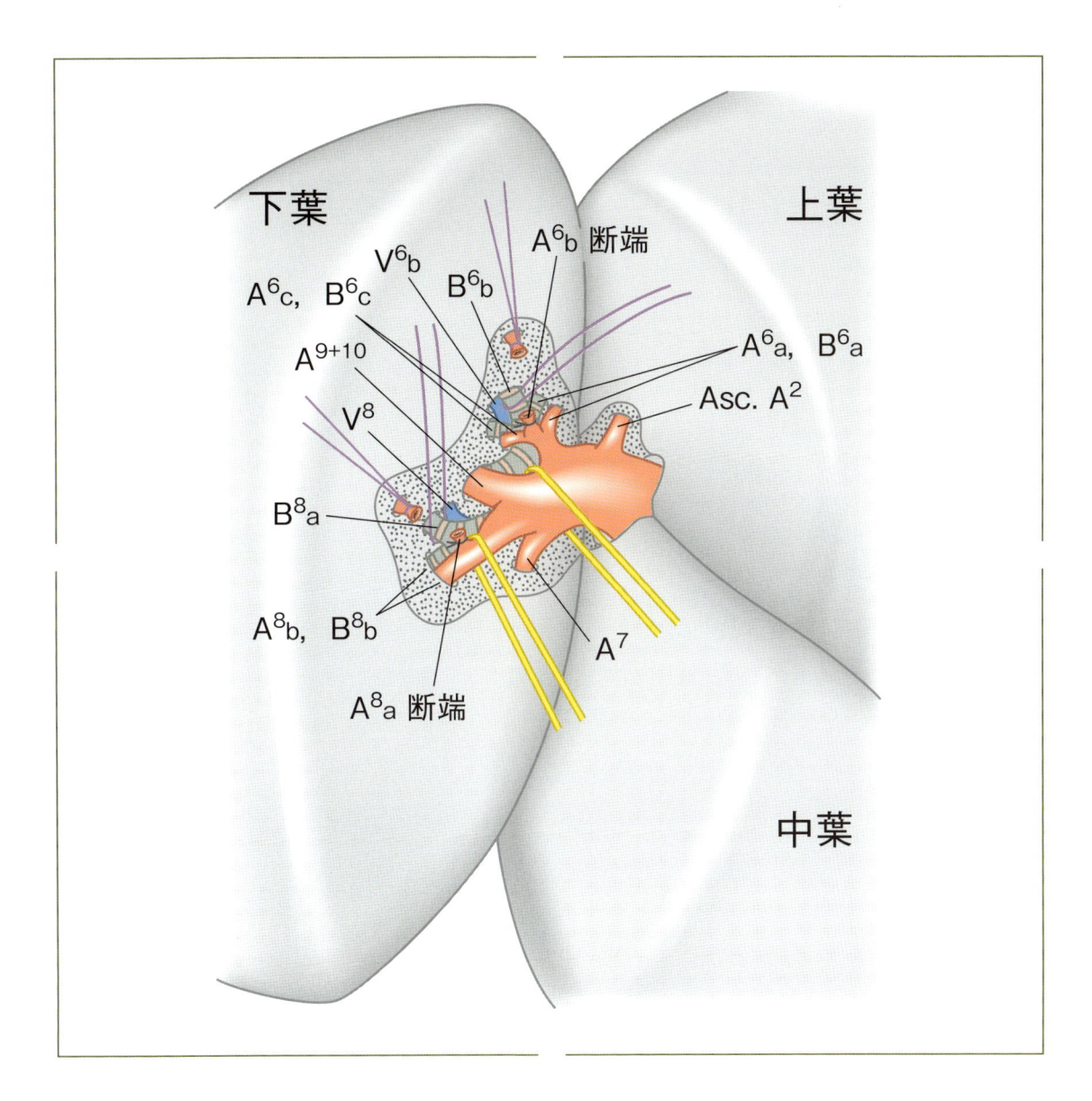

【図3】

　A^6を末梢へ追う．最も多いパターンのA^6a+cとA^6bの分岐では，A^6bが外側に向かって走行する．A^6bを切離すると，その裏にはB^6bが確認できるので，その裏のV^6，V^6bを損傷しないようにしてB^6bに糸を通す．次にA^8aを結紮切離するとその裏にB^8aが同定できる．B^8aとB^8bの裏にはV^8が走行しているので，V^8，V^8aを損傷しないようにB^8aに糸を通す．麻酔科医側から3mmの気管支鏡を気管チューブ内に挿入して亜区域気管支の同定をはかる方法があるが，細い亜区域気管支は気管支鏡ではわかりづらい．どうしても気管支の同定が困難な場合の1つの方法として，両肺換気を行いB^6bとB^8aであると思われる亜区域気管支をクランプあるいは糸で仮結紮し，気管支を切離せずに含気-虚脱ラインができるのを待ち，含気肺がS^6bとS^8aの位置に合致するのを確認してからB^6bとB^8aを切離する方法もある．

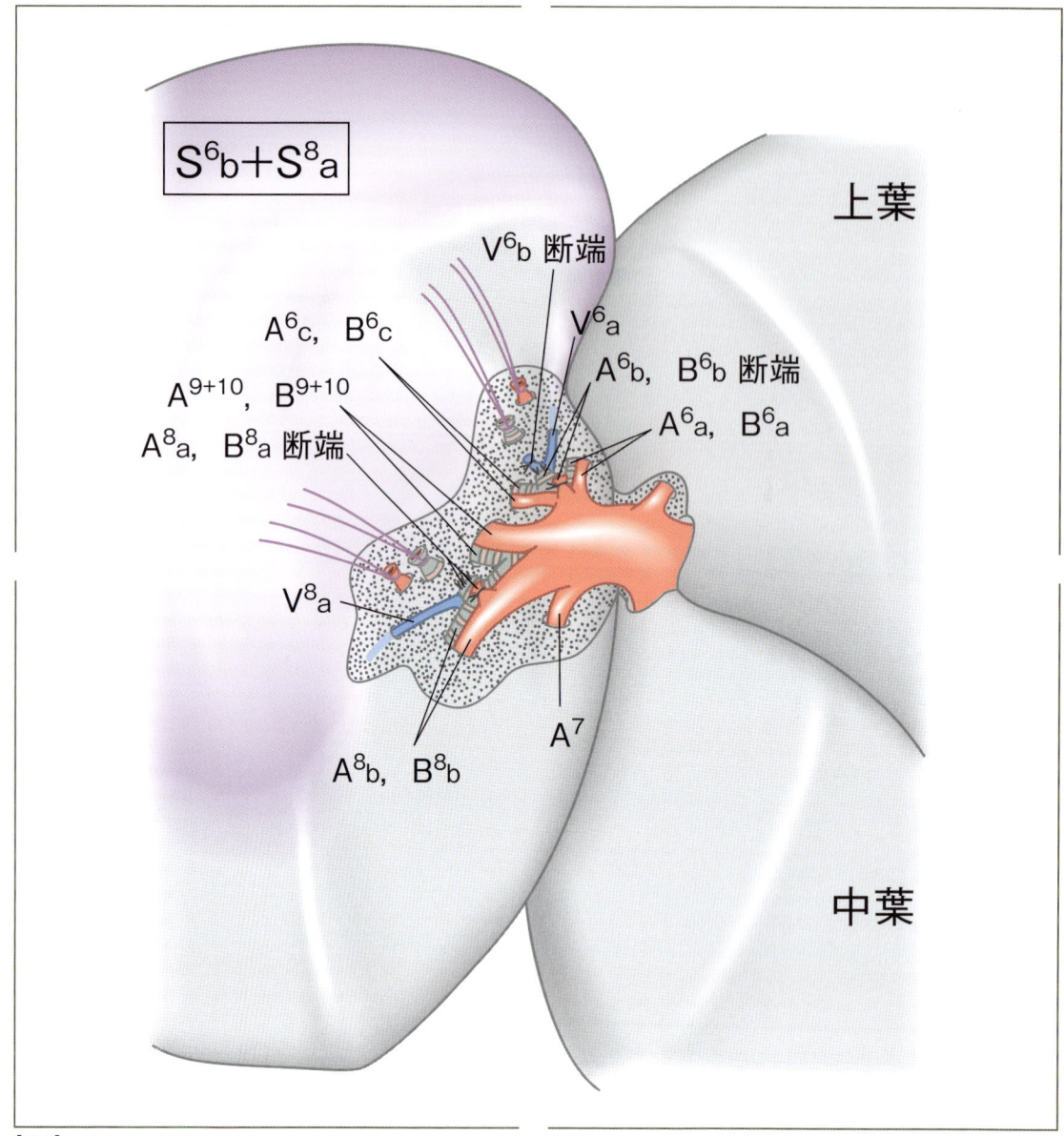

【図4】

【図4】
　S^6b と S^8a を選択的に膨らませる方法として気管支鏡下に B^6b と B^8a にジェット換気を行い S^6b と S^8a に選択的に含気させる方法や，B^6b と B^8a を切離した後に末梢の B^6b と B^8a 断端にカテーテル等で空気を送り込み含気させる方法等がある．亜区域気管支は結紮切離あるいは縫合閉鎖する．B^6b および B^8a の切除側断端を持ち上げ，その裏側を中枢から末梢に向けてできるだけ剝離して，切除側断端を浮かせる．その操作により両脇の庇状に浮いた肺組織をさらに電気メスで切離して，含気-虚脱ラインにつなげる．この際に S^6b と S^8a の間を走行する V^6b を切離する．肺切離は中枢からは V^6a（S^6a と S^6b の境界静脈）および V^8a（S^8a と S^8b の境界静脈）に沿って，末梢からは含気-虚脱ラインに沿って行う．腫瘍と

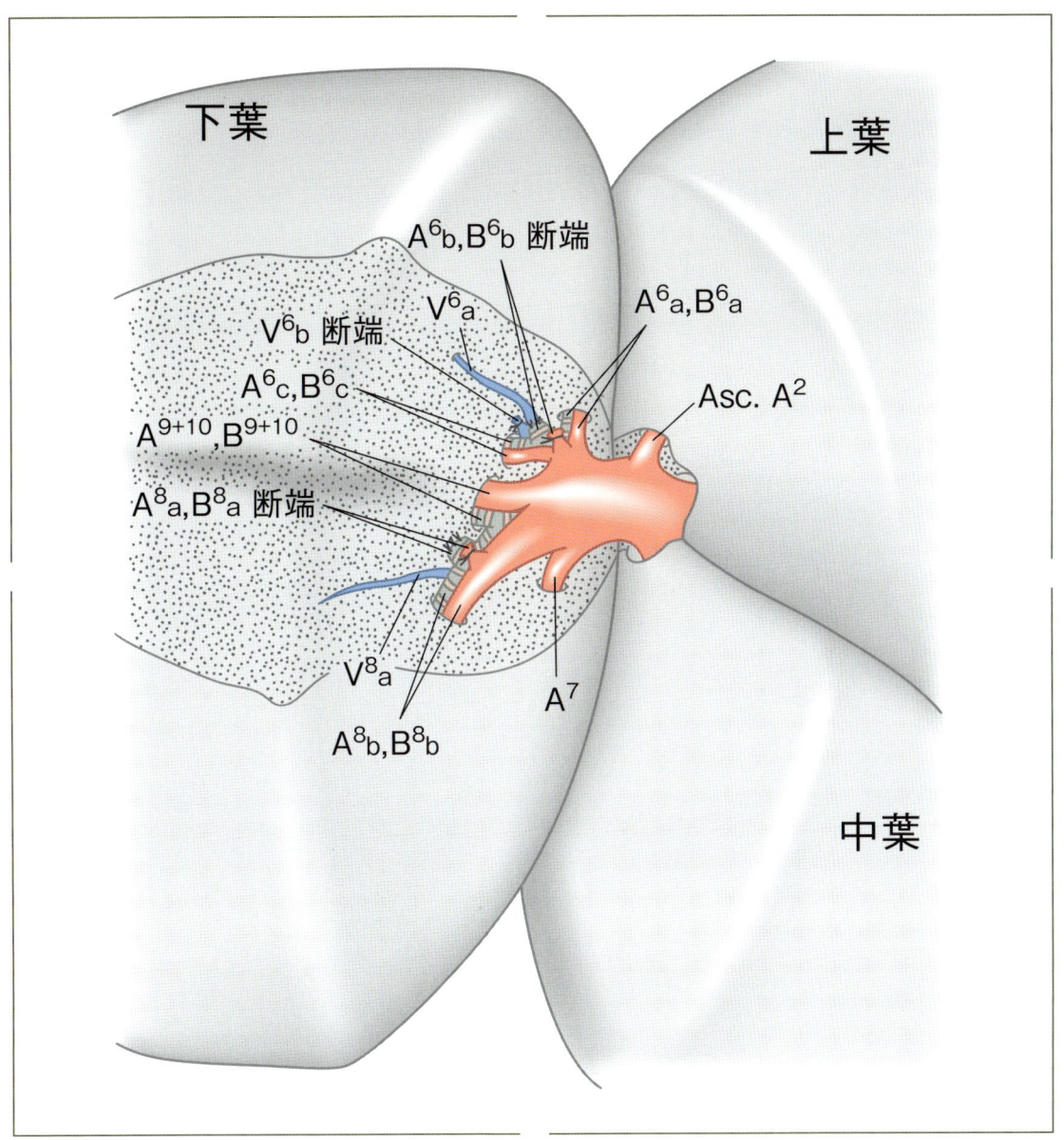

【図5】

切除断端の距離が十分に保たれるのであれば，これらV^6aとV^8aは温存肺の静脈還流のために温存する．含気-虚脱ラインにおける肺切離は一方向のみからではなく，四方から徐々に肺深部に向かって切離すると間違えにくい．

【図5】
　区域切除完了時の区域面にはV^6aとV^8aが露出される．下葉のリンパ流は＃7のある背側に向かうので，B^6根部周辺の＃13，＃12lの郭清は重要である．肺門のリンパ節郭清では肺動脈底幹にテーピングをして＃12l，＃11iの郭清を行う．

9. 右S⁶スリーブ切除

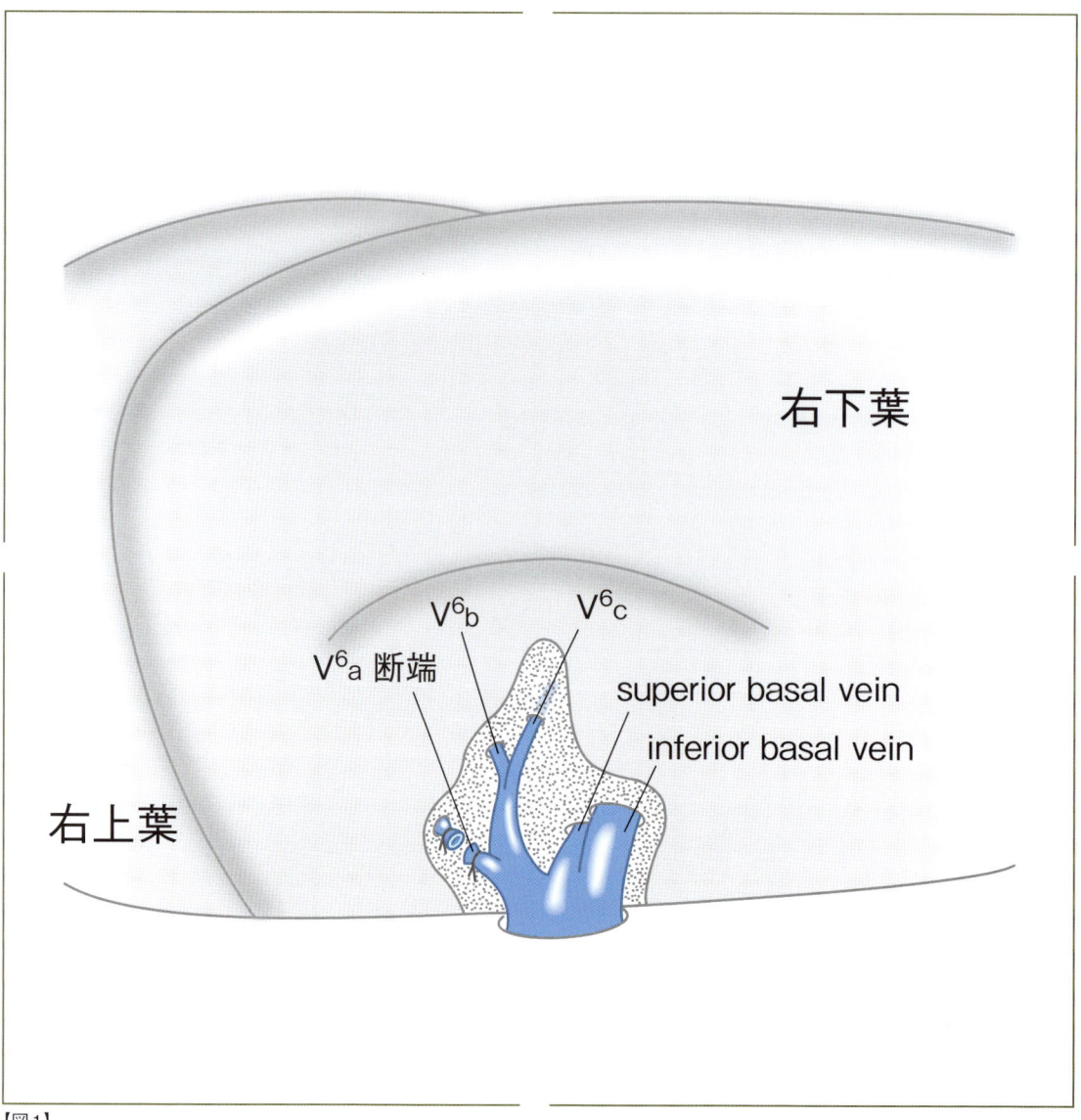

右下葉

V⁶a 断端　V⁶b　V⁶c

superior basal vein
inferior basal vein

右上葉

【図1】

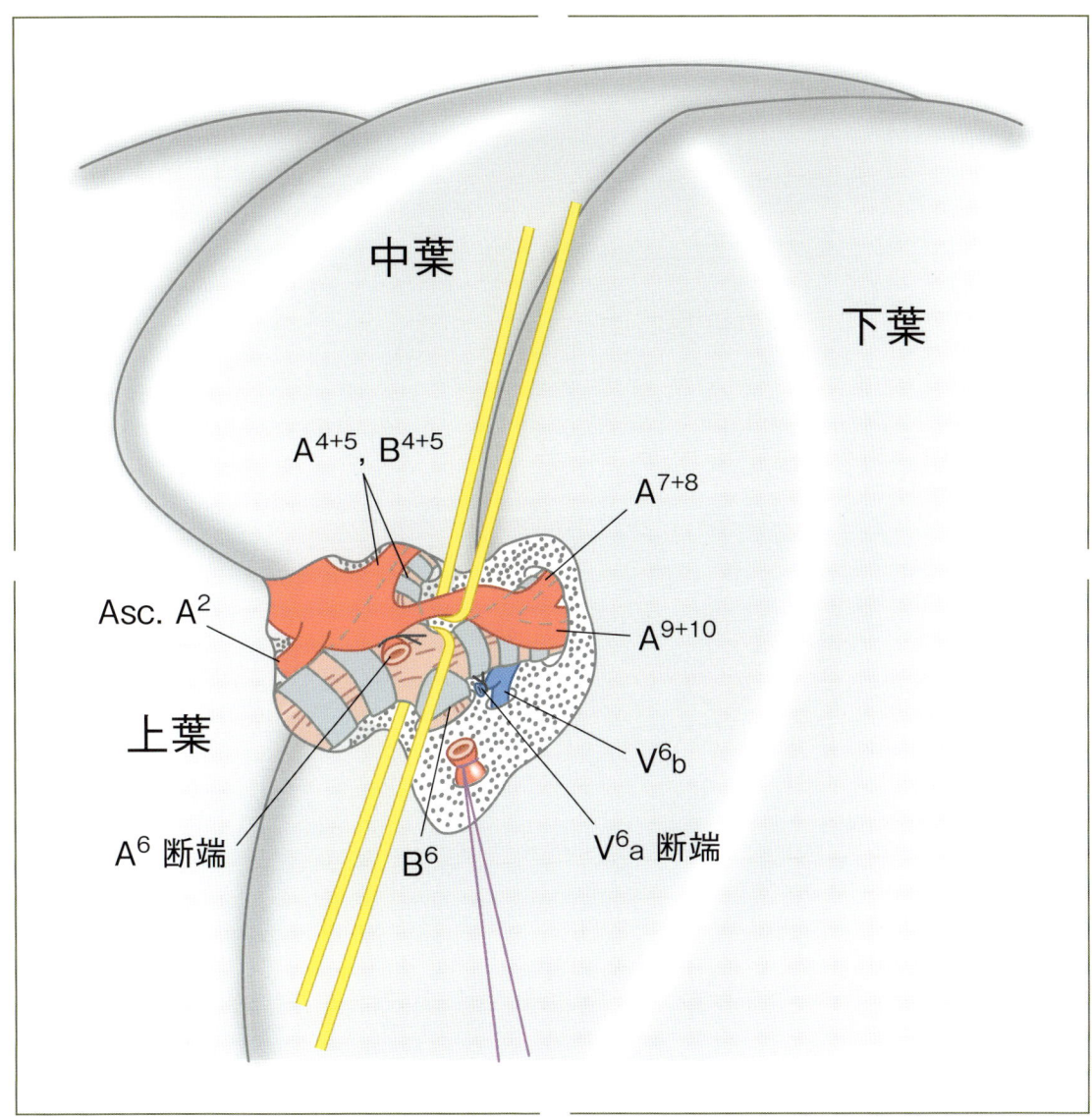

【図2】

【図1】
　スリーブ区域切除の適用部位で最も頻度が高いのが S^6 である．気管支の処置以外は S^6 区域切除に準ずる．縦隔背側において下肺静脈中枢周囲の胸膜を切開し，肺静脈根部を剝離露出し V^6 を同定する．原則的には V^6a は切離，V^6b と V^6c は温存し，それらの末梢まで剝離する．

【図2】
　上下葉間にて葉間肺動脈を剝離露出し ascending A^2 (Asc. A^2)，A^{4+5}，A^6，A^{7-10} を露出する．A^6 を切離し，そのレベルで肺動脈をテーピングする．それを腹側に牽引して，その裏の B^6 分岐部周囲の剝離をすると，その裏に V^6，V^6b が露出される．中間気管支幹または下葉気管支にテーピングする．

II. 右下葉区域切除

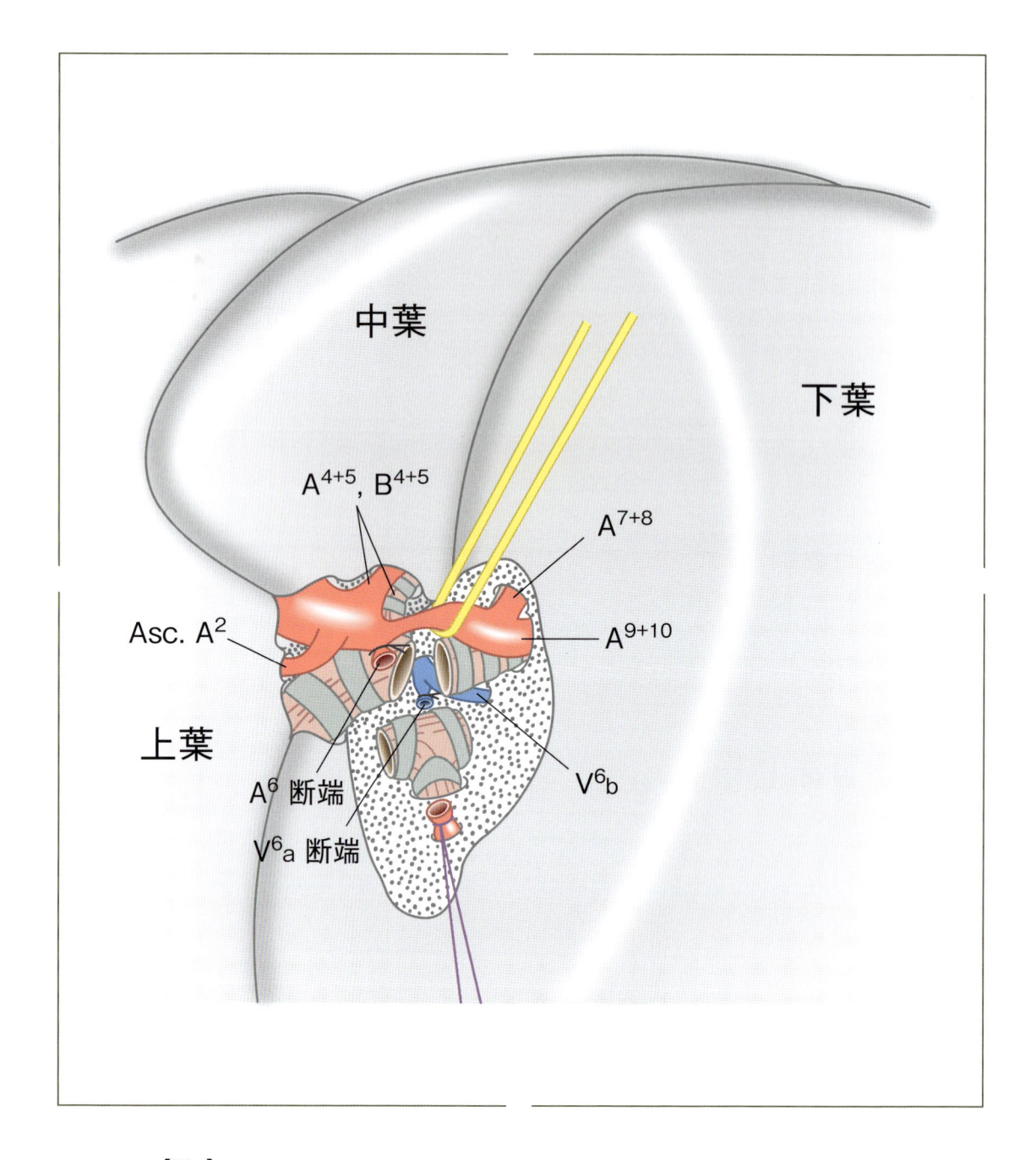

【図3】

　B^6 根部の病変がこの術式の適応となるため，ジェット換気などによる区域間の含気-虚脱ラインを出すことは困難である．その場合にはできる限り末梢まで V^6b と V^6c を剥離露出する．肺動脈を腹側へ牽引して，中間気管支幹，中葉気管支，B^6，底区気管支を十分に剥離露出して，スリーブ気管支切除を行う．

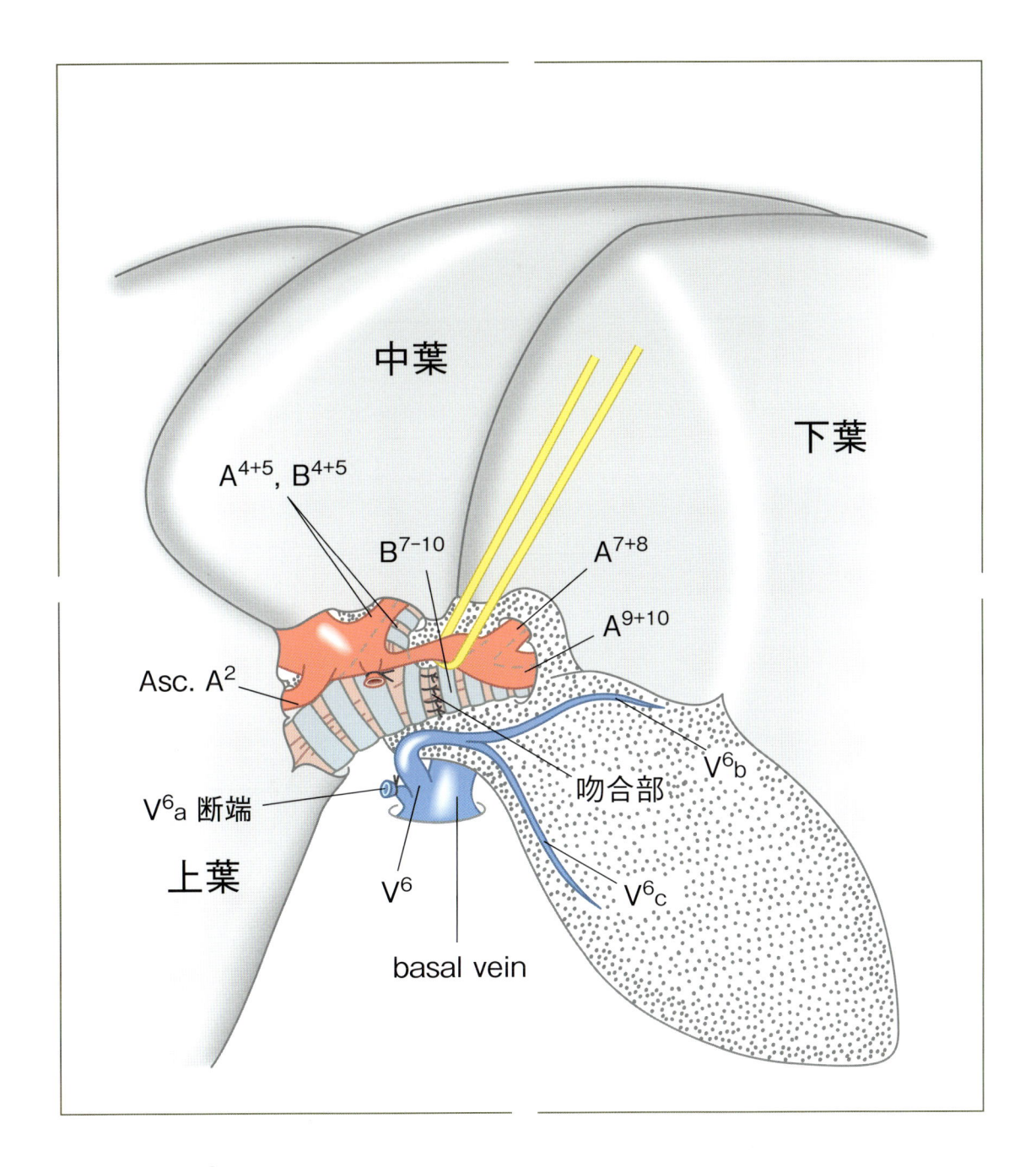

【図4】
　切断された気管支を吸収糸により吻合する．肺葉スリーブ切除より吻合気管支が細く軟らかいため，狭窄に注意して縫合する．リンパ節郭清はS^6区域切除に準じる．

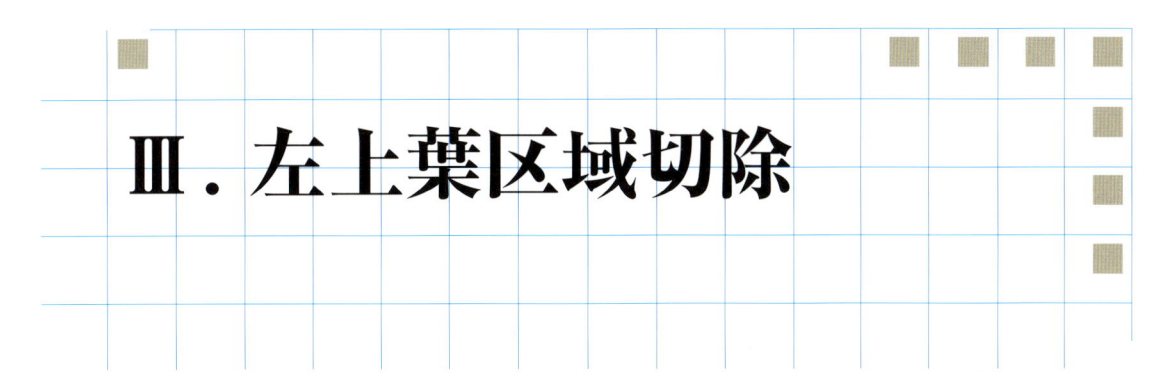

III. 左上葉区域切除

　左上葉区域気管支分岐パターン，動脈の分岐パターン，静脈の分岐パターンを以下に示す．
　中枢の左肺動脈の命名法はいくつかあるが，本書では上幹が分岐してからA^6を分岐するまでの間を肺動脈幹とし，A^6からA^{4+5}，A^{8-10}を分岐するまで部分を葉間肺動脈とした．

左上葉区域気管支の分岐パターン

	頻度
B^{1-3}の分岐パターン	
B^{1+2}とB^3の2分岐	46%
B^{1+2}，B^3a，B^3b+cの3分岐	27%
$B^{1+2}a+b$，$B^{1+2}c$，B^3の3分岐	27%
B^{1+2}の分岐パターン	
$B^{1+2}a+b$と$B^{1+2}c$の2分岐	65%
$B^{1+2}a$と$B^{1+2}b+c$の2分岐	35%
B^3の分岐パターン	
B^3a，B^3b+cの2分岐	90%
その他	10%

左上葉静脈の分岐パターン

	頻度
肺尖型（V^{1+2}とV^3がそれぞれ肺門で分岐）	98%
中心静脈型（通常のV^{1+2}がすべてV^3と共通幹をなして肺組織の奥に走行し，S^{1+2}に分布）	2%

左上葉区域動脈の分岐パターン

	頻度
左A^{1+2}の分岐パターン	
$A^{1+2}a+b$，$A^{1+2}c$の2分岐	31%
$A^{1+2}a$，$A^{1+2}b$，$A^{1+2}c$の3分岐	28%
$A^{1+2}a$，$A^{1+2}b+c$の2分岐	26%
$A^{1+2}a-c$の1分岐	15%
左A^3の分岐パターン	
縦隔面型（A^3は上幹として分岐し，多くの場合，A^3aとA^3b+cに分岐）	90%
縦隔・葉間面型（縦隔面よりA^3b+cが分岐し，A^3aが下幹において$A^{1+2}c$より末梢でA^4より中枢で分岐）	10%
左舌区域の肺動脈の分岐パターン	
葉間型	70%
A^4とA^5がそれぞれ独立して分岐	26%
A^{4+5}が共通幹	44%
縦隔型（A^4およびA^5が上幹から分岐しV^{1-3}とB^3の間を下降）	10〜18%
縦隔・葉間面型（A^4が葉間肺動脈から分岐，A^5が上幹から分岐しV^{1-3}とB^3の間を下降）	12〜18%

1. 左S$^{1-3}$

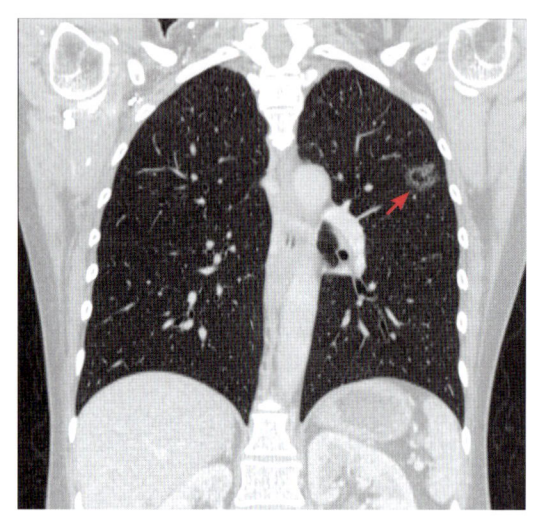

冠状断CT像

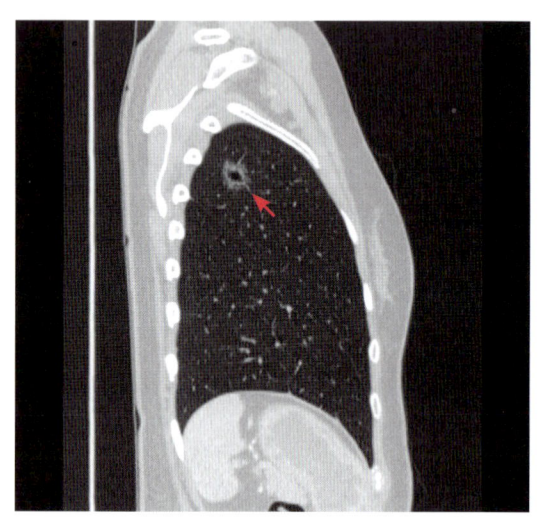

矢状断CT像

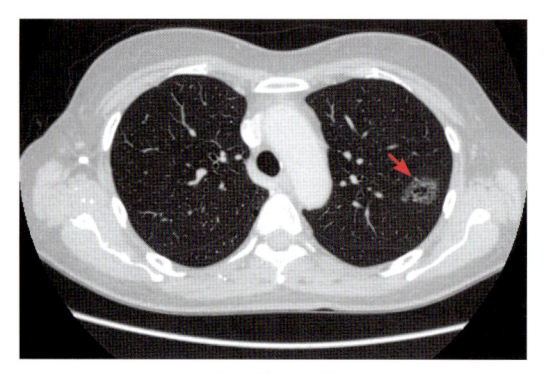

水平断CT像

　53歳，女性．CT検診にて左上葉に異常陰影を指摘された．左S^{1+2}に存在する2.3cmのGGO病変で，中心に空洞形成を認める．CTガイド下針生検にて腺癌と診断された．病変はV^{1+2}d（S^{1+2}cとS^{3}aの境界）が巻き込まれており，S$^{1-3}$区域切除を施行した．最終病理診断は肺胞上皮癌，pT1aN0M0であった．

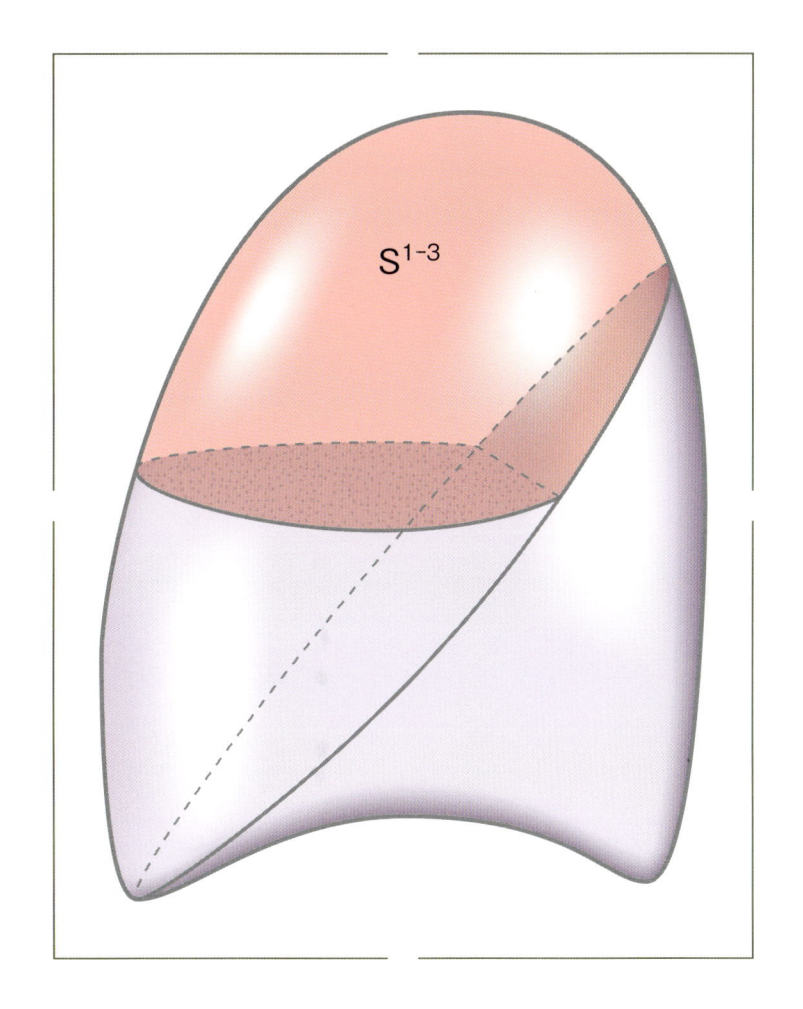

【図1】
　上区切除は右側の上葉切除に相当し，機能上，区域切除と呼ぶには抵抗は隠せない．最も注意する点は容量が少ない舌区肺の機能を極力残すことである．そのポイントは上区舌区間においてステープラーを使用せずに電気メスで切離することである．

　high resolution computed tomography (HRCT) における血管・気管支同定に加えて，気管支鏡でB^{1+2}，B^3の分岐パターンと太さを確認する．気管支の分岐パターンに関して多くはB^{1-3}とB^{4+5}で2分岐であるが，B^{1+2}，B^3，B^{4+5}で3分岐となることもある．

手術の流れ
血管同定⇒血管切離⇒気管支切離⇒肺切離⇒リンパ節郭清

手術のポイント
- 血管同定：V^{1+2}，V^3a，V^3b，V^3c，A^3，$A^{1+2}a+b$，$A^{1+2}c$を同定．
- 葉間切離：上下葉間（S^{1+2}とS^6間）を電気メスで切離．
- 血管切離：V^{1+2}，$V^{1+2}d$，V^3a，V^3c，A^3，$A^{1+2}a+b$，$A^{1+2}c$を切離．
- 気管支切離：B^{1-3}を切離．
- 肺切離：含気-虚脱ラインとV^3bの走行に沿って肺を切離．
- リンパ節郭清：B^{4+5}，A^4，A^5にテーピングしてリンパ節を郭清．

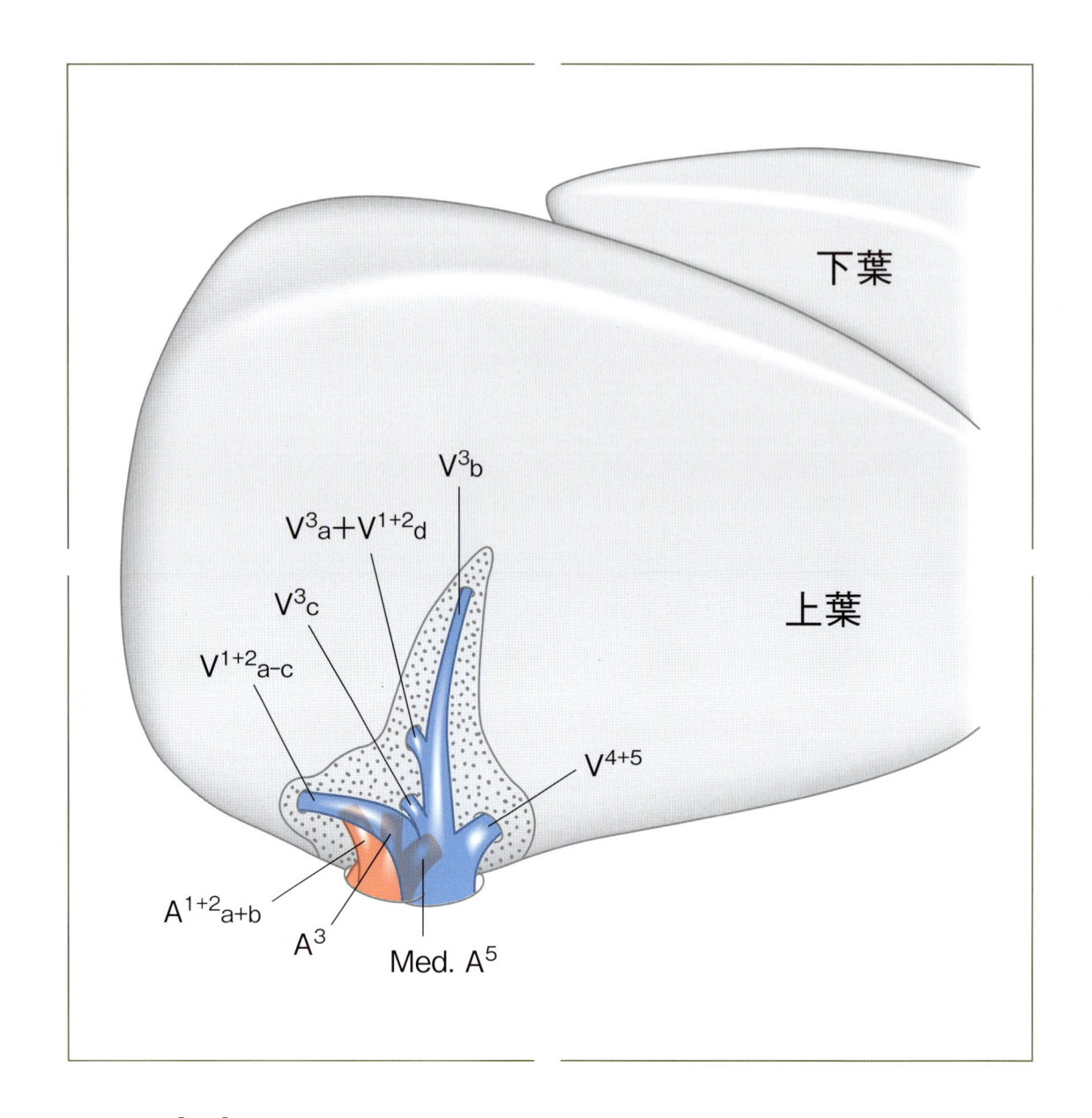

【図2】
　前方から背側に向かって肺門を剝離して上区に分岐する肺静脈，肺動脈を明らかにする．まず腹側より V^{1+2}，V^3，V^{4+5} を剝離し，続いて肺尖側より肺動脈本幹，上幹肺動脈を剝離露出する．引き続き，背側より肺動脈幹を剝離露出する．腹側に戻り V^3b を明らかにする．V^{4+5} の頭側において肺の比較的表面を肺の外側面に向かって走行するのが V^3b（S^3b と S^4a の境界静脈）である．V^3b にテーピングをしてその末梢に向かって剝離露出する．V^3a と $V^{1+2}d$ は通常共通幹を成して V^3b の裏側から分岐するが，図のように V^3b の上区側に見えることもあるが，舌区側に見えることもある．

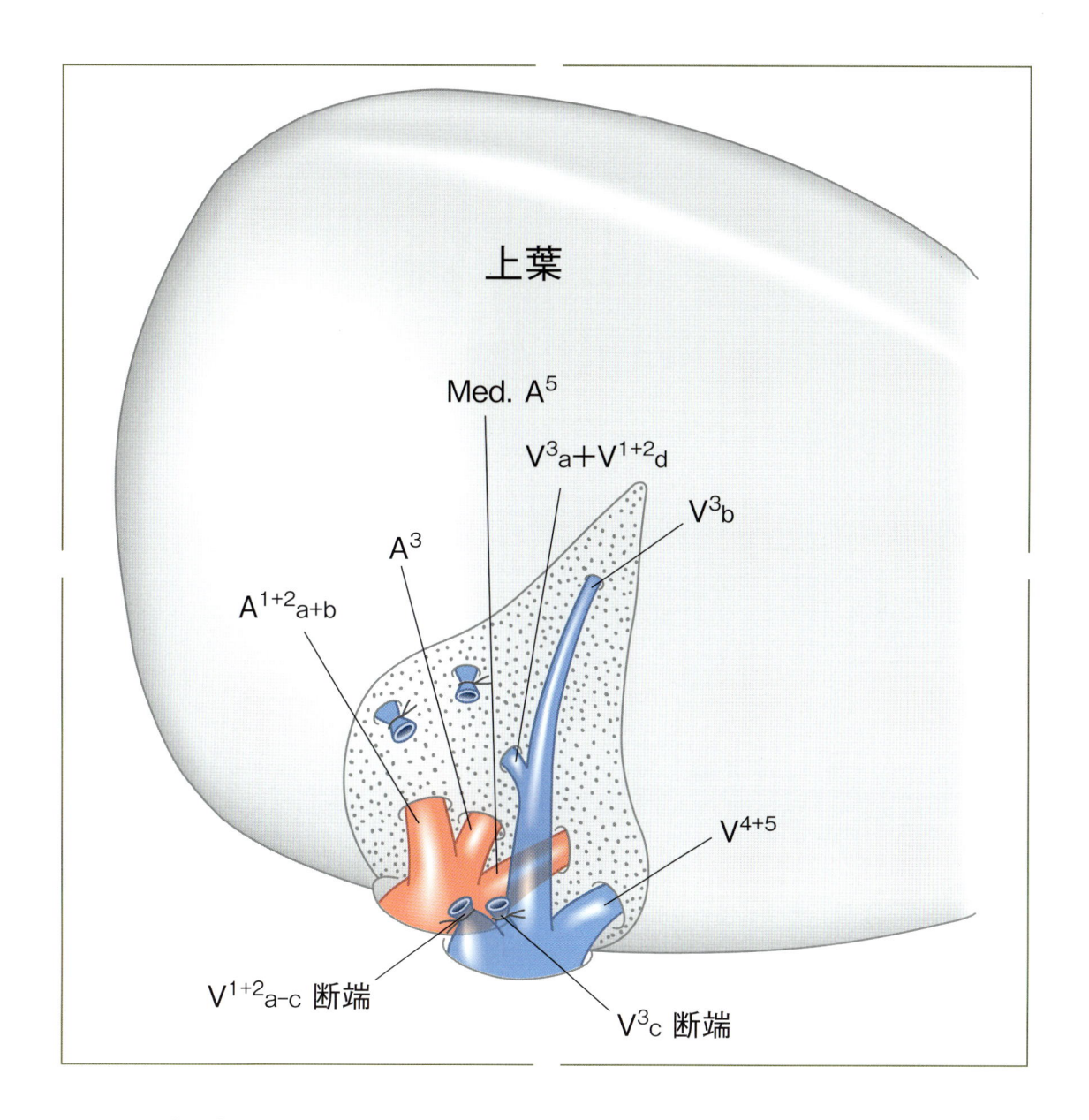

【図3】

　ここでは縦隔型（mediastinal；Med.）A^5 が存在する場合を示す．なお約 30％にこの Med. A^5 あるいは A^{4+5} が存在する．V^3b より頭側の V^{1+2} と V^3c を切離すると上幹肺動脈が良く見える．V^3 の裏で上区気管支の腹側を舌区に向かって走行する肺動脈があればそれは Med. A^5 あるいは A^{4+5} であるので温存する．肺門の背側を剥離して肺動脈幹を A^6 が見えるところまで剥離露出し A^3，$A^{1+2}a+b$，$A^{1+2}c$ を明らかにする．

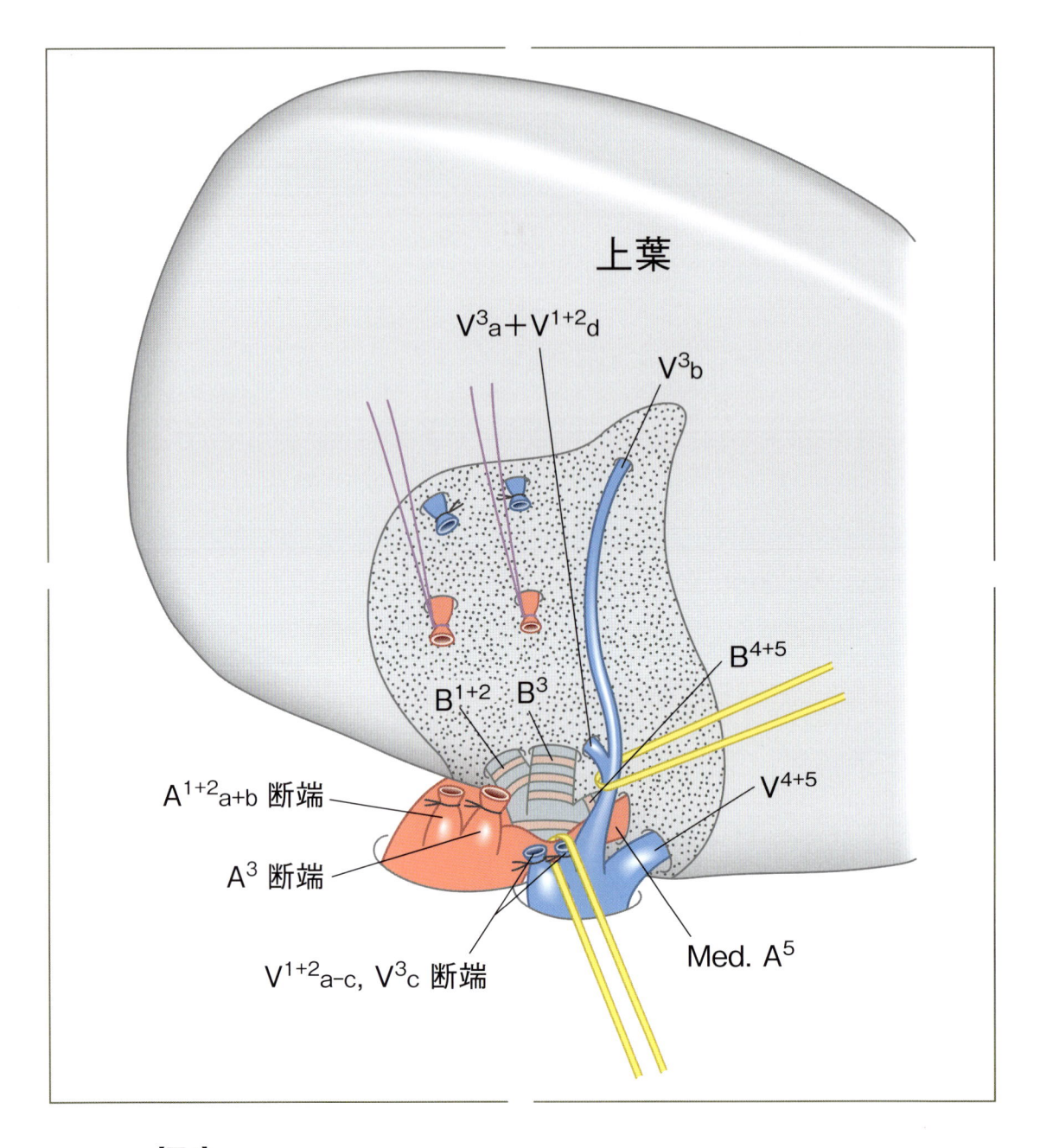

【図4】
　$A^{1+2}a+b$ および A^3 を結紮切離すると A^3 の末梢切離端に向かう B^3 およびその背側に分岐する B^{1+2} が見える．術前の気管支鏡所見における分岐パターンを認識して B^{1+2} と B^3 を同定する．

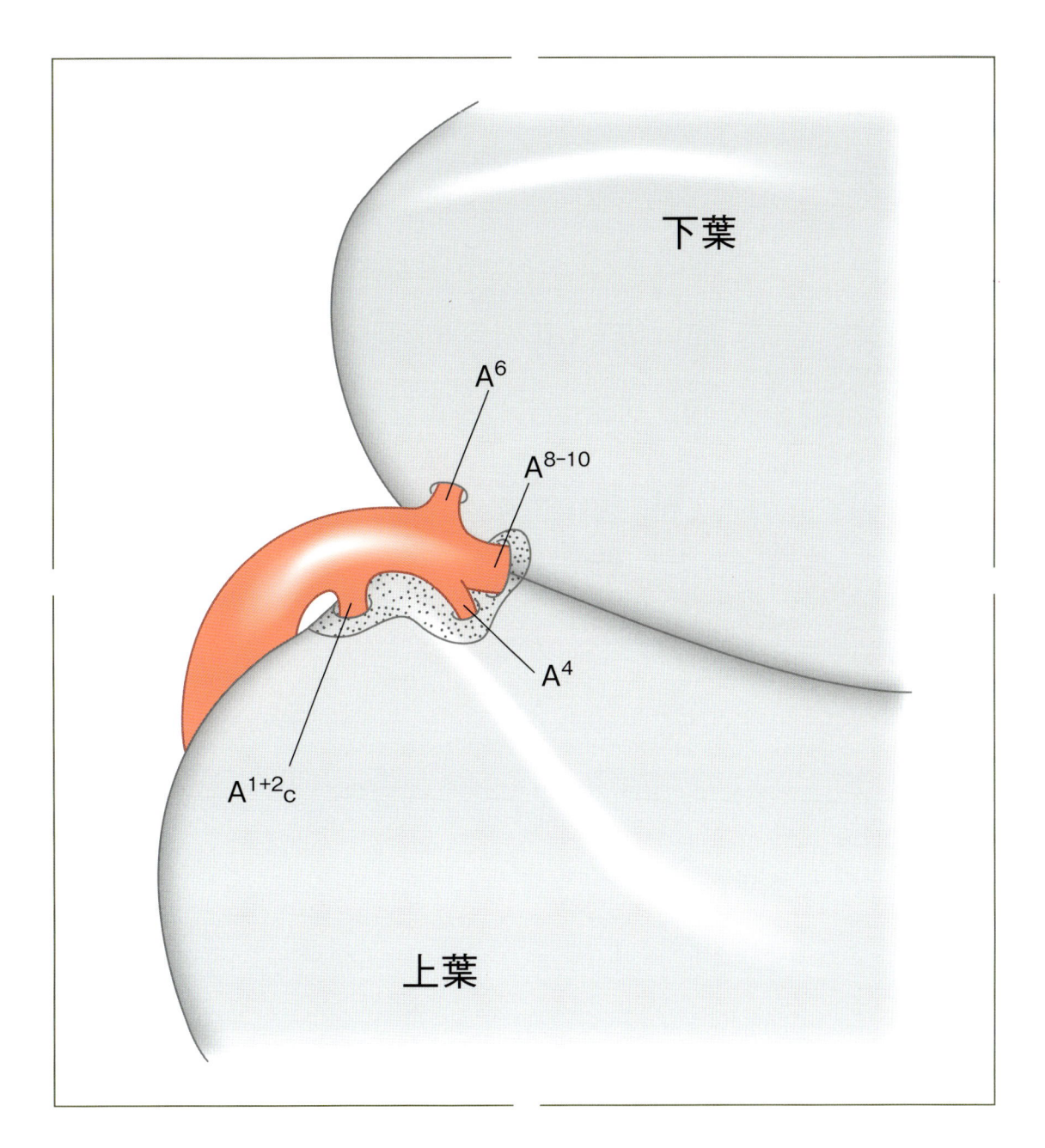

【図 5】

　ここで分葉不全があれば電気メスで上下葉間(S^{1+2}とS^6間)を切離するが，ステープラーを用いて葉間を切離すると，S^{1+2}にステープルラインがかかり，後に区域間の同定が困難になるので，電気メスで葉間を切離する．$A^{1+2}c$の枝を同定する．A^6の分岐部位から中枢側で上葉に向かう枝は$A^{1+2}c$であるが，$A^{1+2}c$が比較的末梢で分岐する場合はA^4との鑑別が困難なことがある．A^6分岐の近傍から上葉側に向かう動脈枝はA^4の可能性を念頭において温存する．後に含気-虚脱ラインをつくる，あるいはB^{1-3}を切離するとA^4か$A^{1+2}c$の鑑別が容易になる．$A^{1+2}c$を切離する．

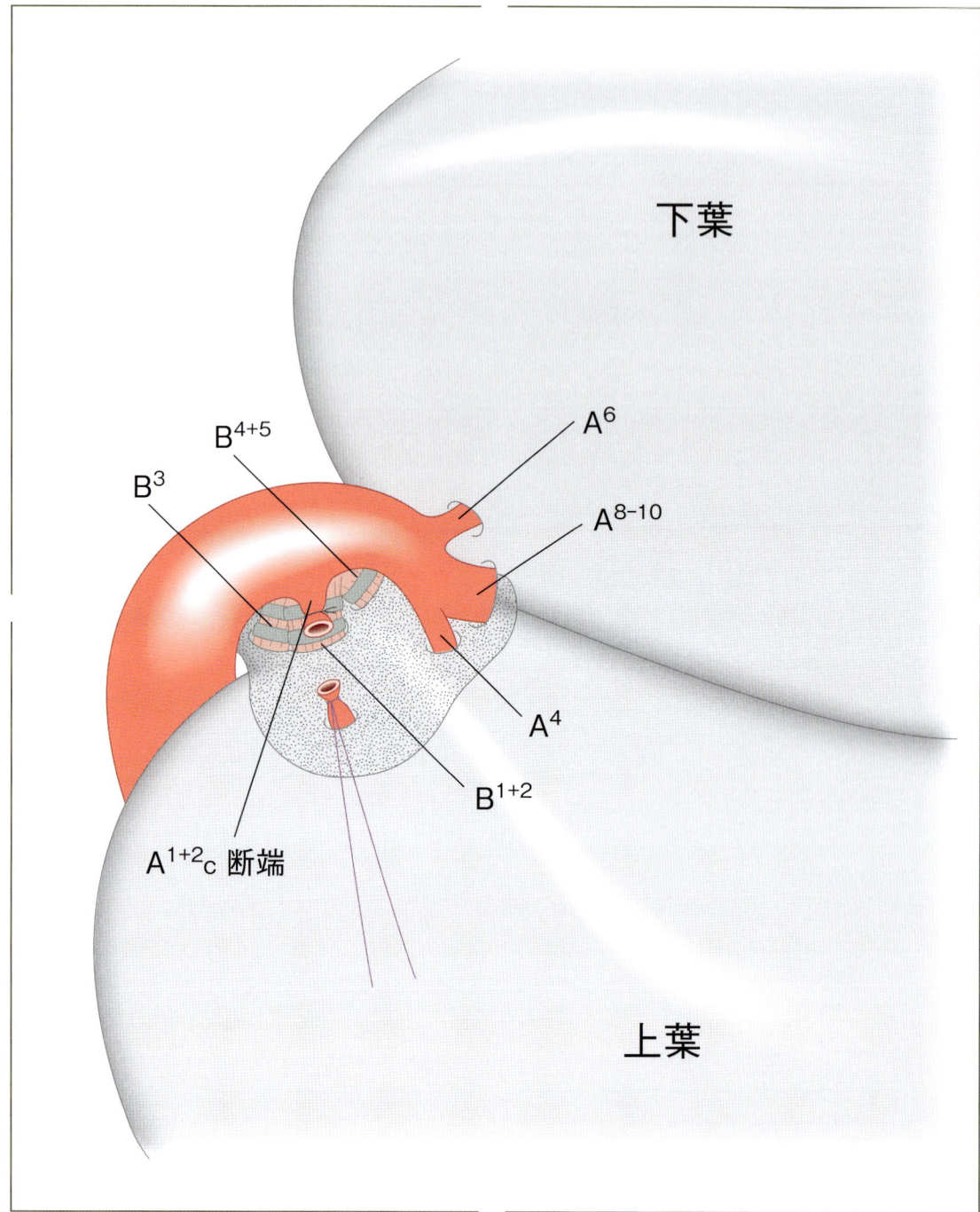

【図6】

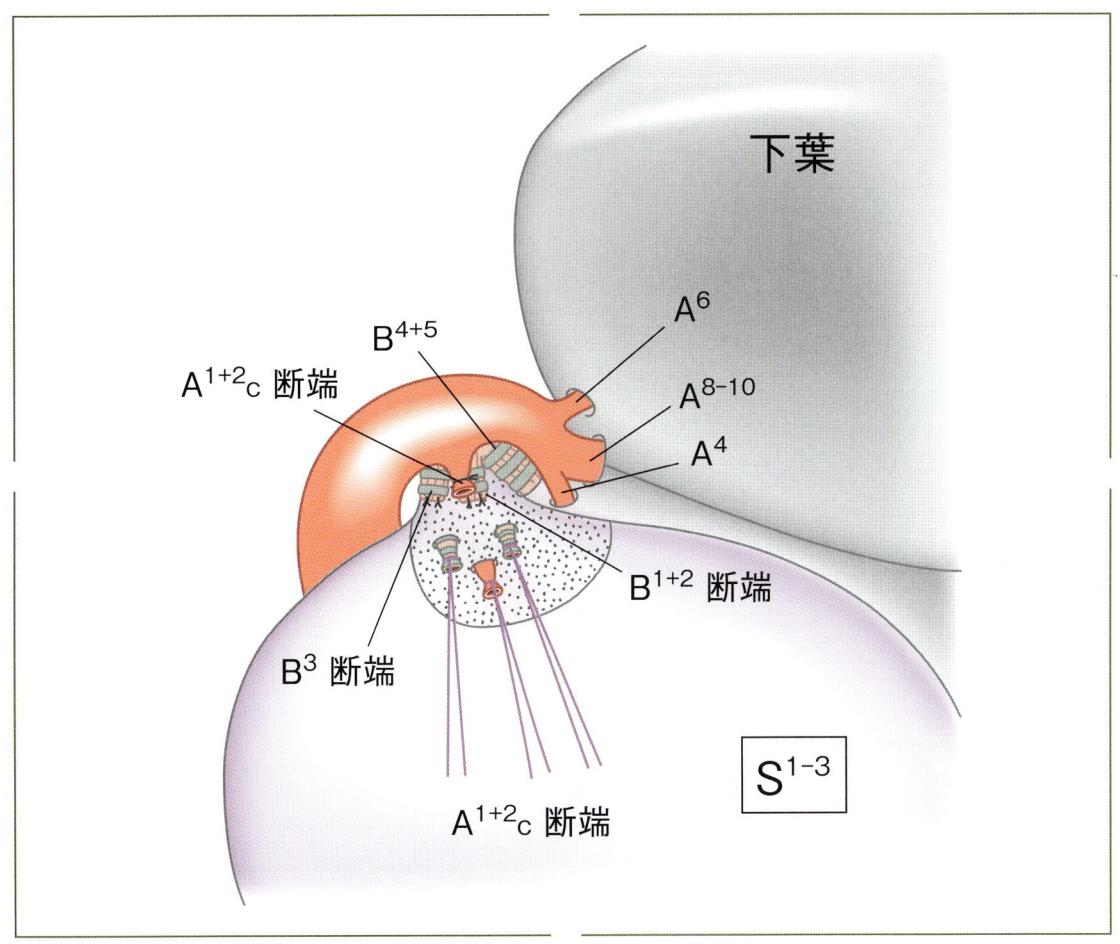

【図7】

【図6】
　$A^{1+2}c$ を切離するとその裏に B^{1+2} と B^3 がさらに良好に露出される．肺動脈幹にテーピングをすると舌区気管支も同定しやすい．それでもわかりづらい時には麻酔科医側から気管支鏡を入れて，先端の光で同定する．

【図7】
　S^{1-3} を選択的に膨らませる．その方法として気管支鏡下に B^{1+2} と B^3 にそれぞれジェット換気を行い S^{1-3} に選択的に含気させる方法や，B^{1+2} と B^3 を切離した後に末梢の B^{1+2} と B^3 断端にカテーテル等で空気を送り込み含気させる方法等がある．区域気管支は結紮切離あるいは縫合閉鎖するが，ステープラーの使用も可能である．B^{1-3} の切除側断端を引っ張りその裏を十分に中枢から末梢に向かって剥離し，切離側の気管支断端を浮かすことが重要である．その操作により B^{1-3} の切除側断端の両脇に庇状に浮いてきた肺組織を含気-虚脱ライン方向に向かって切離していく．含気-虚脱ラインに沿った肺切離を行っていくと V^3a（S^3a と S^3b の境界静脈）と $V^{1+2}d$（$S^{1+2}c$ と S^3a の境界静脈）の走行が明らかになる．V^3a および $V^{1+2}d$ は切離するが，V^3b は S^4a の静脈還流をするため温存する．また V^3b を温存することにより S^4 の実質を確実に保護できる．

S^{1-3}

S^{4+5}

$V^3a+V^{1+2}d$ 断端

$A^{1+2}a+b$ 断端

A^3 断端

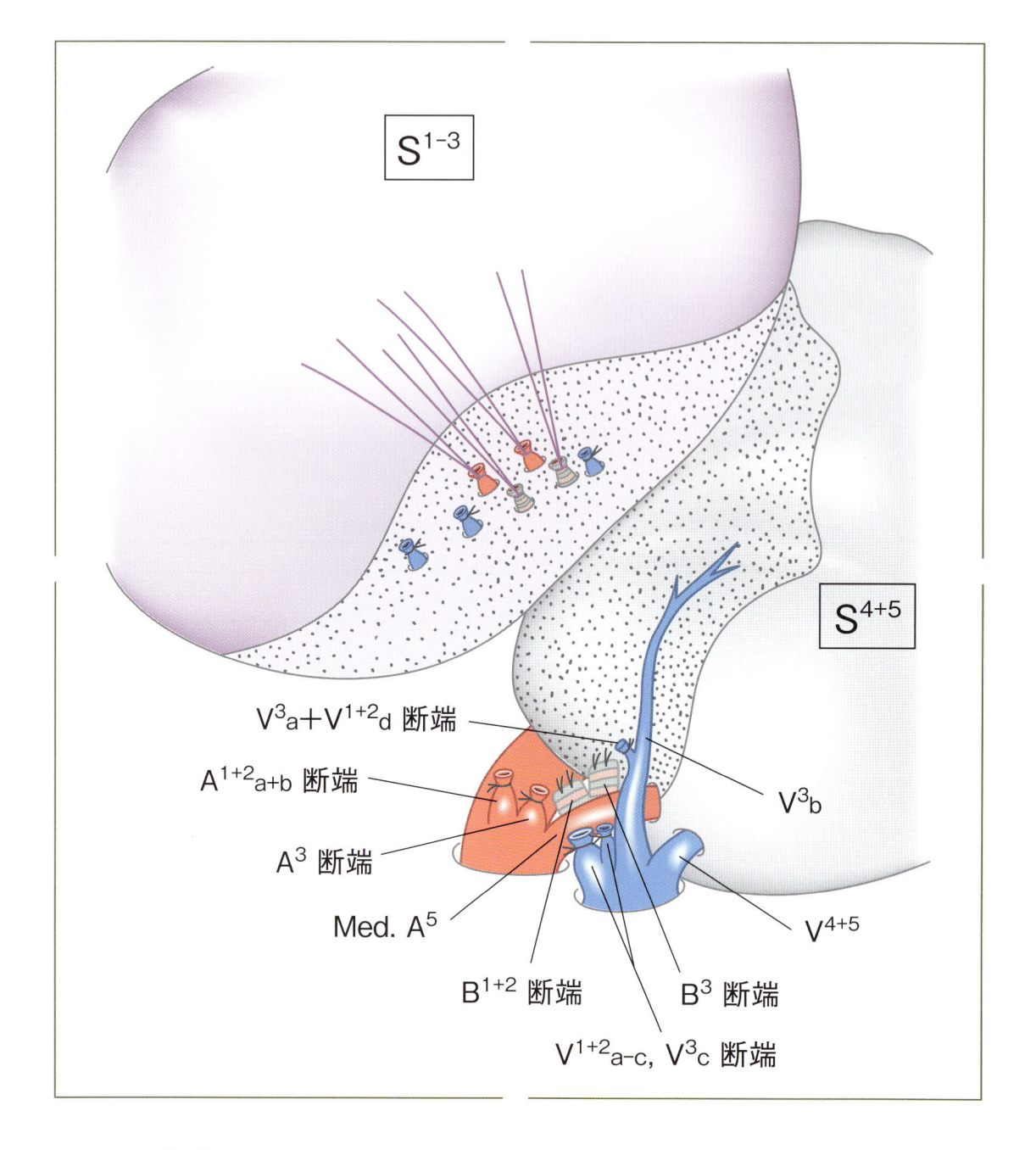

Med. A^5

V^3b

V^{4+5}

B^{1+2} 断端

B^3 断端

$V^{1+2}a$-c, V^3c 断端

【図8】
　上区切除の際の肺切離にステープラーの使用はなるべく避け，電気メスのみで切離する．理由は元来，肺容量の少ない舌区肺の切離にステープラーを使用すると舌区肺が臓側胸膜ごとステープルラインに巻き込まれて縮み，術後の舌区肺の容量がさらに低下するからである．含気-虚脱ラインにおける肺切離は一方向のみからではなく，四方から徐々に肺深部に向かって切離すると間違えにくい．＃11の郭清は上下葉間を十分に展開し，B^{4+5}とA^4あるいはA^{4+5}にテーピングして行う．

2. 左 S^{1+2}

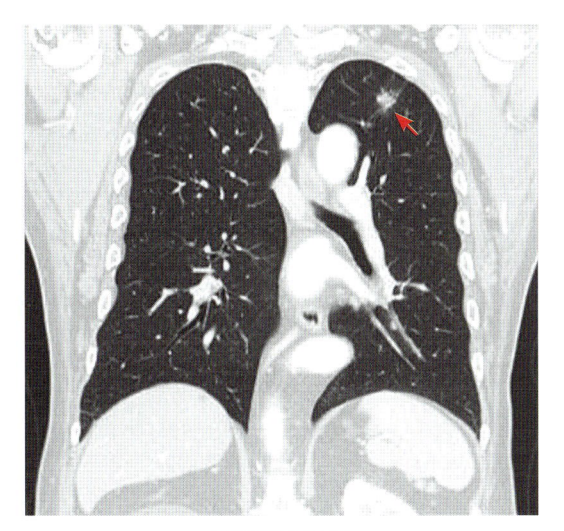

冠状断CT像

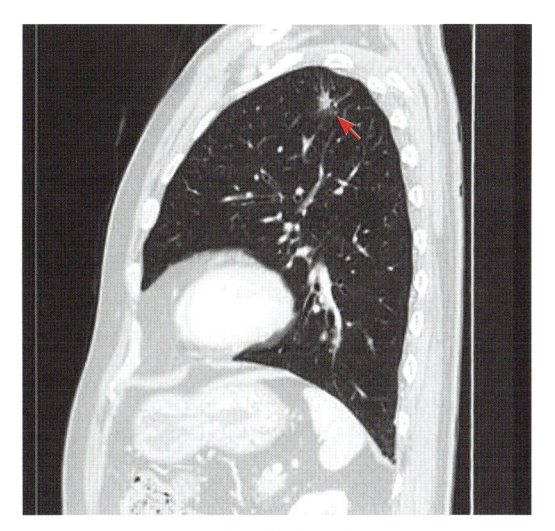

矢状断CT像

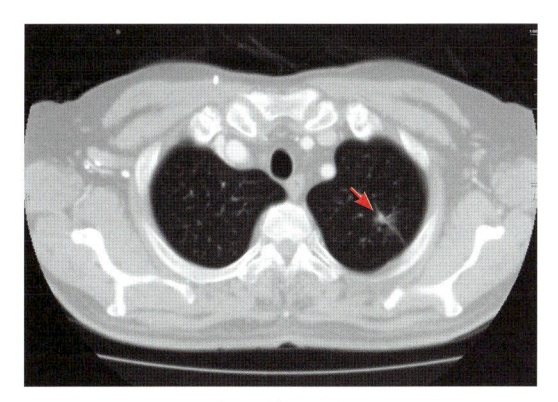

水平断CT像

　74歳，男性．2年前に検診にてGGO病変を指摘され経過観察される．その後，CTにて陰影の充実性変化と増大が指摘された．左S^{1+2}に棘形成と胸膜陥凹を伴う1.6cmの充実性陰影を認める．CTガイド下針生検にて腺癌と診断された．V^{1+2}aより十分離れた背側にあるため，S^{3}とは明らかに離れてS^{1+2}内に限局していると判断されS^{1+2}区域切除を行った．しかし術中に腫瘍は意外にS^{3}cに近く存在したため，断端確保のためにV^{1+2}aを切離，S^{3}cに切り込んで切除した．最終病理診断結果は乳頭状腺癌，pT1aN0M0であった．

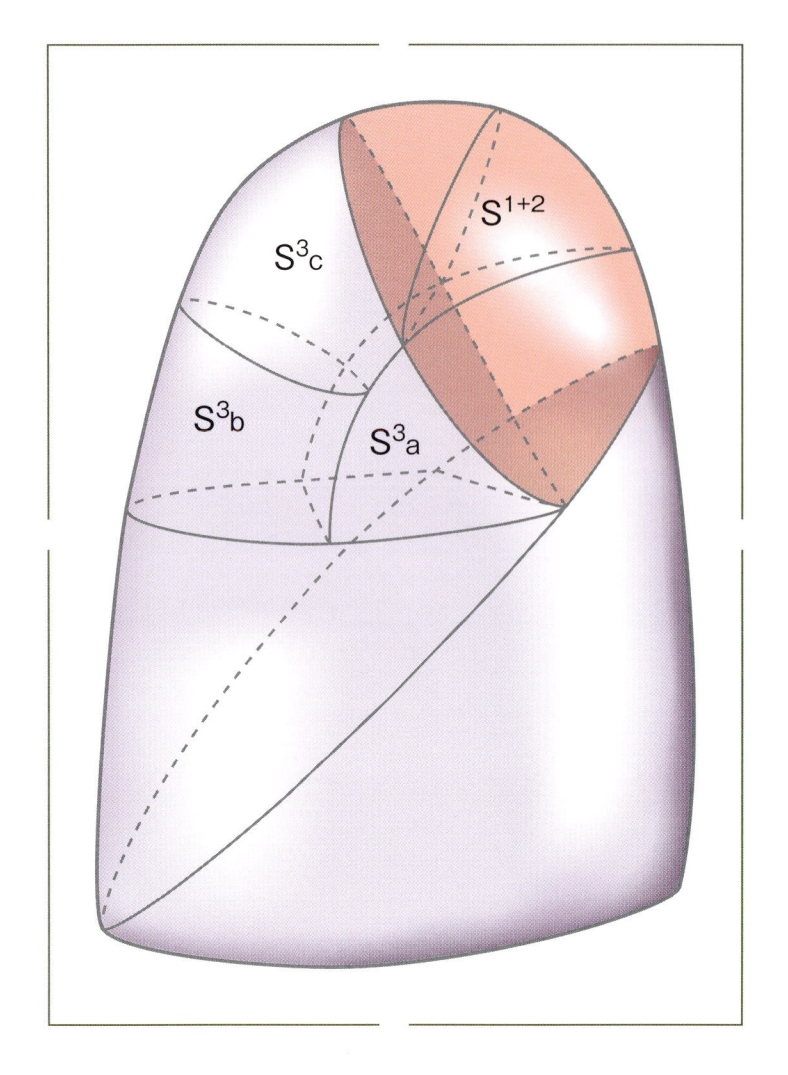

【図1】

high resolution computed tomography (HRCT) における血管気管支同定に加えて，気管支鏡でB^{1+2}，B^3の分岐パターンと太さを確認する．その分岐パターンはB^{1+2}とB^3の2分岐 (46%)，B^{1+2}，B^3a，B^3b+c の3分岐 (27%)，B^{1+2}a+b，B^{1+2}c，B^3の3分岐 (27%) である．

ここでは気管支分岐パターンは最も多いB^{1+2}とB^3の2分岐パターンを示す．また動脈の分岐パターンはA^{1+2}a+b，A^{1+2}c の2分岐 (31%) の場合を示す．また縦隔型 (mediastinal；Med.) A^5が存在する場合 (12%) を示す．

手術の流れ
血管同定⇒血管切離⇒気管支切離⇒肺切離⇒リンパ節郭清

手術のポイント
- 血管同定：V^{1+2}a，V^{1+2}b+c，A^3，A^{1+2}a+b，A^{1+2}c を同定．
- 葉間切離：上下葉間 (S^{1+2}とS^6間) を電気メスで切離．
- 血管切離：A^{1+2}a+b，A^{1+2}c を切離．V^{1+2}b+c は肺切離中に切離．
- 気管支切離：B^{1+2}を切離．
- 肺切離：含気-虚脱ラインとV^{1+2}aとV^{1+2}dの走行に沿って肺を切離．
- リンパ節郭清：上葉気管支周囲のリンパ節を郭清．

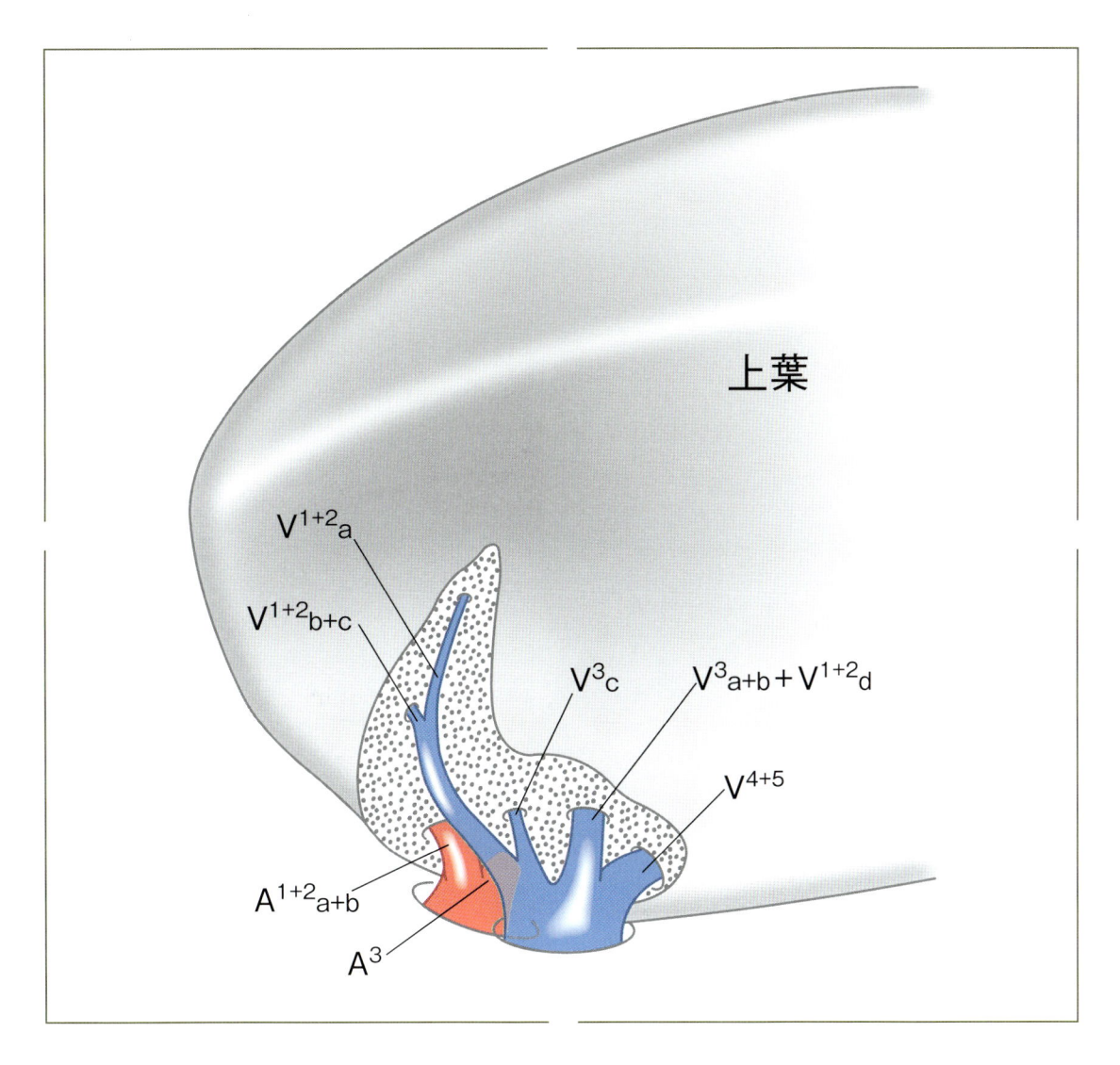

【図2】

　前方から背側に向かって肺門を剝離し，上肺静脈と肺動脈を剝離露出する．前方から上肺静脈を剝離露出後，肺尖部方向から肺動脈本幹，上幹肺動脈を露出し，背側に回り肺動脈幹が上下葉間に入り込むところまで剝離する．再び前方に回り，V^{1+2} にテーピングし，その末梢を剝離露出し $V^{1+2}a$ を同定する．$V^{1+2}a$（S^{1+2} と S^3 の境界静脈）は肺の表層を肺尖部に向かい走行する．この時点では $V^{1+2}b+c$ は同定できないことが多い．$V^{1+2}a$ の中枢側から A^{1+2} の表層をほぼ直角に交差して背側に走行する細い V^{1+2}superior が時々存在するので，その場合には切離する．$V^{1+2}a$ を末梢に向かい剝離露出し S^{1+2} と S^3 の区域境界を明らかにする．$V^{1+2}a$ の走行が明らかになると $A^{1+2}a+b$ と A^3 の同定が容易となる．$A^{1+2}a+b$ は $V^{1+2}a$ の背側を走行し，A^3 はその腹側を走行する．

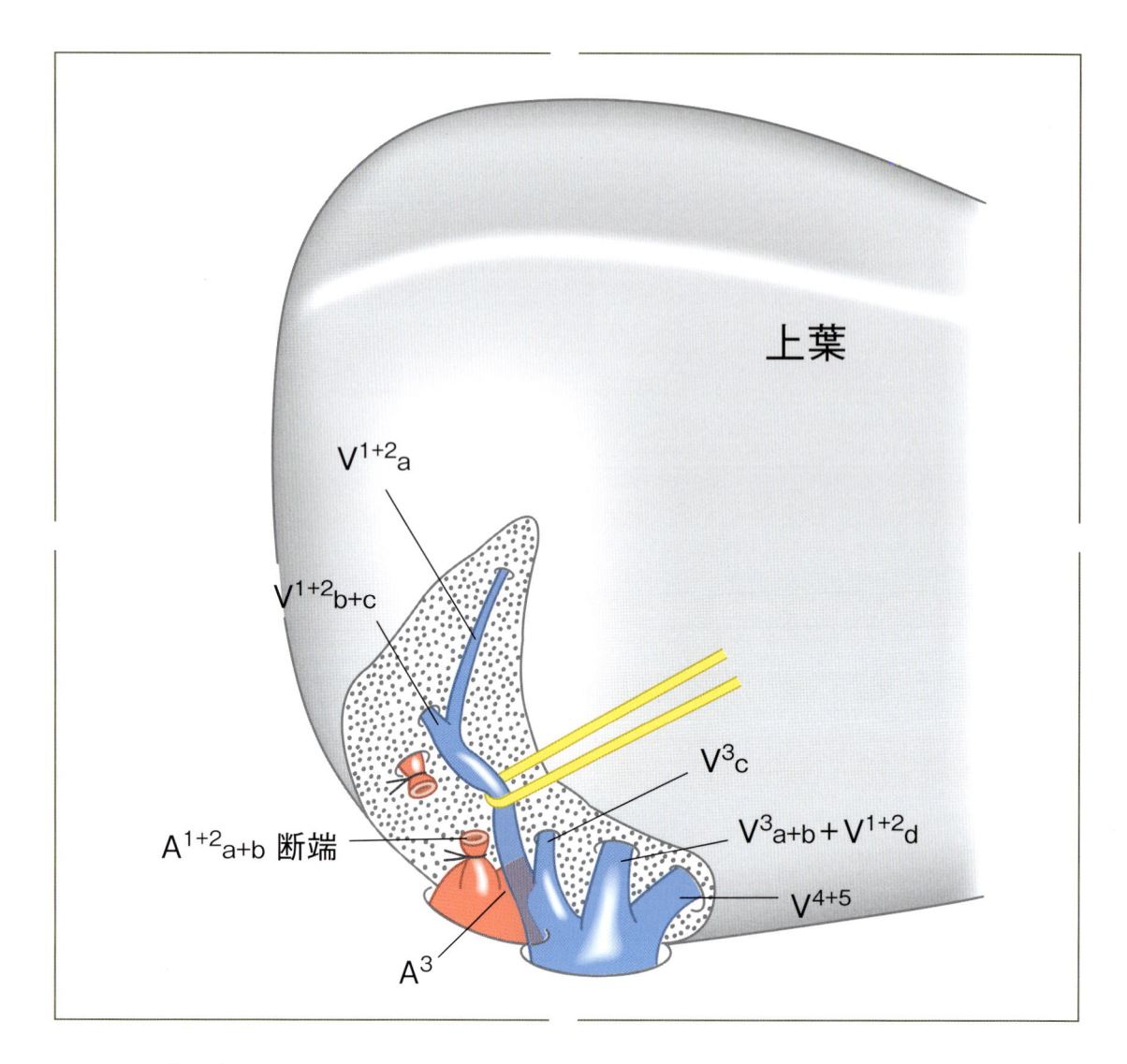

【図3】

　いわゆる Med. A^5 あるいは A^{4+5} は約30％の確率で存在することを認識して，A^3 と A^{1+2} の同定を行う．$V^{1+2}a$ の背側を走行する動脈枝が A^{1+2} の枝であり，その腹側を走行するのが A^3 である．しかし A^{1+2} あるいは A^3 の枝が複数本分岐し，$V^{1+2}a$ の牽引の仕方によっては中央の動脈枝の走行が A^{1+2} の枝か A^3 の枝かがわかりづらいことがある．そのような時には鑑別困難な枝は温存し，背側の枝のみを切離する．後に B^{1+2} を切離すれば，B^{1+2} の切除側断端に近づく枝は A^{1+2} の枝であり，離れる枝は A^3 の枝と同定できる．

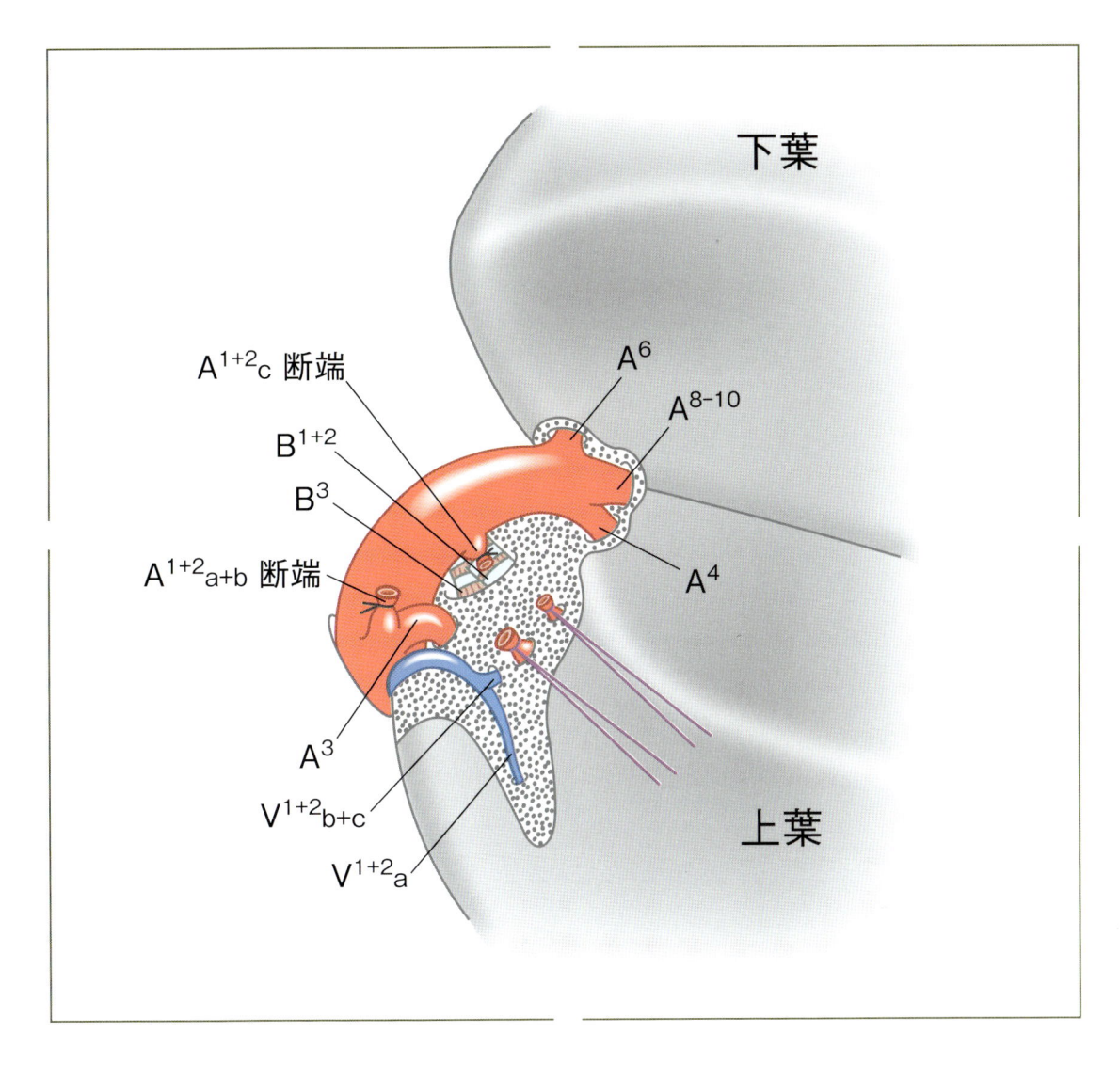

【図4】

　背側に回り肺動脈幹から分岐する $A^{1+2}c$ を切離する．上下葉間を分ける必要があるが，ステープラーを用いて葉間を切離すると，S^{1+2} にステープルラインがかかり区域間の同定が困難になるので，電気メスで葉間を切離する．$A^{1+2}c$ が比較的末梢側から分岐して A^4 の枝との鑑別が困難な場合がある．その際には A^4 の枝である可能性を念頭において温存しておき，B^{1+2} 切離後，あるいは含気-虚脱ラインがはっきりしてから同定すれば良い．$A^{1+2}a+b$ と $A^{1+2}c$ を切離するとその裏を走行する B^{1+2} が見えるので，B^{1+2} に糸を通す．ここで気をつけることは B^{1+2} と思われた気管支が B^{1-3}（上区気管支）である可能性，あるいは $B^{1+2}c$ のみである可能性があることである．B^{1+2} の同定には以下の3点が役立つ．①術前に気管支鏡で観察した B^{1+2} と B^3 の分岐パターンと太さより，B^{1+2} の同定が正しいか否かを判断する．②B^{1+2} は A^3 より背側を走行し，B^3 は A^3 に並走するように腹側に向かう．③麻酔科医側から気管支鏡を気管チューブ内に挿入して，術野から気管支鏡の光を頼りに B^{1+2} を同定する．

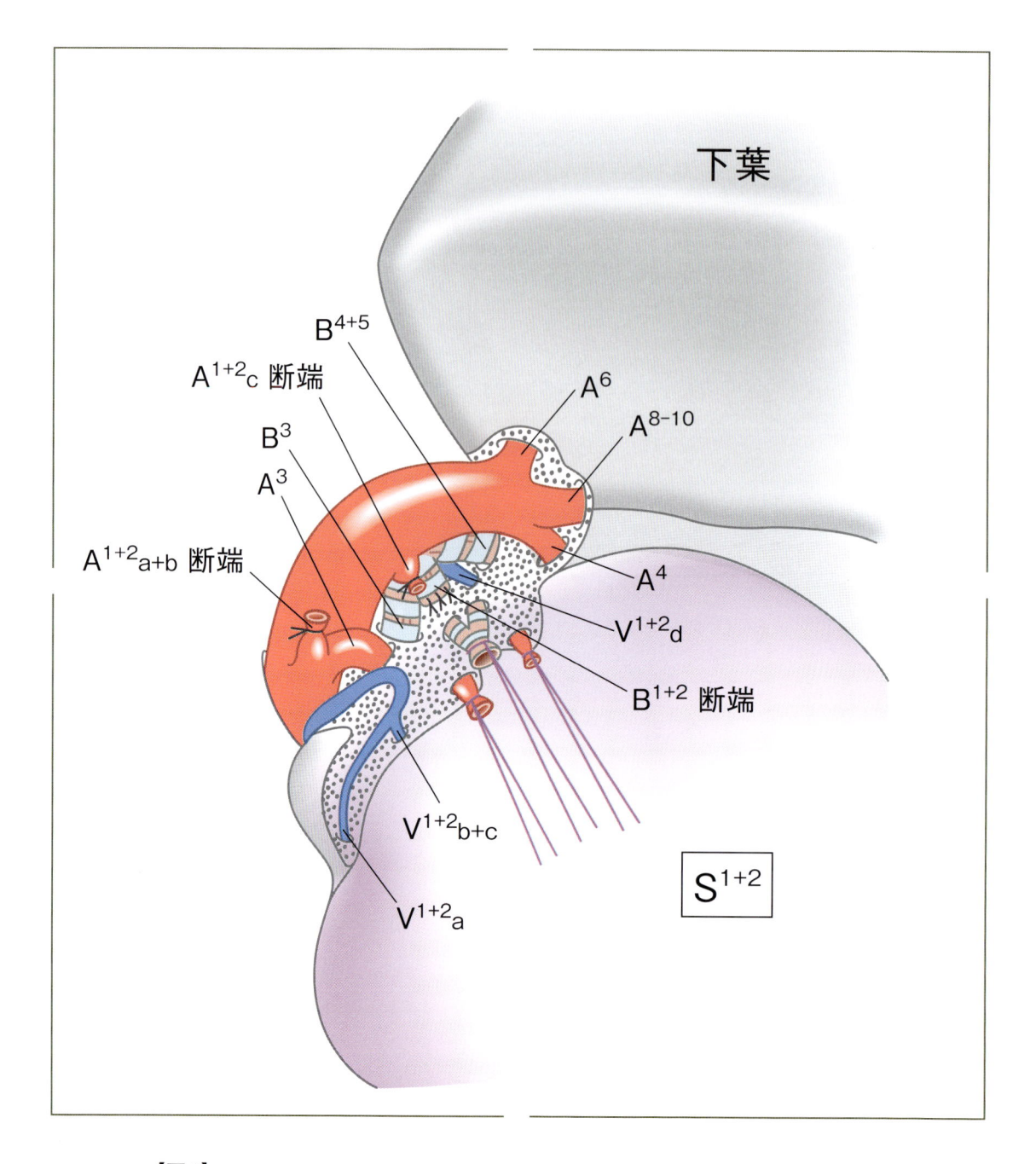

【図5】

　S^{1+2} を選択的に膨らませる．その方法として気管支鏡下に B^{1+2} にジェット換気を行い S^{1+2} に選択的に含気させる方法や，B^{1+2} を切離した後に末梢の B^{1+2} 断端にカテーテル等で空気を送り込み含気させる方法等がある．区域気管支は結紮切離あるいは縫合閉鎖するが，ステープラーの使用も可能である．B^{1+2} の切除側断端を持ち上げその裏側を中枢から末梢に向けて十分に剥離し，B^{1+2} の切除側断端を十分に浮かせる．その操作により B^{1+2} の切除側断端の両脇の庇状に浮いた肺組織をさらに切離して，含気-虚脱ラインにつなげる．

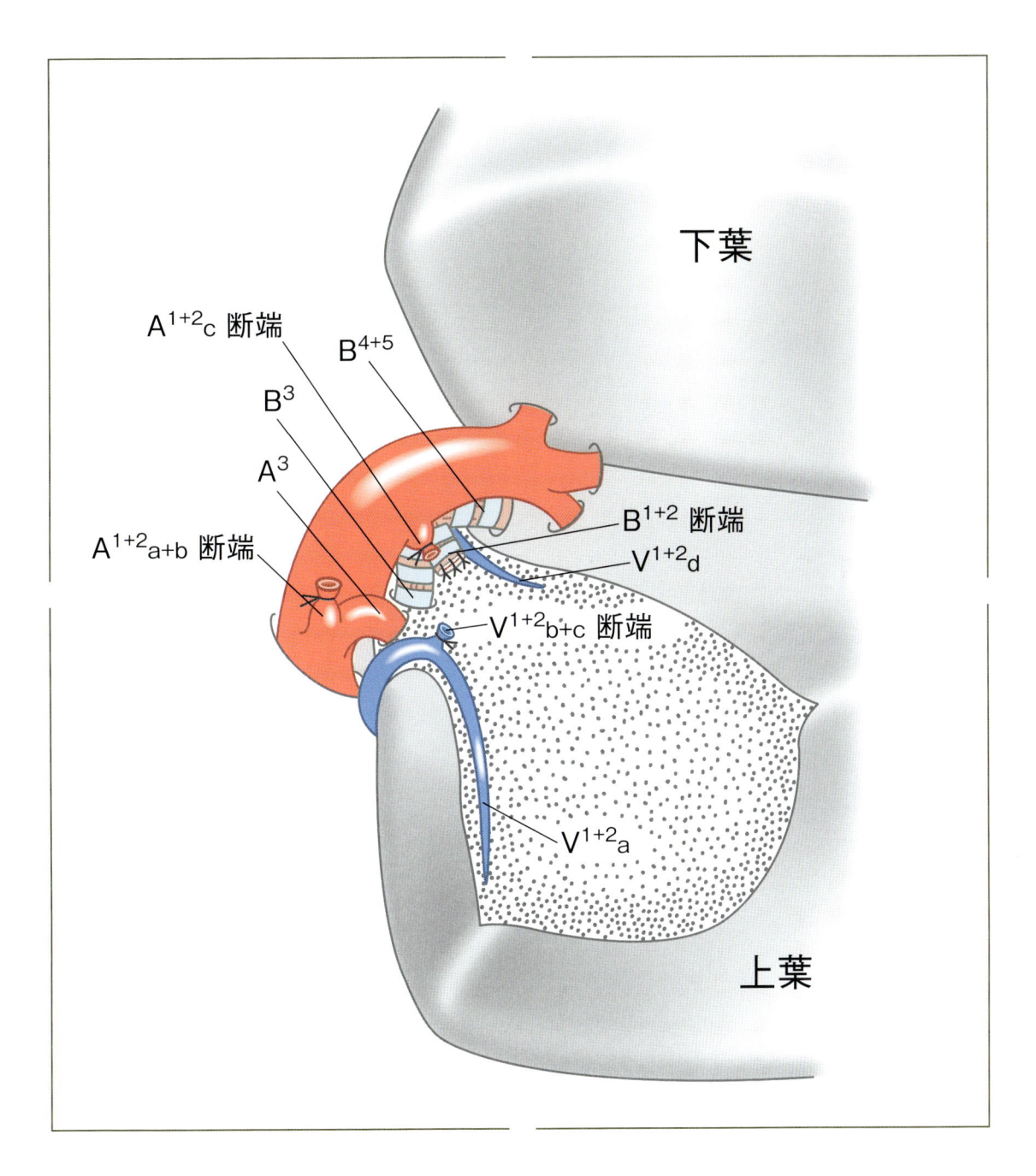

【図6】
　$V^{1+2}a$と含気-虚脱ラインに沿って肺を電気メスにて切離していく．$V^{1+2}b$および$V^{1+2}c$がV^{1+2}より分岐してS^{1+2}の内部に入り込むことを確認して切離する．腹側から回ってくる$V^{1+2}d$はS^3aと$S^{1+2}c$の境界の静脈であるので温存する．$V^{1+2}d$は多くの場合，V^3a+bから分岐して背側に向かって走行する．含気-虚脱ラインにおける肺切離は一方向のみからではなく，四方から徐々に肺深部に向かって切離すると間違えにくい．

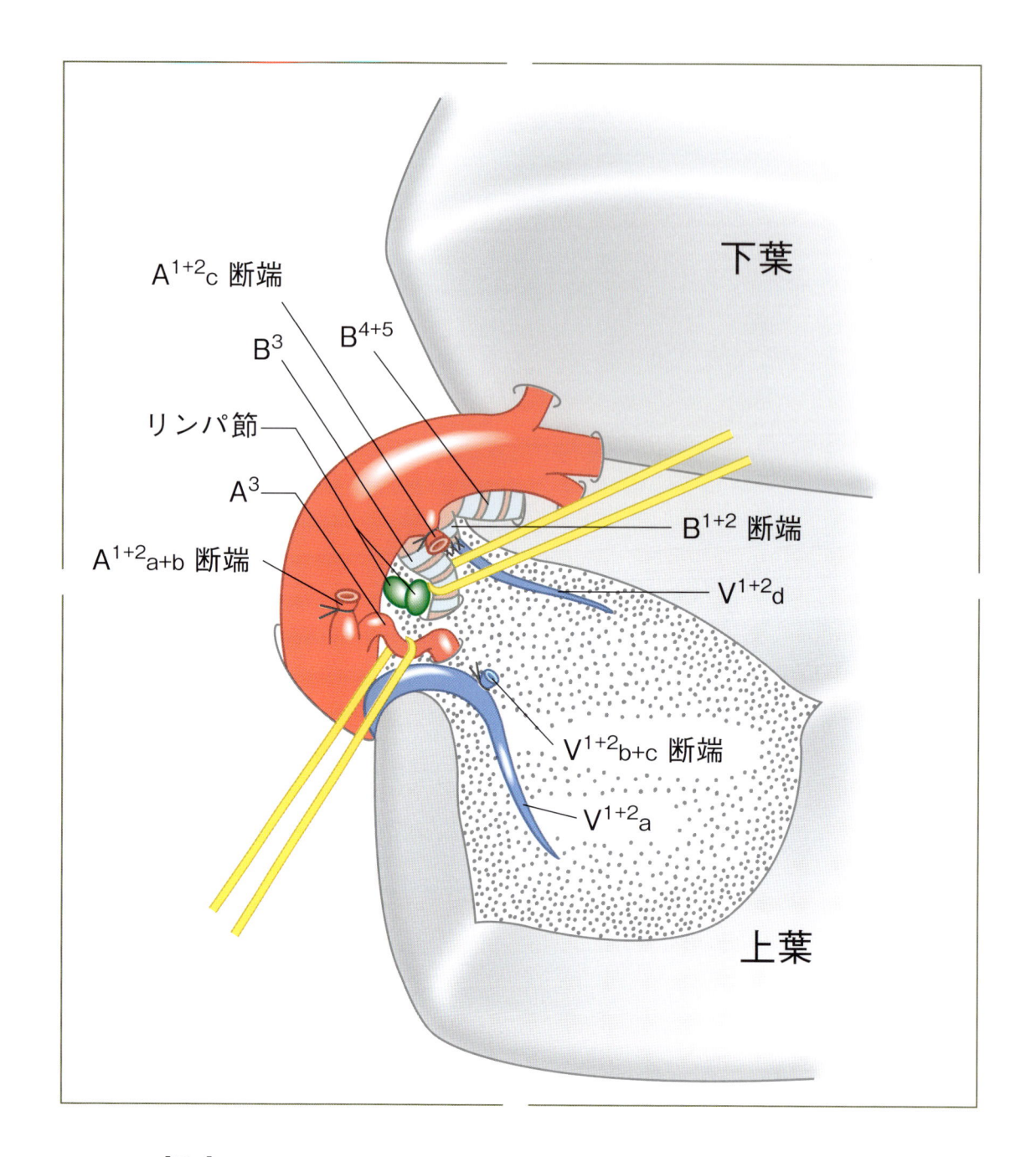

【図7】
　肺門の郭清にはB³，A³，V¹⁺²をそれぞれテーピングする．B¹⁻³の頭側の＃12u，＃13が背側から露出される．郭清手技の1つとして，リンパ節を背側から周囲の血管・気管支・肺組織より剝離し，腹側に回りA³とV¹⁺²にかけたそれぞれのテープを牽引すると，腹側からリンパ節が見えるので，A³をくぐらせて＃12u，＃13を一塊として摘出する．次にB¹⁻³とB⁴⁻⁵の間の＃13を摘出する．＃11の摘出には上下葉間の十分な展開と舌区肺動脈のテーピングが必要である．

3. 左S³

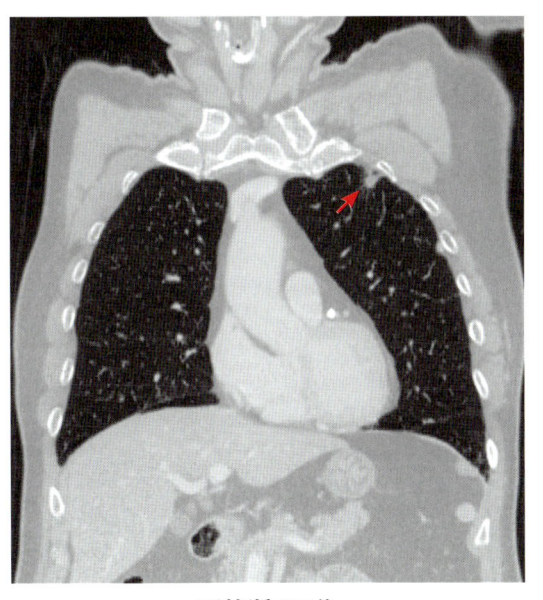

冠状断CT像

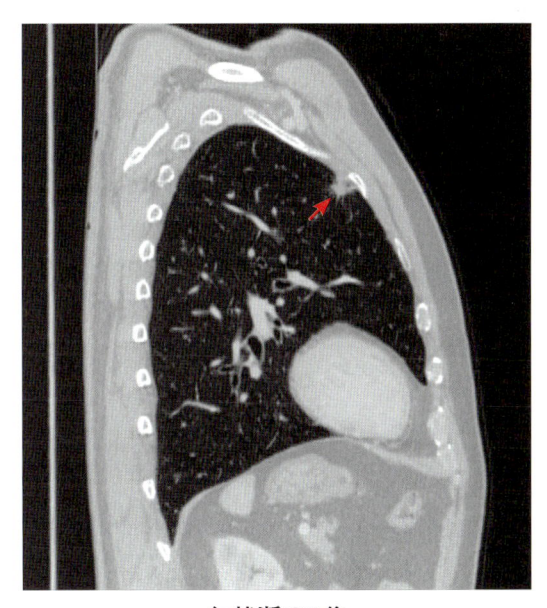

矢状断CT像

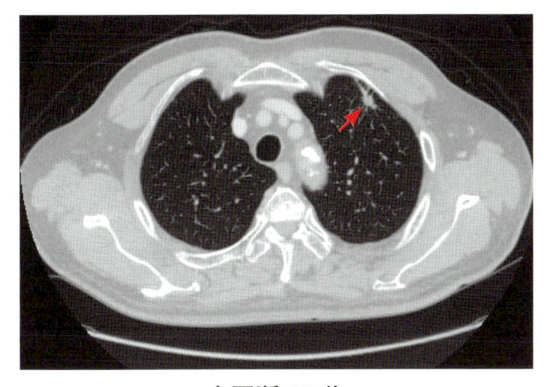

水平断CT像

　71歳，男性．狭心症で外来通院中，CTにて左S^3bに1.6cmの棘形成を伴う充実性陰影を指摘される．針生検にて腺癌と診断される．CT上，＃4Lの軽度腫大を認めるも，経気管支超音波endobronchial ultrasonography (EBUS) 検査にて転移陰性であった．左S^3区域切除を施行．＃4Lは迅速診断にて転移なし．最終病理診断は乳頭状腺癌で，pT1aN0M0であった．

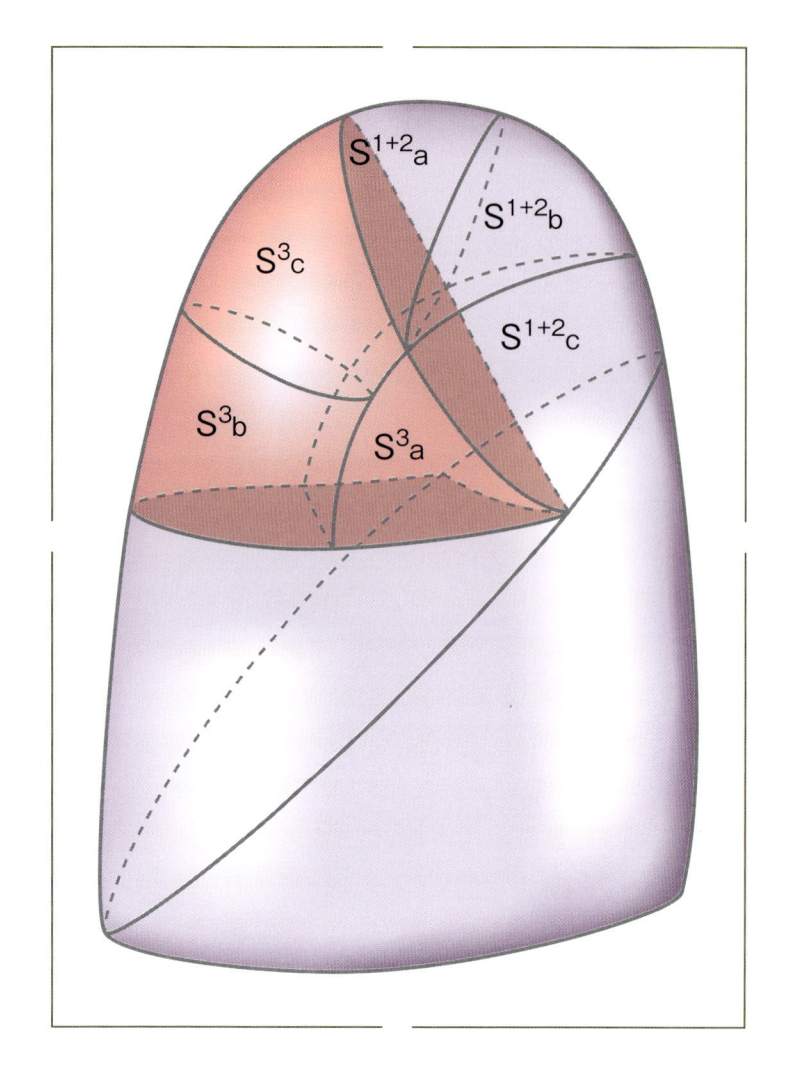

【図1】

high resolution computed tomography（HRCT）における血管気管支同定に加えて，気管支鏡でB^{1+2}，B^{3}の分岐パターンと太さを確認する．その分岐パターンはB^{1+2}とB^{3}の2分岐（46％），B^{1+2}，B^{3}a，B^{3}b+cの3分岐（27％），B^{1+2}a+b，B^{1+2}c，B^{3}の3分岐（27％）である．S^{3}あるいはS$^{1-3}$区域切除における注意点の1つは舌区肺の十分な温存である．舌区肺は解剖学的にも右中葉に相当しその容量は小さいので，その温存には注意を要する．その1つのポイントは上舌区間を電気メスで切離することである．ステープラーにより上舌区間を胸膜を含めて切離すると，温存された舌区肺はステープルラインにより縫縮され，その容量をかなり損なう．もう1つのポイントはV^{3}bの温存である．V^{3}bはS^{3}とS^{4}の境界面を走るので，V^{3}bを温存することによりS^{4}の静脈還流を温存できるうえ，S^{4}の実質も確実に保護される．

手術の流れ
血管同定⇒血管切離⇒気管支切離⇒肺切離⇒リンパ節郭清

手術のポイント
- 血管同定：V^{1+2}a，V^{3}b，V^{3}c，A^{3}を同定．
- 血管切離：V^{3}a，V^{3}c，A^{3}を切離．
- 気管支切離：B^{3}を切離．
- 肺切離：含気-虚脱ラインとV^{1+2}a，V^{3}bの走行に沿って肺を切離．
- リンパ節郭清：上葉気管支周囲のリンパ節を郭清．

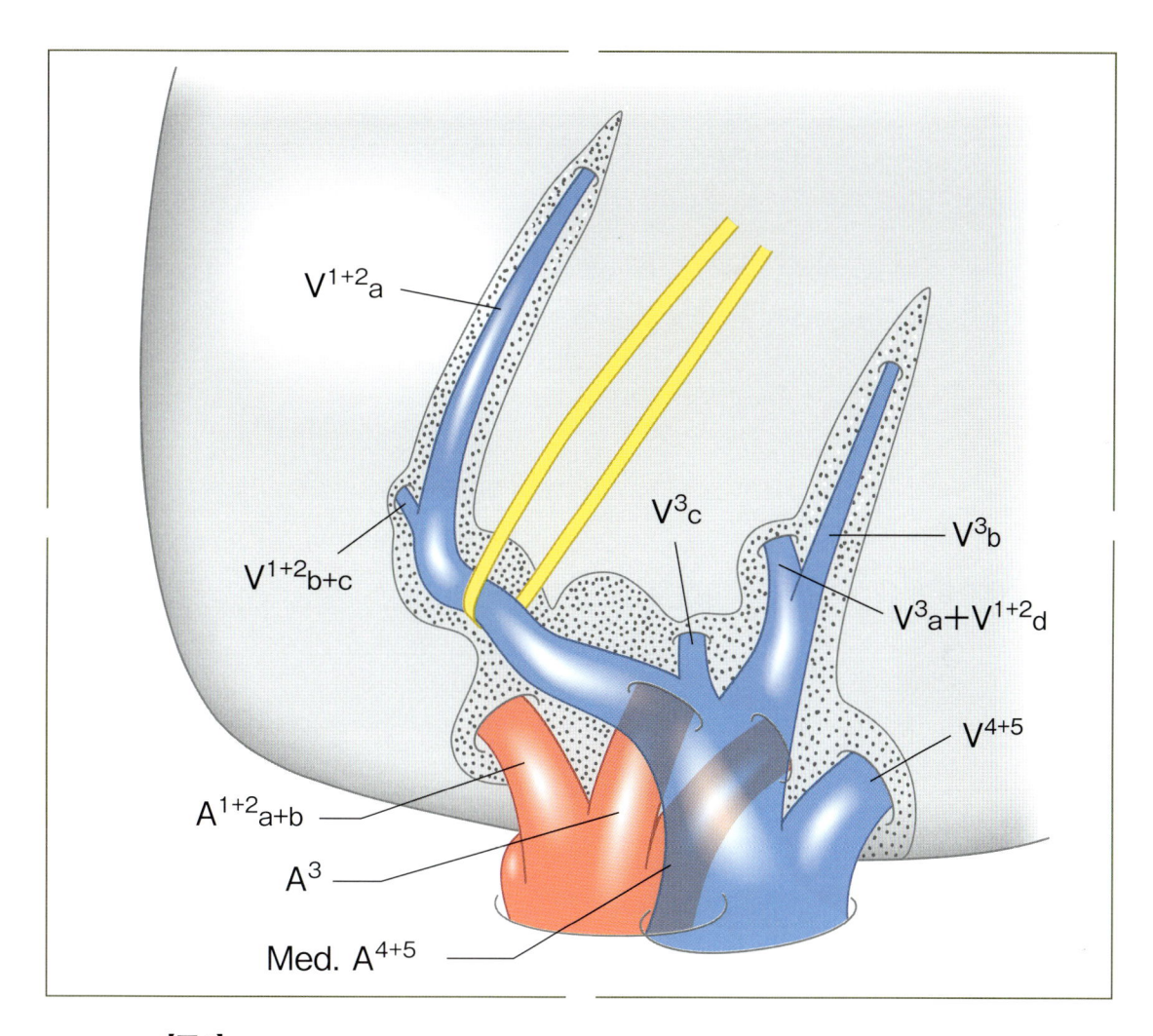

【図2】

　ここでは最も多いB^{1+2}とB^3の2分岐パターン（46％）の場合を紹介する．縦隔型（mediastinal；Med.）A^{4+5}あるいはA^5の頻度は30％あり，ここではMed. A^{4+5}の存在する場合を示す．前方から背側に向かって肺門を剝離し，上肺静脈，肺動脈上幹を剝離露出する．この時点で上幹分岐後の背側の肺動脈幹を剝離露出しておく．理由は，①上幹肺動脈に安全に鉗子を通せる，②区域を切除した後の肺門郭清の際に，背側の肺動脈幹の露出は必要であるためである．V^{1+2}にテーピングし，末梢をできるだけ剝離露出し$V^{1+2}a$（S^{1+2}とS^3cの境界静脈）を同定する．$V^{1+2}a$は肺の比較的表層を肺尖部に向かってS^{1+2}とS^3の境界に沿って走行するので，それを末梢へ剝離露出する．$V^{1+2}a$の腹側を走行する動脈はA^3であり，背側を走行する動脈は$A^{1+2}a+b$である．

　次にV^3b（S^3bとS^4aの境界静脈）を同定する．V^3bは肺の比較的表面を肺の外側面に向かって走行する．$V^{1+2}a$と同様にV^3bを末梢へ剝離露出し，中枢からS^3とS^4の境界を明らかにする．V^3a（S^3aとS^3bの境界静脈）と$V^{1+2}d$（$S^{1+2}c$とS^3aの境界静脈）は通常共通幹を成してV^3bの裏側から分岐する．V^3aと$V^{1+2}d$の共通幹は図のようにV^3bの上区側に見えることもあるが，舌区側に見えることもある．

上葉

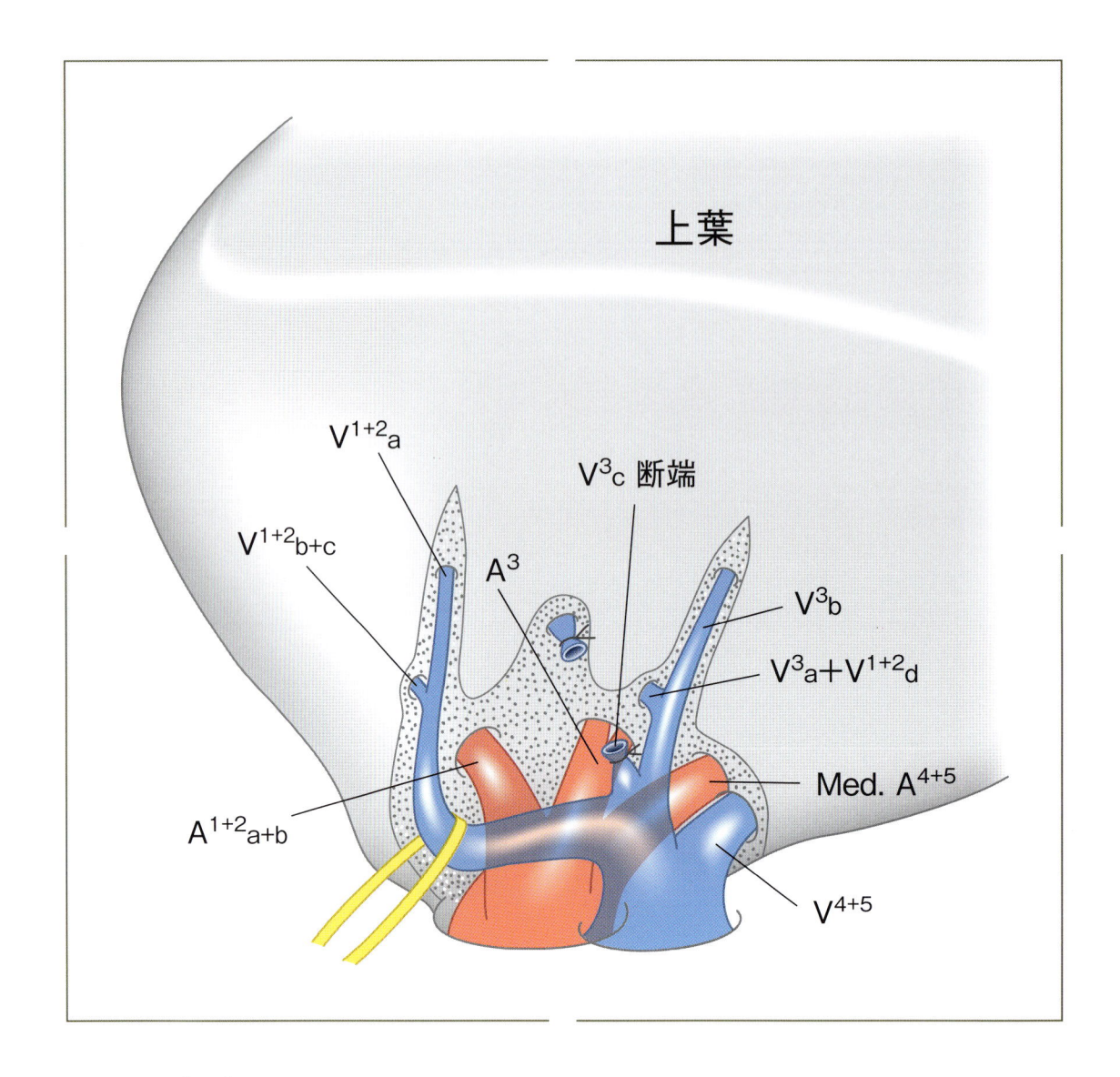

【図3】

　$V^{1+2}a$ と V^3b の間にある静脈枝は V^3c（S^3b と S^3c の境界静脈）であるので切離する．すると A^3 末梢の走行がさらにわかる．$V^{1+2}a$ より明らかに腹側を走行していれば A^3 である．Med. A^{4+5} は V^{1-3} の裏側で B^3 の腹側を舌区肺に向かって走行する．Med. A^{4+5} を確認後，A^3 を同定し切離する．

　A^{1+2} あるいは A^3 の枝がそれぞれ複数本分岐している場合，$V^{1+2}a$ の牽引の仕方によっては中間位の動脈枝が A^{1+2} の枝か A^3 の枝かがわかりづらいことがある．そのため同定困難な動脈枝は温存し，腹側の枝のみを切離する．後に B^3 を切離すると，B^3 の切除側断端に近づく枝は A^3 の枝で，離れる枝は A^{1+2} の枝と同定できる．

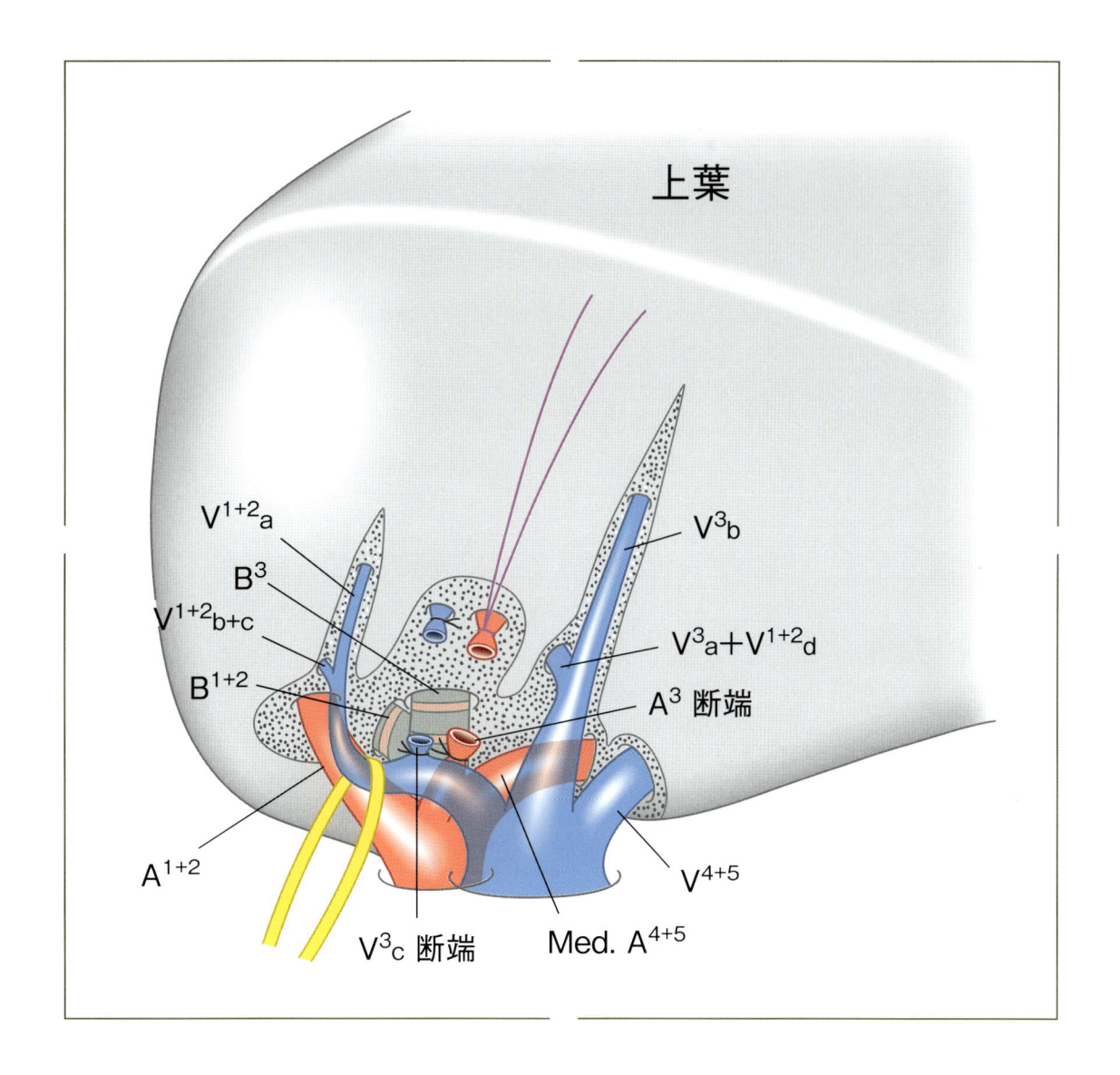

【図4】
　A^3を切離しその裏に存在するB^3を剥離露出して糸を通す．B^3aとB^3b+cがB^3根部ですぐに分岐している場合には，この術野で見えている気管支はB^3b+cのみである可能性が高い．またB^3aがB^{1-3}から単独に分岐する確率は27％ある．気管支鏡所見も考慮して，その裏を走行するB^3aの有無を確認する．さらに麻酔科医側から細径気管支鏡を気管チューブ内に挿入して，気管支鏡先端の光を頼りにB^3を同定する方法もある．

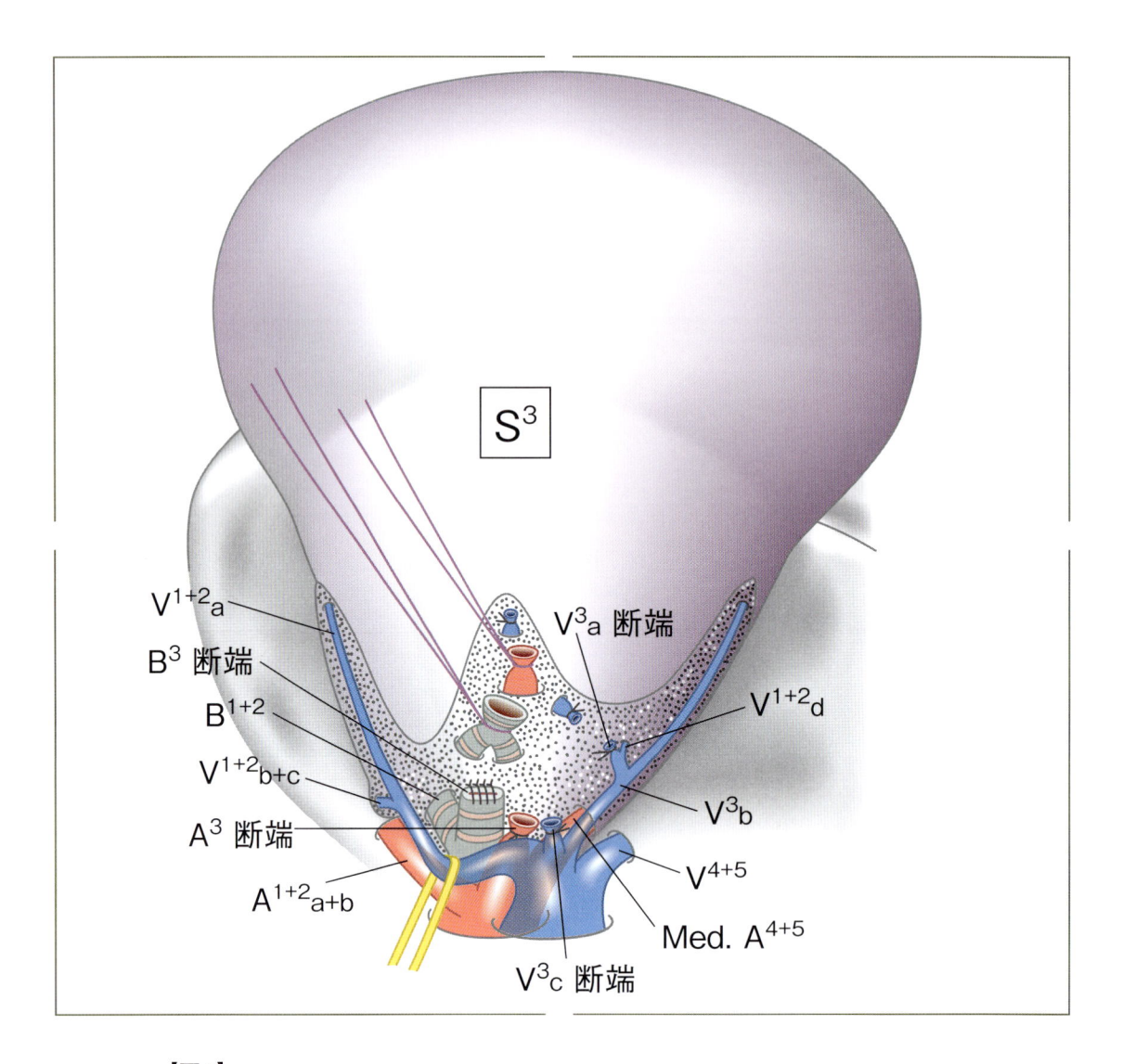

【図5】

　S^3 を選択的に膨らませる．その方法として気管支鏡下に B^3 にジェット換気を行い S^3 に選択的に含気させる方法や，B^3 を切離した後に末梢の B^3 断端にカテーテル等で空気を送り込み含気させる方法等がある．区域気管支は結紮切離あるいは縫合閉鎖するが，ステープラーの使用も可能である．B^3 の切除側断端を持ち上げ，その裏をできるだけ中枢から末梢に向かって剥離して浮かす．その操作により B^3 の切除側断端の両脇の庇状に浮いた肺組織を切離して，含気-虚脱ラインにつなげる．肺の切離は中枢から $V^{1+2}a$ と V^3b に沿って，末梢から含気-虚脱ラインに沿って行う．

　V^3b は S^3 と S^4 の区域間の同定に役立つ上に S^4a 領域の静脈還流をしているので温存する．また V^3a (S^3a と S^3b の境界静脈) と $V^{1+2}d$ ($S^{1+2}c$ と S^3a の境界静脈) は多くの場合共通幹を成す．V^3a は切離し $V^{1+2}d$ は $S^{1+2}c$ の静脈還流のために温存する．含気-虚脱ラインにおける肺切離は一方向のみからではなく，四方から徐々に肺深部に向かって切離すると間違えにくい．

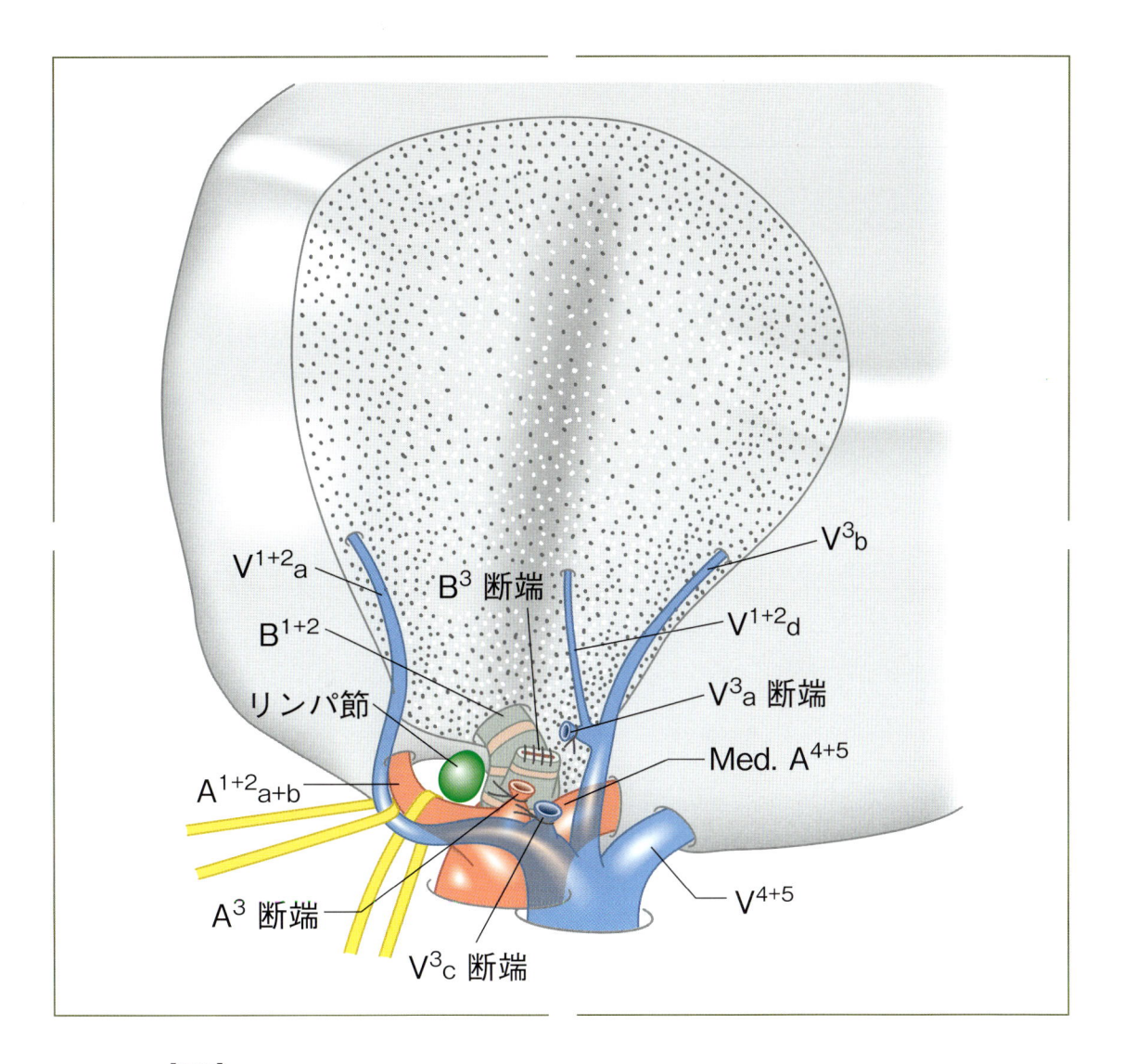

【図6】
　肺門の郭清は S^{1+2} 区域切除と多少異なる．S^3 区域切除では肺門の背側において A^{1+2}c が切離されていないので，背側のみから上区気管支の周囲のリンパ節を摘出することは困難である．そのため A^{1+2}a+b および上区気管支にテーピングを行い，背側からリンパ節を周囲の血管・気管支から剝離し，A^{1+2}a+b と上区気管支の間をくぐらせるようにして腹側から摘出する．腹側では A^3 と B^3 を切離しているので，A^3，B^3 断端の隙間から，背側から剝離した＃ 12u，13 が良くわかる．上舌区間の＃ 13 リンパ節郭清は，S^3 の区域切除においては A^{1+2}c を切離していないので，背側からは困難であるため腹側から行う．腹側から上区気管支にかけたテープを牽引すると上舌区気管支間の＃ 13 が見えるので摘出する．ただしその奥には A^{1+2}c および肺動脈幹がリンパ節と接しているので，損傷しないように注意する．

4. 左S^{4+5}

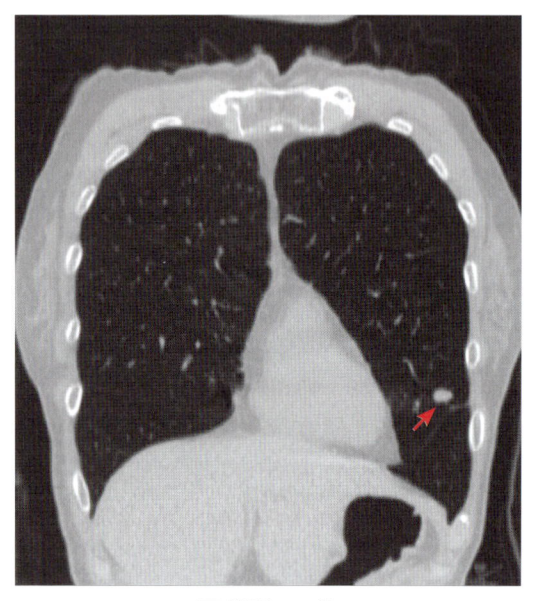

冠状断CT像

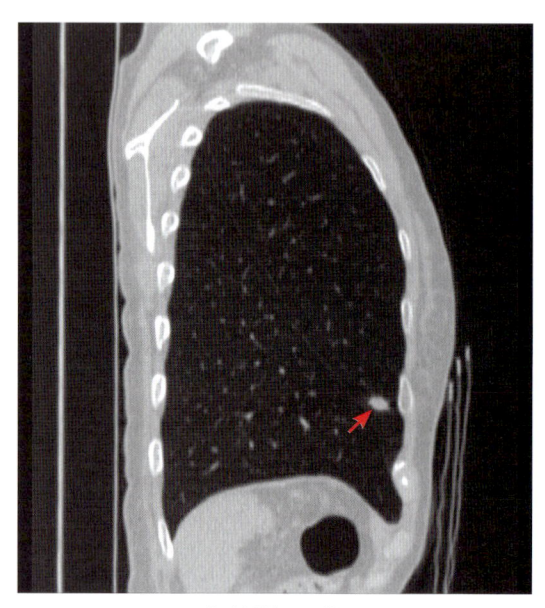

矢状断CT像

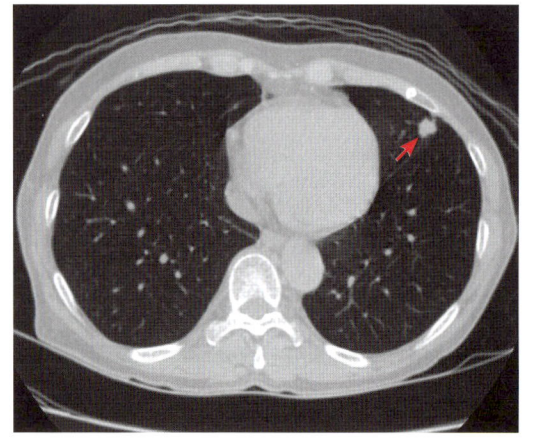

水平断CT像

　73歳，女性．1年前に一時的な血痰を生じ，CTにて左S^{5}に0.7cmの結節影を指摘され，経過観察された．CTにてサイズが増大したので紹介受診された．CTにてS^{5}に1.2cmの棘形成と胸膜陥凹を伴う充実性陰影を認める．CTガイド下針生検にて，腺癌と診断された．左舌区切除を施行．最終病理診断は乳頭状腺癌で，pT1aN0M0であった．

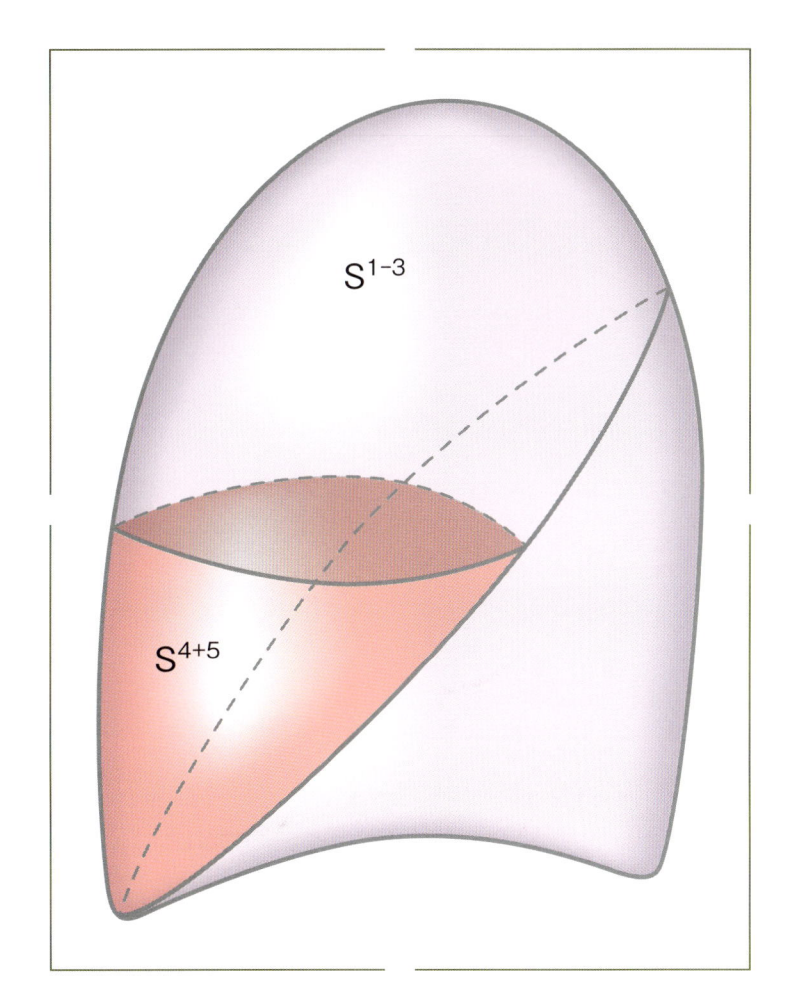

【図1】

high resolution computed tomography（HRCT）における血管気管支同定に加えて，術前に気管支鏡で上区気管支および舌区気管支の分岐パターンおよび太さを認識する．B^{4+5} の分岐パターンにおいて B^4a が独立して分岐することが時にあるので注意を要する．

手術の流れ
血管同定⇒血管切離⇒気管支切離⇒肺切離⇒リンパ節郭清

手術のポイント
- 血管同定：V^{1-3}，V^{4+5}，A^4，A^5 を同定．
- 葉間切離：上下葉間を電気メスで切離．
- 血管切離：V^{4+5}，A^4，A^5 を切離．
- 気管支切離：B^{4+5} を切離．
- 肺切離：含気-虚脱ラインと V^3b の走行に沿って肺を切離．
- リンパ節郭清：上葉気管支，上幹肺動脈にテーピングしてリンパ節を郭清．

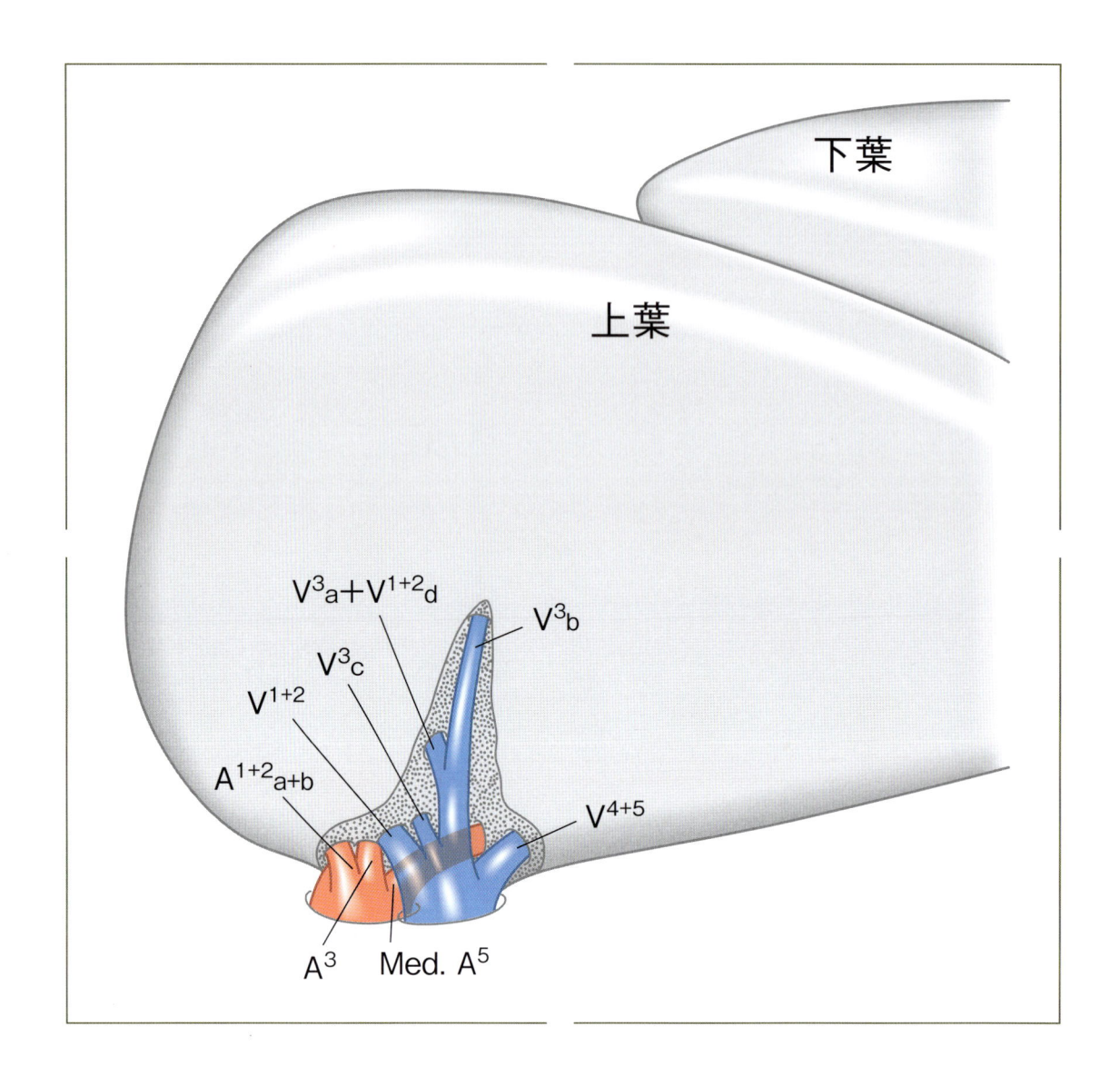

【図2】

　前方から背側に向かって肺門を剥離し，V^{1+2}，V^3，V^{4+5} および上幹肺動脈から末梢の肺動脈幹の間を剥離露出する．縦隔型（mediastinal；Med.）A^5 あるいは A^{4+5} の頻度は30％ある．ここでは A^4 が葉間肺動脈から分岐，A^5 が縦隔型（Med. A^5）として分岐する縦隔・葉間型（12％）の場合を示す．V^{4+5} の頭側において肺の比較的表面を肺の外側面に向かって走行するのが V^3b（S^3b と S^4a の境界静脈）である．

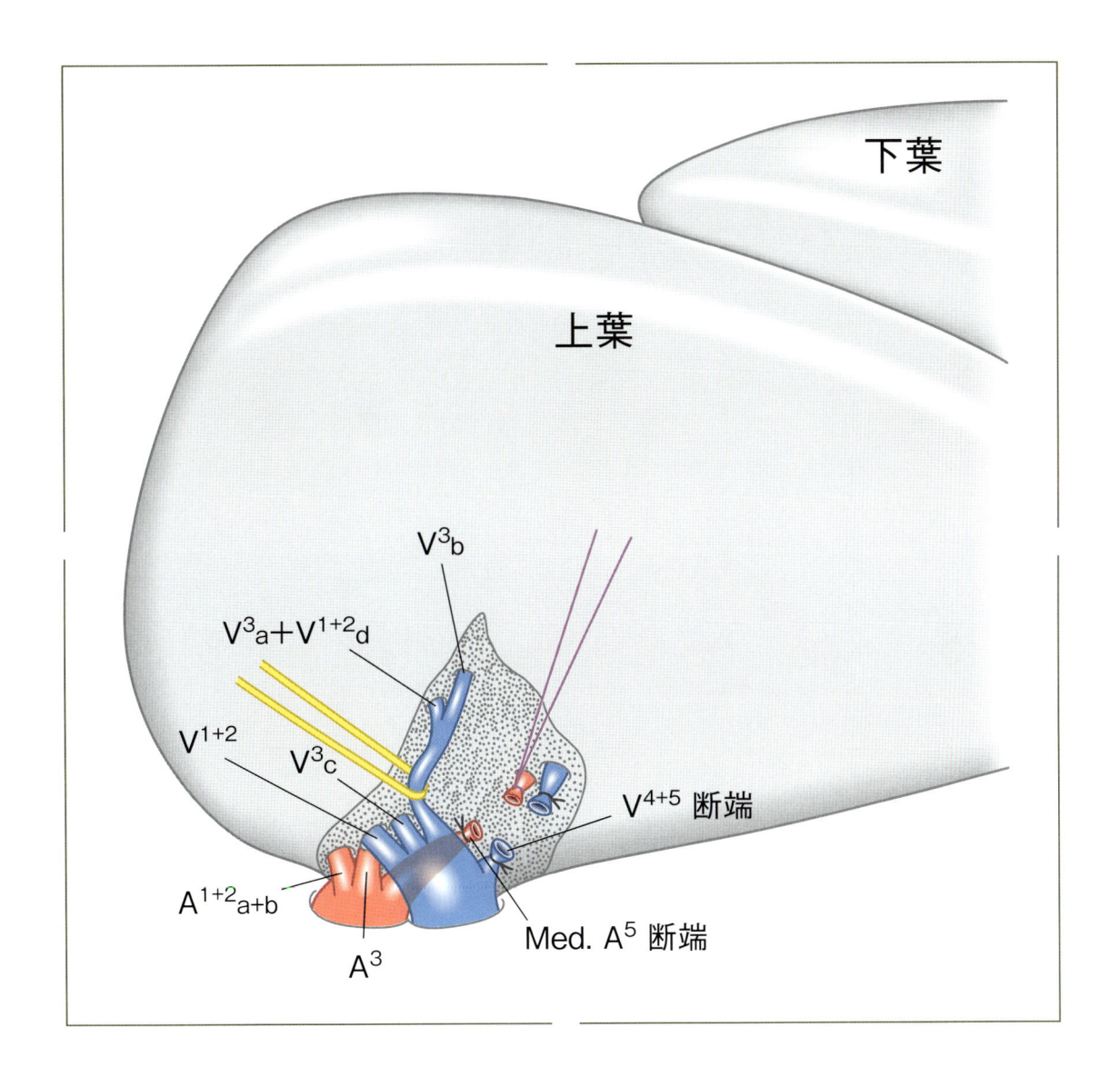

【図3】

　V^{4+5} と V^3b を同定し，V^{4+5} を切離する．V^{4+5} に上区肺からの静脈還流は原則的には存在しないので，根部で結紮切離して良い．ただし，時に V^{1+2}，V^3，V^{4+5} がそれぞれ独立して分岐し，V^{4+5} が意外に尾側から分岐することがあり，その際には V^3 を V^{4+5} の枝と間違えないようにする．まれに V^{4+5} が下肺静脈に流入することがある．V^3b に還流する舌区からの細い枝は切離する．V^3 の背側で B^3 の腹側を舌区側に走行する肺動脈枝は Med. A^5 であるので切離する．

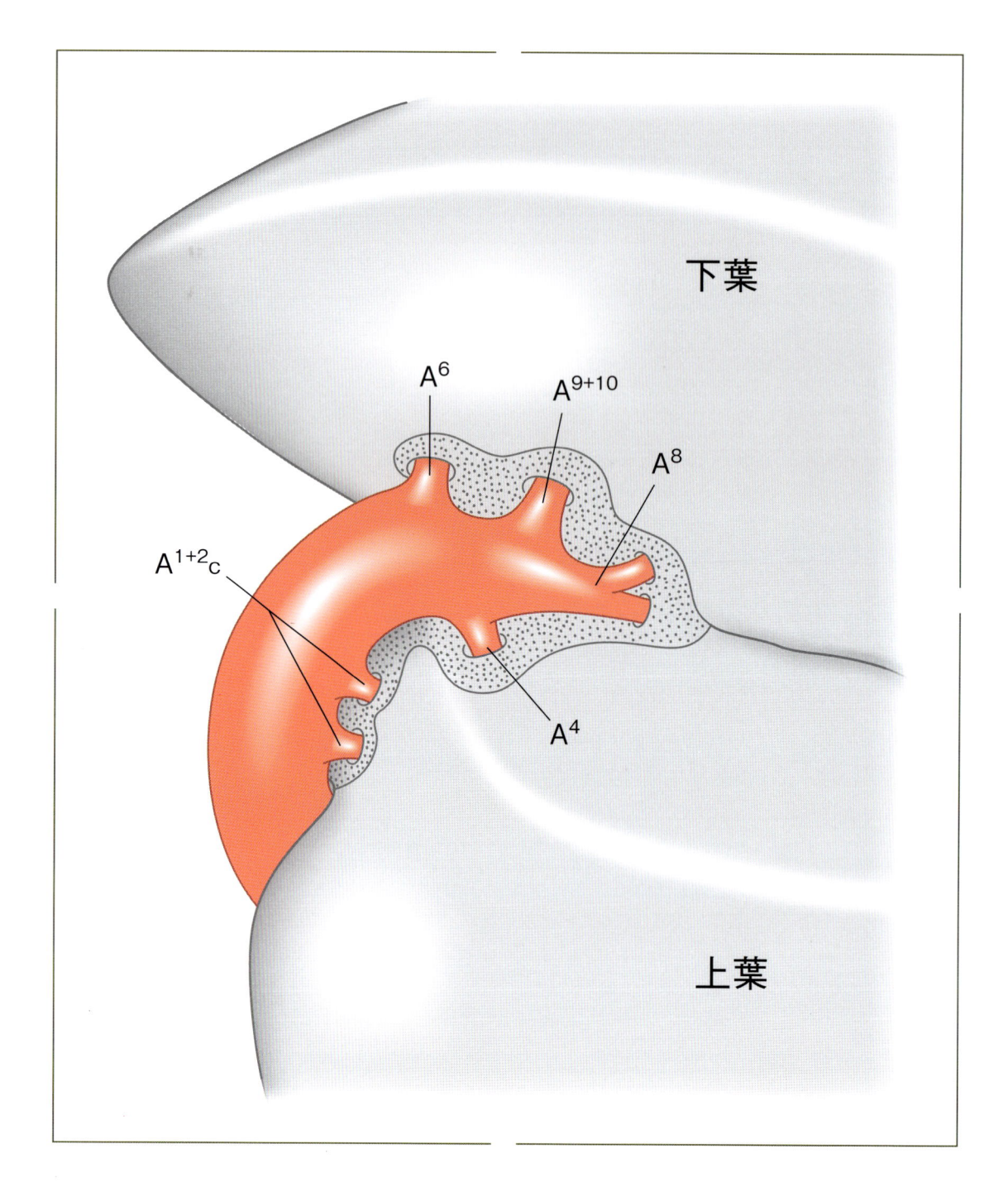

【図4】

　葉間から A^4 を同定する．舌区と S^8 の間の葉間はステープラーを用いずに電気メスで切離する．理由は葉間切離したステープルラインが S^4 や S^{1+2} にかかると，含気-虚脱ラインがわかりづらくなり，またステープルラインが区域間の肺切離の際に邪魔になるからである．

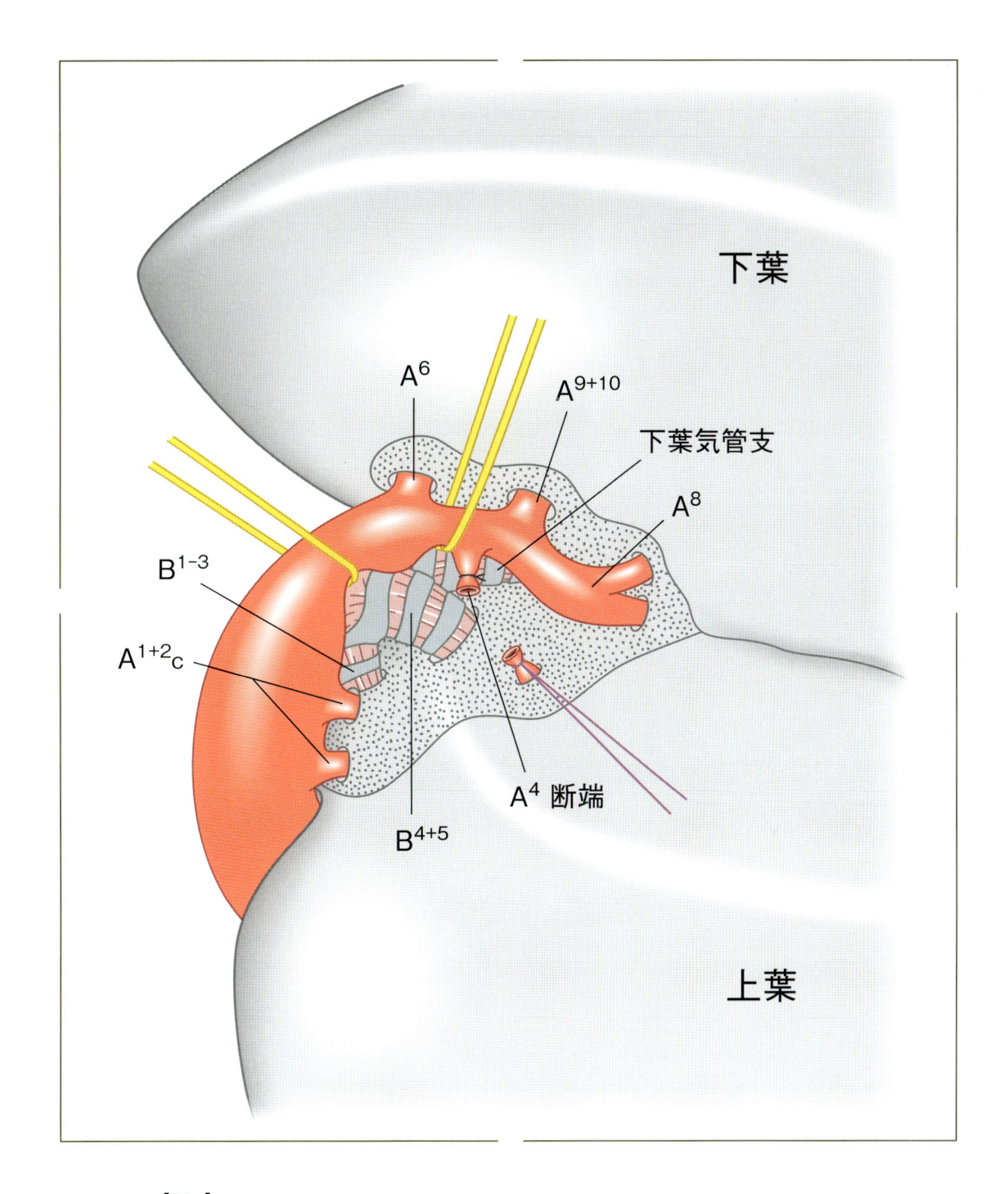

【図5】
　葉間から分岐するA^{4}を切離する．B^{4+5}が葉間肺動脈の裏から分岐しているのが見える．B^{4+5}の同定が不確かな時には，3 mmの気管支鏡をB$^{1-3}$とB^{4+5}に挿入して，先端の光で確かめる．

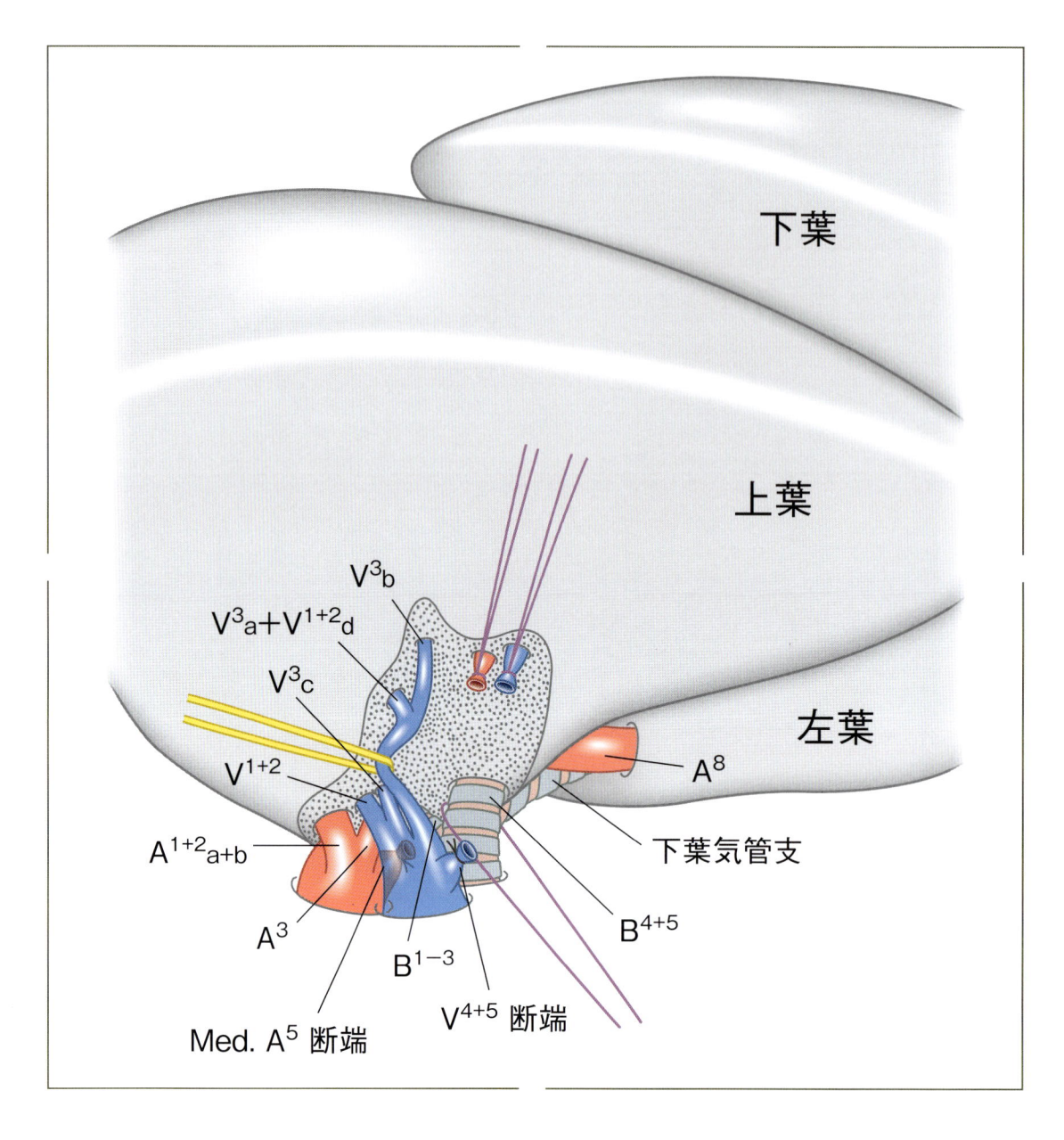

【図6】
　B^{4+5}に糸を通す.

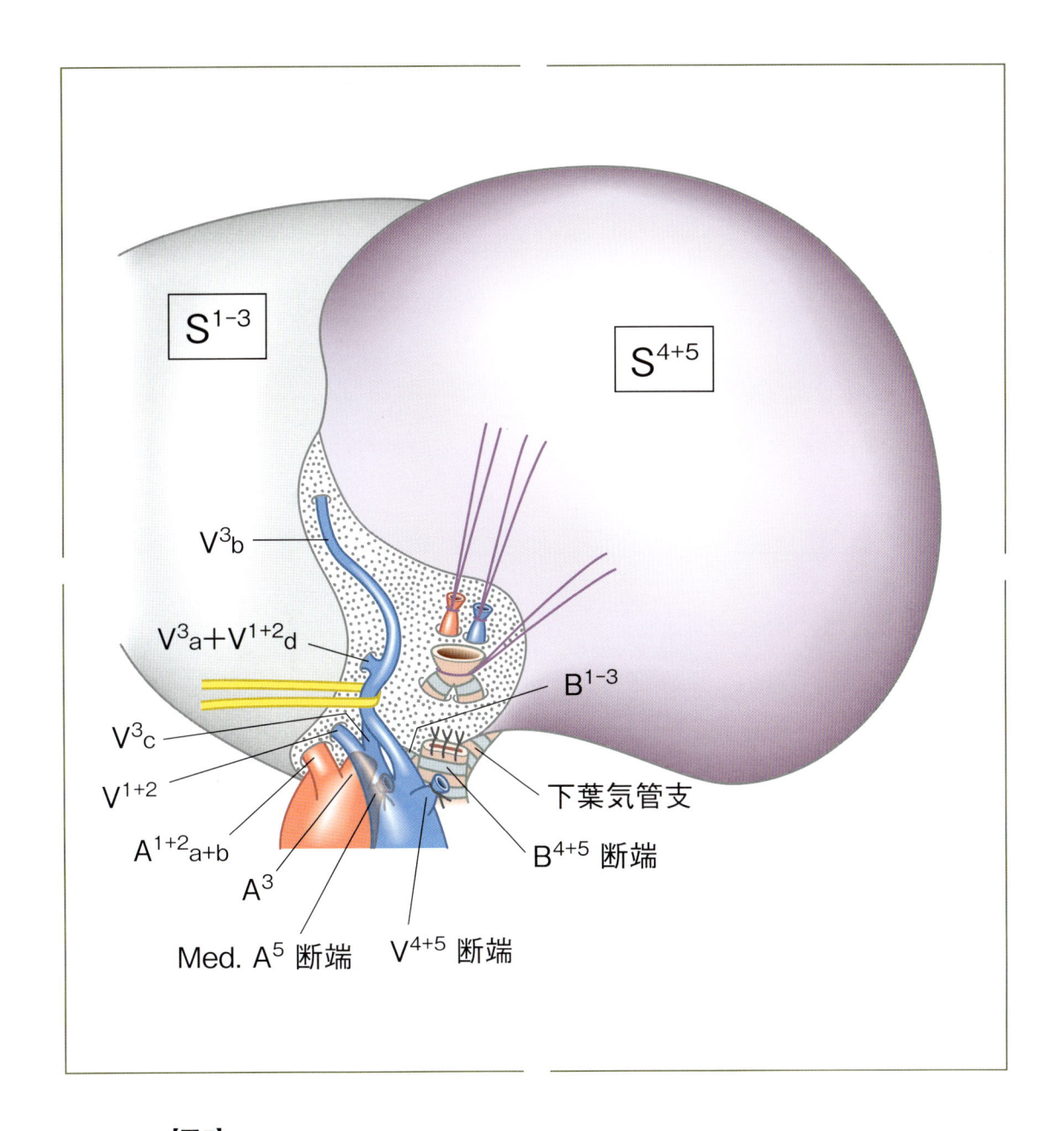

【図7】

　S^{4+5}を選択的に膨らませる．その方法として気管支鏡下にB^{4+5}にジェット換気を行いS^{4+5}に選択的に含気させる方法や，B^{4+5}を切離した後に末梢のB^{4+5}断端にカテーテル等で空気を送り込み含気させる方法等がある．区域気管支は結紮切離あるいは縫合閉鎖するが，ステープラーの使用も可能である．B^{4+5}の切除側断端を引っ張りその裏を中枢から末梢に向かい十分に剝離し，B^{4+5}の切除側断端を十分に浮かせる．その操作によりB^{4+5}の切除側断端の両脇の肺組織が庇状となり浮き上がるので，その庇状に浮いた肺組織を含気-虚脱ライン方向に向かって切離していく．中枢からはV^3bの舌区側に沿って，末梢からは含気-虚脱ラインに沿って肺を切離する．

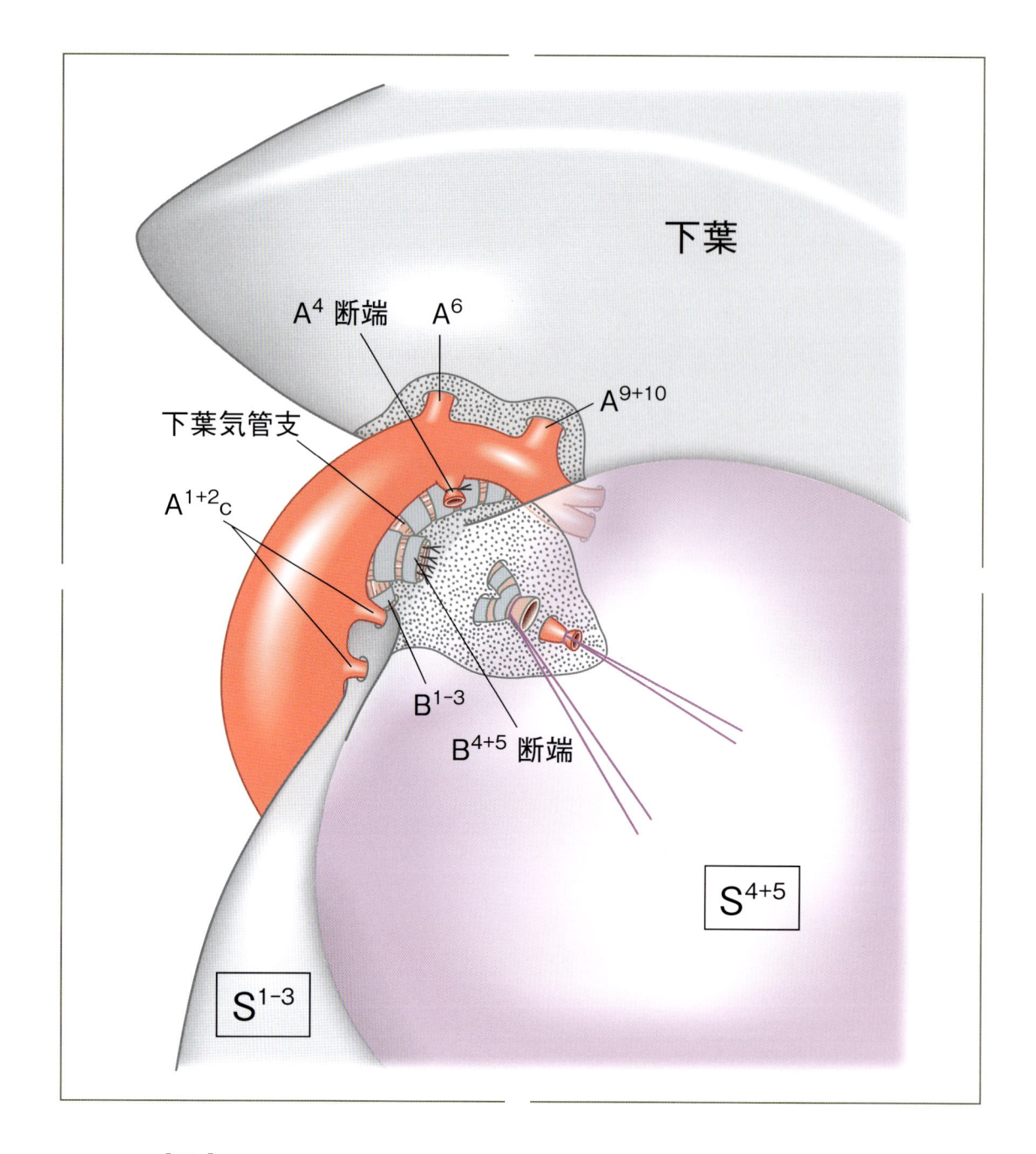

【図8】

背側末梢側からも含気-虚脱ラインに沿って肺を切離する．含気-虚脱ラインにおける肺切離は一方向のみからではなく，四方から徐々に肺深部に向かって切離すると間違えにくい．

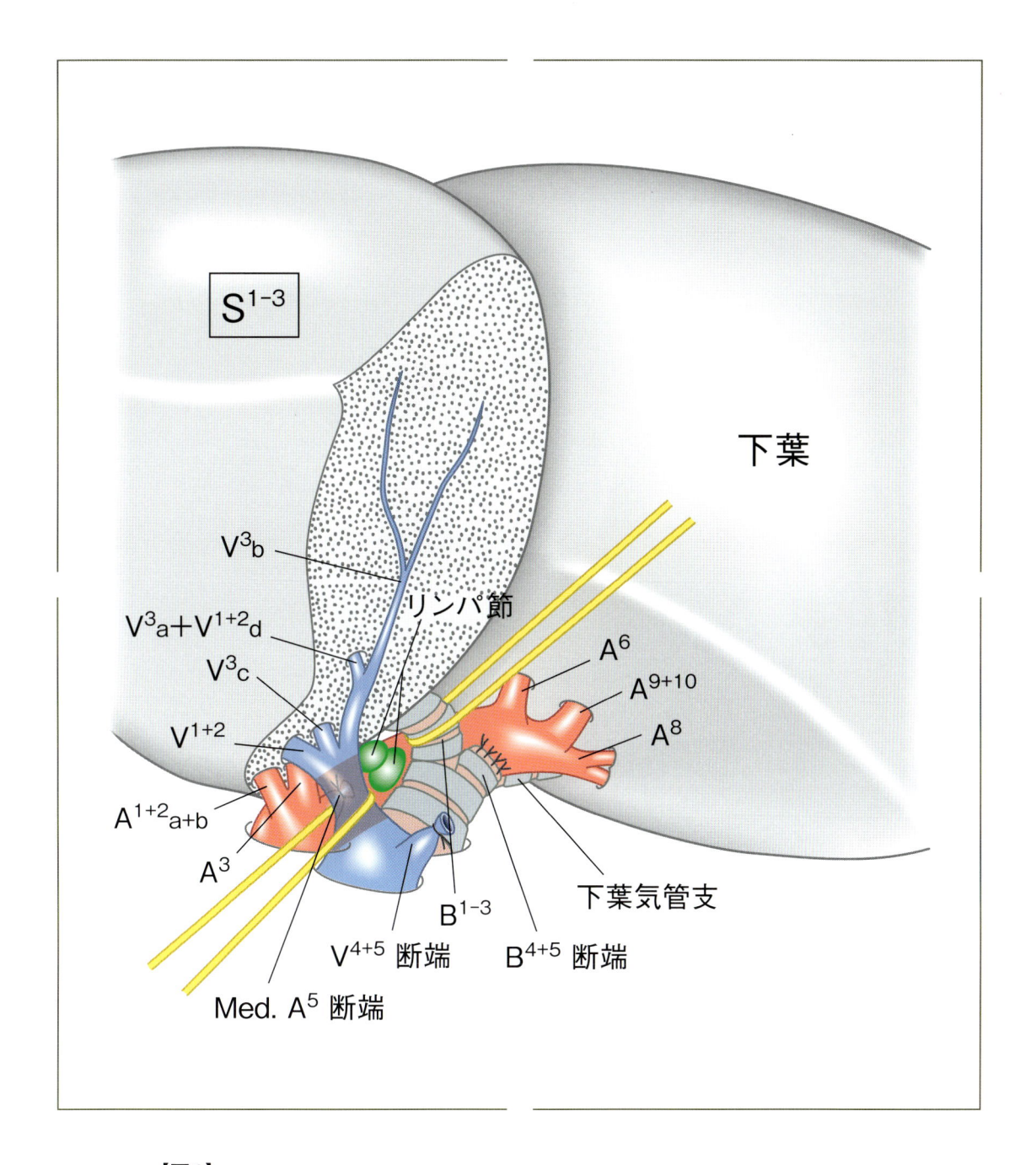

【図9】
　舌区からのリンパ流は上葉気管支の根部に向かうので，舌区切除における上区気管支周囲の肺門リンパ節郭清は重要である．＃11は葉間肺動脈にテーピングすれば良好な視野の下に摘出できる．＃12uはB^{1-3}とV^{1+2}，場合によっては$A^{1+2}c$にもテーピングをして，リンパ節を腹側と背側の両面から摘出する．理由は背側には$A^{1+2}c$が存在するので，腹側のみから行うと$A^{1+2}c$を損傷する危険性があり，また背側のみから行うと$A^{1+2}c$が邪魔をして＃12uを十分に郭清できないからである．

5. 左$S^{1+2}+S^3c$

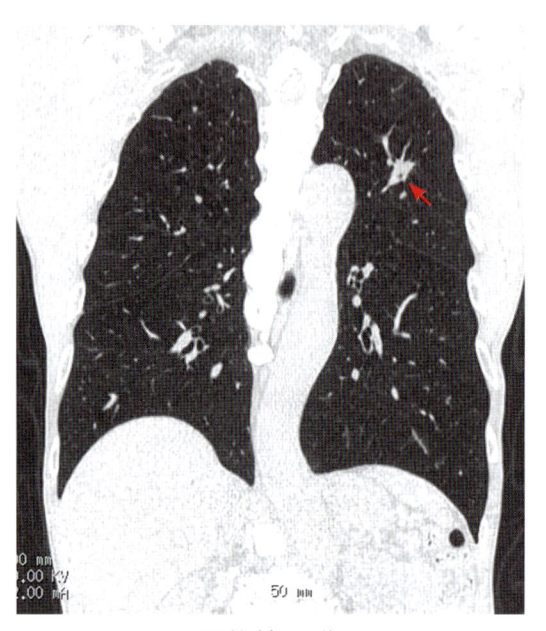

冠状断CT像

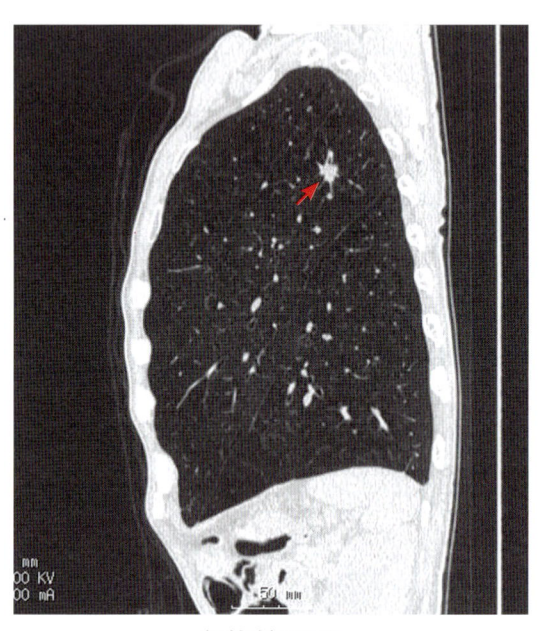

矢状断CT像

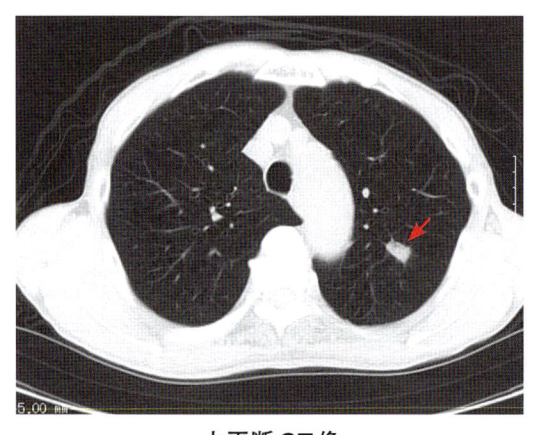

水平断CT像

　70歳，男性．検診にて左上肺野に異常陰影を指摘される．CTにて左S^{1+2}bに存在する1.8cmの棘形成を伴う充実性陰影を認める．CTガイド下針生検にて腺癌と診断される．解剖学的にS^{1+2}の範囲が小さく，病変はV^{1+2}a（S^{1+2}aとS^3cの境界）とは離れていたが，S^3cに近いため，腫瘍との断端を取るために左$S^{1+2}+S^3$c区域切除を施行した．最終病理診断は乳頭状腺癌で，pT1aN0M0であった．

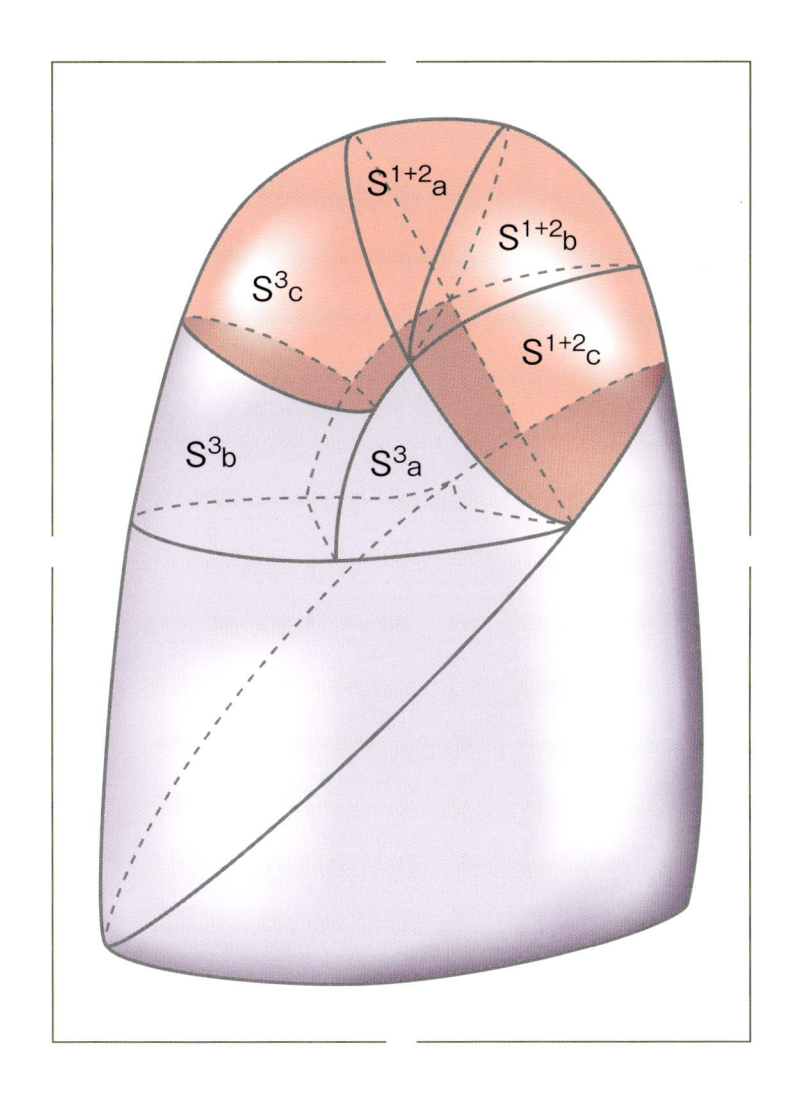

【図1】

S^{1+2}aに存在する腫瘍でS^{3}cに近い場合，この術式を知っておくと肺機能損失の大きい上区域切除を避けることができる．high resolution computed tomography（HRCT）における血管気管支同定に加えて，気管支鏡でB^{1+2}とB^{3}の分岐パターンと太さを確認する．分岐パターンはB^{1+2}とB^{3}の2分岐が46％で最も多く，B^{1+2}，B^{3}a，B^{3}b+cの3分岐が27％，B^{1+2}a+b，B^{1+2}c，B^{3}の3分岐が27％である．B^{3}は多くの場合，B^{3}aとB^{3}b+cに分岐する．

手術の流れ
血管同定⇒血管切離⇒気管支切離⇒肺切離⇒リンパ節郭清

手術のポイント
- 血管同定：A^{1+2}a+b，A^{1+2}c，A^{3}a，A^{3}b，A^{3}c，V^{1+2}，V^{3}cを同定．
- 葉間切離：上下葉間（S^{1+2}とS^{6}間）を電気メスで切離．
- 血管切離：A^{1+2}a+b，A^{1+2}c，A^{3}c，V^{1+2}a-cを切離．
- 気管支切離：B^{1+2}，B^{3}cを切離．
- 肺切離：含気-虚脱ラインとV^{3}cの走行に沿って肺を切離．
- リンパ節郭清：B^3，A^{3}にテーピングしてリンパ節を郭清．

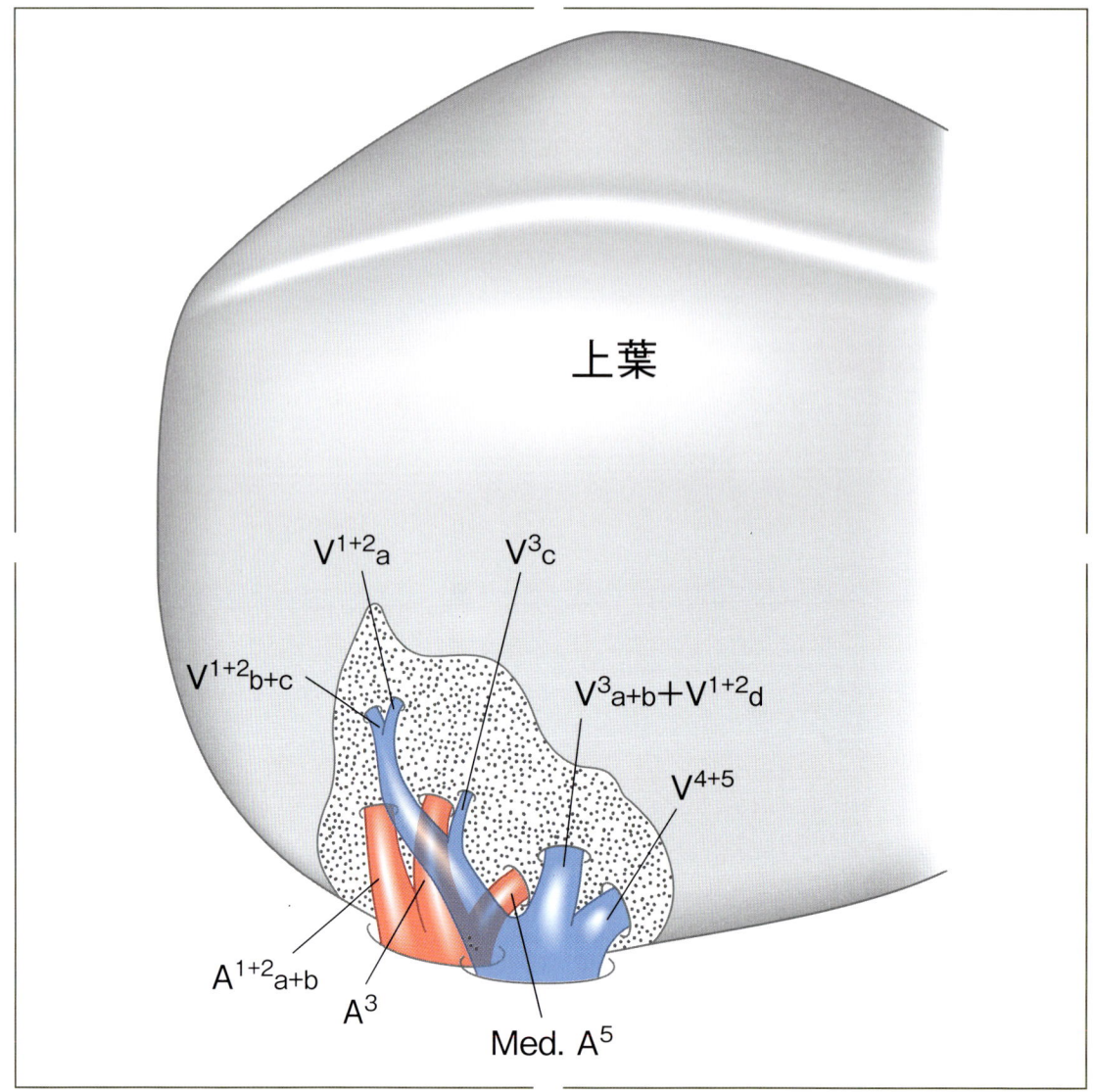

【図2】

　腹側から上肺静脈を剥離露出後，肺尖部方向から肺動脈本幹，上幹肺動脈を露出し，さらに背側に回り肺動脈幹が上下葉間に入り込むところまで剥離する．再び腹側に回り，V^{1+2}を剥離露出し$V^{1+2}a$を同定する．$V^{1+2}a$は肺の比較的表層を肺尖部に向かって走行する．この時点では必ずしも$V^{1+2}b+c$は見えない．$V^{1+2}a$の中枢側から時折，A^{1+2}と交差して背側に走行するV^{1+2}superiorが存在するので切離する．$V^{1+2}a$はS^{1+2}とS^3を境界する静脈であり肺の表層を肺尖部に向かい走行する．$V^{1+2}a$の走行が明らかになるとA^3と$A^{1+2}a+b$を同定しやすい．$V^{1+2}a$の背側に走行するのは$A^{1+2}a+b$であり，腹側に走行するのはA^3である．さらに縦隔型(mediastinal；Med.) A^5あるいはA^{4+5}の存在頻度を認識しA^3とA^{1+2}の同定を行う．ここではMed. A^5のある場合を示す．左A^{1+2}の分岐パターンはここでは$A^{1+2}a+b$と$A^{1+2}c$の2分岐型(31%)を示す．

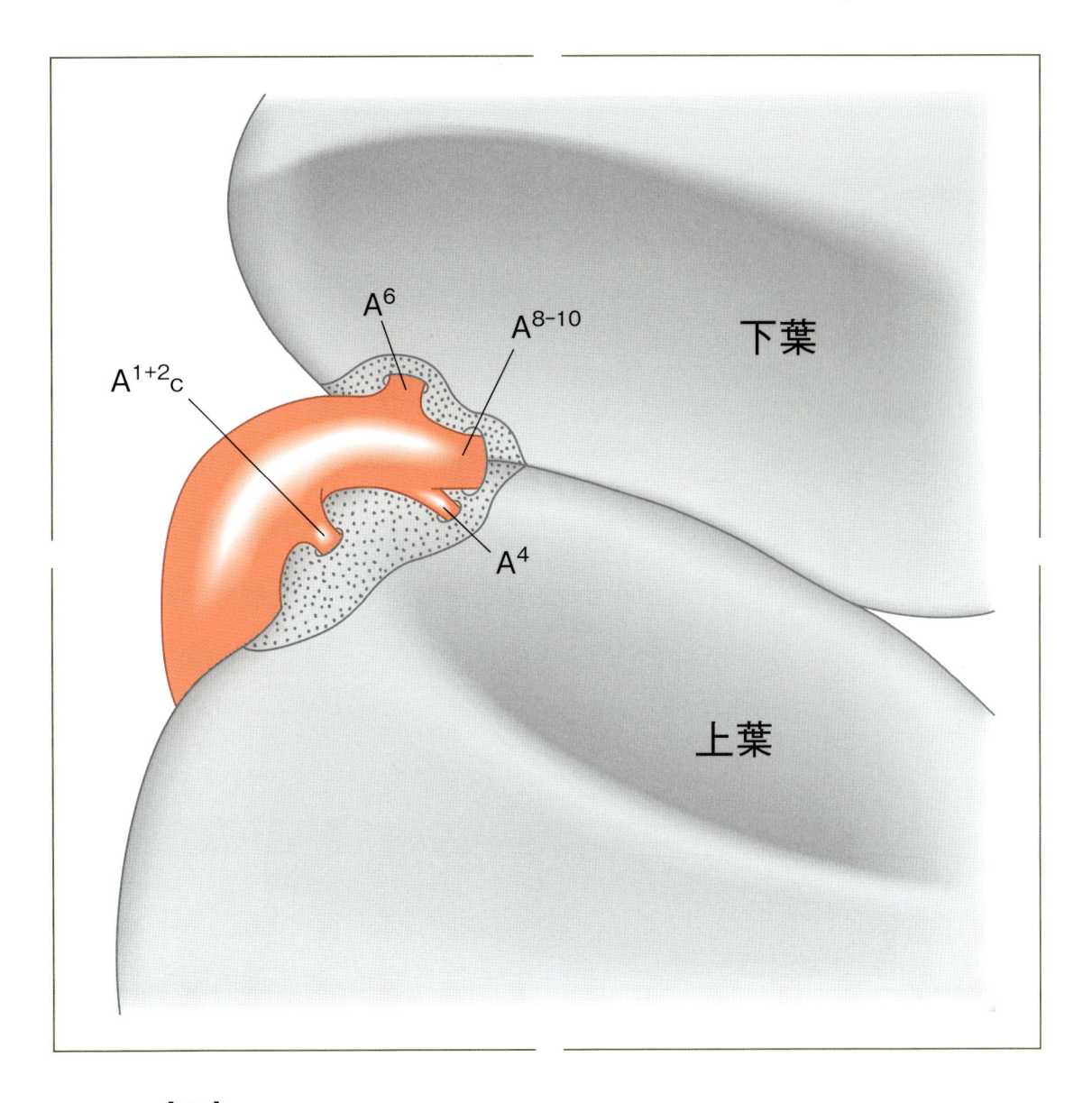

【図3】
　上下葉間切離は電気メスで行う．ステープラーを用いて葉間を切離すると，S^{1+2}にステープルラインがかかってしまい，S^4と$S^{1+2}c$の区域間の同定が困難になる．背側において$A^{1+2}c$を切離する．ここで$A^{1+2}c$が比較的末梢側から分岐してA^4との鑑別が困難な場合がある．その際にはA^4である可能性を念頭において温存しておき，B^{1+2}の切離後に含気-虚脱ラインがはっきりしてから同定すれば良い．

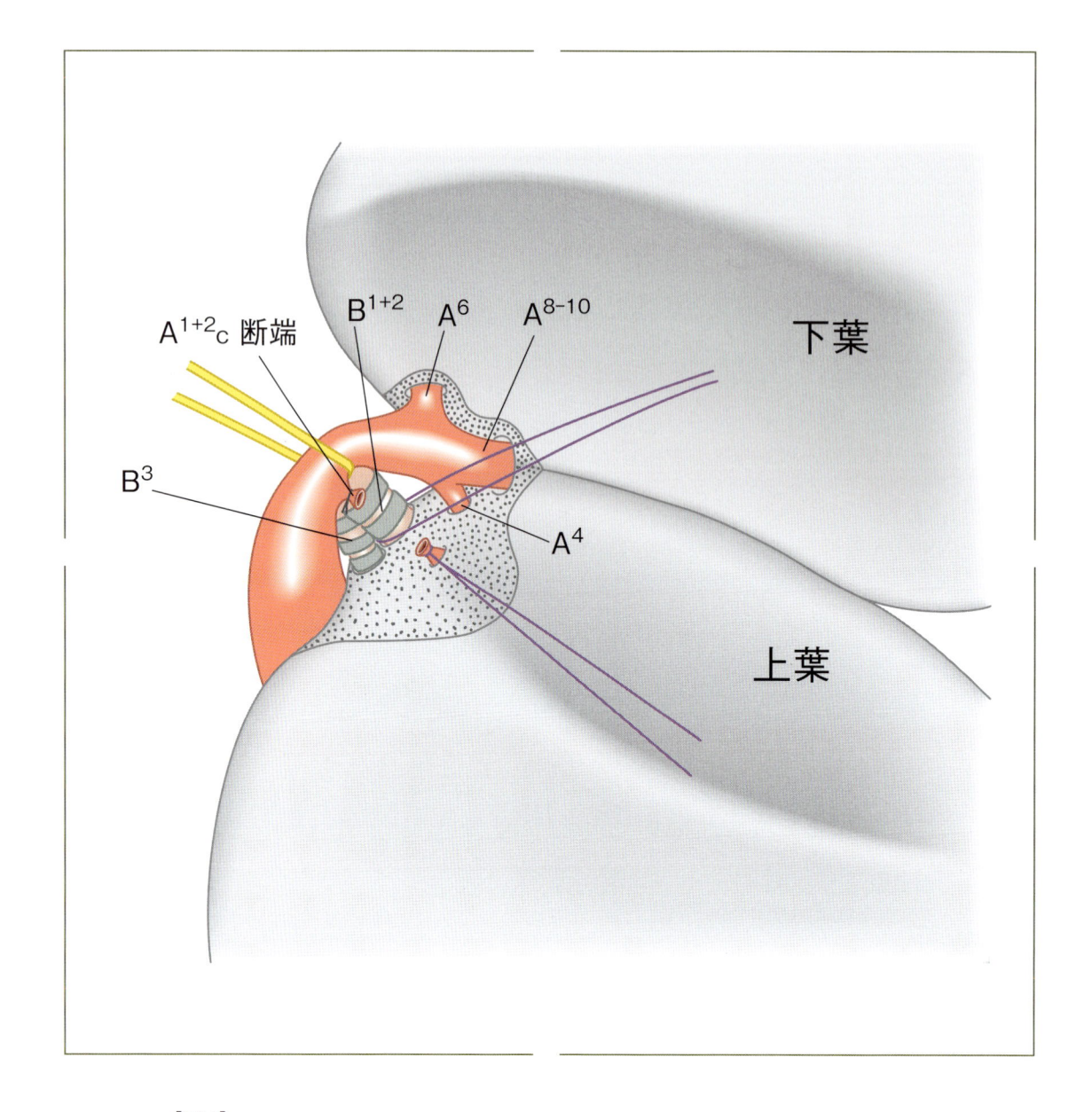

【図4】

　$A^{1+2}a+b$ と $A^{1+2}c$ を切離するとその裏を走行する B^{1+2} が露出される．B^{1+2} の前に存在するリンパ節を摘出して，B^{1+2} に糸を通す．ここで気をつけることはそこで見えた気管支が B^{1-3} の根部である可能性，あるいは $B^{1+2}c$ のみである可能性があることである．B^{1+2} の同定には以下の3点が重要である．①術前に気管支鏡で観察した B^{1+2} と B^3 の分岐パターンと太さを再認識する．②B^{1+2} は A^3 より明らかに離れてその背側を走行し，B^3 は A^3 と並走し腹側寄りに向かう．③挿管チューブより3mmの気管支鏡を B^{1+2}，B^3 に入れ，気管支鏡の光を頼りに同定する．B^{1+2} はしばしばその根部で $B^{1+2}a+b$ と $B^{1+2}c$ を分岐することがあるので，$B^{1+2}a+b$ と $B^{1+2}c$ のそれぞれを別々に処理する必要がある場合もある．

上葉

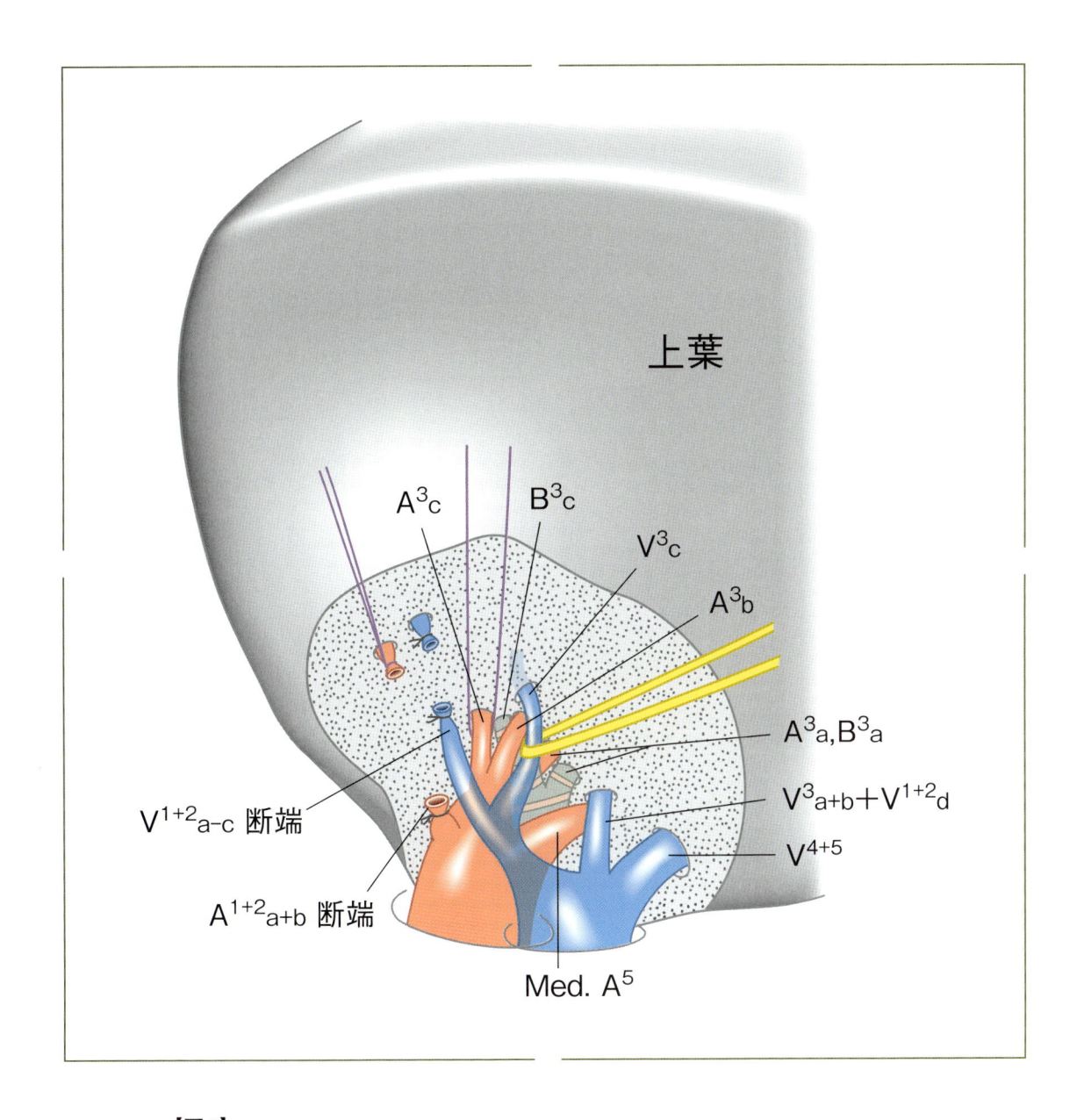

A³c B³c
V³c
A³b
A³a, B³a
V³a+b＋V¹⁺²d
V⁴⁺⁵
V¹⁺²a-c 断端
A¹⁺²a+b 断端
Med. A⁵

【図5】
　腹側に回り，A³cとB³cを同定する．V¹⁺²はV³cの分岐の末梢側にて切離する．ここではA³aとA³b+cの2分岐のパターン(90％)を示す．A³にテーピングをして末梢に追うと，肺の比較的表層を走行するA³b+cと，肺の深部に走行するA³aが分岐しているのが見える．さらにA³b+cから分岐して腹側に走行するA³bと肺尖部に走行するA³cが見える．A³cに糸を回して牽引すると，その裏あるいは脇に並走するB³cが見える．A³a, b, cとB³a, b, cは多くの場合，図のようにそれぞれが交差している．A³aは裏から分岐するのでその同定は比較的困難であるが，A³cは表面で分岐するので同定は比較的容易である．

Ⅲ. 左上葉区域切除

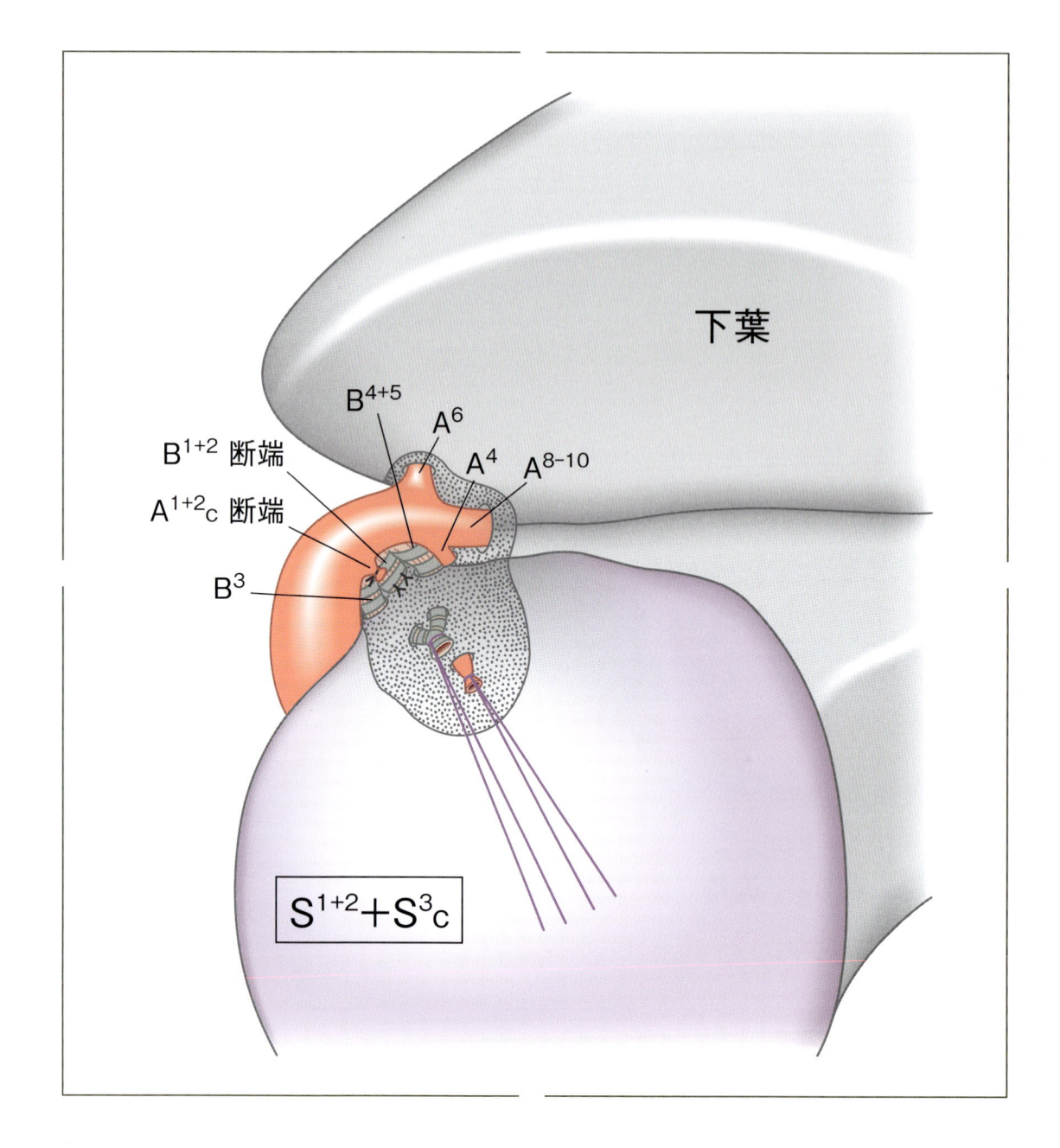

【図6】
　S^{1+2}とS^3cを選択的に膨らませる．その方法として気管支鏡下にB^{1+2}とB^3cにジェット換気を行いS^{1+2}とS^3cを選択的に含気させる方法や，B^{1+2}とB^3cを切離した後に末梢のB^{1+2}とB^3c断端にカテーテル等で空気を送り込み含気させる方法等がある．B^{1+2}とB^3cをステープラーで切離するか，結紮切離あるいは縫合閉鎖する．B^{1+2}およびB^3cの切除側断端を牽引し，その裏を中枢から末梢に向かって十分に剥離しB^{1+2}とB^3cの切除側断端を浮かせる．その操作により気管支断端が十分に浮き上がり，その両脇の肺組織が庇状に浮くので，その庇状になった肺組織を末梢へ切離しながら含気-虚脱ラインにつなげる．

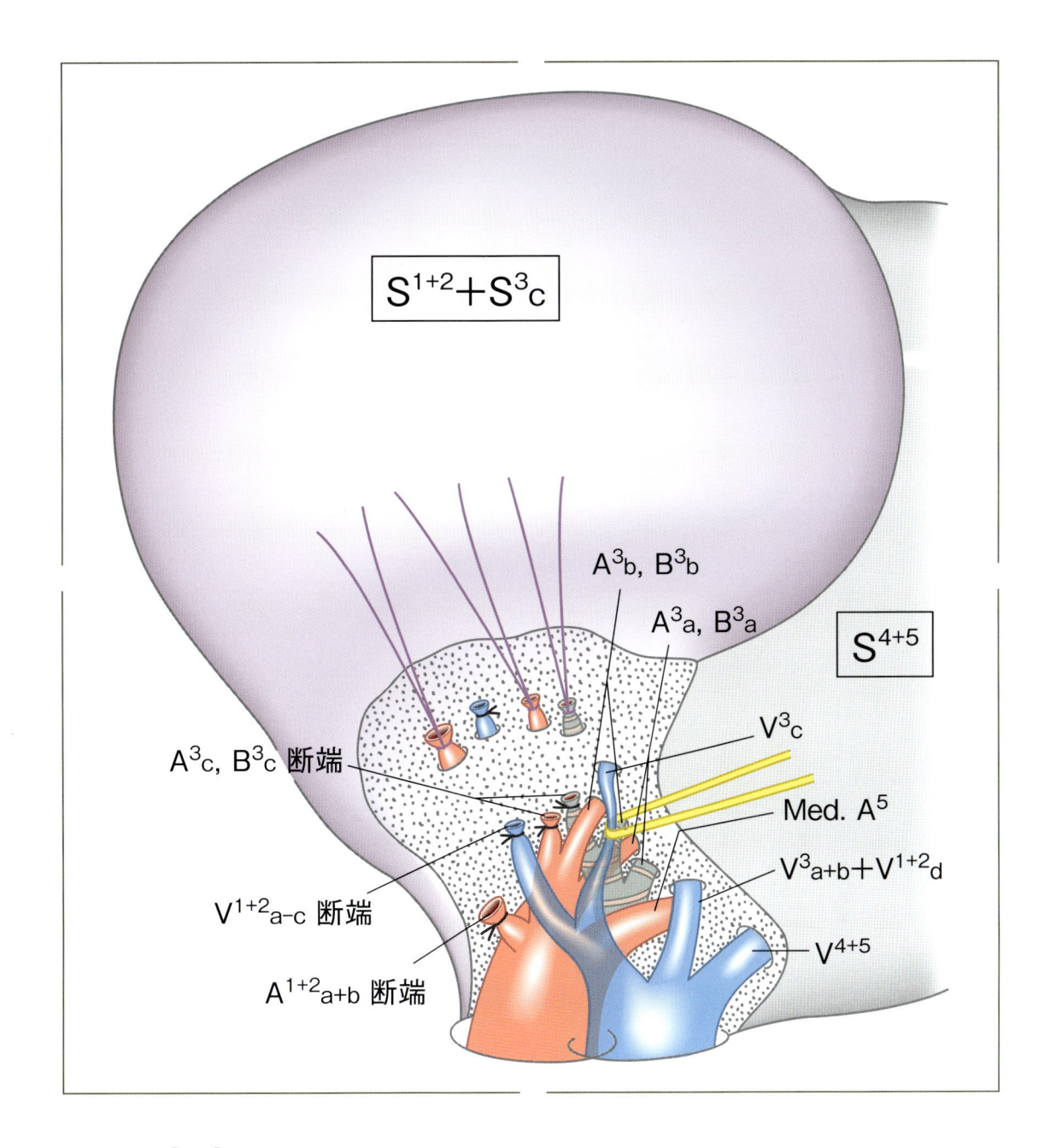

【図7】
　すでに露出している V^3c（S^3b と S^3c の境界静脈）と $V^{1+2}d$（$S^{1+2}c$ と S^3a の境界静脈）を温存するようにして含気-虚脱ラインに沿って肺を切離する．$V^{1+2}d$ は多くの場合，V^3a あるいは V^3a+b より分岐し腹側から回ってくる．腫瘍と切離断端の距離に問題がなければ温存区域の静脈還流のために $V^{1+2}d$ と V^3c は温存する．含気-虚脱ラインにおける肺切離は一方向のみからではなく，四方から徐々に肺深部に向かって切離すると間違えにくい．

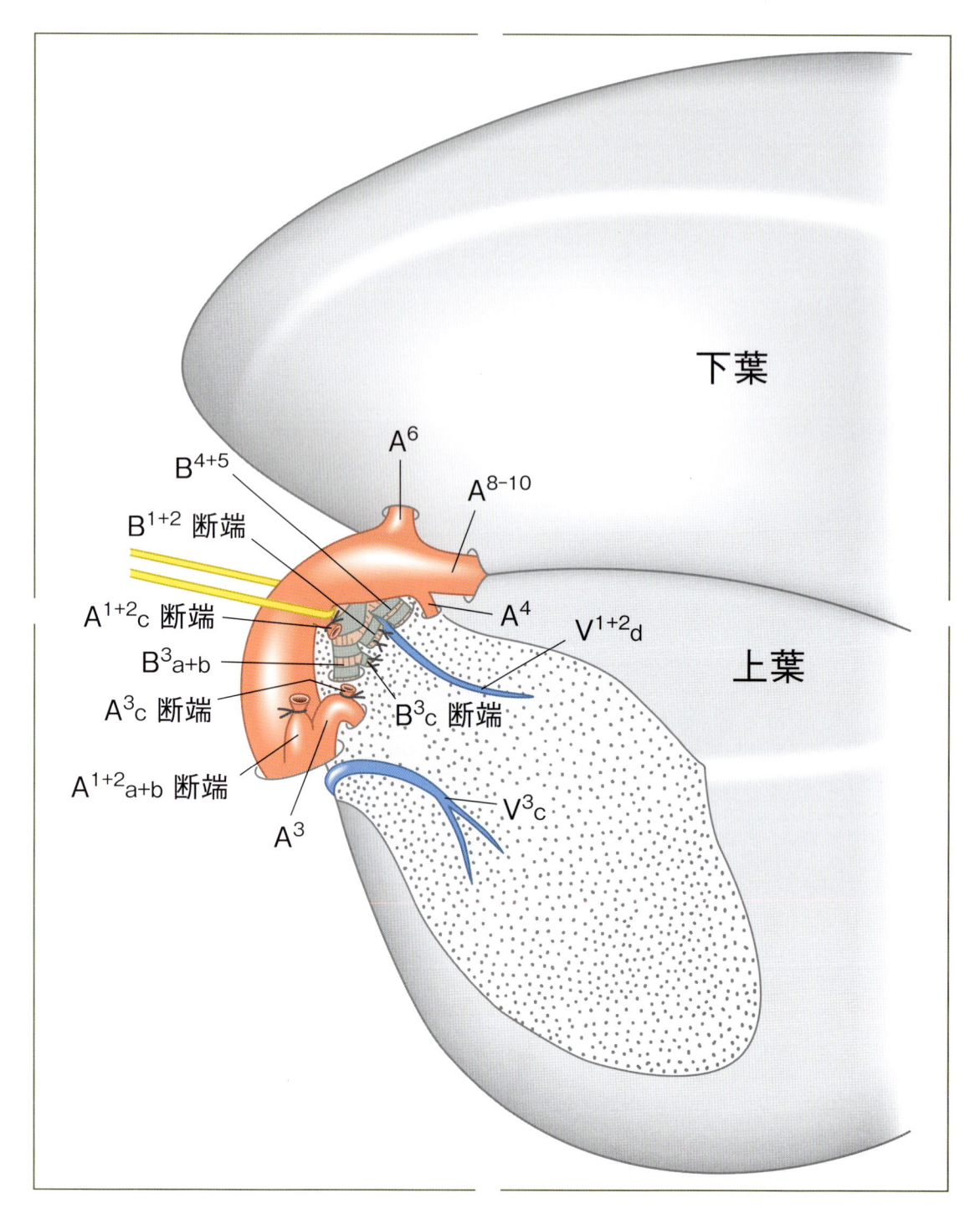

【図8】
　切除完了時には肺切離面には $V^{1+2}d$ と V^3c が存在する．A^3 と B^3 にテーピングを行い，#12u および，B^{1-3} と B^{4+5} の間の #13 を摘出する．さらに #11 の郭清は上下葉間を十分に展開し，舌区肺動脈をテーピングして行う．

6. 左S^{1+2}c＋S^{3}a

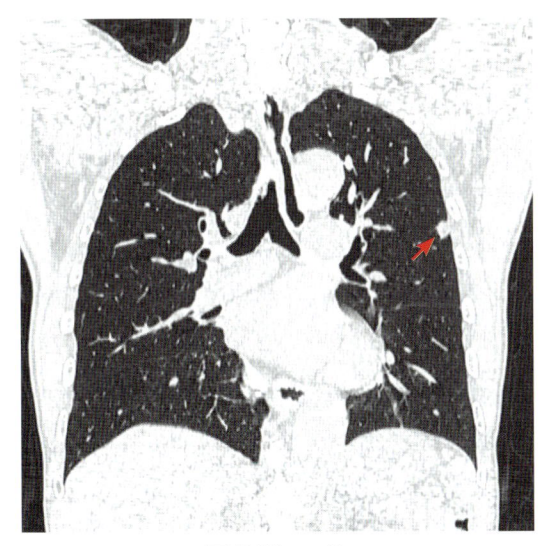

冠状断CT像

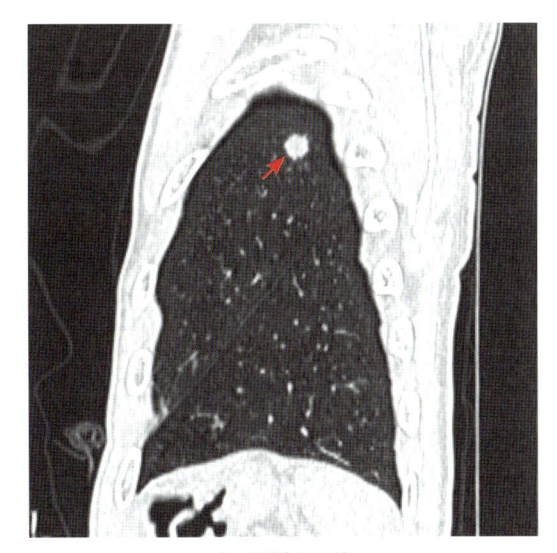

矢状断CT像

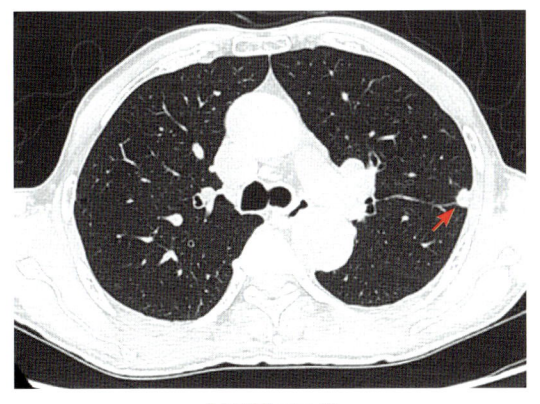

水平断CT像

　77歳，男性．3年前よりCTにて左S^{3}aに異常陰影を指摘，経過観察されていたが，陰影の増大を認め1.3cmの棘形成を伴う充実性結節が認められ，CTガイド下針生検にて腺癌と診断された．病変にはV^{1+2}d（S^{1+2}cとS^{3}aの間の静脈）が関与しており，S^{1+2}cとS^{3}aの境界に存在した．提示している画像はCTガイド下針生検の後で軽度の気胸を生じている．S^{1+2}とS^{3}の境界に存在していたが，患者が高齢であったため，左S^{1+2}c＋S^{3}aの2亜区域切除を施行．最終病理診断にて乳頭状腺癌で，pT1aN0M0であった．

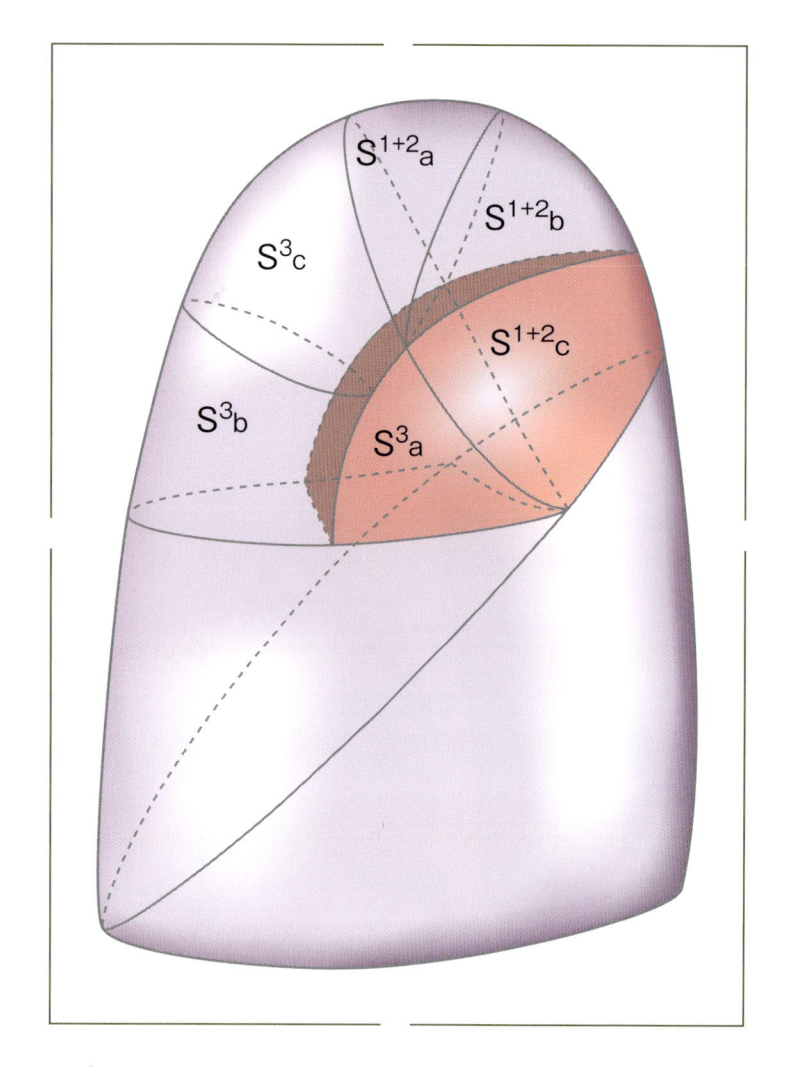

【図1】
　この手術を必要とする症例は例えばGGOを主体とした超小型肺癌で$S^{1+2}c$あるいはS^3aの比較的深部で亜区域にまたがり存在しているような場合である．そのような症例では，切除量の多い上区切除でなくても，$S^{1+2}c + S^3a$の亜区域切除で根治ができる．high resolution computed tomography（HRCT）における血管気管支同定に加えて，気管支鏡でB^{1+2}とB^3の分岐パターンと太さを確認する．
ここではB^{1+2}とB^3の2分岐でB^{1+2}は$B^{1+2}a+b$と$B^{1+2}c$の2分岐，B^3はB^3aとB^3b+cの2分岐の場合を紹介する．

手術の流れ
血管同定⇒血管切離⇒気管支切離⇒肺切離⇒リンパ節郭清

手術のポイント
- 血管同定：A^{1+2}，A^3，V^{1+2}，V^3を同定．
- 葉間切離：上下葉間（S^{1+2}とS^6間）を電気メスで切離．
- 血管切離：$A^{1+2}c$，A^3aを切離．$V^{1+2}d$は肺切離中に切離．
- 気管支切離：$B^{1+2}c$，B^3aを切離．
- A^3a，B^3aの末梢側断端の糸を背側に移動：背側から$S^{1+2}c$とS^3aを切除する．
- 肺切離：含気-虚脱ラインと$V^{1+2}c$とV^3aに沿って肺を切離．
- リンパ節郭清：上幹肺動脈，B^{1-3}にテーピングしてリンパ節を郭清．

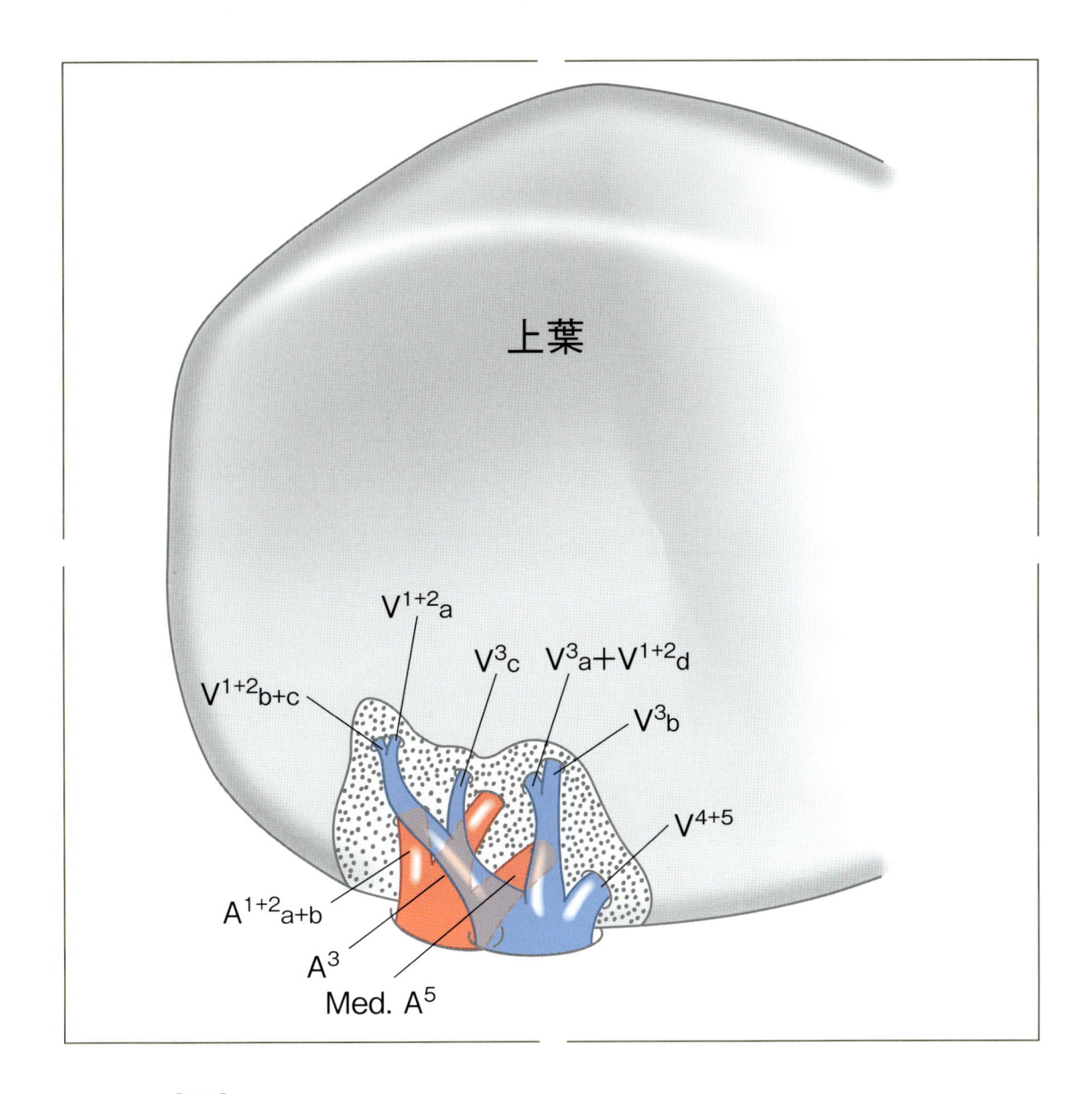

【図2】

　腹側から肺門を剝離し，上肺静脈，肺動脈本幹，上幹肺動脈を剝離露出し，さらに背側に回って肺動脈幹を剝離露出する．この図では縦隔型（mediastinal；Med.）A^5が存在する場合を示す．腹側に戻って$V^{1+2}a$，$V^{1+2}b+c$，V^3c，$V^3a + V^{1+2}d$，V^3bを露出する．$V^{1+2}b+c$および$V^3a + V^{1+2}d$はそれぞれ奥で分岐するので，この時点では見えないこともある．$V^{1+2}a$は肺の比較的表層を肺尖部に向かって走行し，S^{1+2}とS^3の境界を走行する．$V^{1+2}a$の腹側はA^3，背側は$A^{1+2}a+b$である．V^3c（S^3bとS^3cの境界静脈）は腹側において肺の表層を走行する．V^{4+5}の頭側において肺の比較的表面を肺の外側面に向かって走行するのがV^3b（S^3bとS^4aの境界静脈）である．$V^3a + V^{1+2}d$は通常共通幹を成してV^3bの裏側から分岐し，図のようにV^3bの上区側に見えることもあるが，舌区側に見えることもある．

Ⅲ．左上葉区域切除

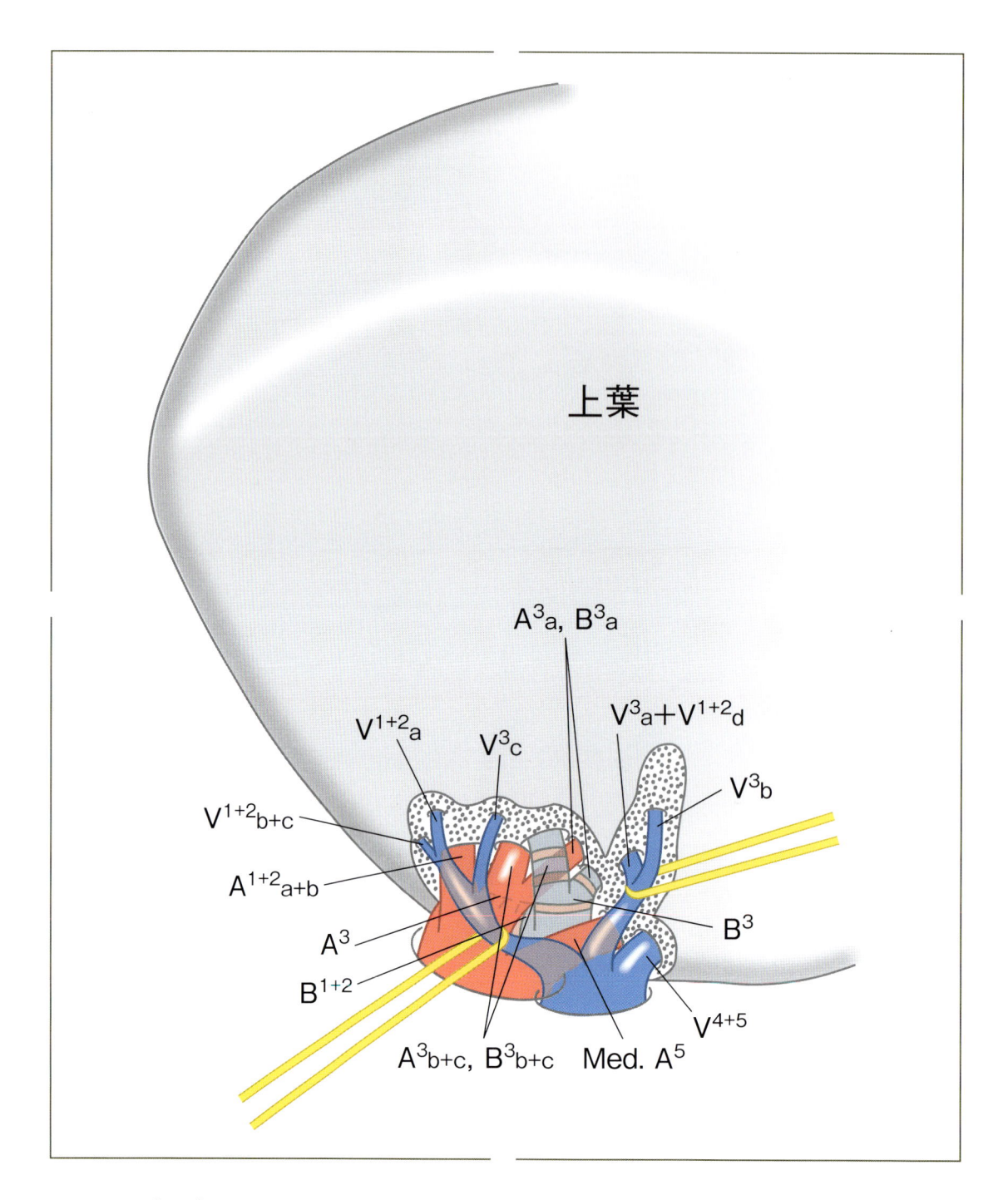

【図3】

　A^3 にテーピングし末梢を剝離露出すると，その裏から分岐して肺の奥に走行する A^3a が見える．A^3a は図のようにその裏にある B^3b+c の裏を通り，B^3a と並走する．このように A^3a と B^3a はともに A^3，B^3 の裏側から分岐して奥に走行し同定がやや困難であるので，注意深く露出する．

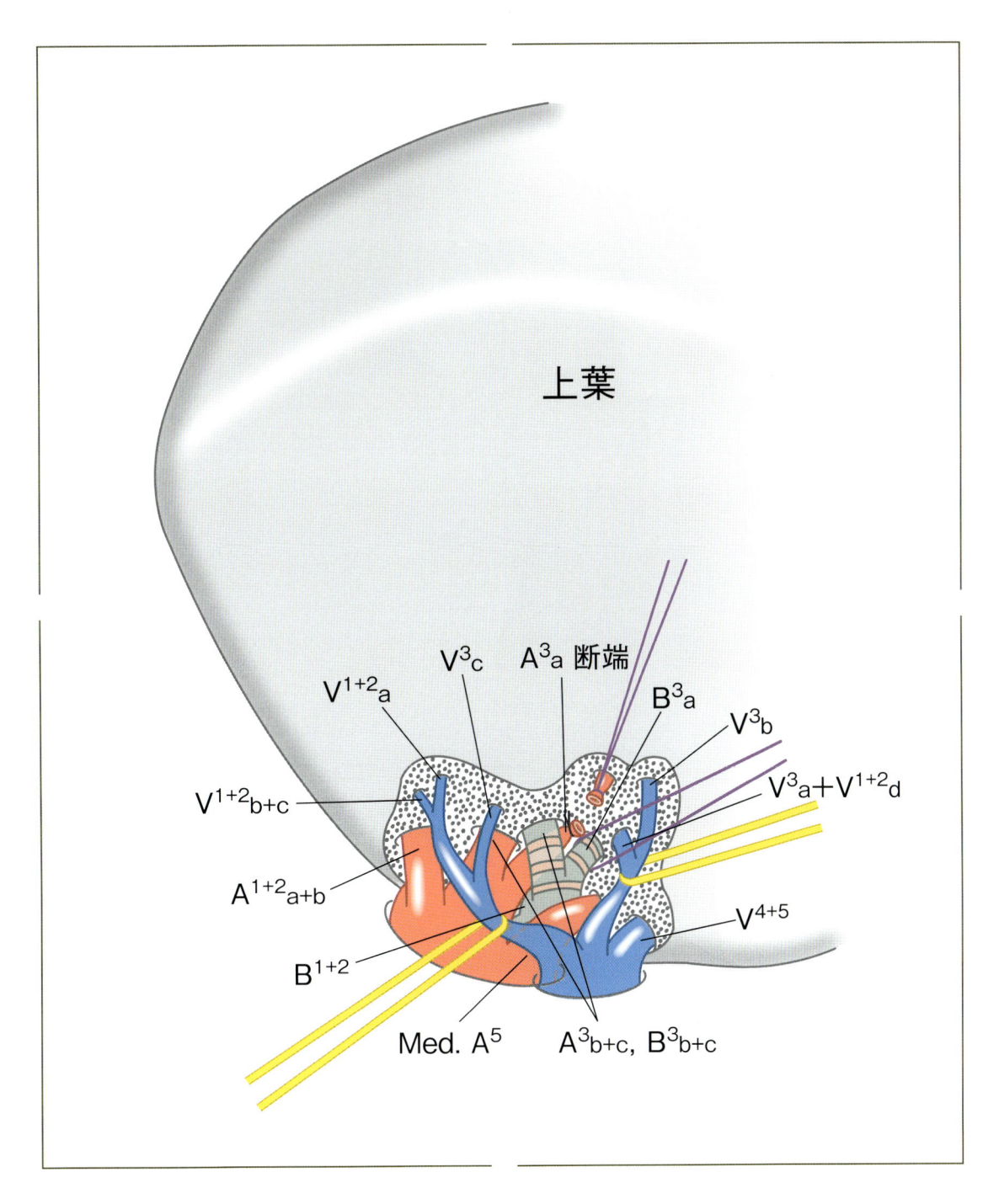

【図4】
　A^3a を結紮切離して，B^3a に糸を通す．

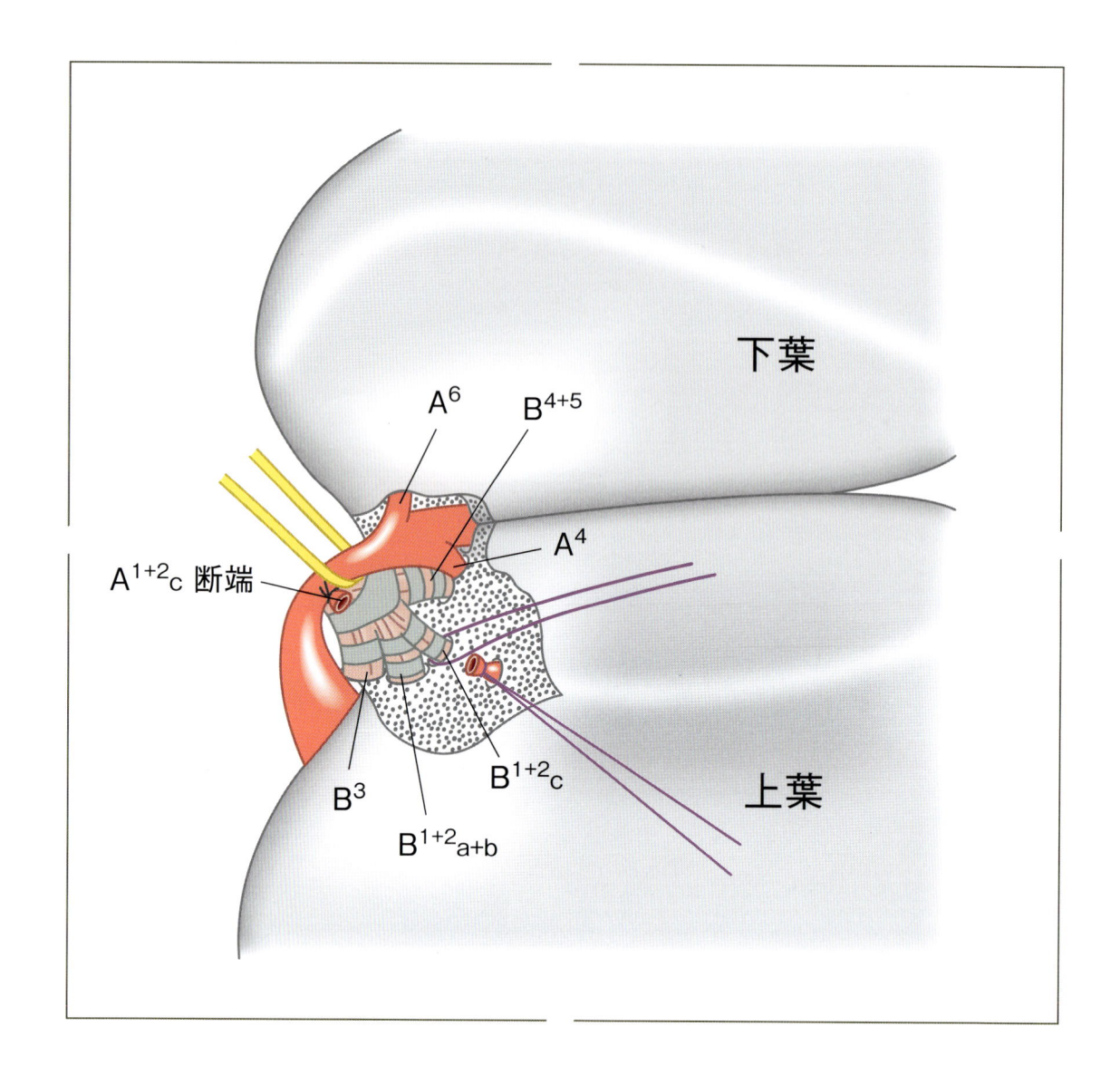

【図5】

　背側に回り，$A^{1+2}c$ を切離して B^{1+2} を露出する．B^{1+2} を末梢側に向かって切離すると $B^{1+2}a+b$ と $B^{1+2}c$ の分岐が見える．$B^{1+2}c$ はこの背側の術野からは表層を走行し，$B^{1+2}a+b$ は肺尖部方向を奥に向かう．$B^{1+2}c$ に糸を通す．$B^{1+2}c$ と B^3a の確認は気管支鏡を用いて行うこともできるが，亜区域の気管支は気管支鏡を入れることが困難な場合がある．気管支の同定が困難な場合には，両肺換気を行い，$B^{1+2}c$ と B^3a と思われる亜区域気管支を仮結紮し，気管支を切離せずに含気-虚脱ラインができるのを少し待ち，含気肺が $S^{1+2}c$ と S^3a の位置に合致するのを確認してから $B^{1+2}c$ と B^3a 気管支を切離するのも1つの方法である．

$S^{1+2}c+S^3a$

上葉

A^3b+c

A^3a 断端

V^3c

$V^{1+2}a$

B^3b+c

$V^3a+V^{1+2}d$

V^3b

$V^{1+2}b+c$

$A^{1+2}a+b$

B^3a 断端

V^{4+5}

B^{1+2}

Med. A^5

【図6】

Ⅲ. 左上葉区域切除

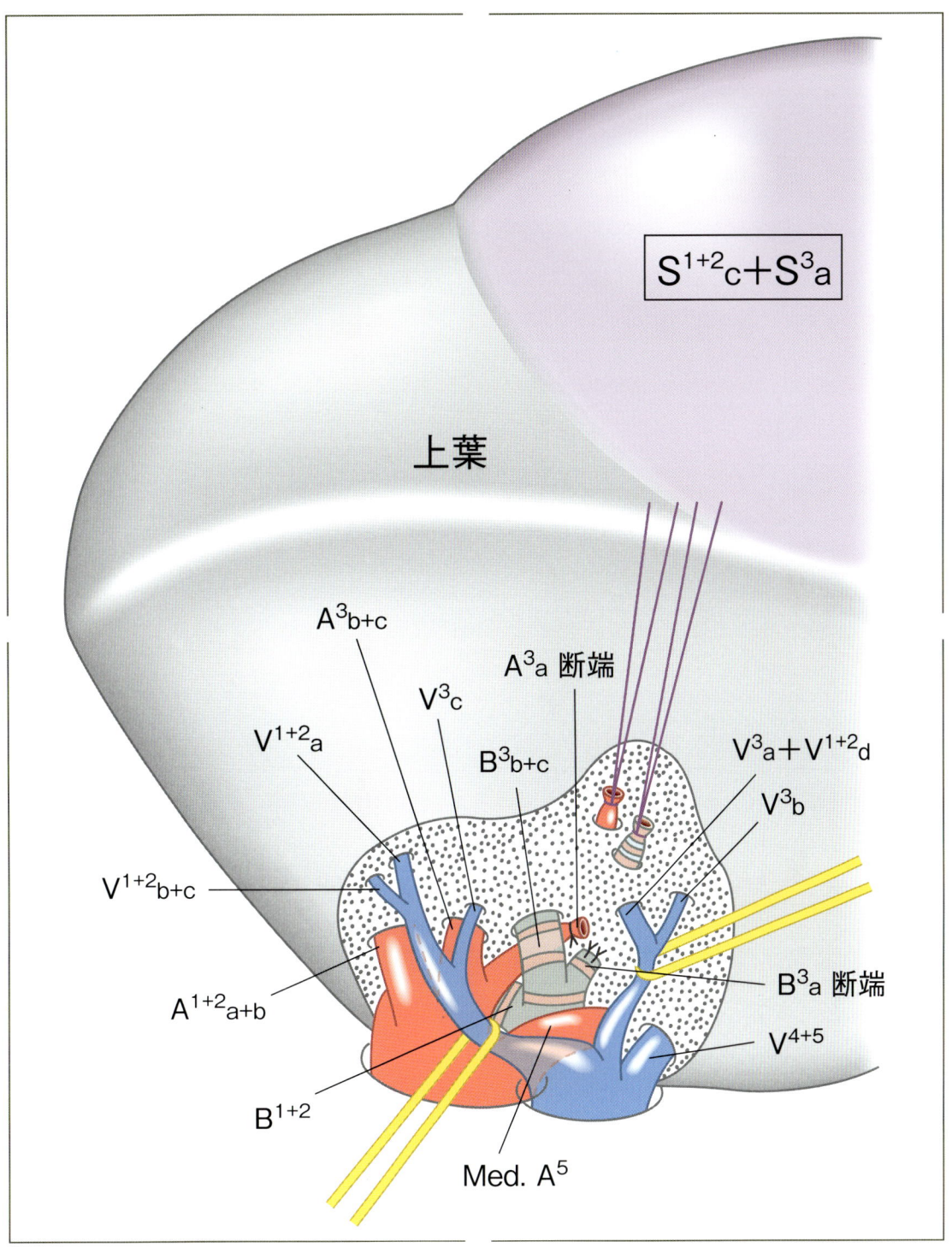

下葉

$A^{1+2}c$, $B^{1+2}c$ 断端
A^6
A^{8-10}
A^4
B^{4+5}
B^3
$B^{1+2}a+b$

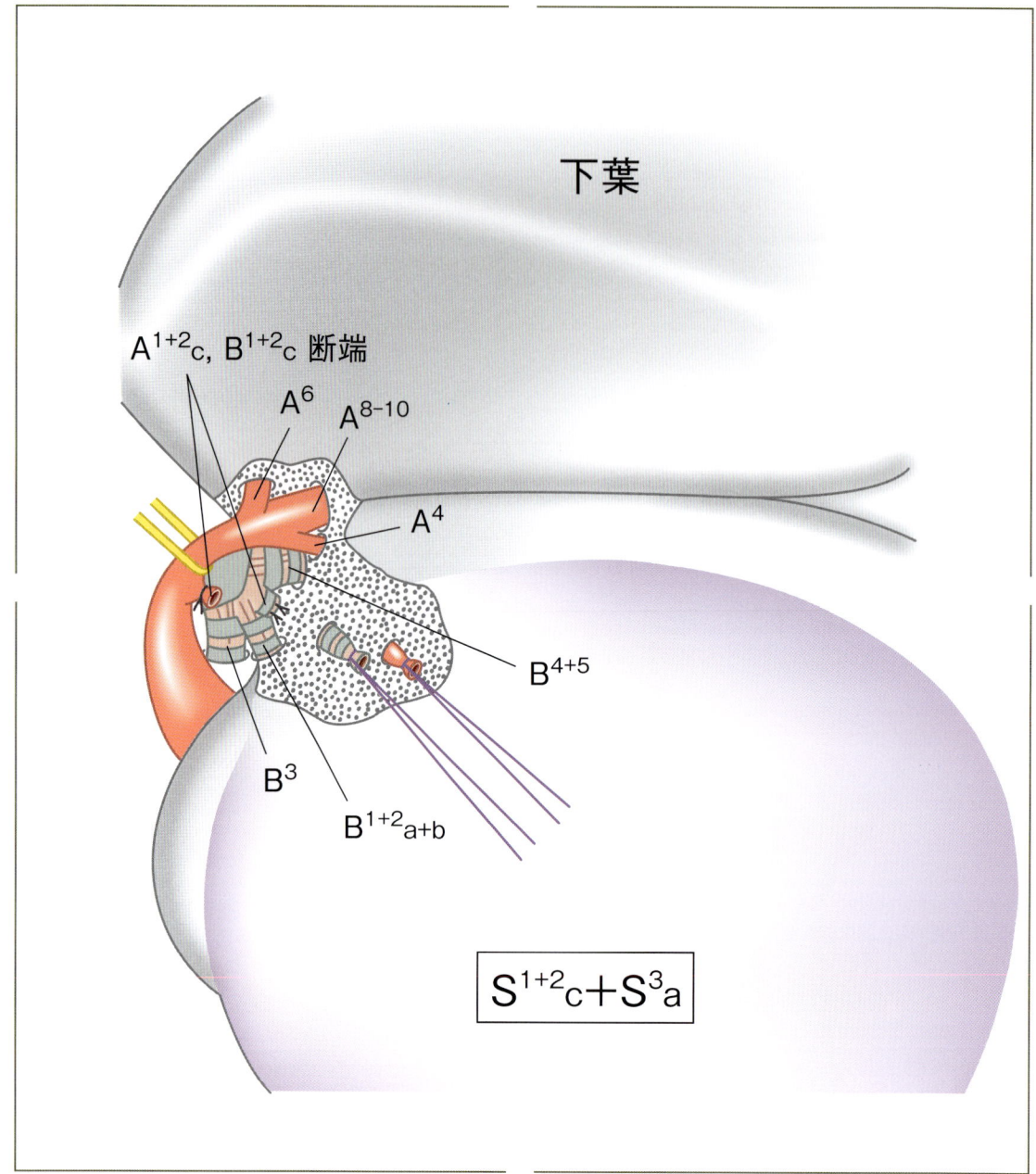

$S^{1+2}c+S^3a$

【図7】

【図6, 7】
　$S^{1+2}c$とS^3aを選択的に膨らませる．その方法としてはさまざまであるが，気管支鏡下に$B^{1+2}c$とB^3aにジェット換気を行い$S^{1+2}c$とS^3aを選択的に含気させる方法や，$B^{1+2}c$とB^3aを切離した後にそれらの切除側断端にカテーテル等で空気を送り込み含気させる方法等がある．$B^{1+2}c$とB^3aの結紮切離後の操作では，切除側断端の裏側を末梢へできる限り剝離し，気管支の切除側断端を浮かせることが重要である．

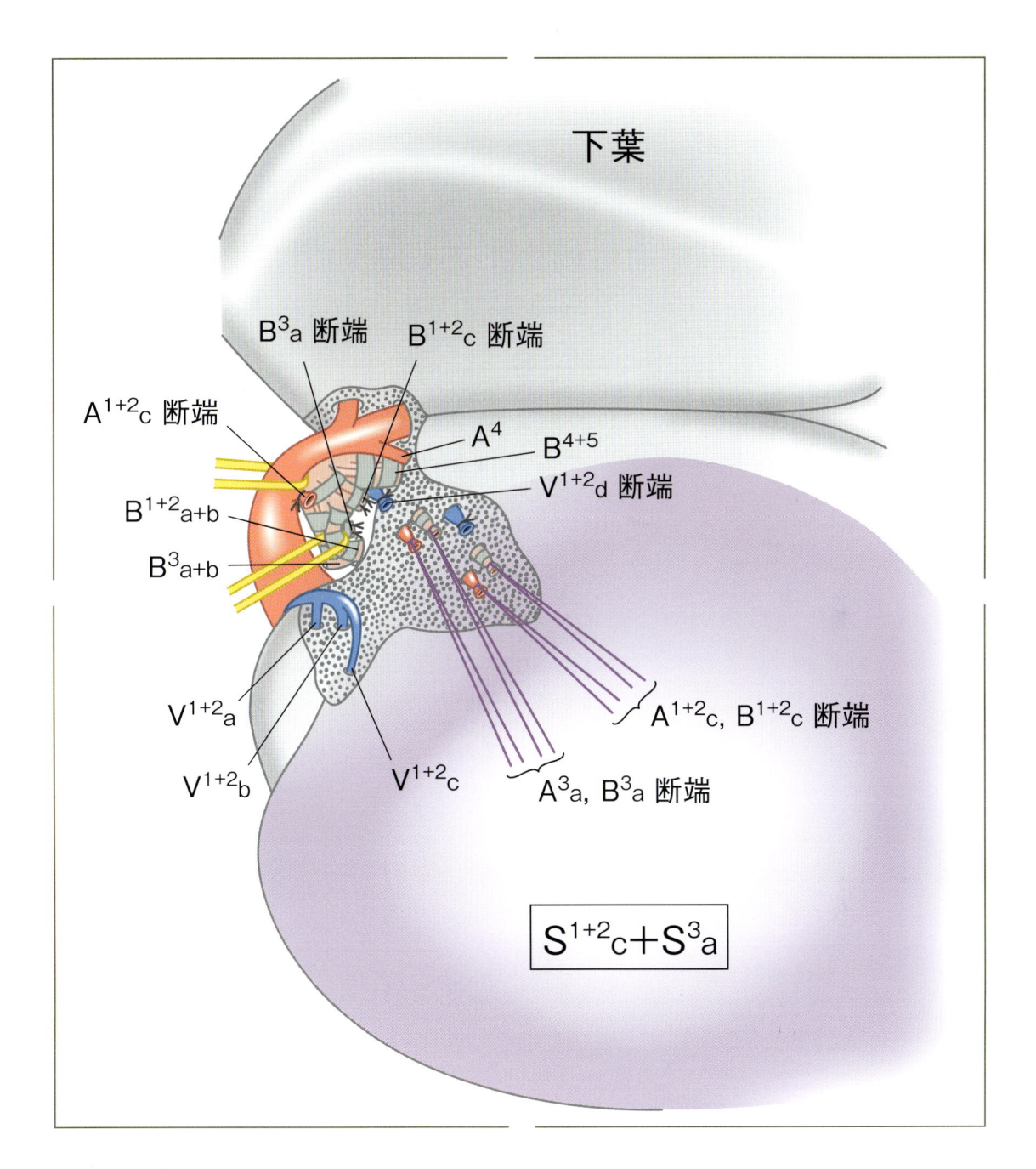

【図8】

　A^3a と B^3a の切除側断端を末梢に剥離して十分に断端が浮いたら，その結紮糸を腹側から背側にくぐらせて背側に移動させる．そこで背側に回った A^3a と B^3a の切除側断端と $A^{1+2}c$ と $B^{1+2}c$ の切除側断端を一括して背側から牽引し，ここから含気-虚脱ラインに沿って肺の切離を開始する．$V^{1+2}d$（S^3a と $S^{1+2}c$ の境界静脈）が V^3 の末梢で分岐して背側から見えてくるので切離する．含気-虚脱ラインにおける肺切離は一方向のみからではなく，四方から徐々に肺深部に向かって切離すると間違えにくい．

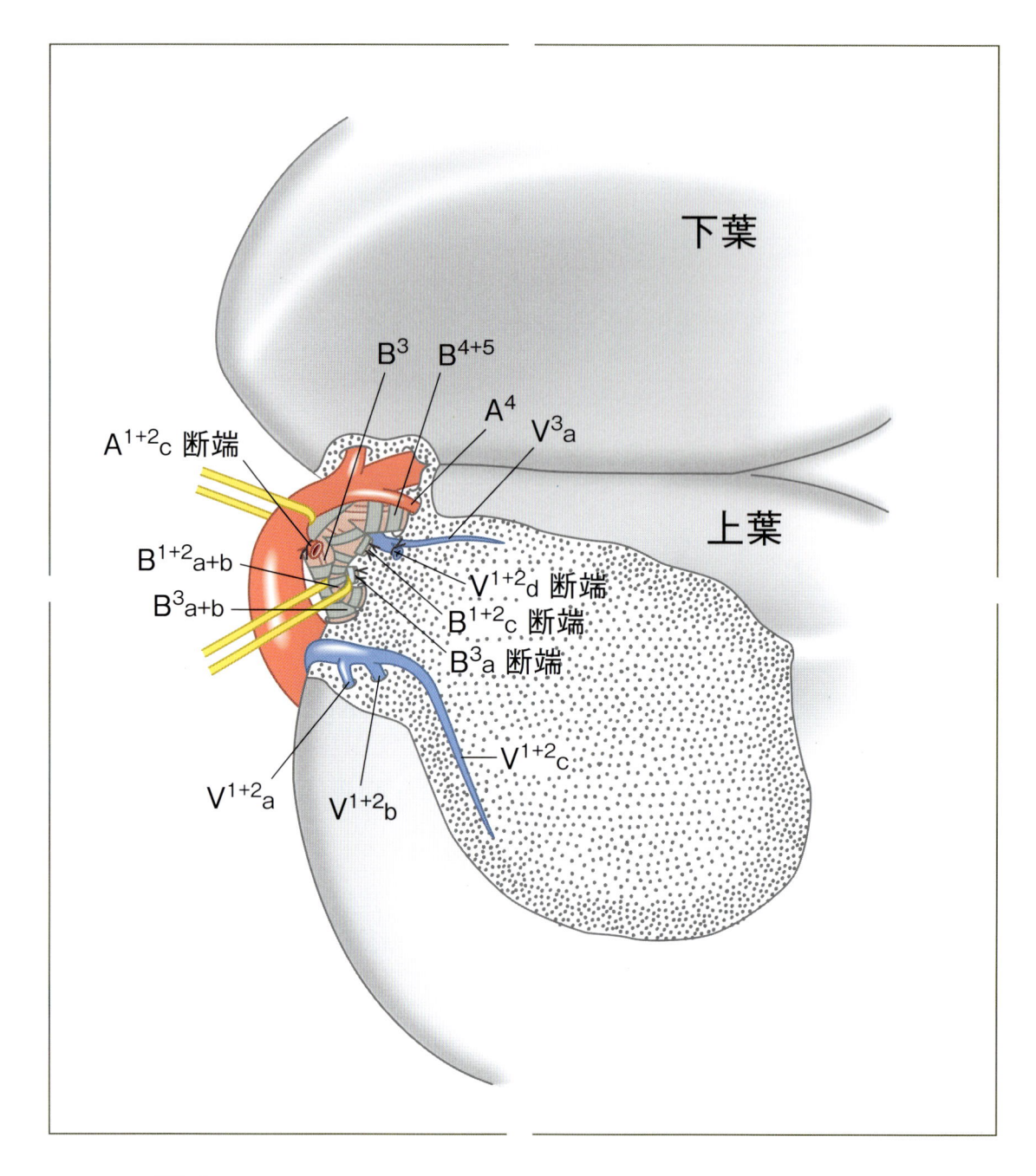

【図9】

　肺の切離面は背側のみとなり，$V^{1+2}c$（$S^{1+2}b$ と $S^{1+2}c$ の境界静脈）と V^3a（S^3a と S^3b の境界静脈）が切離面に残った状態となる．

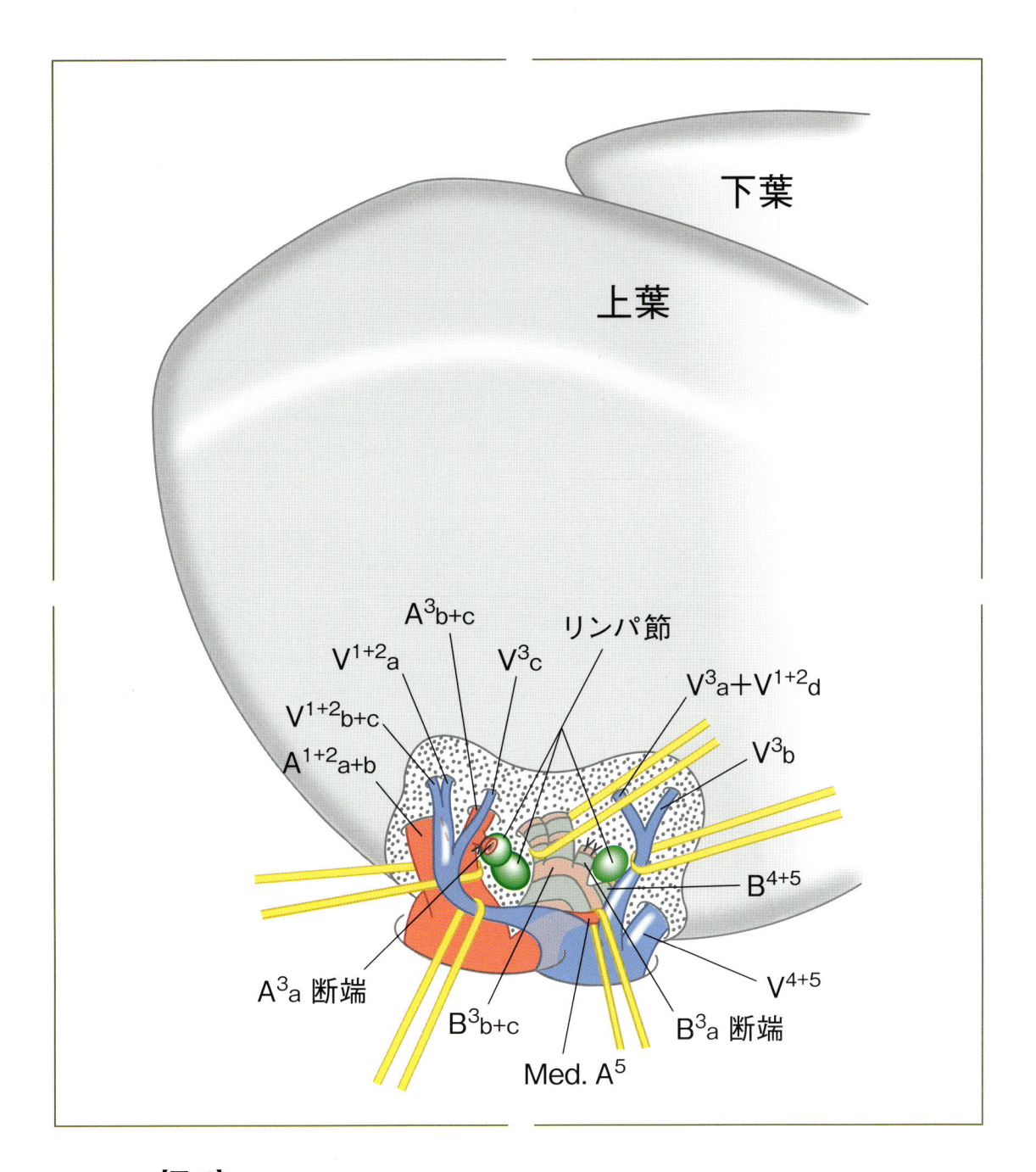

【図10】

　肺門のリンパ節郭清では背側より B^{1-3} と上幹肺動脈をテーピングして牽引すると背側より＃12uと＃13が見える．背側のみからすべて摘出することは困難であるので，背側からリンパ節を周囲の血管・気管支から剝離して，腹側から B^{1-3}，V^{1+2}，上幹肺動脈を引っ張ると，背側から剝離されたリンパ節が見えるので腹側にくぐらせて摘出する．また B^{1-3} と B^{4+5} の間の＃13リンパ節は多くの場合，腹側から摘出できるが，その裏では A^4，肺動脈幹に接しているので注意する．

Ⅳ. 左下葉区域切除

　下葉は上葉に比べて解剖学的に静脈のバリエーションが多種多様である．ただし上葉の区域切除では最初に肺静脈の枝を同定し静脈との位置関係より区域動脈を同定するのに比べて，下葉の区域切除では原則的に最初に区域動脈を同定し，動脈と気管支を切離した後に，切除区域に入る静脈を切離する．そのため，下葉の区域切除ではS^6区域切除を除き動脈切離前の静脈の同定は不要で，区域動脈と区域気管支を切離した後に，切除区域に走行する静脈の枝を切離すれば良い．その代わり，下葉では動脈の同定には静脈の走行を指標にできないため，動脈の走行，分岐，太さから同定する必要がある．すなわち下葉肺における正しい区域切除は，正しい区域動脈の同定にかかっている．

　左右の下葉肺の気管支，動脈，静脈の主な分岐パターンを以下に記す．

　中枢の左肺動脈の命名法はいくつかあるが，本書では上幹が分岐してからA^6を分岐するまでの間を肺動脈幹とし，A^6からのA^{4+5}，A^{8-10}を分岐する間の部分を葉間肺動脈とした．

左下葉区域気管支の分岐パターン

	頻度
B^6の分岐パターン	
B^6a+c，B^6bの2分岐	18%
B^6a+b，B^6cの2分岐	54%
B^6a，B^6b，B^6cの3分岐	6%
B^6a，B^6b+cの2分岐	22%
B^{8-10}の分岐パターン	
B^8，B^{9+10}の2分岐	80%
B^{8+9}，B^{10}の2分岐	4%
B^8，B^9，B^{10}の3分岐	16%
B^{*}の存在	4%

左下葉区域動脈の分岐パターン

	頻度
A^6の分岐パターン	
1本で分岐	80%
2本で分岐	20%
3本で分岐	稀
A^{8-10}の分岐パターン	
A^8，A^{9+10}の2分岐	74%
A^{8+9}，A^{10}の2分岐	16%
A^8，A^9，A^{10}の3分岐	10%
A^{*}の存在	4%

左下葉静脈の分岐パターン

	頻度
下肺静脈の分岐パターン	
V^6，common basal veinの2分岐	88%
V^6，superior basal vein，inferior basal veinの3分岐	12%
V^{4+5}，V^6，common basal veinの3分岐	稀
区域静脈の分岐パターン	
V^{8+9}，V^{9+10}の2分岐	30%
V^{8-10}，V^{10}の2分岐	6%
V^8，V^{8-10}の2分岐	4%
V^{8+9}，V^{10}の2分岐	28%
V^8，V^{9+10}の2分岐	24%
V^8，V^9，V^{10}の3分岐	8%

1. 左S^6

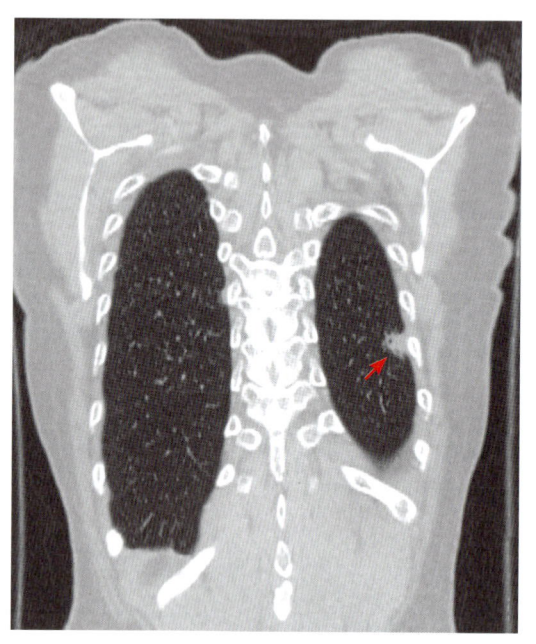

冠状断CT像

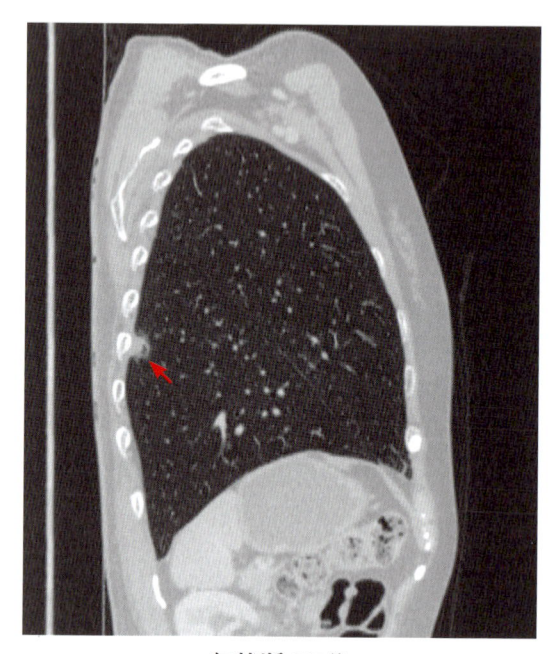

矢状断CT像

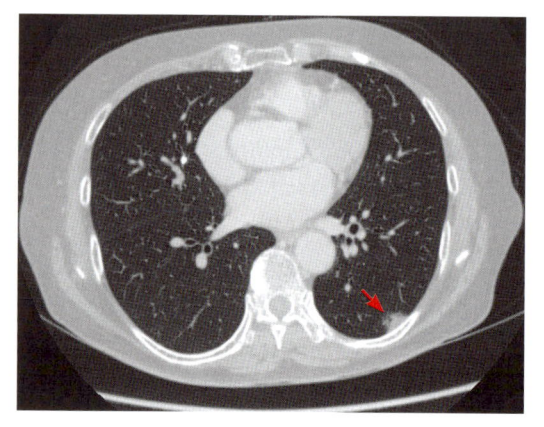

水平断CT像

　72歳，女性．CT検診にて左S^6に1.5cmのGGOを伴う充実性陰影を指摘された．病変はV^6cに近く$S^{10}a$に近接している．CTガイド下針生検にて腺癌と診断される．左S^6区域切除を行い，V^6cは切離し$S^{10}a$に切り込んだ．最終病理診断は肺胞上皮癌を混在した乳頭状腺癌であり，pT1aN0M0であった．

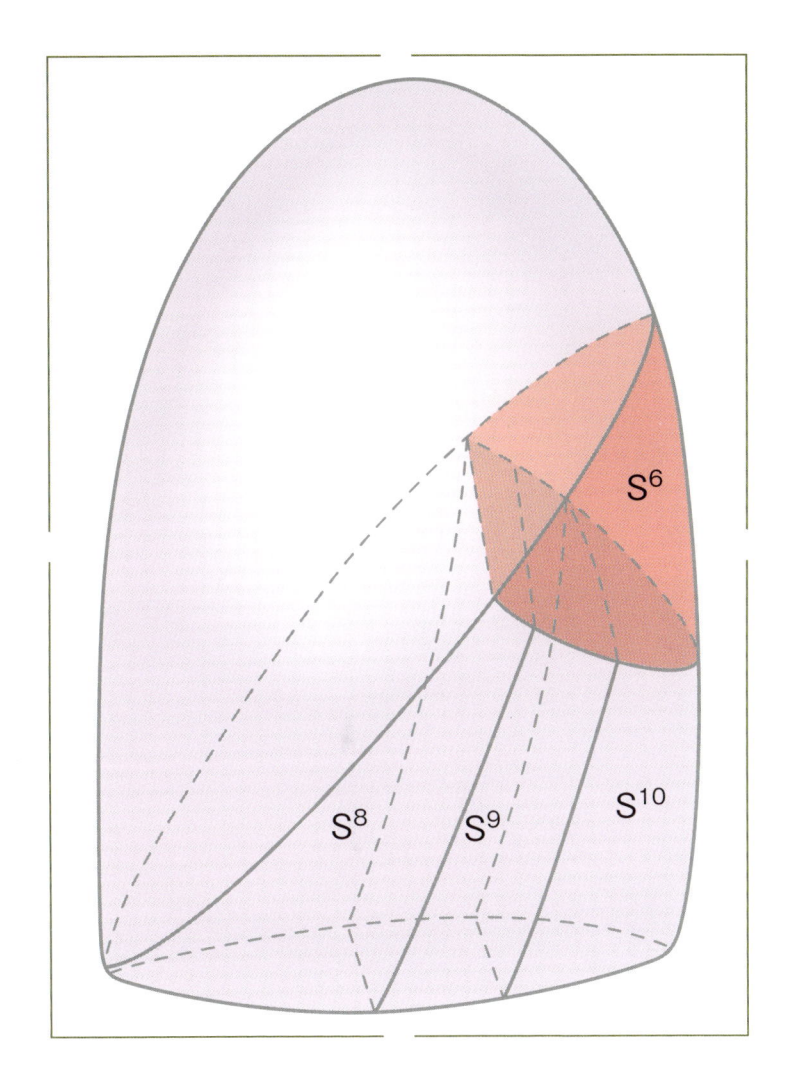

【図1】
　high resolution computed tomography(HRCT)の水平断，冠状断，矢状断における血管気管支同定に加えて，気管支鏡でB⁶，B⁸⁻¹⁰の分岐パターンとB*の有無をチェックする．報告によるとB⁶の亜区域枝の分岐パターンは左右で異なり，右ではB⁶a+cとB⁶bの2分岐が66%と最も多いのに対して，左ではB⁶a+cとB⁶bの2分岐は18%と少なく，B⁶a+bとB⁶cの2分岐が54%と最も多い．その他，B⁶aとB⁶b+cの2分岐が22%，B⁶a，B⁶b，B⁶cの3分岐が6%である．B*の存在は約4%ある．

手術の流れ
血管同定⇒血管切離⇒気管支切離⇒肺切離⇒リンパ節郭清

手術のポイント
- 血管同定：背側よりV⁶a，V⁶b+cを，葉間からA⁶を同定．
- 上下葉間：S¹⁺²とS⁶間を電気メスで切離．
- 血管切離：V⁶a，A⁶を切離．
- 気管支切離：B⁶を切離．
- 肺切離：含気-虚脱ラインとV⁶b，V⁶cの走行に沿って肺を切離．
- リンパ節郭清：葉間肺動脈にテーピングしてリンパ節を郭清．

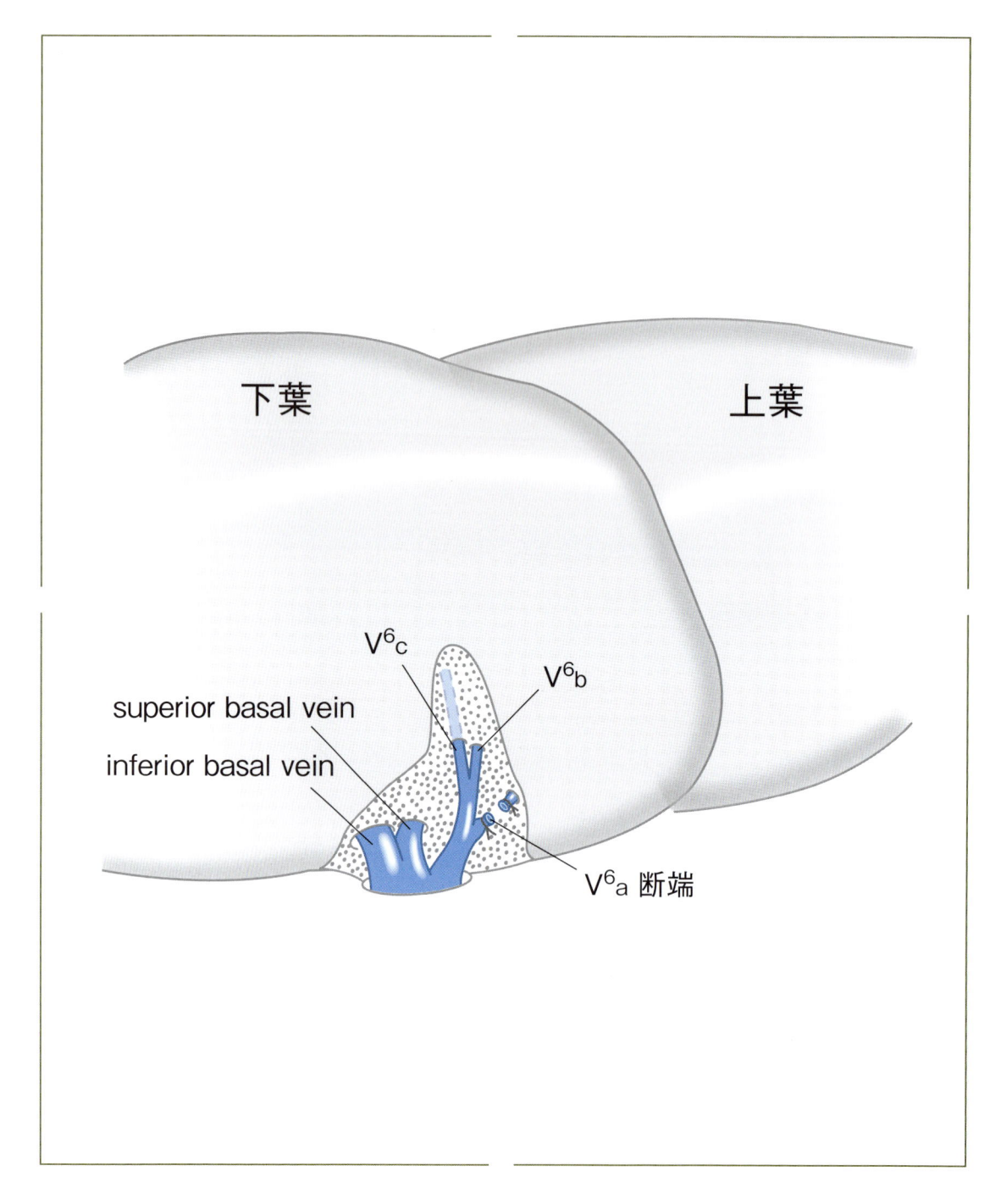

【図2】
　縦隔背側において下肺静脈を剥離露出しV^6を同定する．V^6a（S^6aとS^6b+cの境界静脈）は切離するが，V^6b（S^6bとS^{8+9}の境界静脈）とV^6c（S^6cとS^{10}aの境界静脈）はS^{8-10}の静脈還流のために温存する．

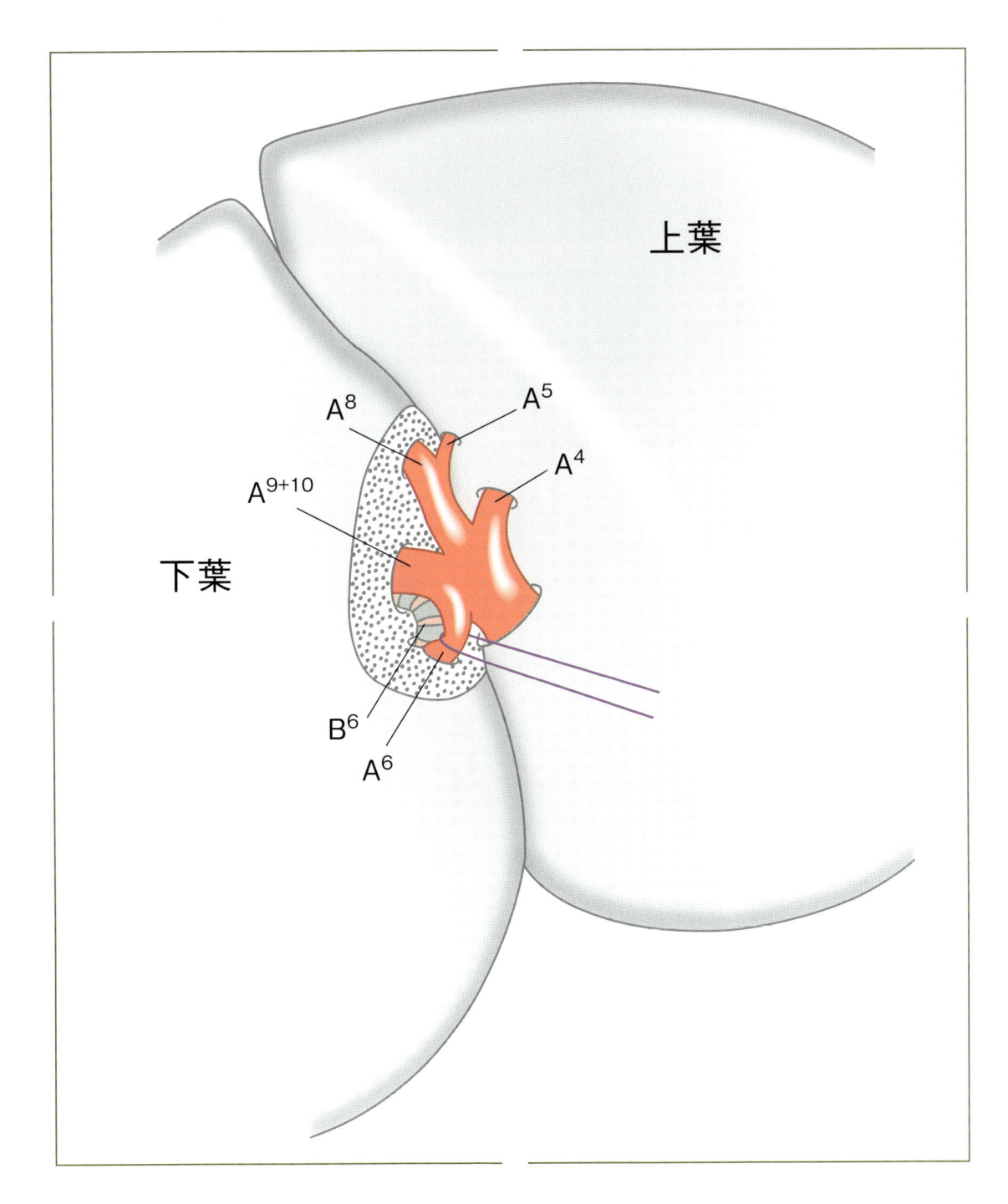

【図3】
　ここでは術者が背側に立った場合の術野を示す．葉間肺動脈を剥離露出し A^6，A^{8-10} を露出する．A^6 の分岐は1本分岐が78％，2本分岐が20％，3本分岐が2％である．

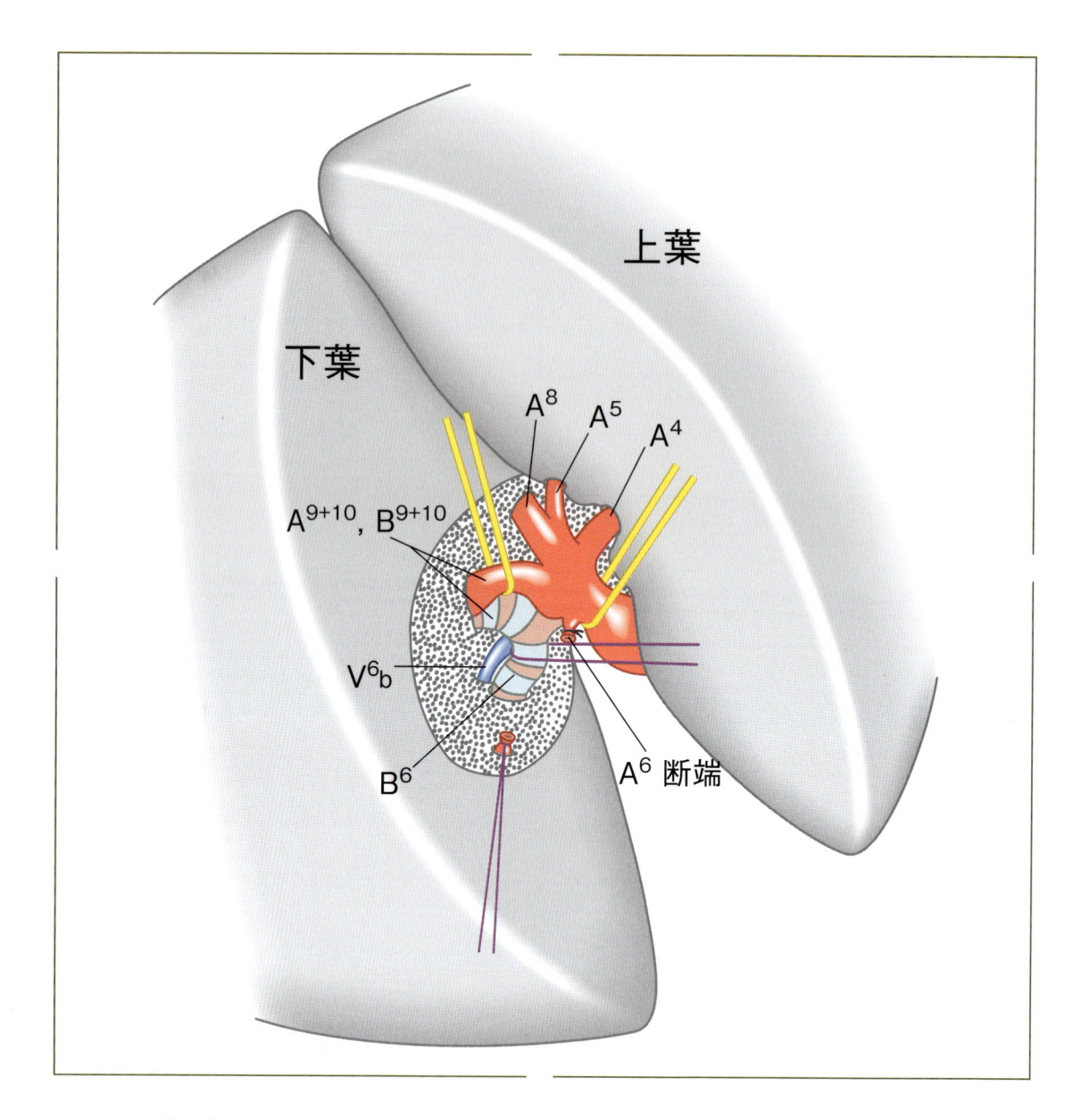

【図4】
 　A^6を切離する．その裏でA^6よりやや尾側で分岐するB^6を剝離露出する．B^6の裏側ではV^6bが走行しているので，それを損傷しないようにB^6に糸を通す．

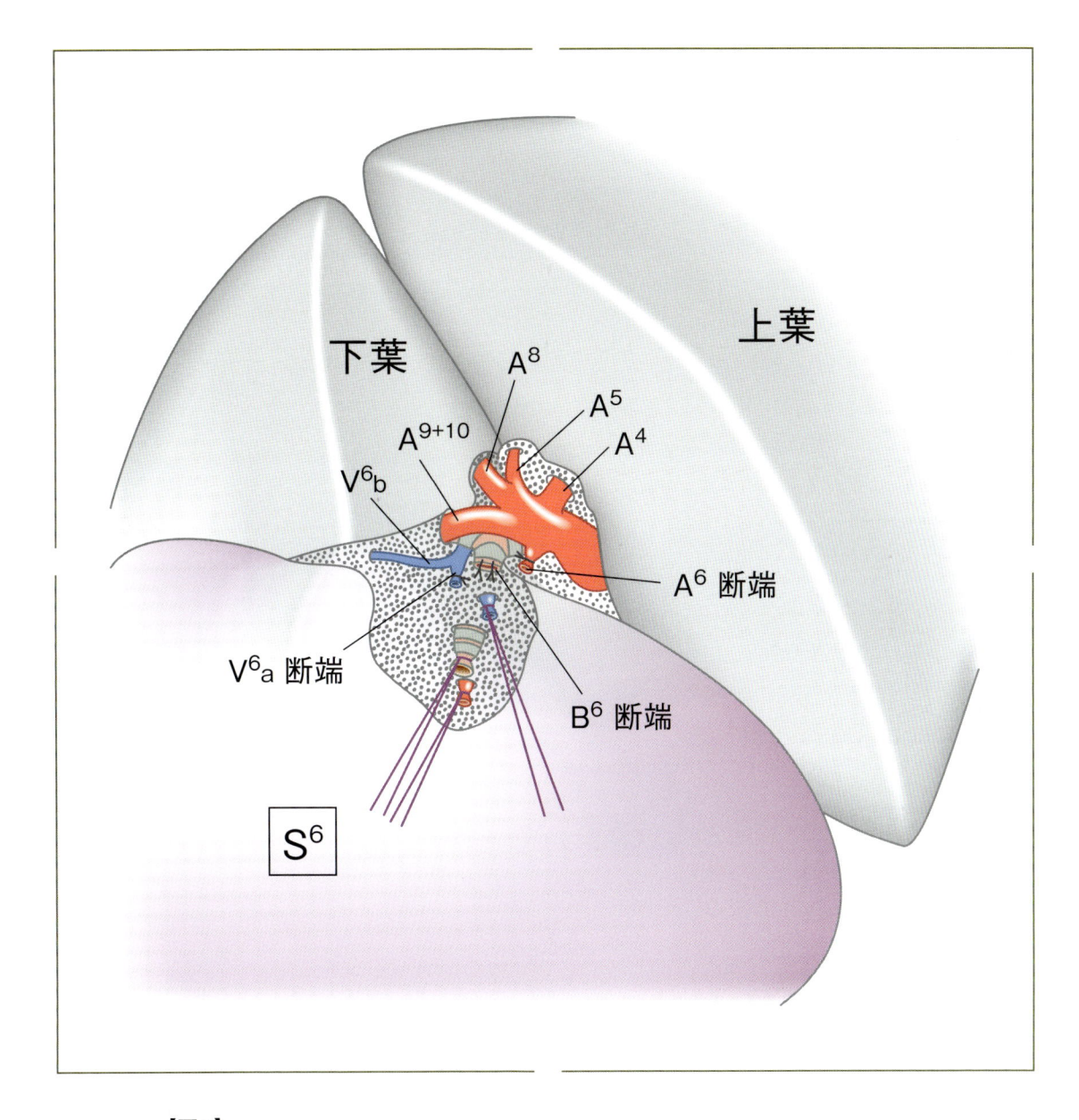

【図5】
　S^6 を選択的に膨らませる．その方法として気管支鏡下に B^6 にジェット換気を行い S^6 に選択的に含気させる方法や，B^6 を切離した後に末梢の B^6 断端にカテーテル等で空気を送り込み含気させる方法等がある．区域気管支は結紮切離あるいは縫合閉鎖するが，ステープラーの使用も可能である．B^6 切離後，B^6 の切除側断端の裏を中枢から末梢に向けてできるだけ剝離して，切除側断端を浮かせる．その操作により B^6 切除側断端の両脇に庇状に肺組織が浮くので，その庇状に浮いた肺組織を電気メスで切離して，含気-虚脱ラインにつなげる．含気-虚脱ラインに沿って肺を切離していくと葉間からは S^6 と S^{8+9} の境界を走行する V^6b が追えるので，その静脈の走行と含気-虚脱ラインを指標にして電気メスで切離する．

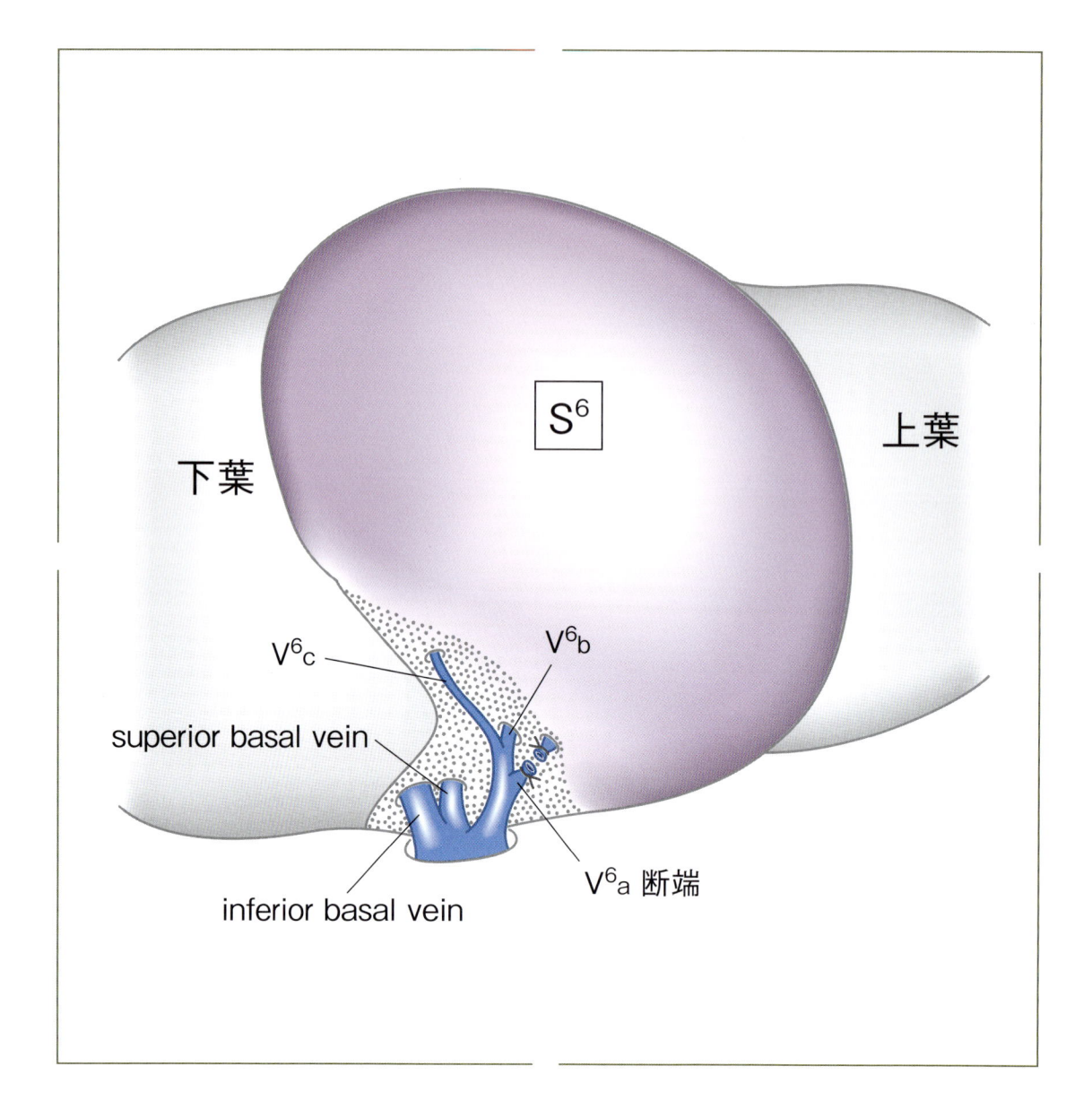

【図6】
　背側からV⁶b+cに沿って末梢へ肺を切離すると，V⁶bとV⁶cの分岐が見える．V⁶bとV⁶cおよび含気-虚脱ラインを指標にしながら肺を切離する．腫瘍と切離断端の距離が十分に取れれば，V⁶bとV⁶cを温存することによりS$^{8-10}$の静脈還流を温存できる．含気-虚脱ラインにおける肺切離は一方向のみからではなく，四方から肺深部に向かって切離すると間違えにくい．

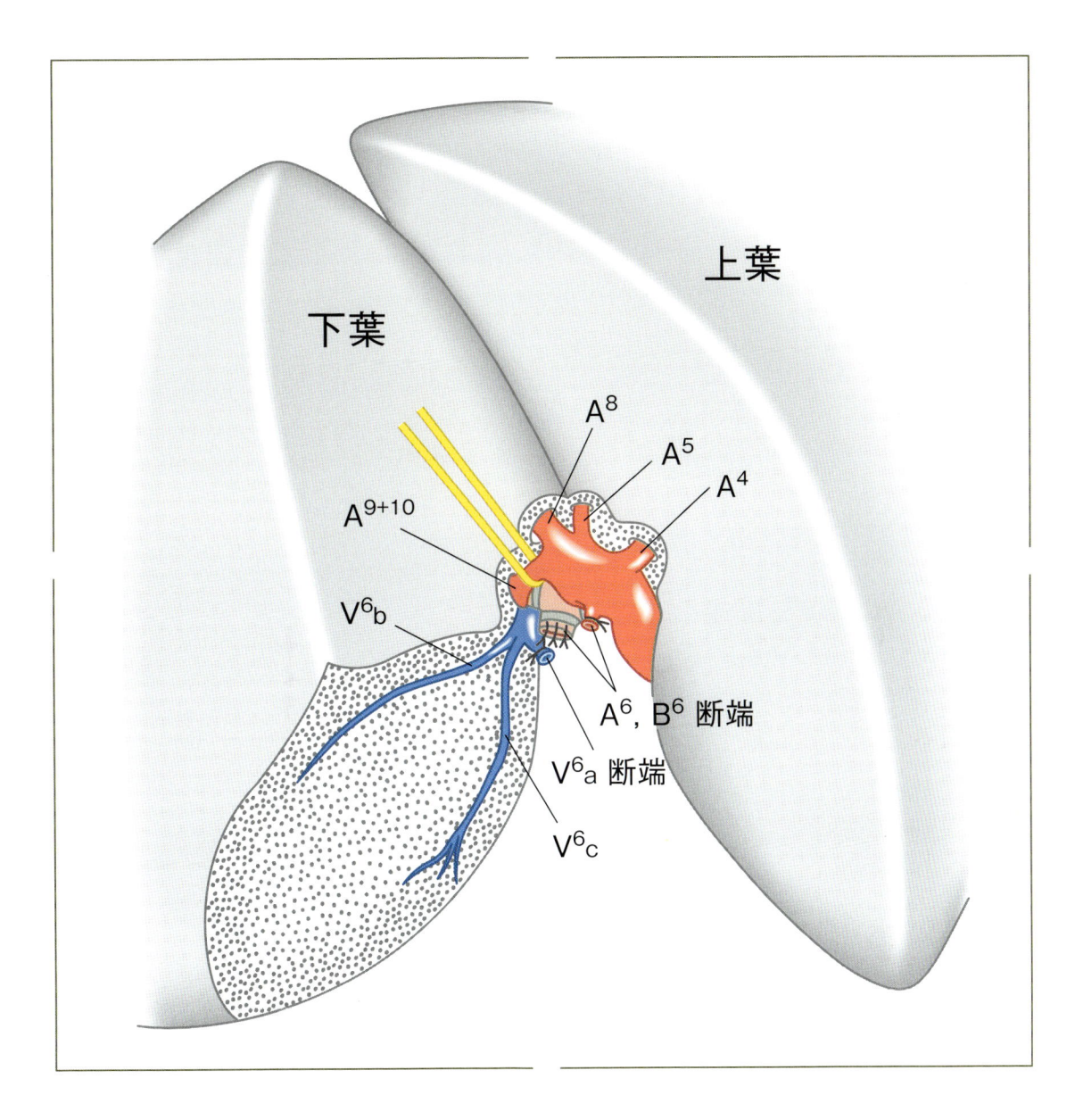

【図7】
　肺切離面にはV^6b（S^6とS^8の境界静脈）とV^6c（S^6cと$S^{10}a$の境界静脈）が露出される．

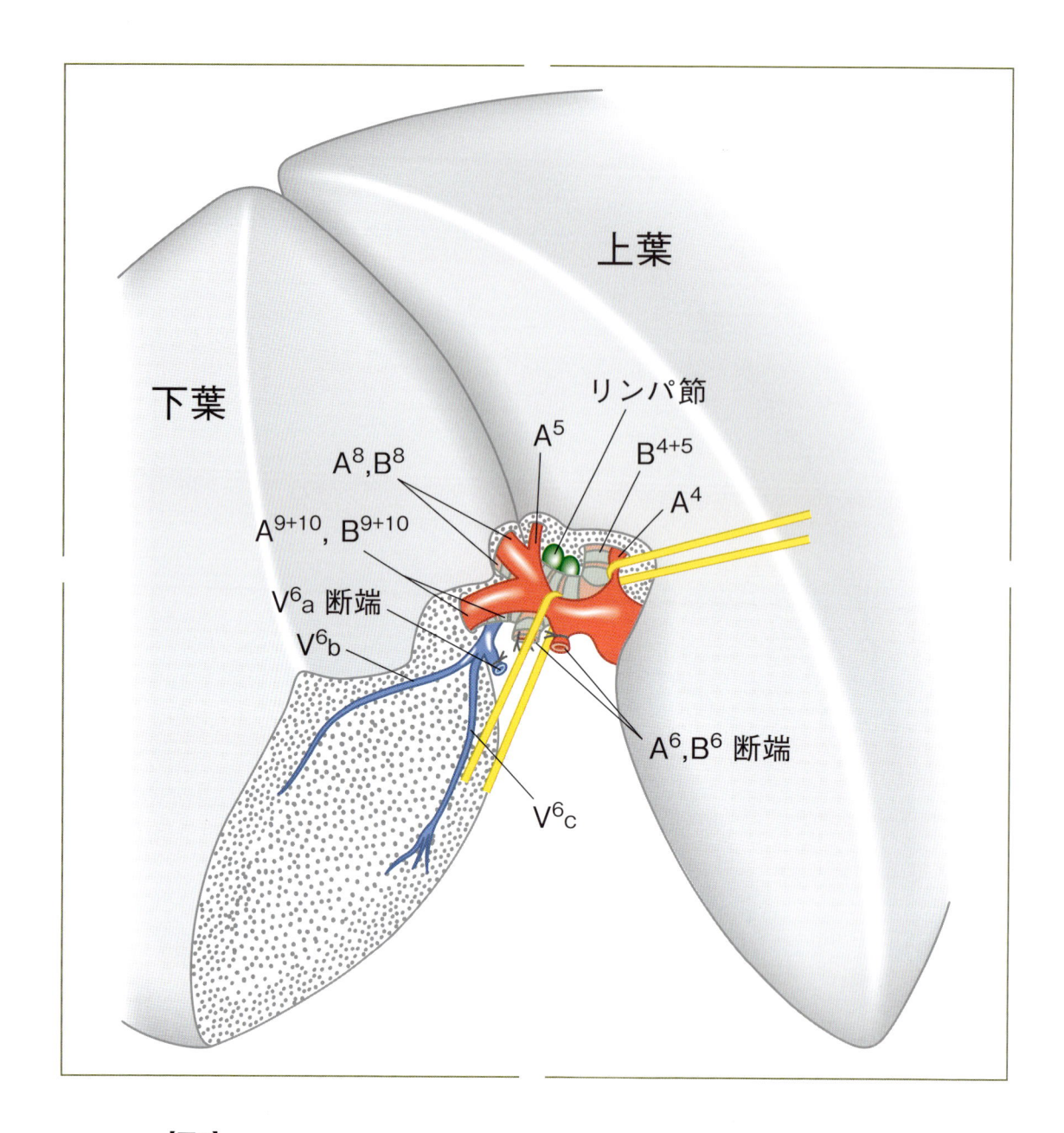

【図8】

　肺門のリンパ節郭清では背側の#12lの摘出に加えて，葉間肺動脈とA⁴，A⁵にテーピングして下葉気管支とB⁴⁺⁵の分岐部を露出して#11と腹側の#12lの摘出を行う．

2. 左S^8

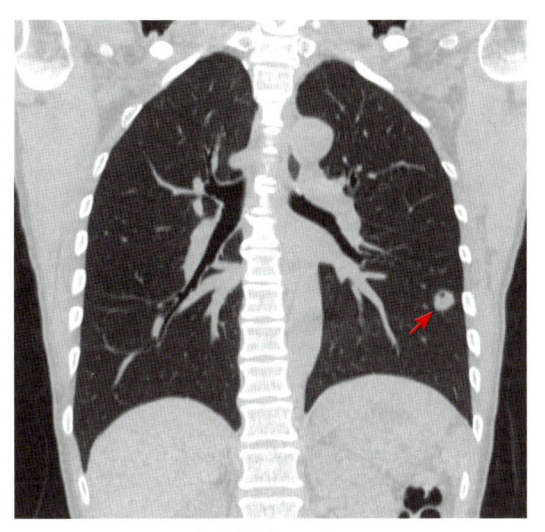

冠状断CT像

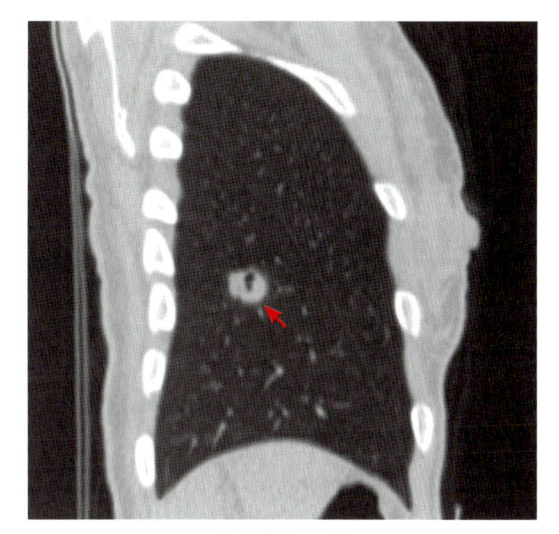

矢状断CT像

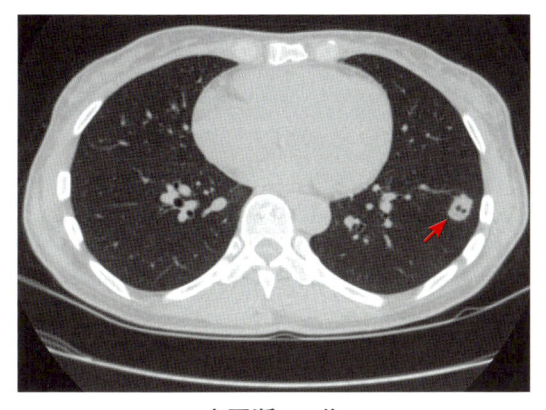

水平断CT像

　54歳．女性．喫煙者．検診にて左下肺野に異常陰影を指摘される．CTにて左S^8aに2cmの中心に空洞を有する充実性結節を認めた．針生検にて扁平上皮癌．左S^8区域切除を施行．最終病理診断は扁平上皮癌，pT1aN0M0であった．

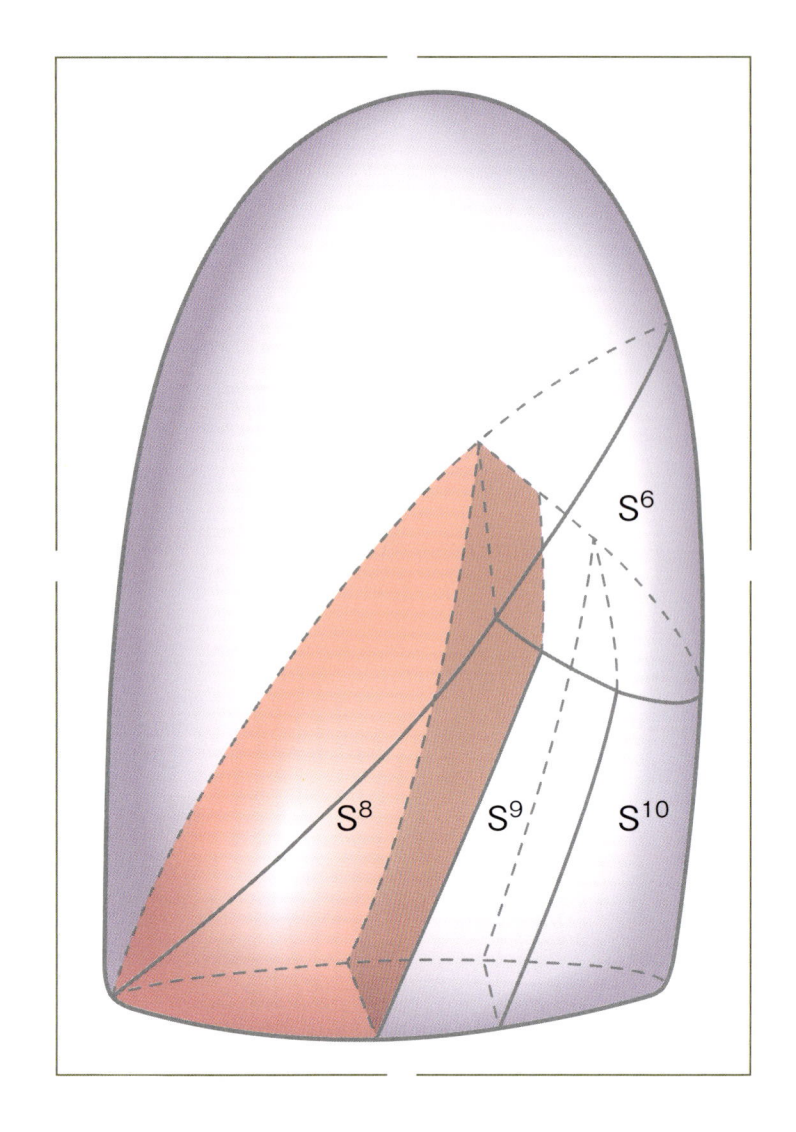

【図1】
　high resolution computed tomography(HRCT)の水平断，冠状断，矢状断における血管気管支同定に加えて，気管支鏡でB^6，B^8，B^9，B^{10}の分岐パターンと太さを確認する．B$^{8-10}$気管支の分岐パターンはB^{8}とB^{9+10}の2分岐が80％，B^{8+9}とB^{10}の2分岐が4％，B^8，B^9，B^{10}の3分岐が16％である．ここでは最も頻度の高いB^8，B^{9+10}の分岐パターンを示す．

手術の流れ
血管同定⇒血管切離⇒気管支切離⇒肺切離⇒リンパ節郭清

手術のポイント
- 血管同定：葉間よりA^6，A^8，A^{9+10}を剝離露出．
- 上下葉間：S^{5}とS^{8}間を電気メスで切離．
- 血管切離：A^{8}a，A^{8}bを切離．V^{8}aはB^{8}を切離後に切離．
- 気管支切離：B^{8}を切離．
- 肺切離：含気-虚脱ラインとV^{8}bの走行に沿って肺を切離．
- リンパ節郭清：葉間肺動脈にテーピングしてリンパ節を郭清．

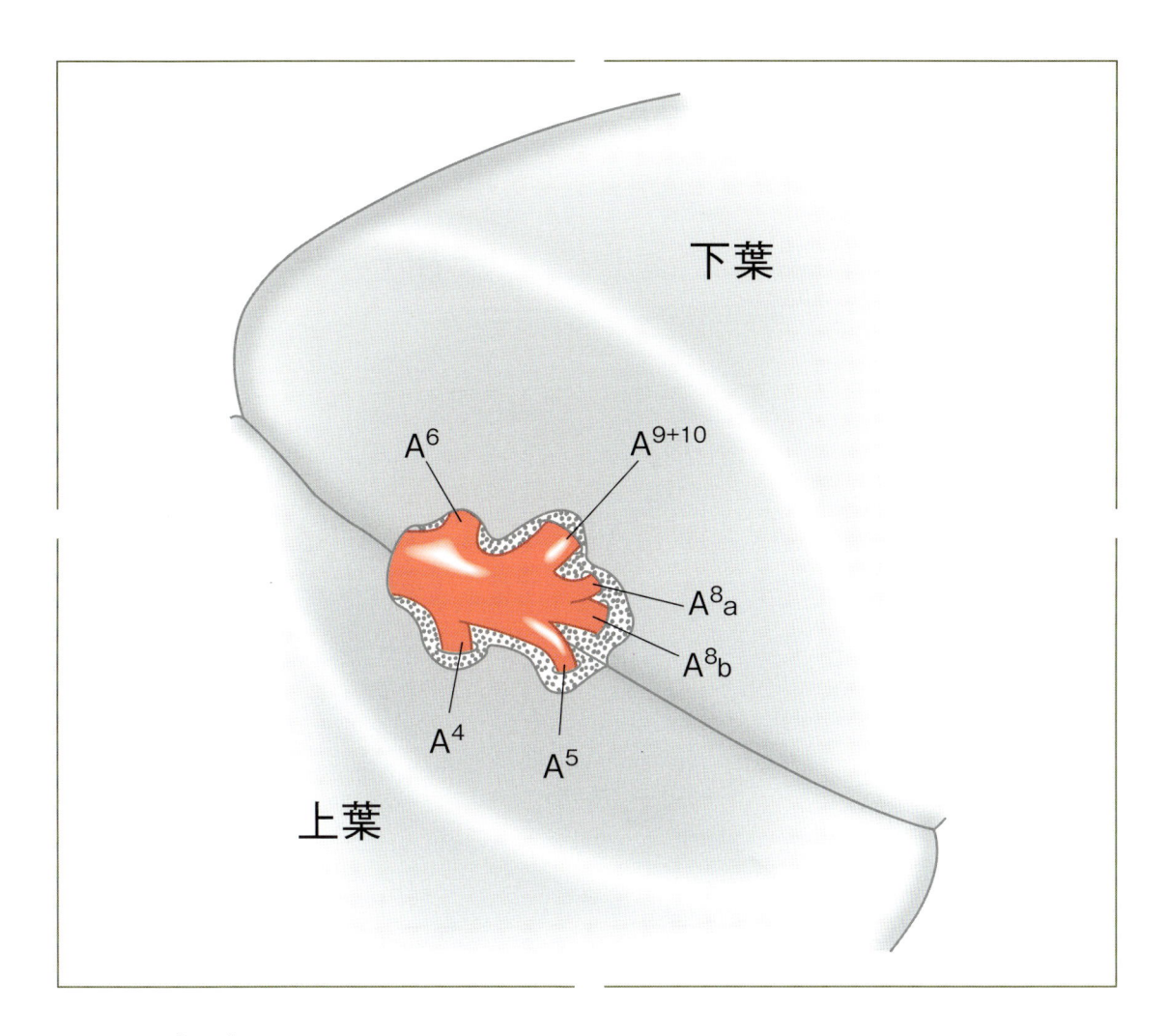

【図2】

　下肺静脈の根部は露出する必要はない．理由は底区の区域肺静脈の分岐パターンは多種多様であり，気管支を切離した後に切除区域側に流入する静脈枝を切離すれば良いからである．また superior basal vein が V^8 そのものである頻度は28％しかないので，superior basal vein を切離してはいけない．葉間肺動脈を露出し A^6，A^8，A^{9+10} を露出する．A^8 と A^5 は鑑別が困難なことがあるので，まず S^5 と S^8 の葉間は完全切離して A^8 と A^5 の同定を行う．葉間切離の際にはステープラーは使わず，電気メスで切離する．ステープラーで切離すると，肺区域間切離する際にステープルラインが邪魔になるからである．

　S^8，S^9，S^{10} の区域切除の重要なポイントの1つとして A^8，A^9，A^{10} を十分露出して，その同定を間違えないことである．また多くの場合は，A^8 と A^{9+10} の2分岐だが(74％)，A^{8+9} と A^{10} の2分岐が16％，A^8 と A^9 と A^{10} の3分岐が10％ある．さらに A^8a および A^9a の分岐パターンにはバリエーションが多く，A^8a が A^{9+10} からあるいは A^9a が A^8 から分岐することもあるので，注意を要する．A^8a か A^9a の同定が困難な枝は温存し，最も腹側にある A^8 の枝を切離して B^8 を露出して B^8 を切離する．A^8a は B^8 の切離側断端に近づき，A^9a は離れていく．

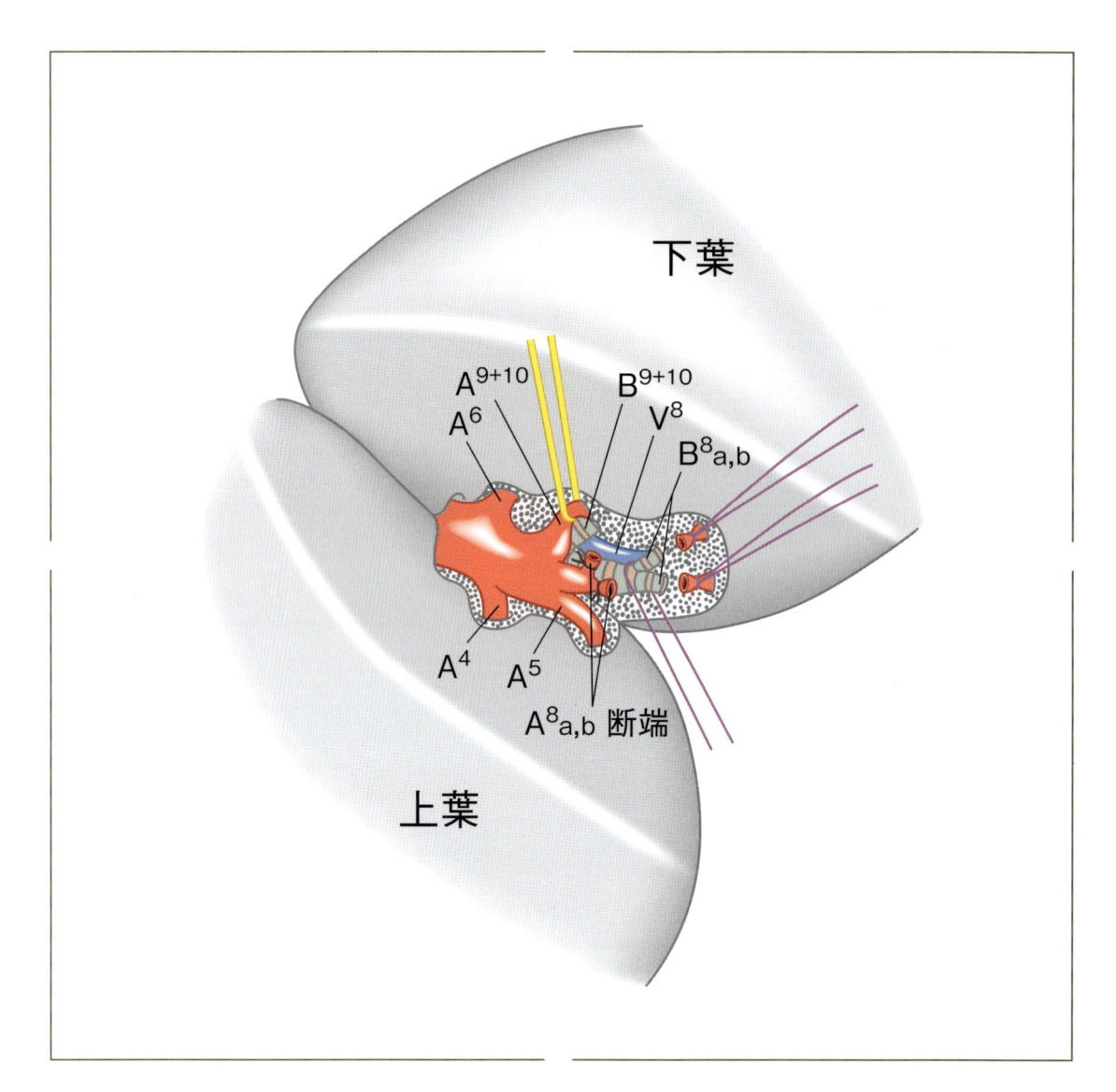

【図3】
　A^8a および A^8b を結紮切離するとその裏に B^8 が見える．B^8 の裏には V^8 が走行しているので，V^8 を損傷しないように B^8 に糸を通す．麻酔科医側から3mmの気管支鏡を気管チューブ内に挿入して，術野側から気管支鏡の光を頼りに B^8 を同定することもできる．

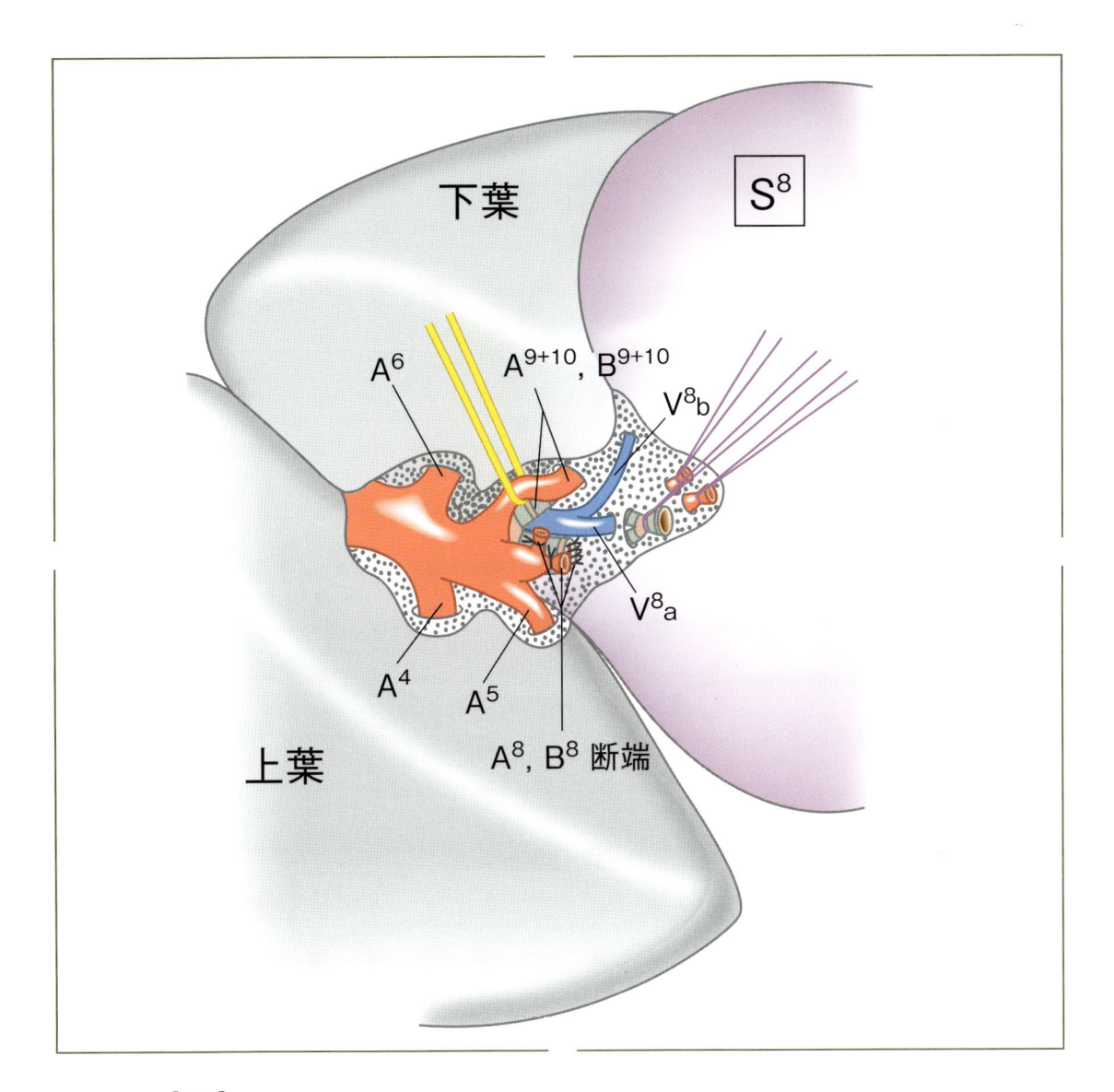

【図4】
　S^8 を選択的に膨らませる．その方法として気管支鏡下に B^8 にジェット換気を行い S^8 に選択的に含気させる方法や，B^8 を切離した後に末梢の B^8 断端にカテーテル等で空気を送り込み含気させる方法等がある．区域気管支はステープラーにより切離するか，結紮切離あるいは縫合閉鎖する．B^8 の切除側断端の裏を中枢から末梢に向けて剝離して，B^8 の切除側断端を十分に浮かせる．その操作により B^8 の切除側断端の両脇には肺組織が庇状に浮いてくるので，電気メスで切離して含気-虚脱ラインにつなげる．B^8 の切除側断端を末梢に剝離すると，B^8 の切除側断端に向かう V^8a と，含気-虚脱ラインに沿って S^8 と S^9 との境界を走行する V^8b が確認できる．V^8a は切離し，V^8b と含気-虚脱ラインを指標として，電気メスで S^8 区域を切除する．腫瘍と切離断端の距離に問題がなければ V^8b を温存することにより S^9 の静脈還流を温存する．含気-虚脱ラインにおける肺切離は一方向のみからではなく，四方から徐々に肺深部に向かって切離すると間違えにくい．

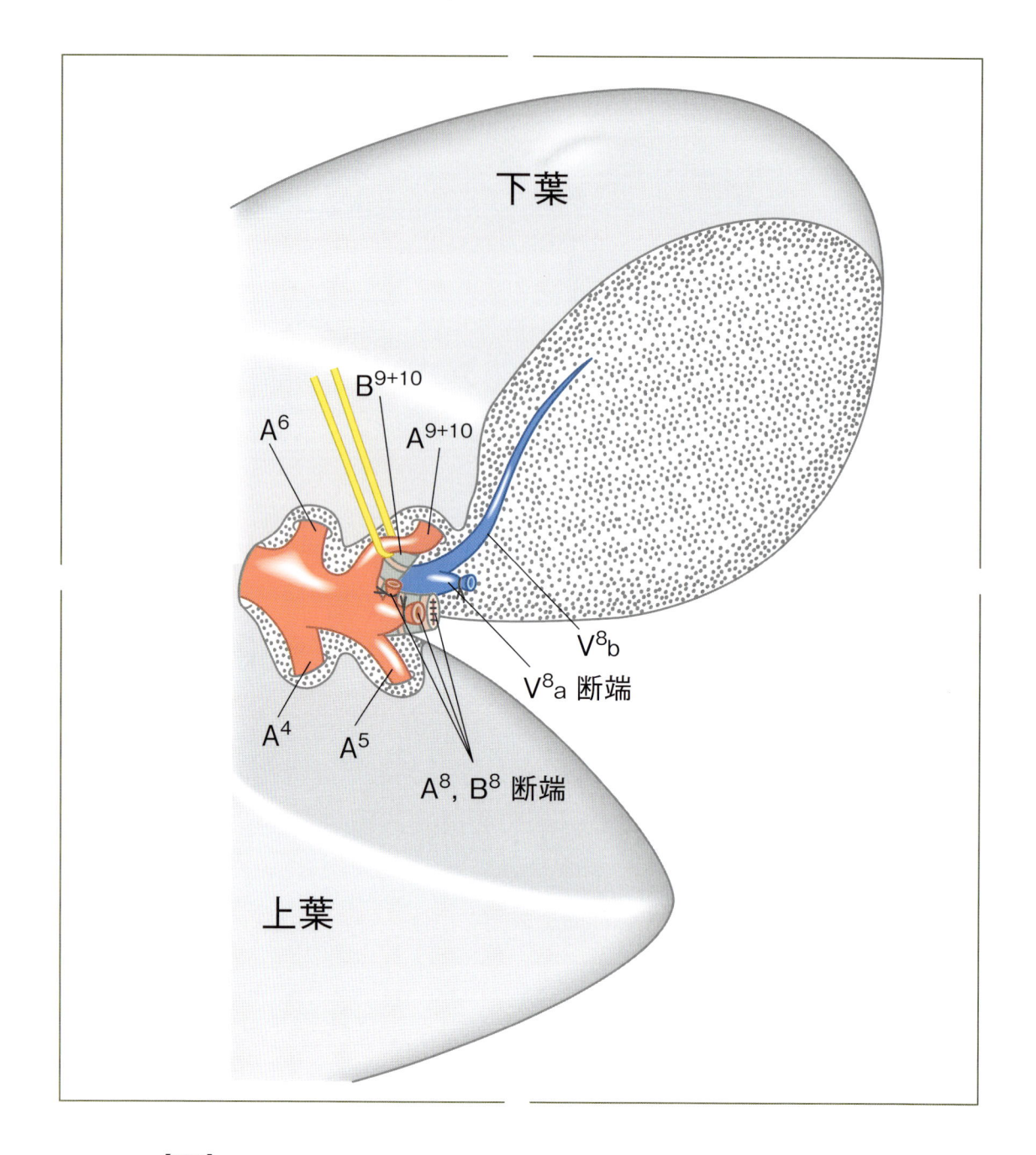

【図5】
　肺切離面にはV^{8}bが露出される．肺門の郭清は，葉間肺動脈，A^6，B^{6}にテーピングをして，B^{6}周囲の＃13および＃12lを摘出する．S^{8}からのリンパの流れは＃7の存在する背側に向かうので，B^{6}周囲の＃13と＃12lの摘出は重要である．さらに葉間肺動脈，A^4，A^{5}にテーピングをして，下葉気管支とB^{4+5}の分岐部を露出し＃11を摘出する．

3. 左S⁹

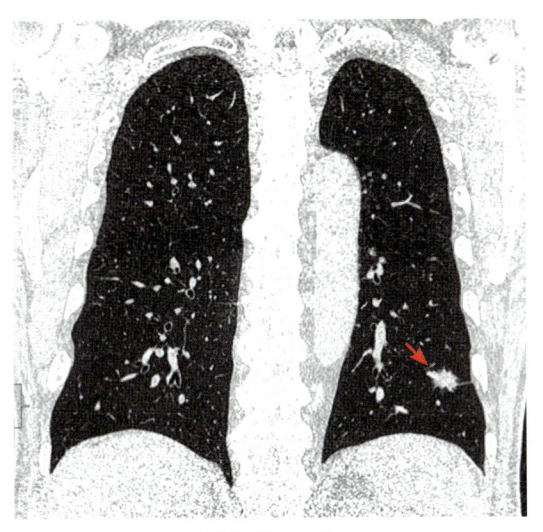

冠状断CT像

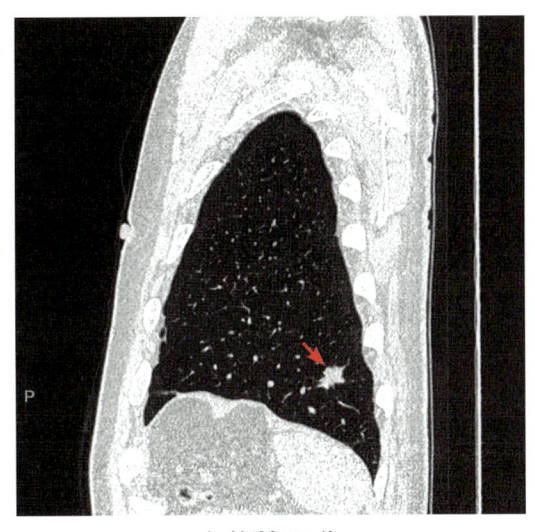

矢状断CT像

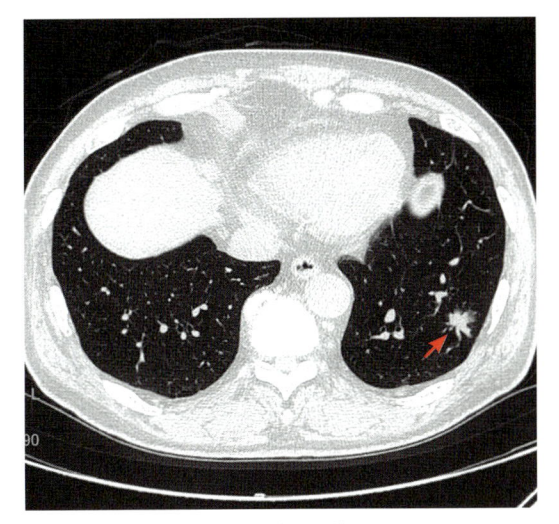

水平断CT像

　71歳，男性．2年前にCT検診にて左S⁹のmixed GGO病変を指摘，経過観察をされた．CTにて陰影の充実性部分の増大とサイズの増大を認めた．左S⁹に1.6cmの棘形成と胸膜陥凹を伴う充実性陰影を認めた．針生検にて腺癌と診断．左S⁹区域切除を施行．最終病理診断は乳頭状腺癌で，pT1aN0M0であった．

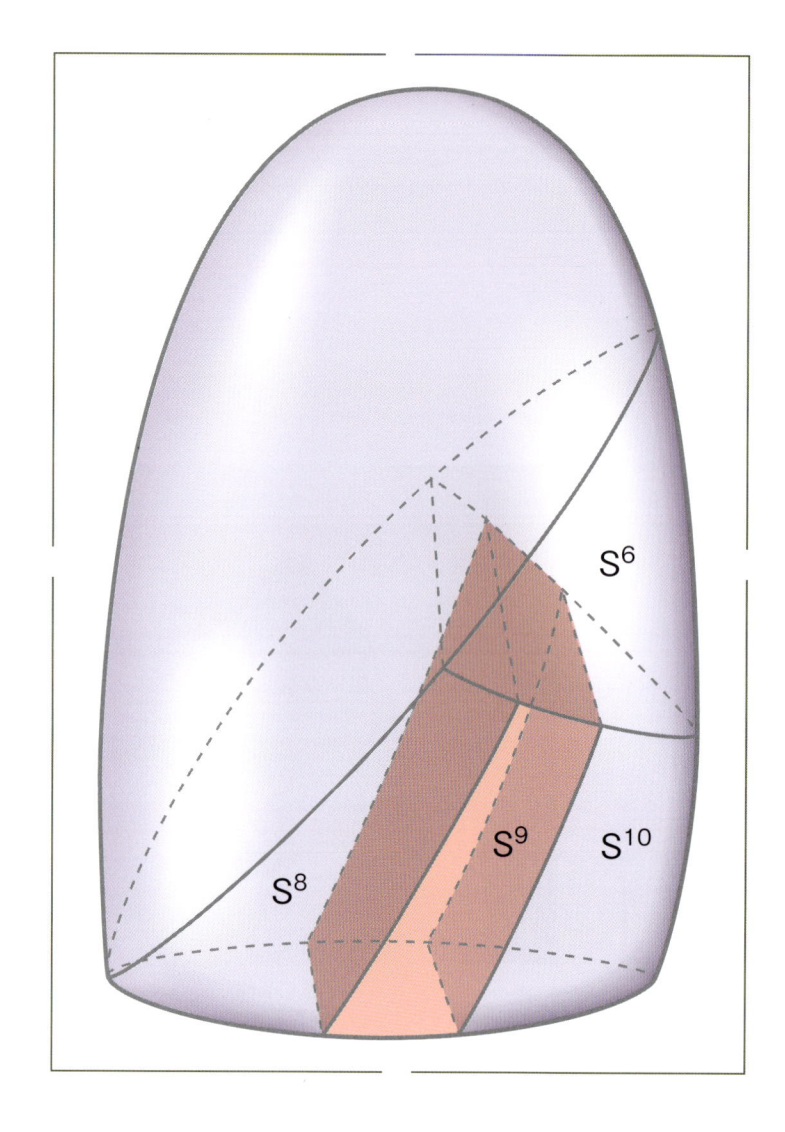

【図1】
　S^8区域切除が下葉底区の腹側端の区域を切除し，S^{10}区域切除が下葉底区の背側端を切除するのに対して，S^9区域切除はS^8とS^{10}の間をくり抜くことになる．high resolution computed tomography (HRCT)の水平断，冠状断，矢状断における血管気管支同定に加えて，気管支鏡でB^8，B^9，B^{10}の分岐パターンと太さを確認する．B^{8-10}気管支の分岐パターンはB^8とB^{9+10}の2分岐が80％，B^{8+9}とB^{10}の2分岐が4％，B^8，B^9，B^{10}の3分岐が16％である．ここでは最も頻度の高いB^8とB^{9+10}の2分岐パターンを示す．

手術の流れ
血管同定⇒血管切離⇒気管支切離⇒肺切離⇒リンパ節郭清

手術のポイント
- 血管同定：葉間よりA^6，A^8，A^{9+10}を剥離露出．
- 血管切離：A^{9}a，A^{9}bを切離．V^{9}aはB^{9}を切離後に切離．
- 気管支切離：B^{9+10}の末梢を剥離露出しB^{9}を切離．
- 肺切離：含気-虚脱ラインとV^{8}b，V^{9}bの走行に沿って肺を切離．
- リンパ節郭清：葉間肺動脈にテーピングしてリンパ節郭清．

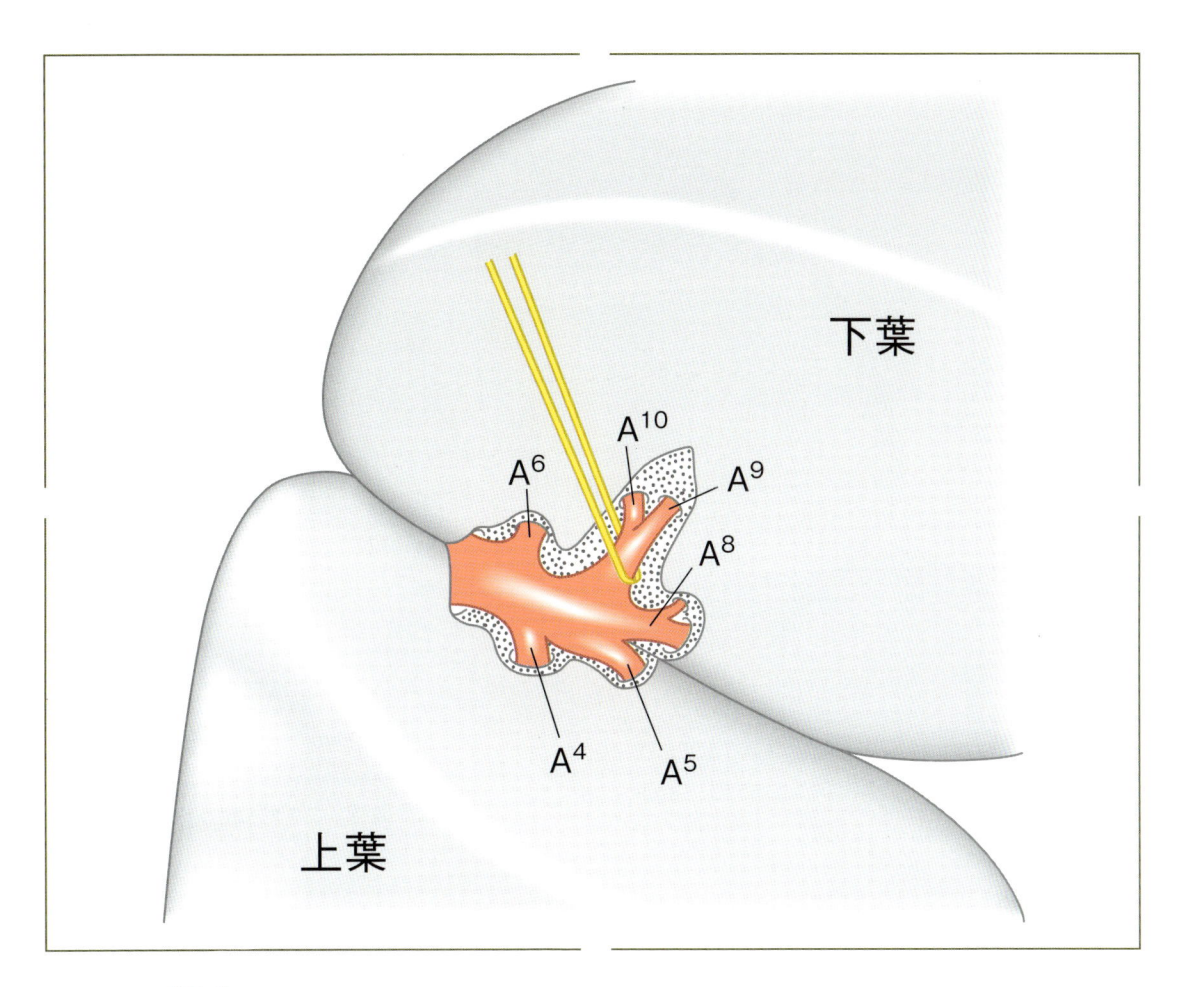

【図2】
　原則的に下肺静脈の根部を露出する必要はない．理由は底区の区域静脈の分岐パターンは多種にわたるうえ，気管支を切離した後に切除区域側に流入する静脈枝を切離すれば良いからである．葉間肺動脈を露出し A^6，A^8，A^{9+10} を露出する．多くの場合は A^8 と A^{9+10} に分岐するが（90％），A^{8+9} と A^{10} の2分岐も8％ある．特に A^8a および A^9a の分岐はバリエーションが多く，A^8a が A^{9+10} から分岐，あるいは A^9a が A^8 から分岐することもある．そのため術前の HRCT による詳細な読影は重要である．A^{9+10} にテーピングして，その末梢を剝離露出する．B^{9+10} が B^9 と B^{10} に分岐するまでの距離が長いと，おおむね A^{9+10} も同様に分岐するまでの距離が長い．

　ここで認識するべきことは，S^6 と S^8 は葉間に面するが，S^9 と S^{10} は葉間に面していないことである．そのため A^{9+10} の末梢への剝離露出のためにはなるべく S^6 と S^8 の境界を意識して肺を切離し A^{9+10} の末梢を露出する．

　A^9 は外側（術野からは表面側）に向かって分岐し，A^{10} は背側（術野からは奥側）に向かって分岐する．時に A^9 から A^8a が分岐することがあり，それを A^9a と間違えて切離してしまうことがある．そのような間違いをしないための1つの方法として，まず尾側方向に下降する A^9 の枝のみを切離して，B^9 を切離する．A^9a は B^9 の切除側断端に近づき，A^8a は離れていく．

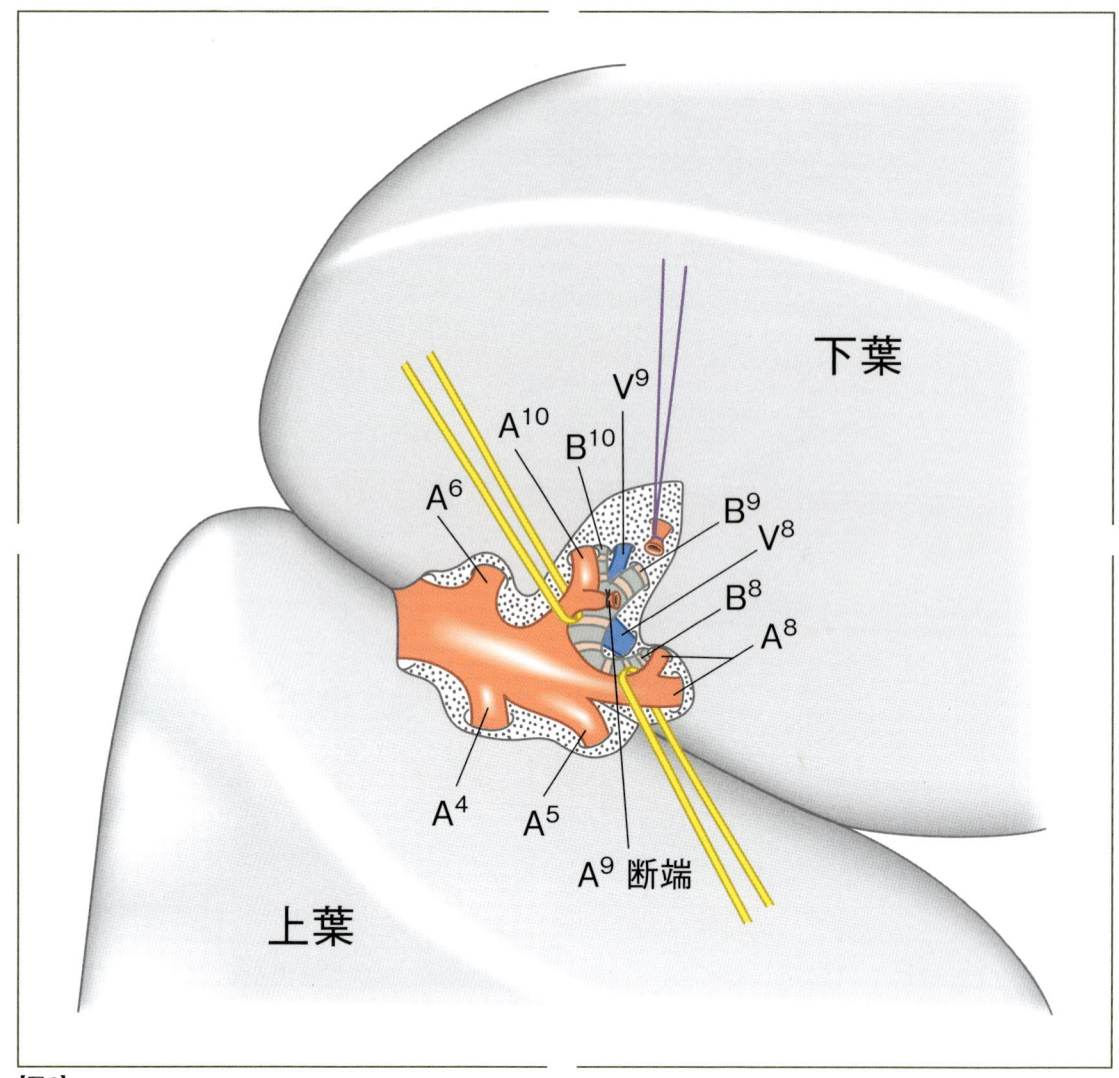

【図3】

　A^9a および A^9b を結紮切離するとその裏に B^9 が見える．B^9 の裏には V^8 と V^9 が走行しているので，それらの静脈枝を損傷しないように B^9 に糸を通す．麻酔科医側から3mmの気管支鏡を気管チューブ内に挿入して，術野側から気管支鏡の光を頼りに B^9 の同定を確かめることもできる．

【図4】

　S^9 を選択的に膨らませる．その方法として気管支鏡下に B^9 にジェット換気を行い S^9 に選択的に含気させる方法や，B^9 を切離した後に末梢の B^9 断端にカテーテル等で空気を送り込み含気させる方法等がある．区域気管支はステープラーにより切離するか，結紮切離

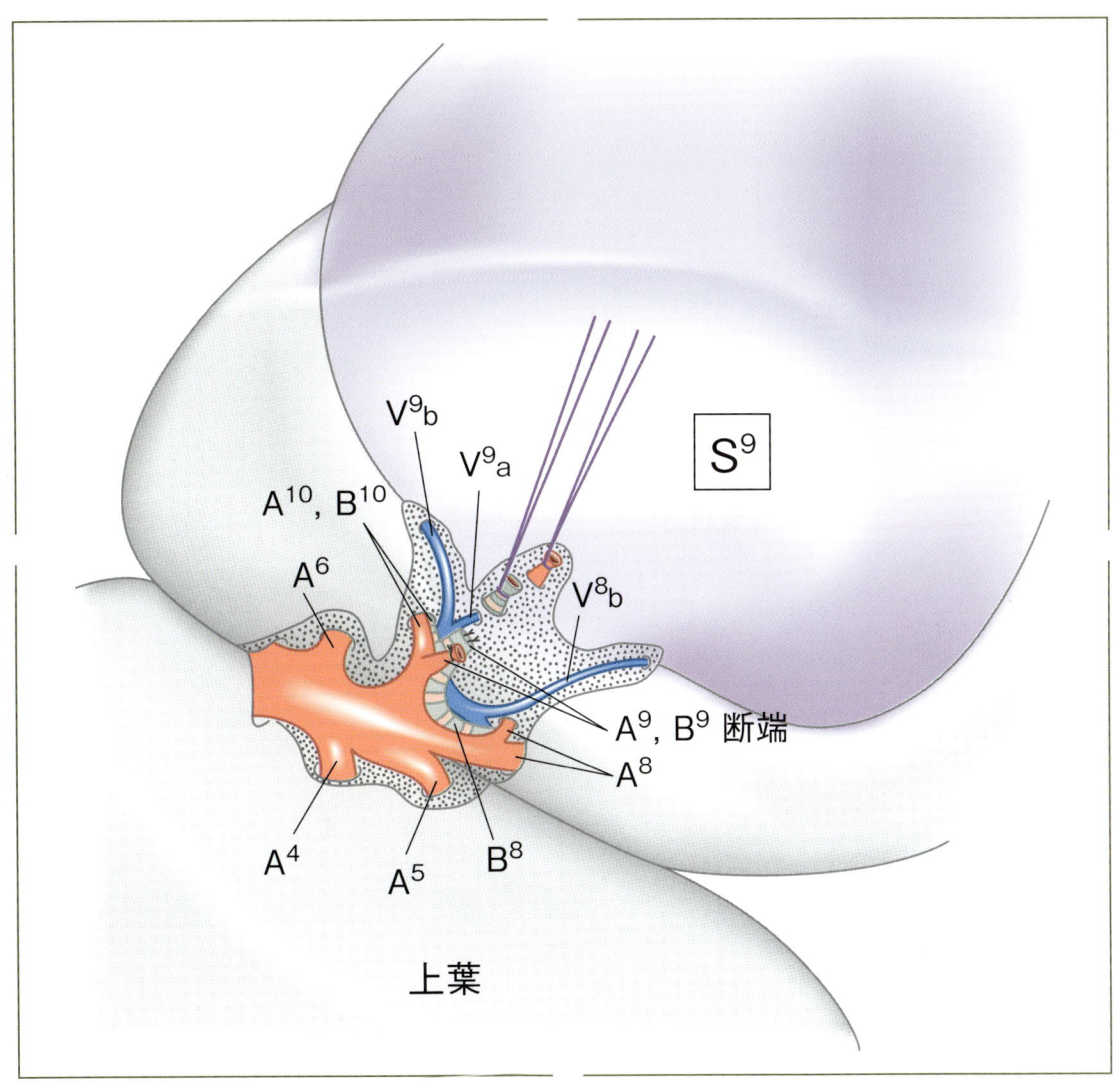

【図4】

あるいは縫合閉鎖する．B^9 の切除側断端を持ち上げ，B^9 の切除側断端の裏を中枢から末梢側に向かってできるだけ剝離して，B^9 の切除側断端を十分に浮かせる．その操作により B^9 の切除側断端の両脇に肺組織が庇状に浮くので，その庇状になった肺組織を電気メスで切離して含気-虚脱ラインにつなげる．B^9 の切除側断端を末梢に剝離すると，B^9 の裏側で切除側断端に向かう V^9a（S^9a と S^9b の境界静脈）と，含気-虚脱ラインに沿う V^8b（S^8b と S^9b の境界静脈）と V^9b（S^9b と $S^{10}b$ の境界静脈）が確認できる．切除側断端に向かう V^9a を切離する．含気-虚脱ラインと V^8b と V^9b の走行を指標として，電気メスで肺を切離する．腫瘍と切離断端の距離に問題がなければこれらの V^8b と V^9b の区域間静脈は S^8 および S^{10} の静脈還流のために温存する．含気-虚脱ラインにおける肺切離は一方向のみからではなく，四方から徐々に肺深部に向かって切離すると間違えにくい．

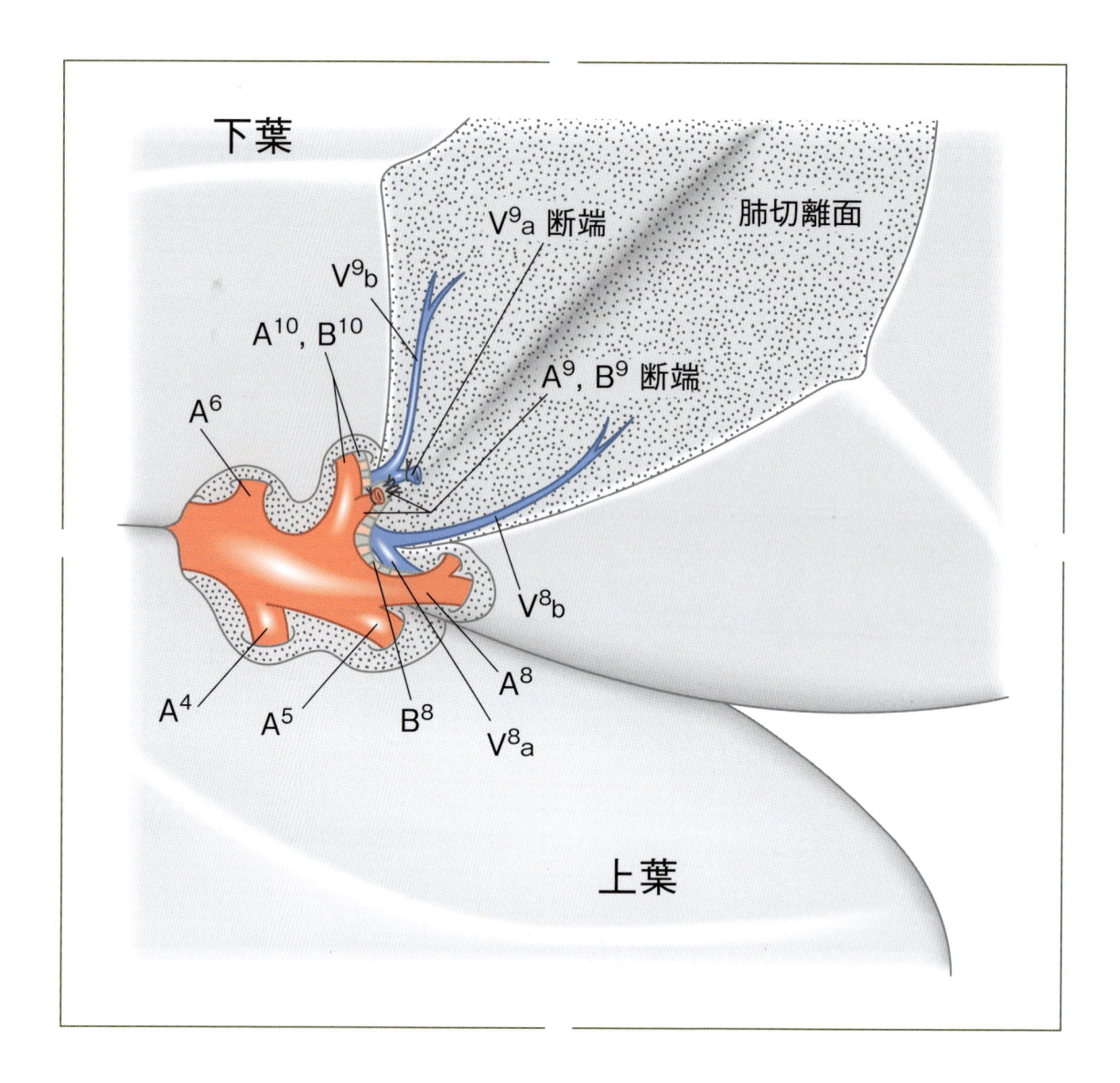

【図5】
　肺切離面にはV^8b（S^8bとS^9bの境界静脈）とV^9b（S^9bと$S^{10}b$の境界静脈）が露出される．

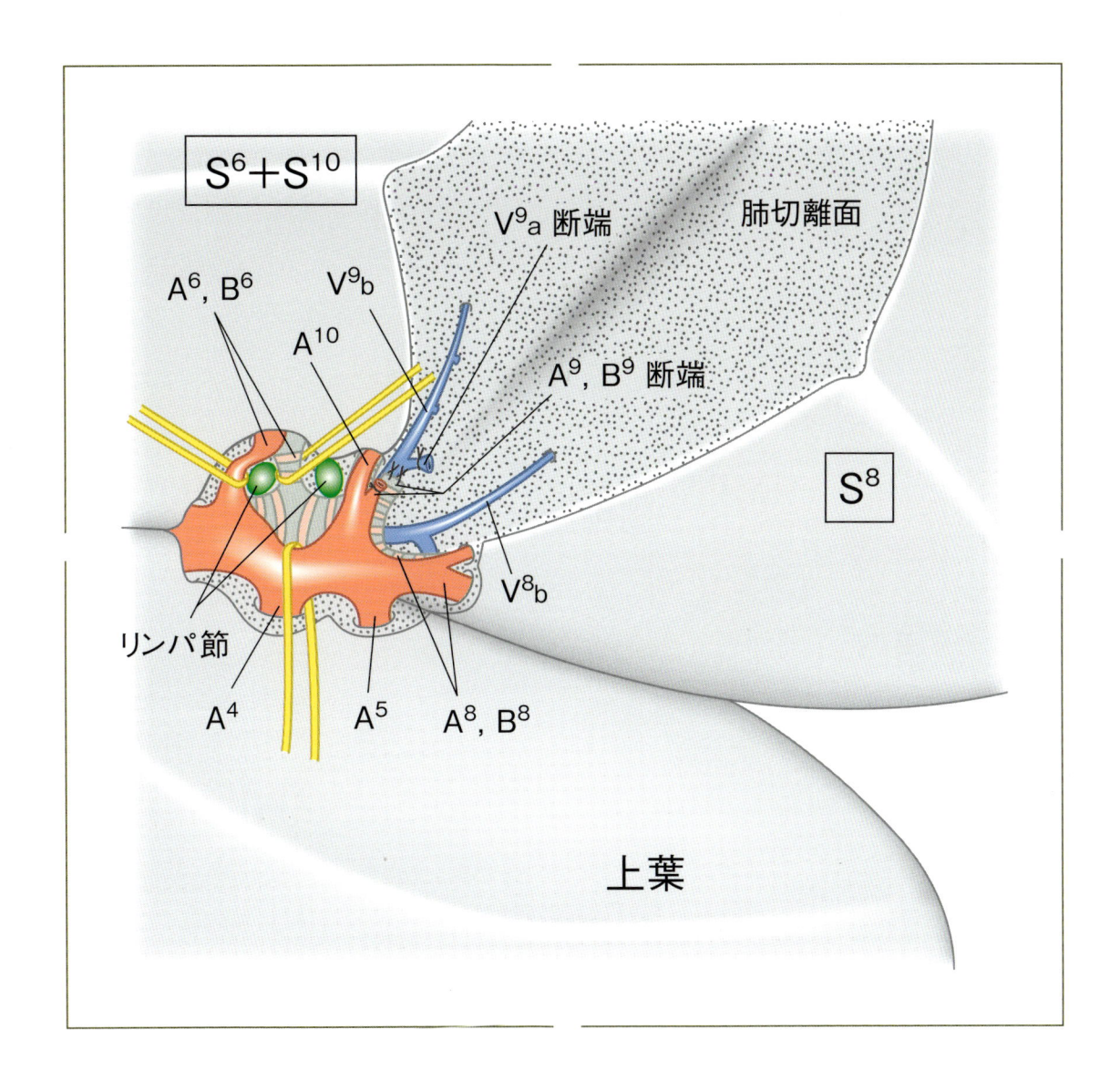

【図6】
　肺門リンパ節郭清は，B^6，A^6にテーピングをして＃13と＃12lを郭清する．S^9からのリンパの流れは背側に向かうので，B^6の＃13と＃12lの郭清は重要である．

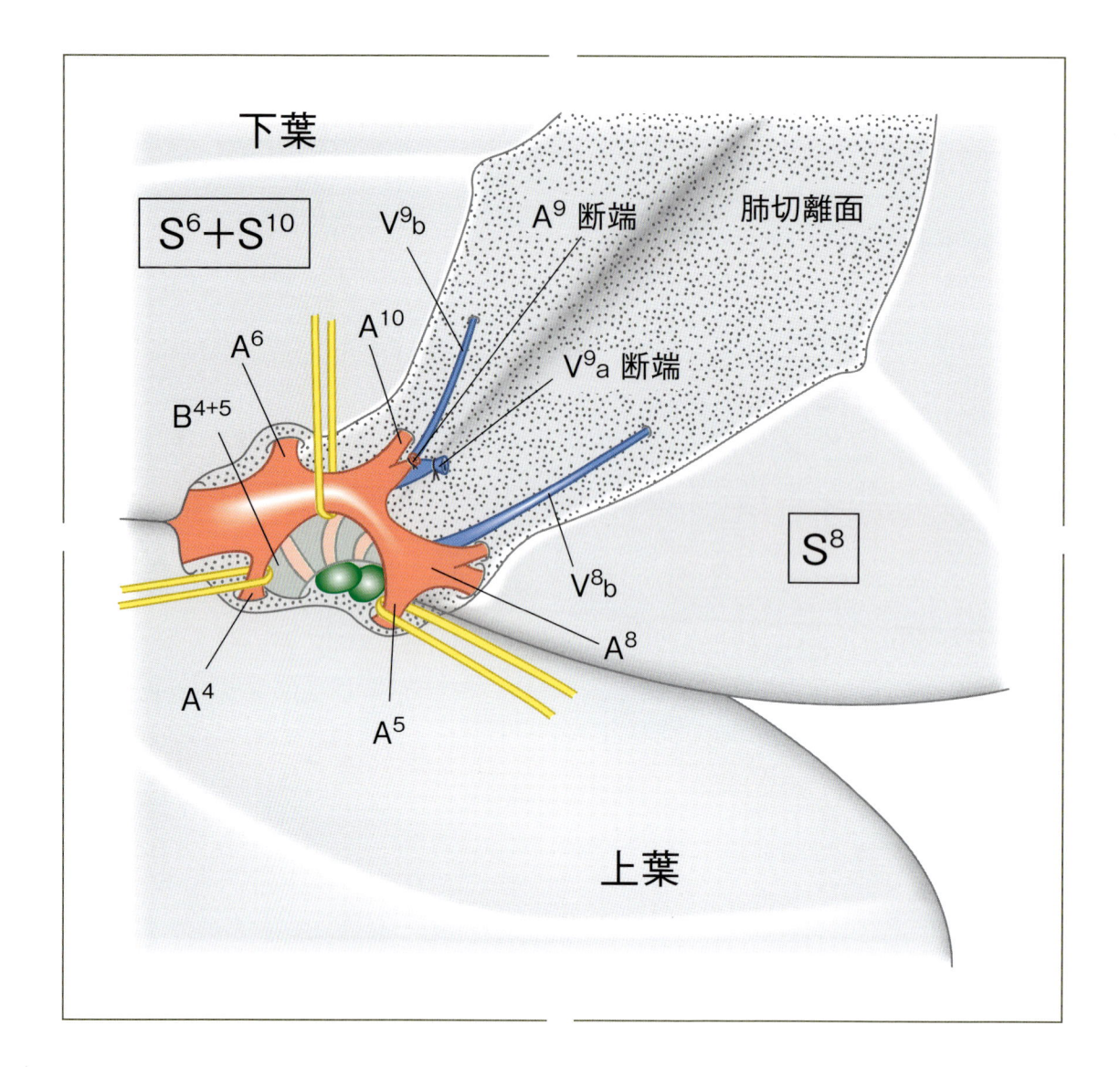

【図7】
　葉間肺動脈，A^4，A^5にテーピングをして，下葉気管支とB^{4+5}の分岐部を露出し，＃11を摘出する．

4. 左 S^{10}

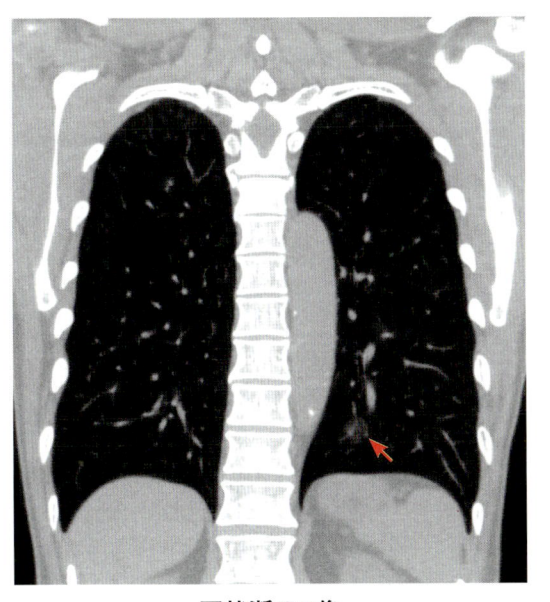

冠状断CT像

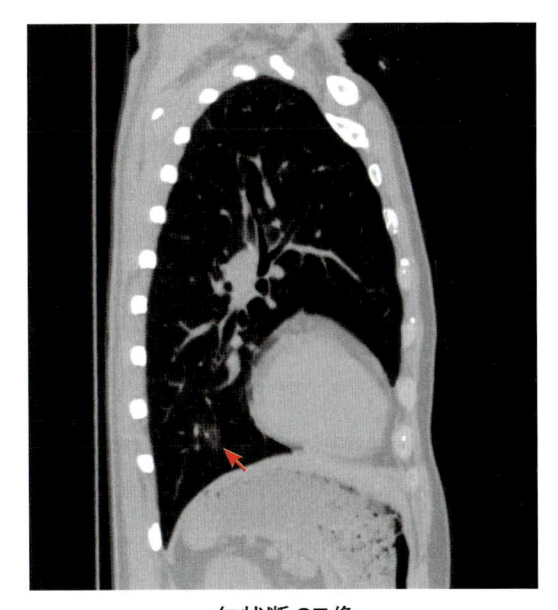

矢状断CT像

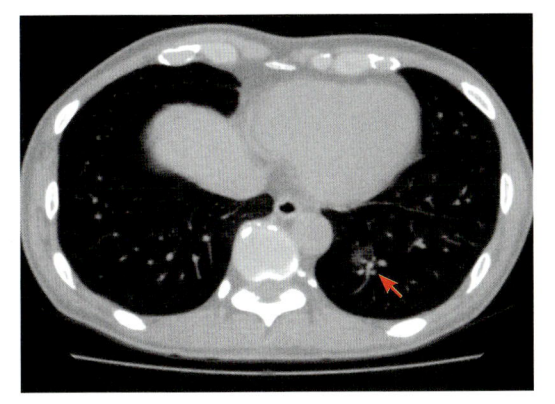

水平断CT像

　69歳，男性．5年前，CT検診にて左 S^{10} にGGO病変を指摘，経過観察をされた．CTにて病変陰影の濃度上昇を認め紹介受診された．左 S^{10} に1.8cmのGGO病変を認める．針生検にて肺胞上皮癌と診断された．中枢寄りの病変であるためリピオドールによるマーキングを行い，左 S^{10} 区域切除を施行．術中は透視下にて病変の位置を確認し，透視下で病変をリング鉗子で摑み，マージンを十分に取得した．最終病理診断は肺胞上皮癌で，pT1aN0M0であった．

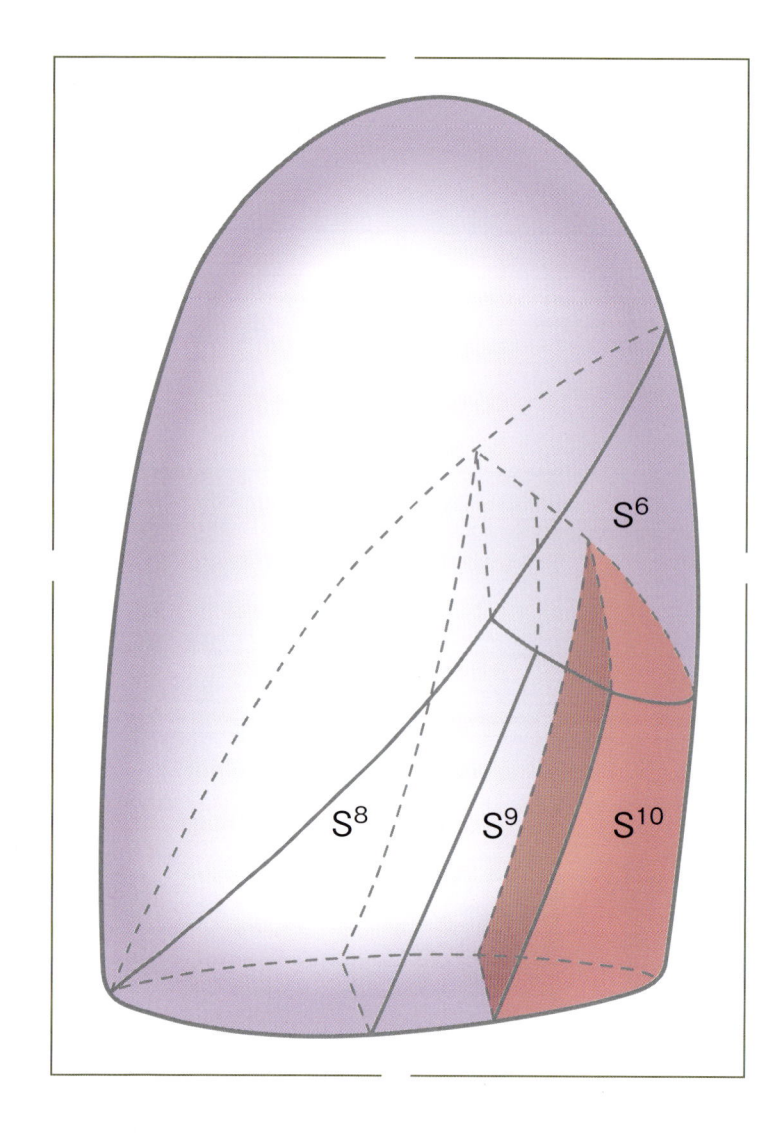

【図1】

　S^{10}区域切除は下葉肺の区域切除の中では最も困難な術式の1つと言って良い．理由はA^{10}はA^{9+10}から背側（術野からは奥）に向かって分岐するのでその露出が困難な場合が少なくないためである．high resolution computed tomography（HRCT）の水平断，冠状断，矢状断における血管気管支同定に加えて，気管支鏡でB^8，B^9，B^{10}の分岐パターンと太さを確認する．B^{8-10}気管支の分岐パターンはB^8とB^{9+10}の2分岐が80％，B^{8+9}とB^{10}の2分岐が4％，B^8，B^9，B^{10}の3分岐が16％である．S^{*}がある場合（頻度：4％）にはA^{*}およびB^{*}を，$A^{10}a$および$B^{10}a$と間違えないように注意する．ここでは最も頻度の多いB^8とB^{9+10}の2分岐を示す．

手術の流れ
血管同定⇒血管切離⇒気管支切離⇒肺切離⇒リンパ節郭清

手術のポイント
- 血管同定：葉間よりA^6，A^8，A^{9+10}を剥離露出．
- 血管切離：A^{10}を切離．V^{10}a-cはB^{10}切離後に切離．
- 気管支切離：B^{10}を切離．
- 肺切離：含気-虚脱ラインとV^9b，V^6cの走行に沿って肺を切離．
- リンパ節郭清：葉間肺動脈にテーピングしてリンパ節を郭清．
- 別のアプローチ法：A^{10}の同定が困難な場合には，先にS^6とS^{10}を切離するとその同定が容易となる．

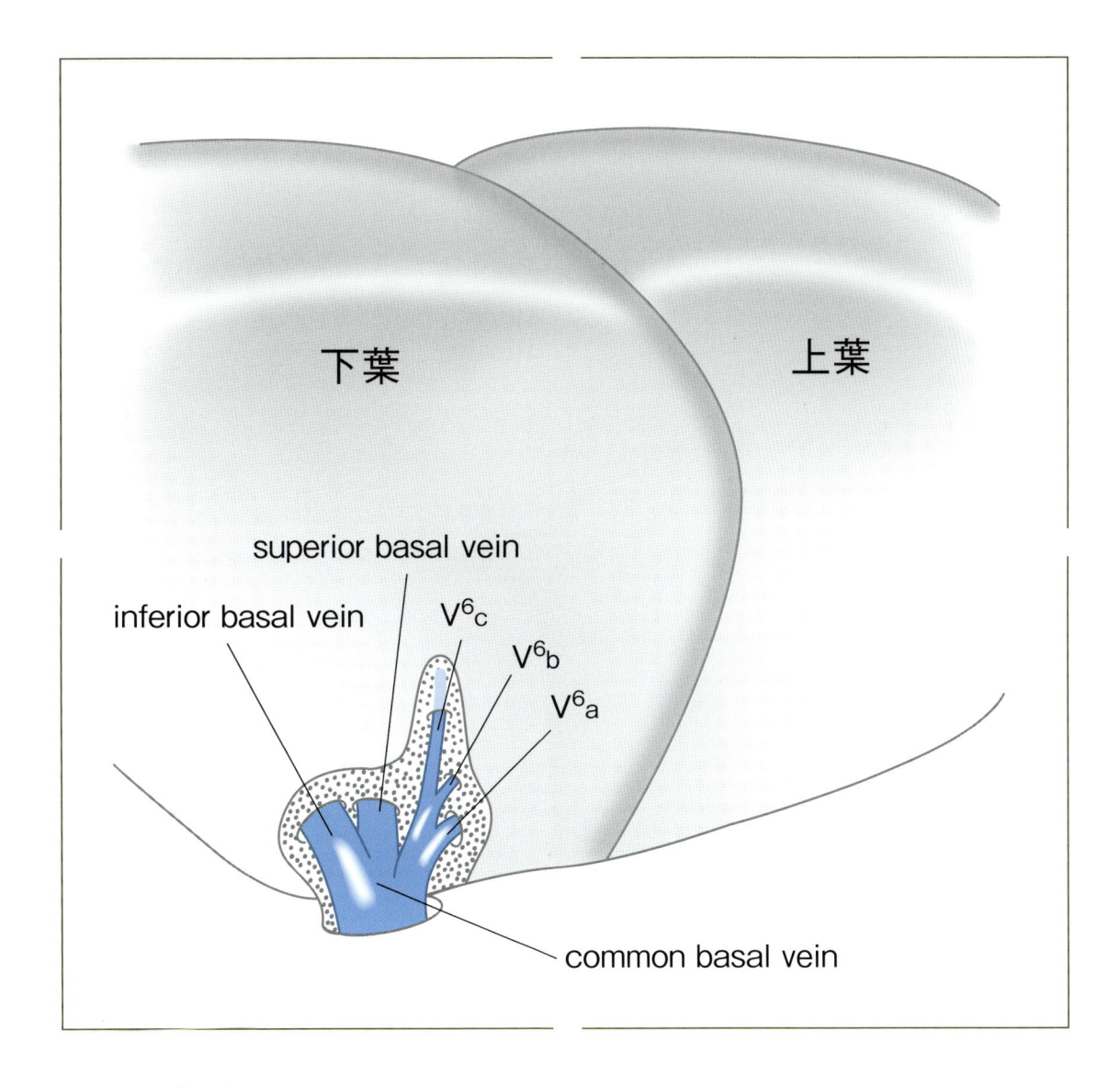

【図2】

　下肺靱帯を切離して下肺静脈を露出する．他のS⁸, S⁹の区域切除で下肺静脈を露出する必要がないのに対して，S¹⁰区域切除ではこの操作が必要となる．その理由は，S¹⁰は下肺靱帯に接していることと，背側からV⁶b+cを剝離露出し背側におけるS⁶とS¹⁰の境界を明らかにする必要があるからである．下肺靱帯を切離した後，V⁶とcommon basal veinを剝離露出する．V⁶b+cを末梢に剝離し，後にS⁶とS¹⁰の区域間含気-虚脱ラインで肺を切離していく時の目印とする．

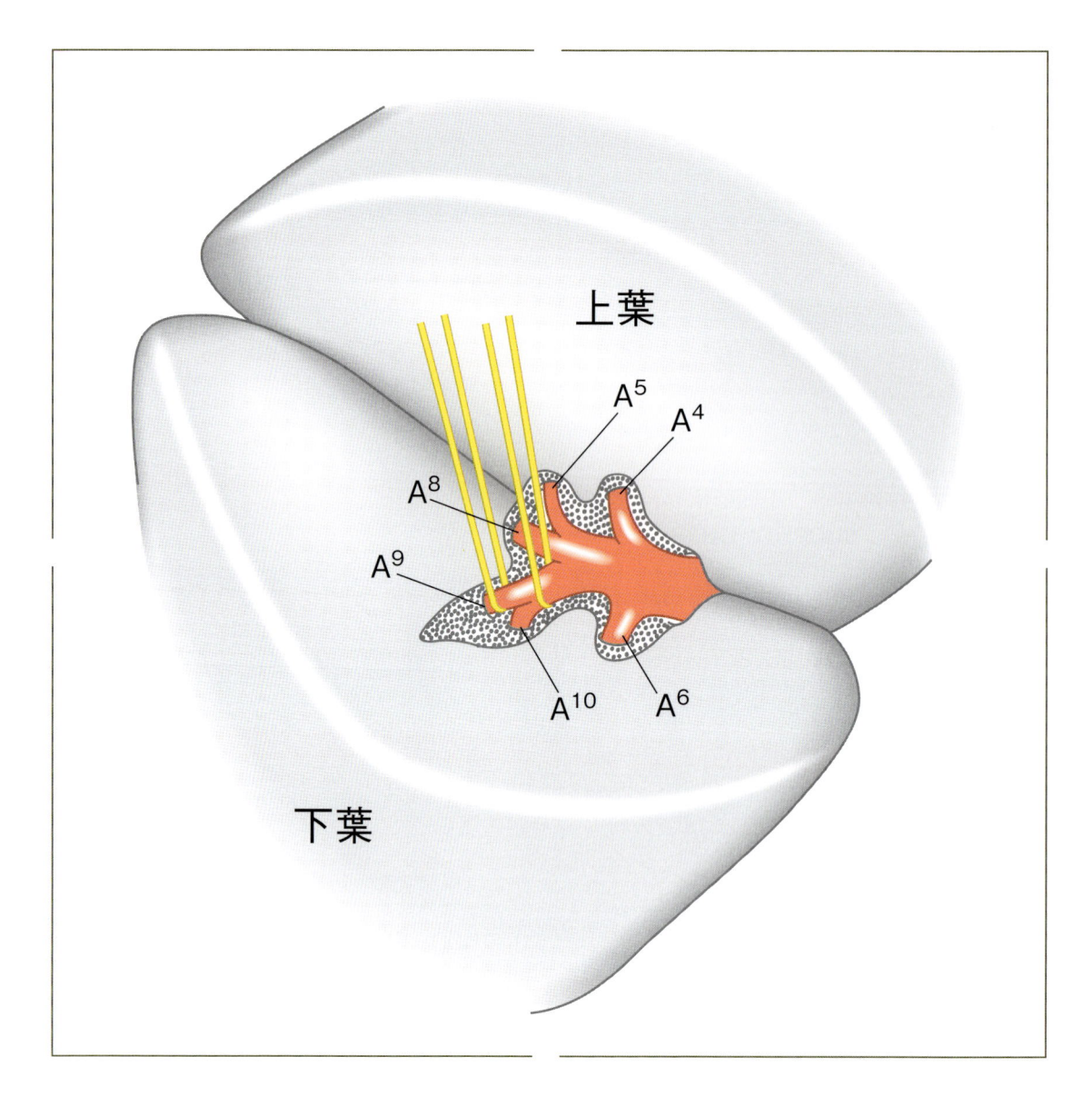

【図3】

　開胸手術の場合，この術式では術者は背側に立ったほうが背側に分岐する A^{10} の分岐が見やすい．左の場合，多くは A^8 と A^{9+10} に2分岐するが(74％)，A^{8+9} と A^{10} の2分岐が16％，A^8 と A^9 と A^{10} の3分岐が10％ある．ここでは最も頻度の高い A^8，A^{9+10} の2分岐パターンを示す．葉間肺動脈を露出し A^6，A^8，A^{9+10} を露出する．特に A^9a の分岐はバリエーションが多く，A^9a，A^9b，A^{10} の3分岐に分岐することもある．A^{9+10} にテーピングして剥離露出する．B^{9+10} がそれぞれ B^9 と B^{10} に分岐するまでの距離が長いと，おおむね A^{9+10} も同様に分岐するまでの距離が長い．

　ここで認識するべきことは，S^6 と S^8 は葉間に面するが，S^9 と S^{10} は葉間に面していないことである．そのため A^{9+10} の末梢への剥離露出のためにはなるべく S^6 と S^8 の境界を意識して肺を切離し A^{9+10} の末梢を露出する必要がある．

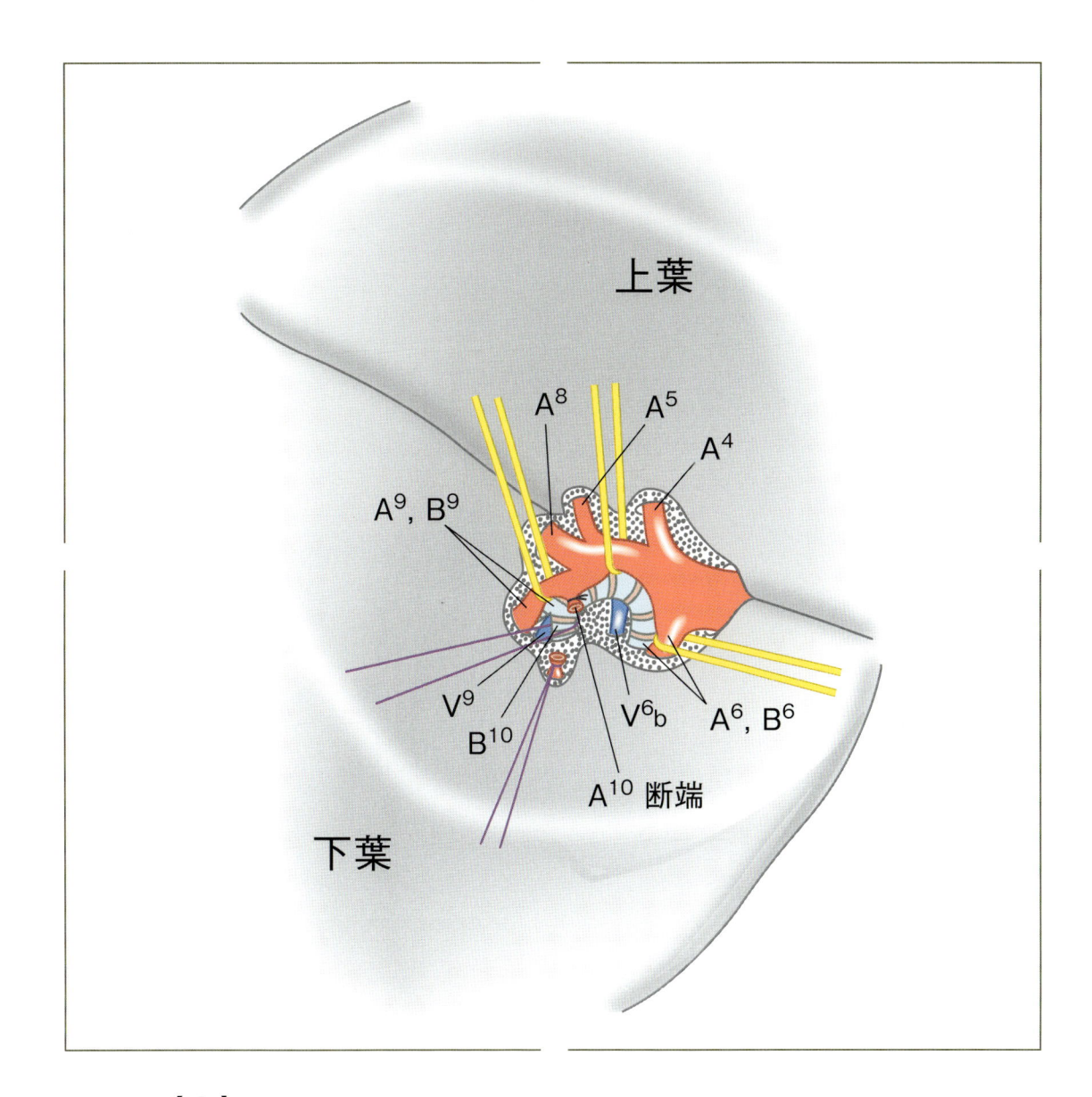

【図4】

　A^9は外側（術野からは表側）に向かって分岐し，A^{10}は背側（術野からは奥側）に向かって分岐する．A^9，A^{10}が3本以上に分岐してその同定が困難な場合は，A^{10}の枝であることが確実な最も背側に存在する枝を切離する．動脈枝を1本切離するとその裏のB^{10}が見え，B^{10}に糸を通すと，B^{10}と並走する動脈枝をA^{10}の枝と同定できる．それでもA^{10}の枝を同定しにくい時には，B^{10}を切離してから，B^{10}切除側断端に近づいてくる枝をA^{10}の枝と同定できる．

　B^9とB^{10}の間の裏にはV^9が，B^{10}の裏にはV^{10}が走行しているので，それらを損傷しないようにB^{10}に糸を通す．麻酔科医側から3mmの気管支鏡を気管チューブ内に挿入して，術野側から気管支鏡の光を頼りにB^{10}の同定を確かめる．

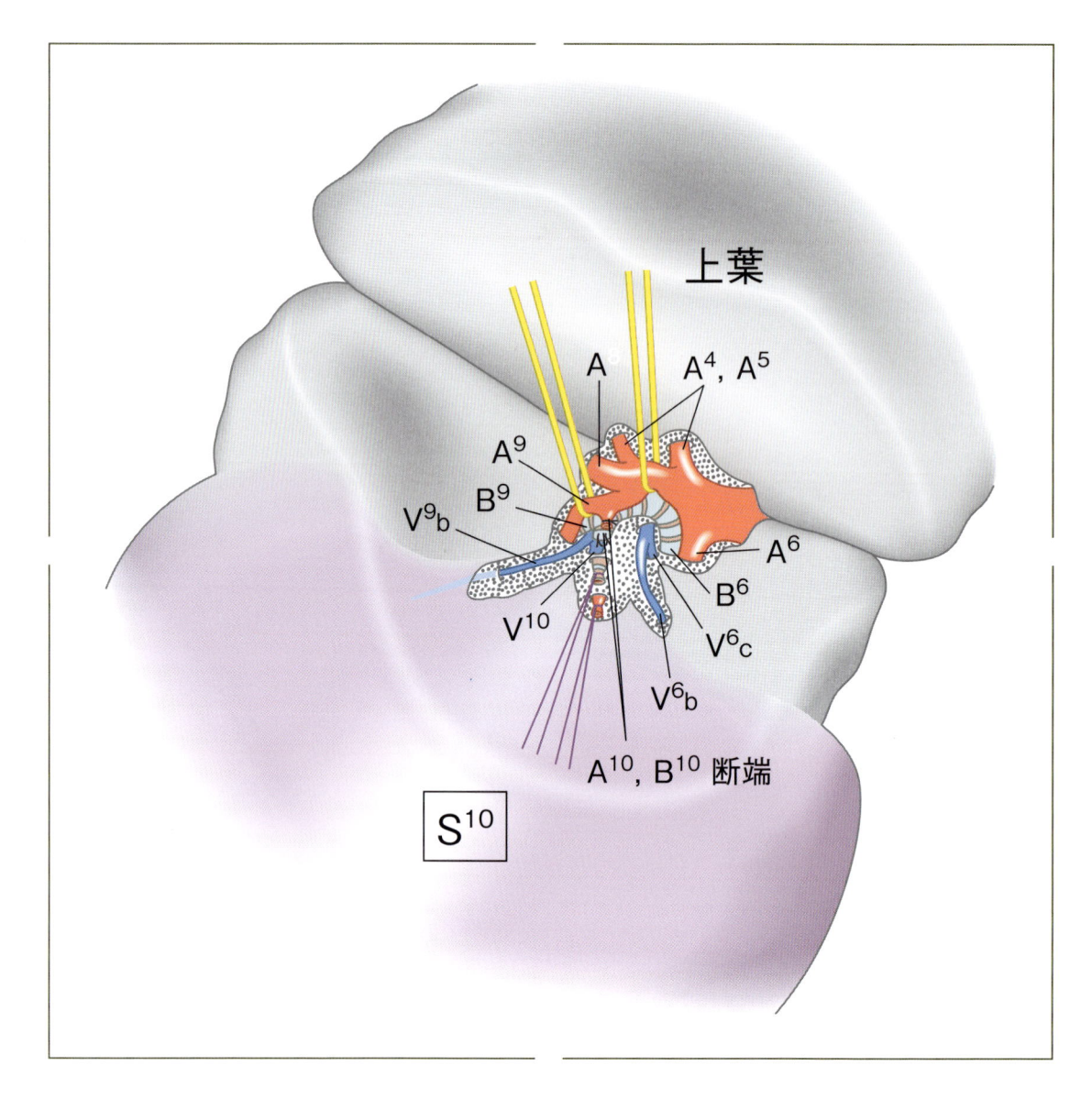

【図5】

　S^{10} を選択的に膨らませる．その方法として気管支鏡下に B^{10} にジェット換気を行い S^{10} に選択的に含気させる方法や，B^{10} を切離した後に末梢の B^{10} 断端にカテーテル等で空気を送り込み含気させる方法等がある．区域気管支はステープラーにより切離するか，結紮切離あるいは縫合閉鎖する．B^{10} の切除側断端を持ち上げ，B^{10} の裏を中枢から末梢に向けてできるだけ剝離して切除側断端を浮かす．この操作により B^{10} の切除側断端の両脇に肺組織が庇状に浮くので，その浮いた肺組織を電気メスで切離して，含気-虚脱ラインにつなげる．B^{10} の切除側断端を末梢に剝離すると，B^{10} の切除側断端に向かう V^{10} の各枝と，含気-虚脱ラインに沿って S^9 と S^{10} との境界を走行する V^9b が同定できる．含気-虚脱ラインおよび V^9b を指標として電気メスで肺を切離する．

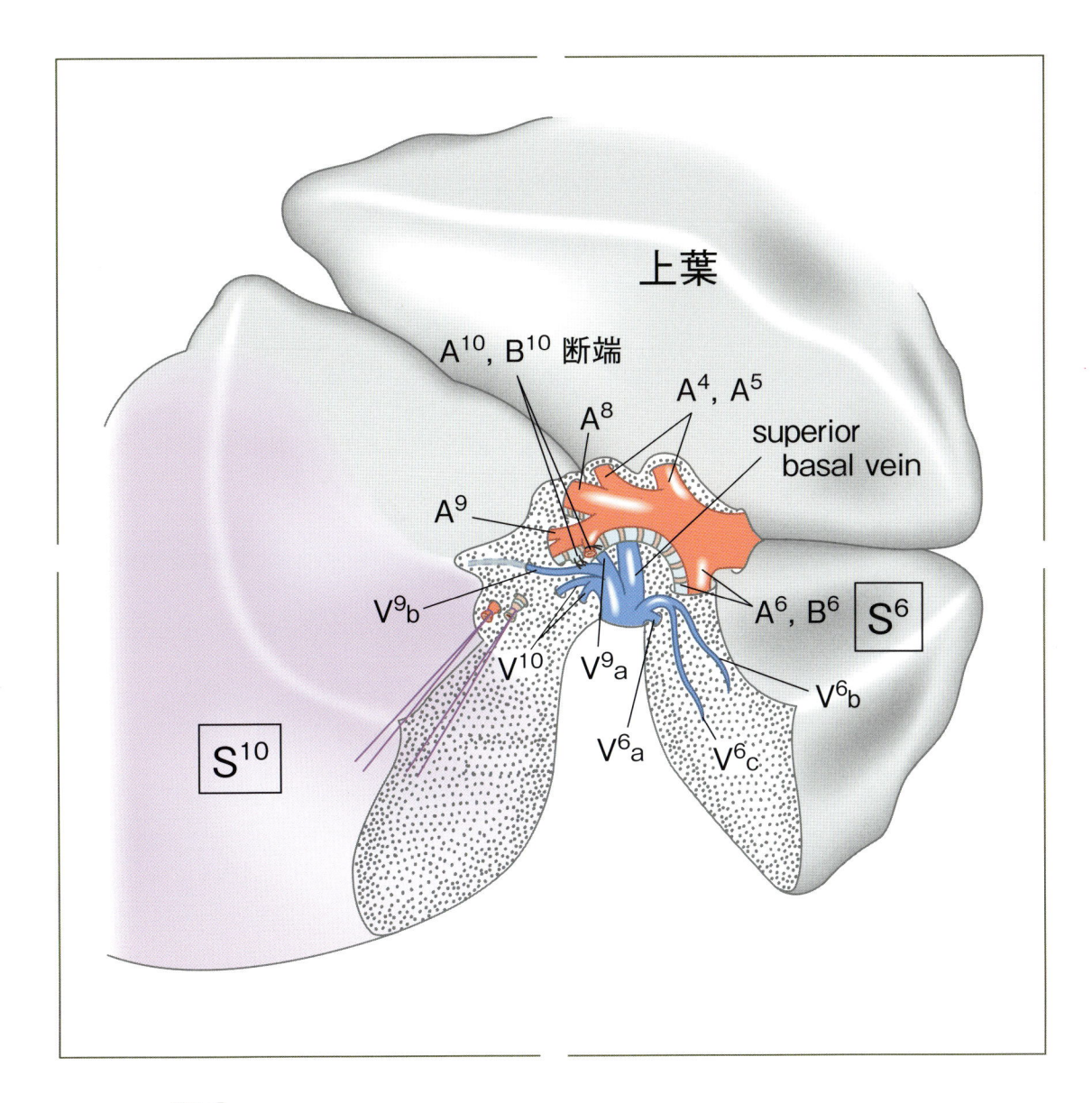

【図6】

　肺切離においては最初にS^6とS^{10}の境界を切離しておくと，背側の展開が良好になり，V^{10}およびV^9bの同定が容易となる．

　外側からS^6とS^{10}の区域間を切離していくと，背側から剥離露出していたV^6bとV^6cが確認できるので，それらをS^6側に温存するようにして肺を切離する．切除側に走行するV^{10}の各枝は切離する．腫瘍と切離断端の距離に問題がなければこれらのV^6b，V^6c，V^9bは温存してS^6とS^9の静脈還流に支障を与えないようにする．

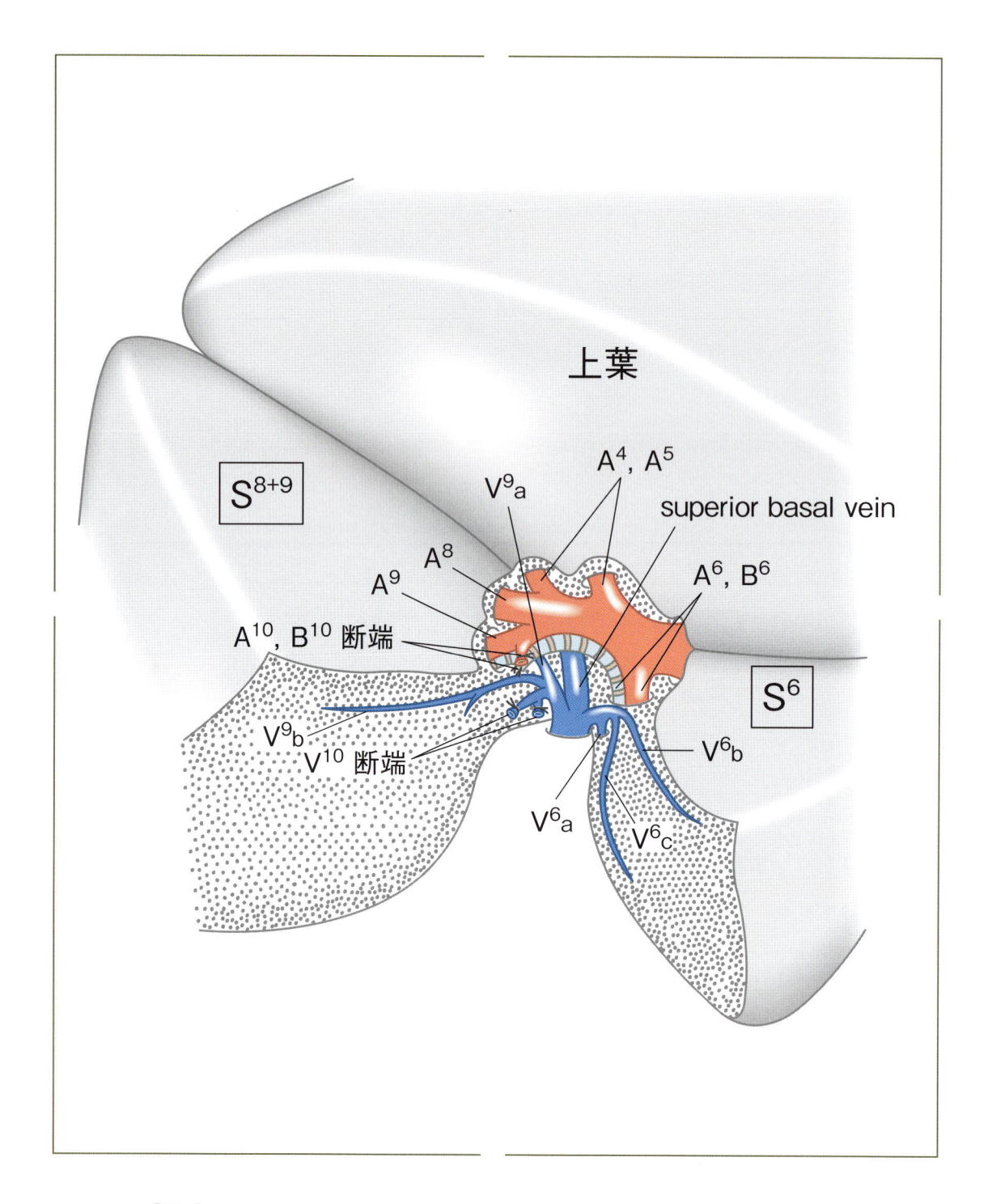

【図7】

S^{10} を切除すると図のように S^6 と S^{8+9} は完全に分断され，S^6 区域面には V^6c と V^6b が，S^{8+9} 区域面には V^9b が露出される．

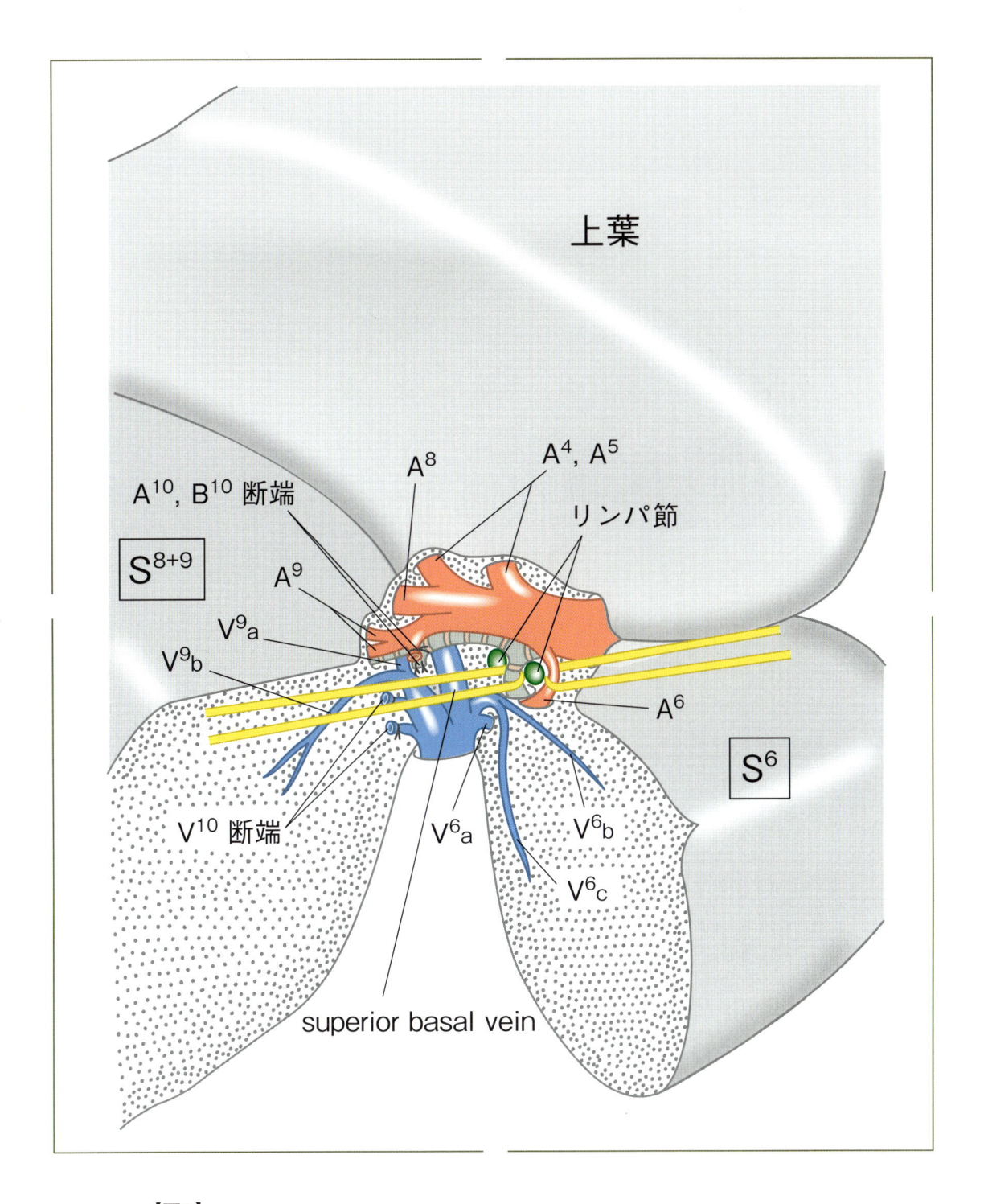

【図8】
　肺門のリンパ節郭清においてはB^6, A^6, A^{8-10}にテーピングをして，B^6周囲の＃13，＃12l を摘出する．S^{10}からのリンパ流は背側に向かうのでB^6周囲の＃13と＃12l の郭清は重要である．

Ⅳ．左下葉区域切除

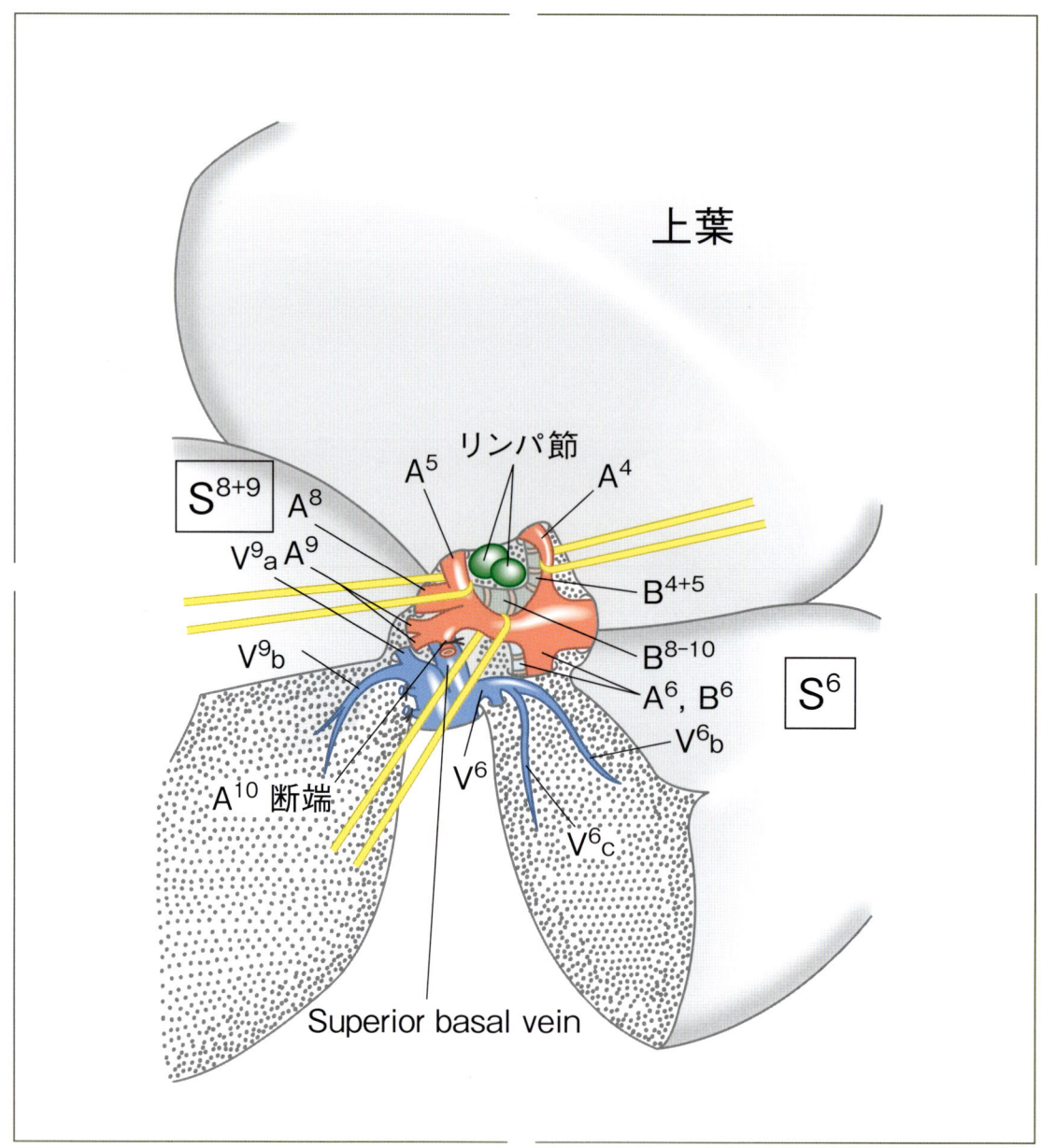

【図9】
　引き続き，＃11と腹側の＃12lを摘出する．

【図10】（別のアプローチ法）

　ここでは別のアプローチ法を示す．S^{10}の区域切除で最も困難なのはA^{9+10}から末梢へA^{10}の剝離露出と同定である．A^{10}は背側に走行するので，葉間からアプローチする前述の方法では同定困難なことがある．そのための別のアプローチ法を図10, 11に示す．このアプローチの利点は，「最終的に分断するS^6とS^{10}を最初に分断することによりA^{10}の露出

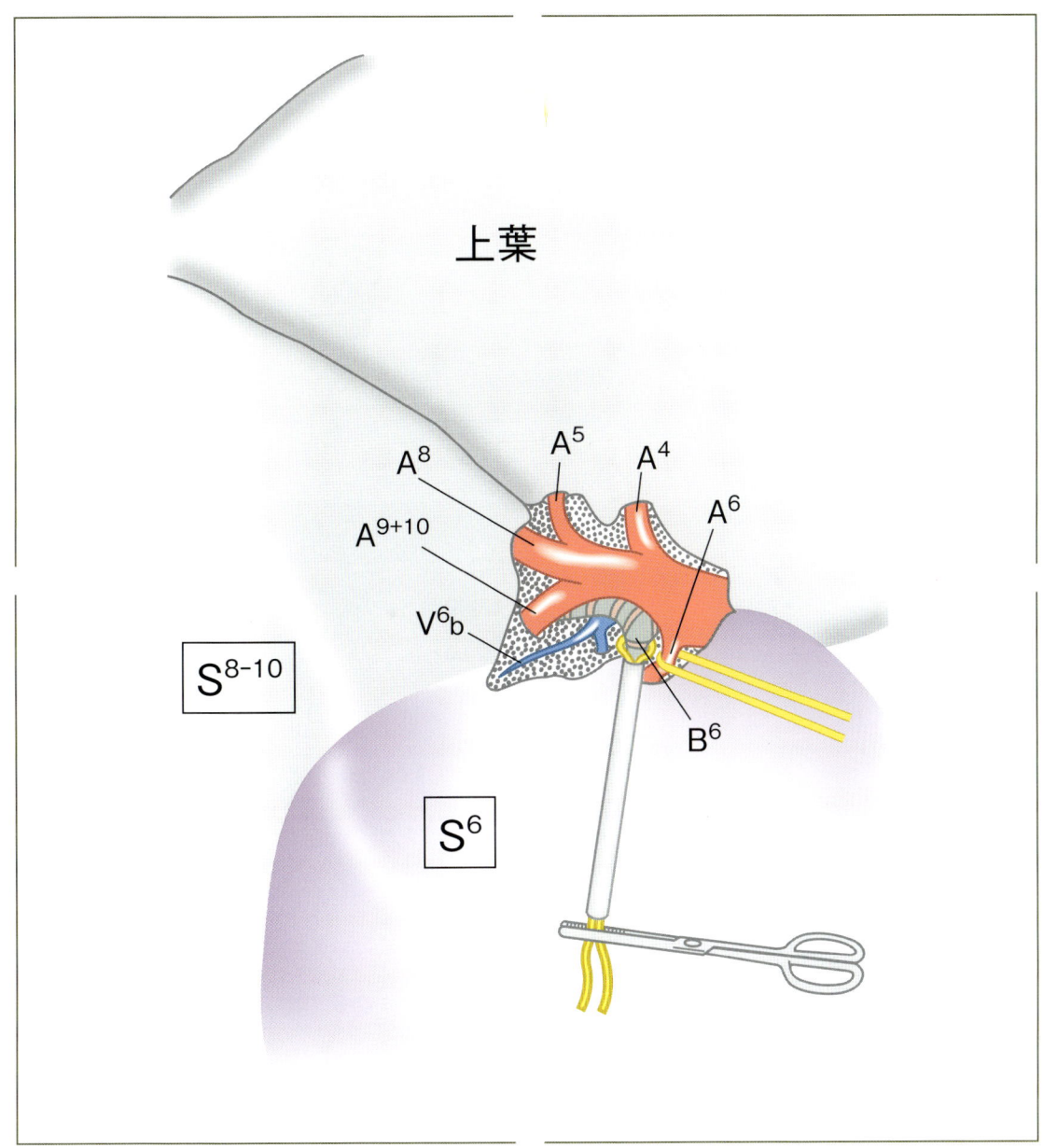

【図10】

および同定を容易にできる」ことである．
　最初にA^6とB^6を露出し，B^6に血管テープをテーピングして，気管支鏡下にジェット換気あるいは両肺換気後にターニケット等でクランプする．それにより含気のあるS^6と虚脱した底区肺の境界が明瞭となる．逆にB^{10}にジェット換気を行い，S^{10}に含気を持たせても良い．この含気-虚脱ラインと背側から剝離露出したV^6bやV^6cに沿って，S^6とS^{10}の区域間を切離する．

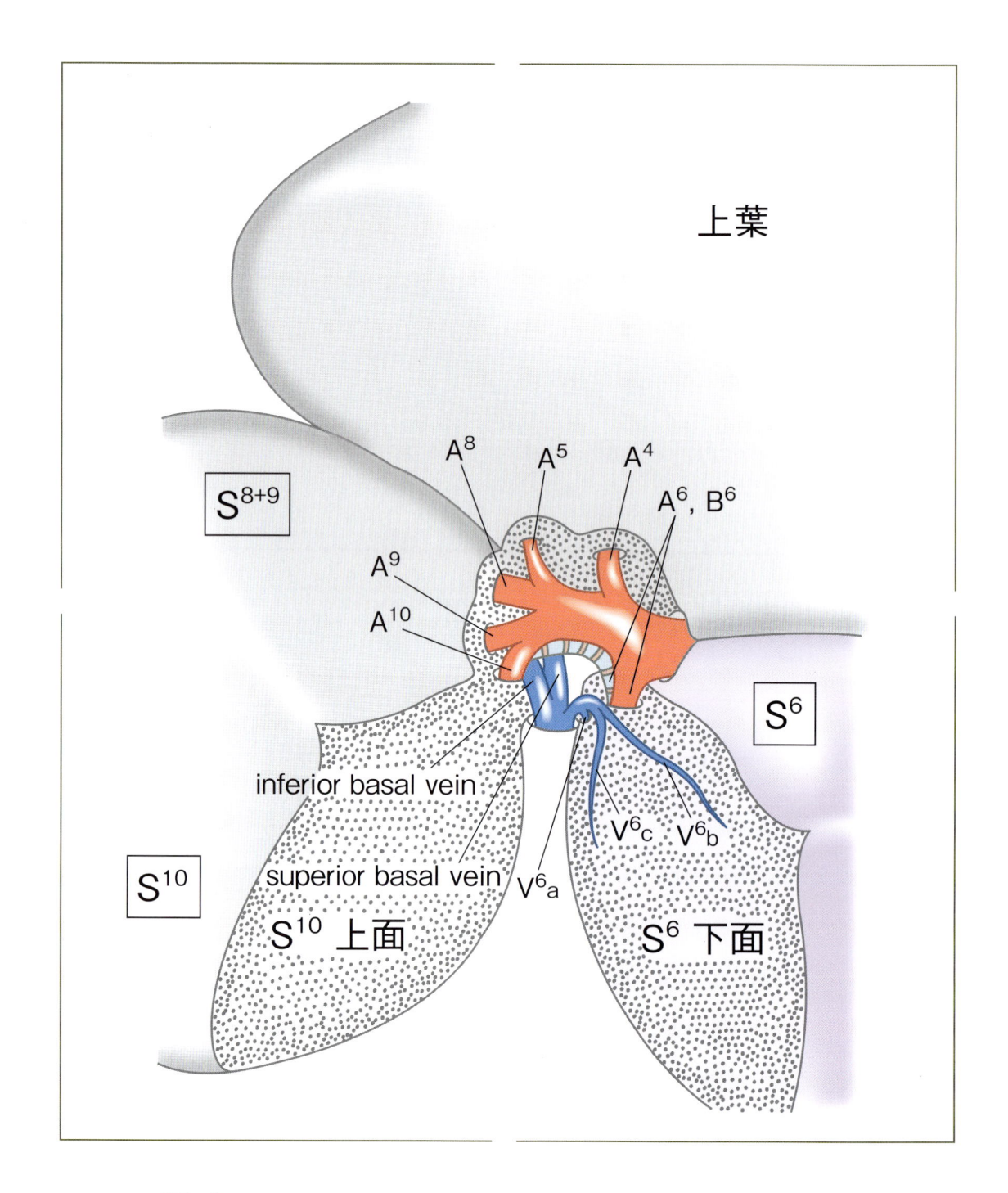

【図11】
　S^6 と S^{10} の境界を切離すると，肺動脈の末梢への走行，特に A^{9+10} から A^9 と A^{10} の分岐が目前にあらわれる．前述の葉間からのアプローチ法では A^{10} を露出するのに S^6 と S^8 の境界を想定しながら切離するのに比べて，この手技では S^6 と S^8 の区域間を含気-虚脱ラインに沿って正確に切離できる利点もある．

5. 左S^{9+10}

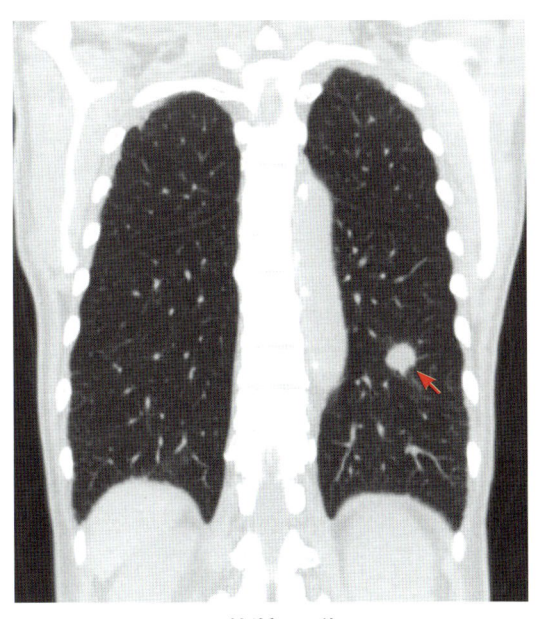

冠状断CT像

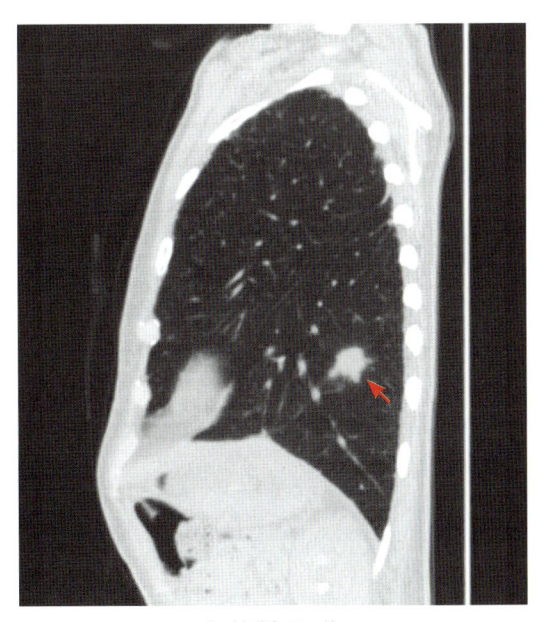

矢状断CT像

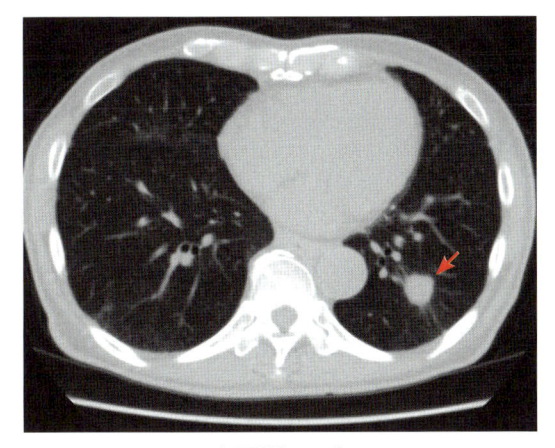

水平断CT像

　75歳，男性．他疾患にて治療中，左下葉異常陰影を指摘された．S^{9}とS^{10}の境界に2.4cmの充実性陰影を指摘された．気管支鏡下生検にて腺癌と診断された．高齢と低肺機能のため，左S^{9+10}区域切除を施行．最終病理診断は乳頭状腺癌であり，pT1bN0M0であった．

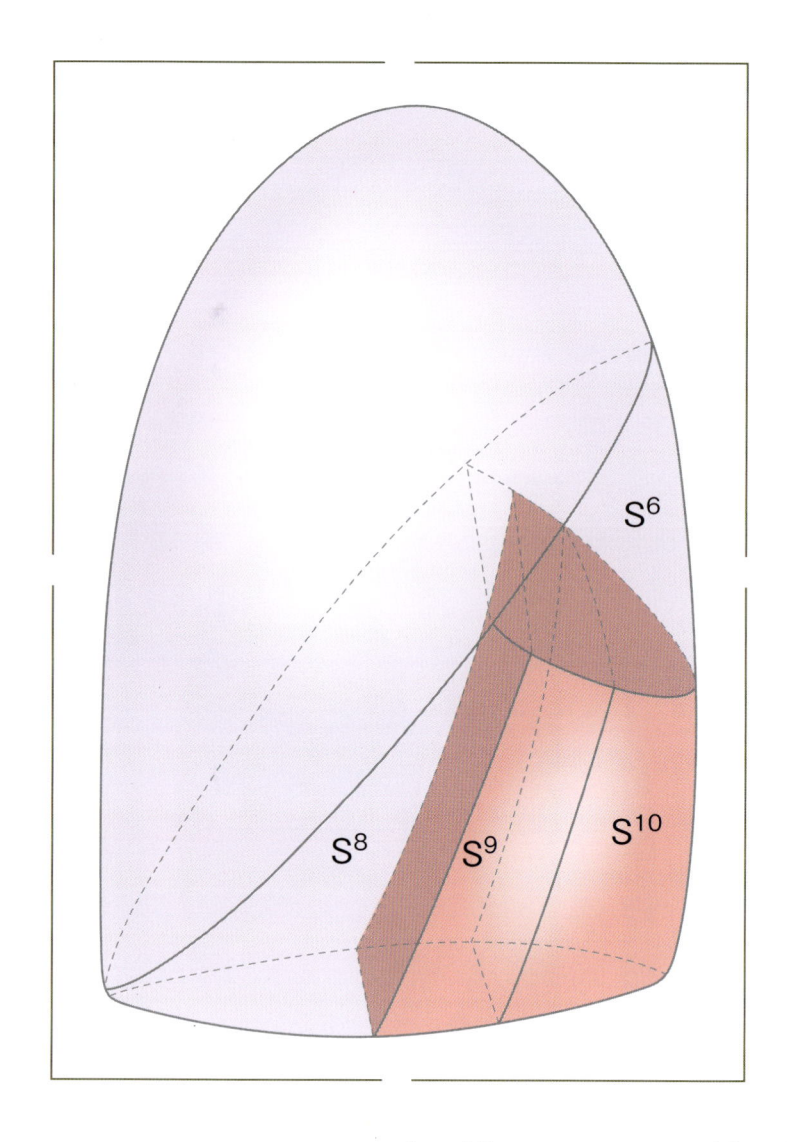

【図1】

high resolution computed tomography(HRCT)の水平断，冠状断，矢状断における血管気管支同定に加えて，気管支鏡でB^7，B^8，B^9，B^{10}の分岐パターンと太さを確認する．B^{8-10}気管支の分岐パターンはB^8とB^{9+10}の2分岐が80％，B^{8+9}とB^{10}の2分岐が4％，B^8，B^9，B^{10}の3分岐が16％である．ここでは最も頻度の高いB^8とB^{9+10}の2分岐パターンを示す．

手術の流れ
血管同定⇒血管切離⇒気管支切離⇒肺切離⇒リンパ節郭清

手術のポイント
- 血管同定：葉間よりA^6，A^8，A^{9+10}を剥離露出．
- 血管切離：A^{9+10}を切離．V^{10}a-c，V^9aはB^{9+10}を切離後に切離．
- 気管支切離：B^{9+10}を切離．
- 肺切離：含気-虚脱ラインとV^8b，V^6b，V^6cの走行に沿って肺切離．
- リンパ節郭清：葉間肺動脈にテーピングしてリンパ節を郭清．

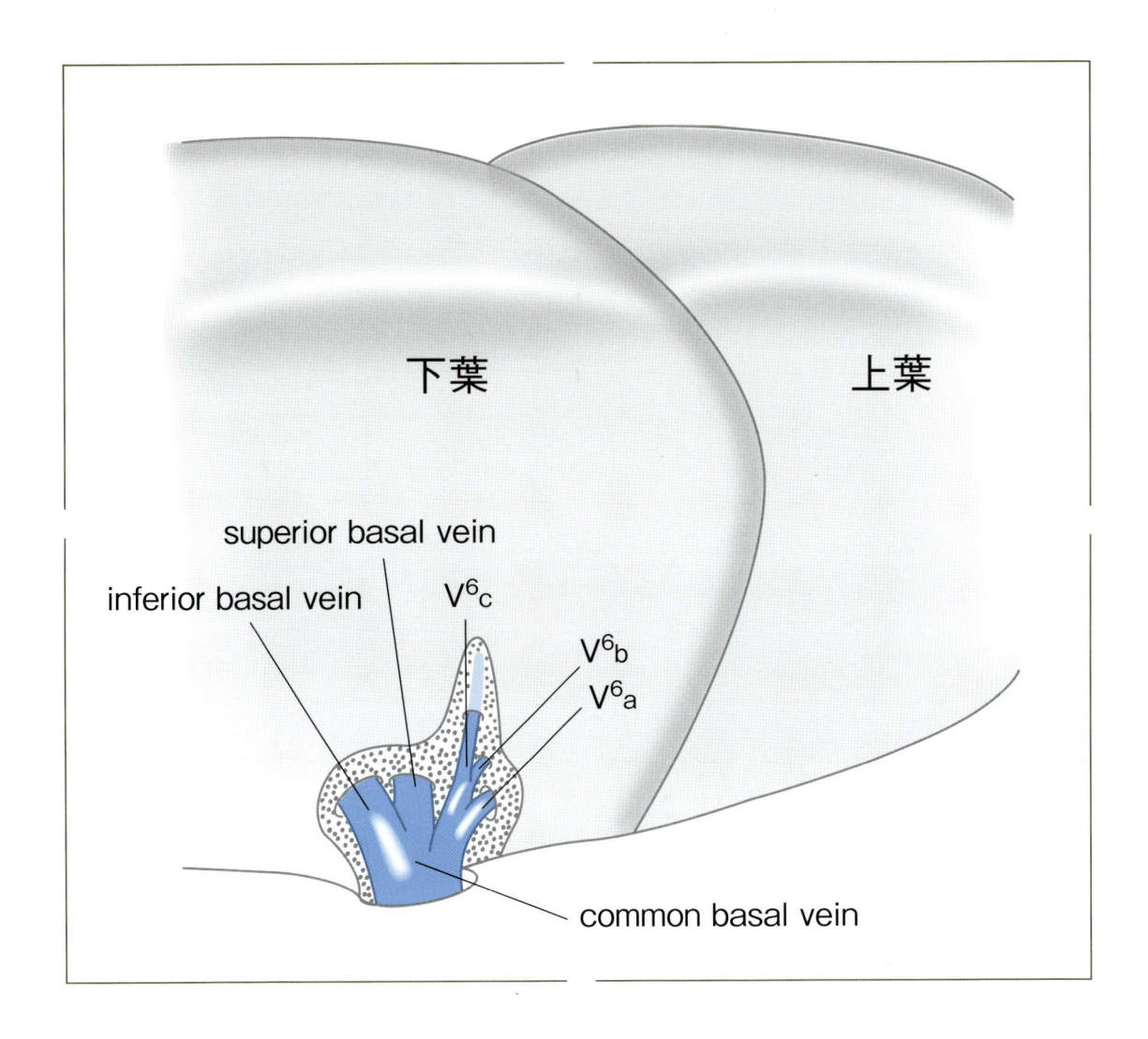

【図2】
　下肺靱帯を切離して下肺静脈を露出する．下肺靱帯を切離した後，V^6 と common basal vein の根部を露出する．V^6b+c を末梢に剥離し，S^6 と S^{10} の境界の肺組織を切離しておく．inferior basal vein が V^{9+10} そのものである確率は左では 24 %（右は 18 %）しかないので，最初から inferior basal vein を切離してはいけない．

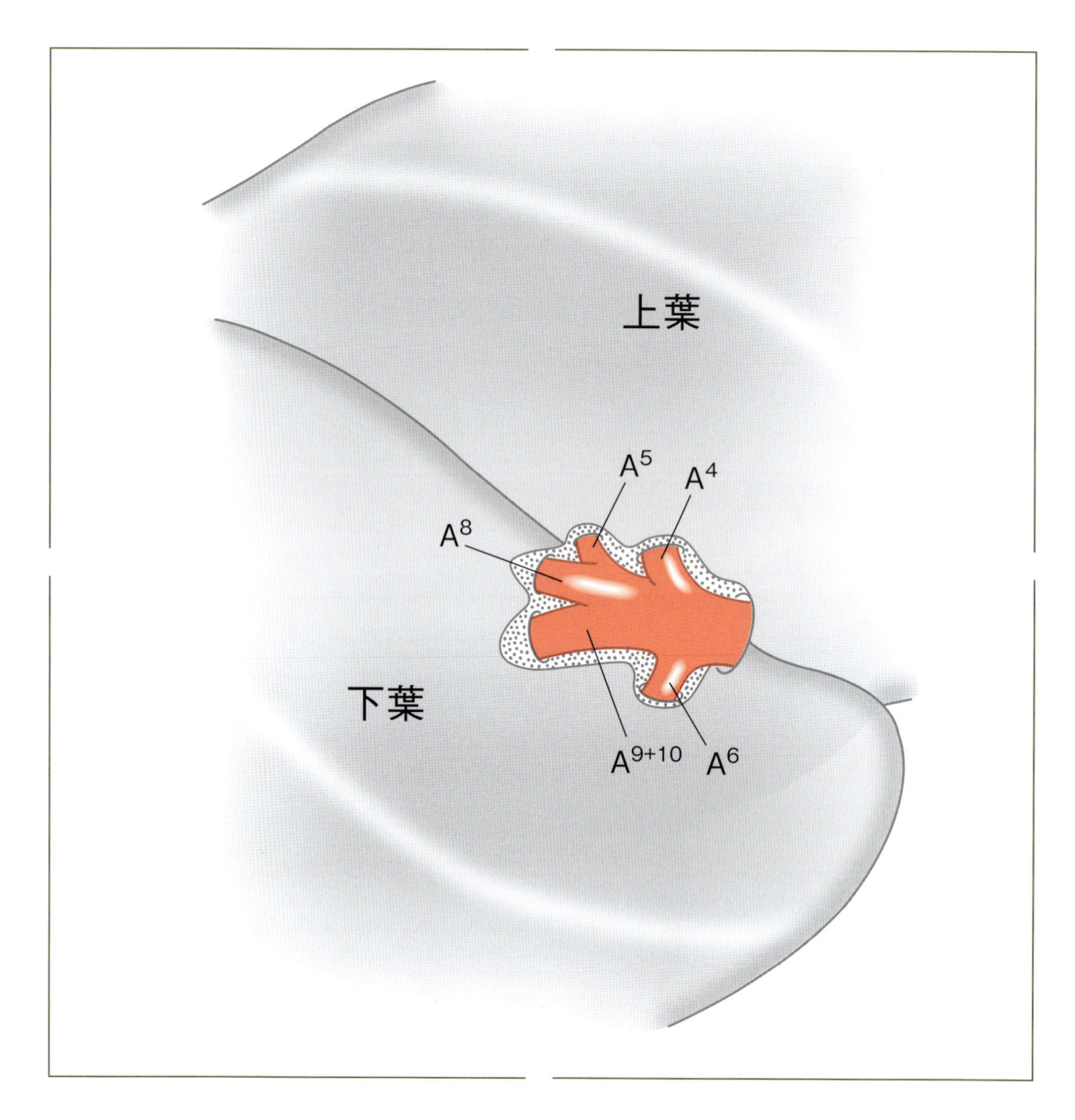

【図3】

　ここでは術者が背側に立った際の術野を提示する．葉間肺動脈を露出しA^6，A^8，A^{9+10} を露出する．多くはA^8とA^{9+10}が2分岐するが（74％），A^{8+9}とA^{10}の2分岐が16％，A^8とA^9とA^{10}の3分岐が10％ある．特にA^8aおよびA^9aの分岐はバリエーションが多く，A^8aがA^{9+10}から，A^9aがA^8から分岐することもあるので，A^8a，A^9aの同定は注意を要する．A^8aかA^9aか同定困難な場合は温存し，確実な枝を切離し，B^{9+10}を切離する．B^{9+10}の切除側断端に近づけばA^9a，離れればA^8aと同定できる．

　ここで認識するべきことは，S^6とS^8は葉間に面するが，S^9とS^{10}は葉間に面していないことである．そのためA^{9+10}の末梢への剝離露出のためにはなるべくS^6とS^8の境界を意識しながらの肺を切離しA^{9+10}の末梢を露出する．

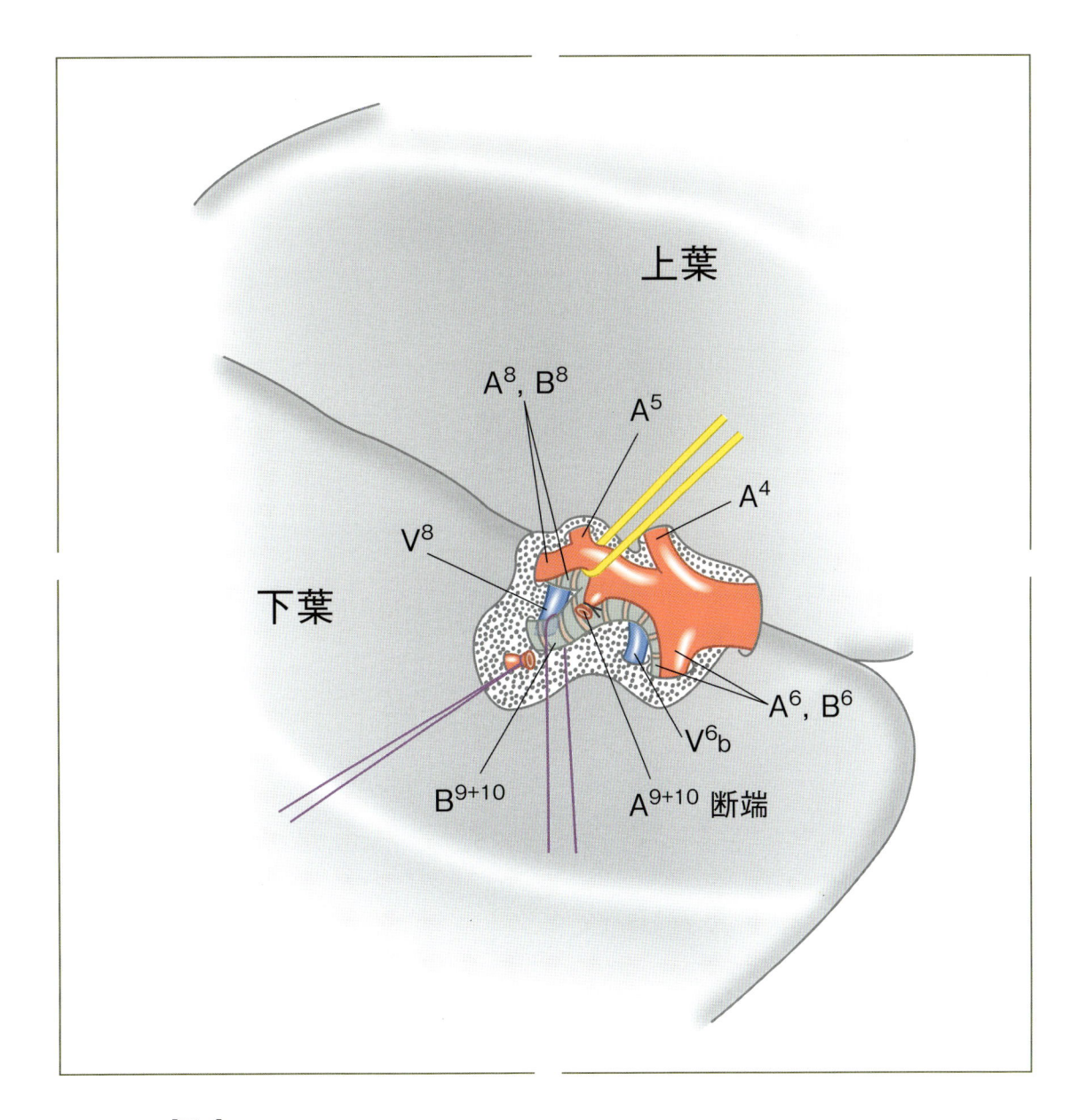

【図4】
　A^{9+10} を切離すると裏に B^{9+10} が存在し，その裏を走行する V^8 を損傷しないように B^{9+10} を剝離して糸を通す．麻酔科医側から 3mm の気管支鏡を気管チューブ内に挿入して術野側から気管支鏡の光を頼りに B^{9+10} の同定を確かめることも有用である．

上葉

S^8

A^8, B^8

V^8b

V^{9+10}

A^{9+10}, B^{9+10} 断端

V^6b

A^6, B^6

V^6c

S^6

S^{9+10}

【図5】

5. 左 S^{9+10}

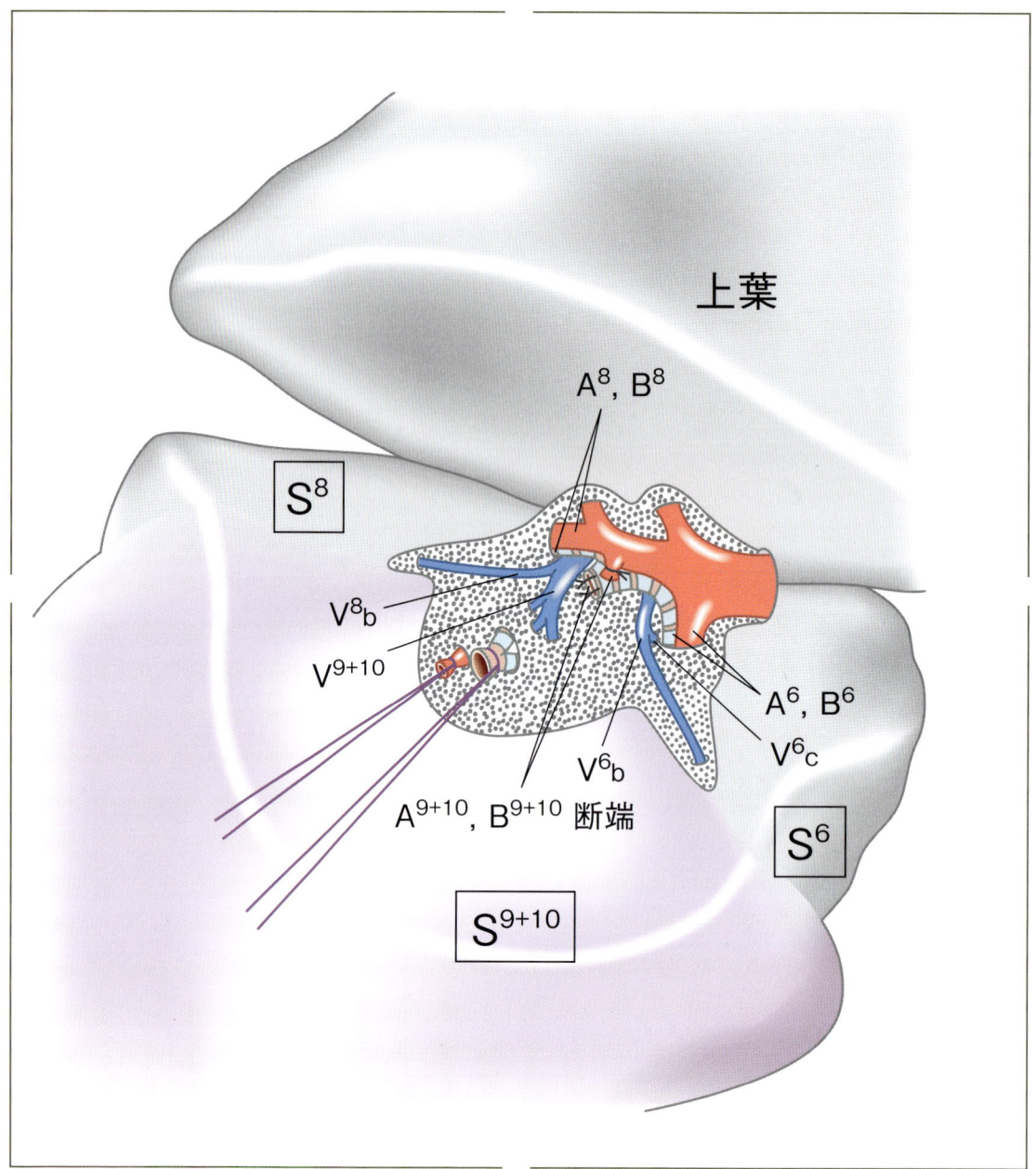

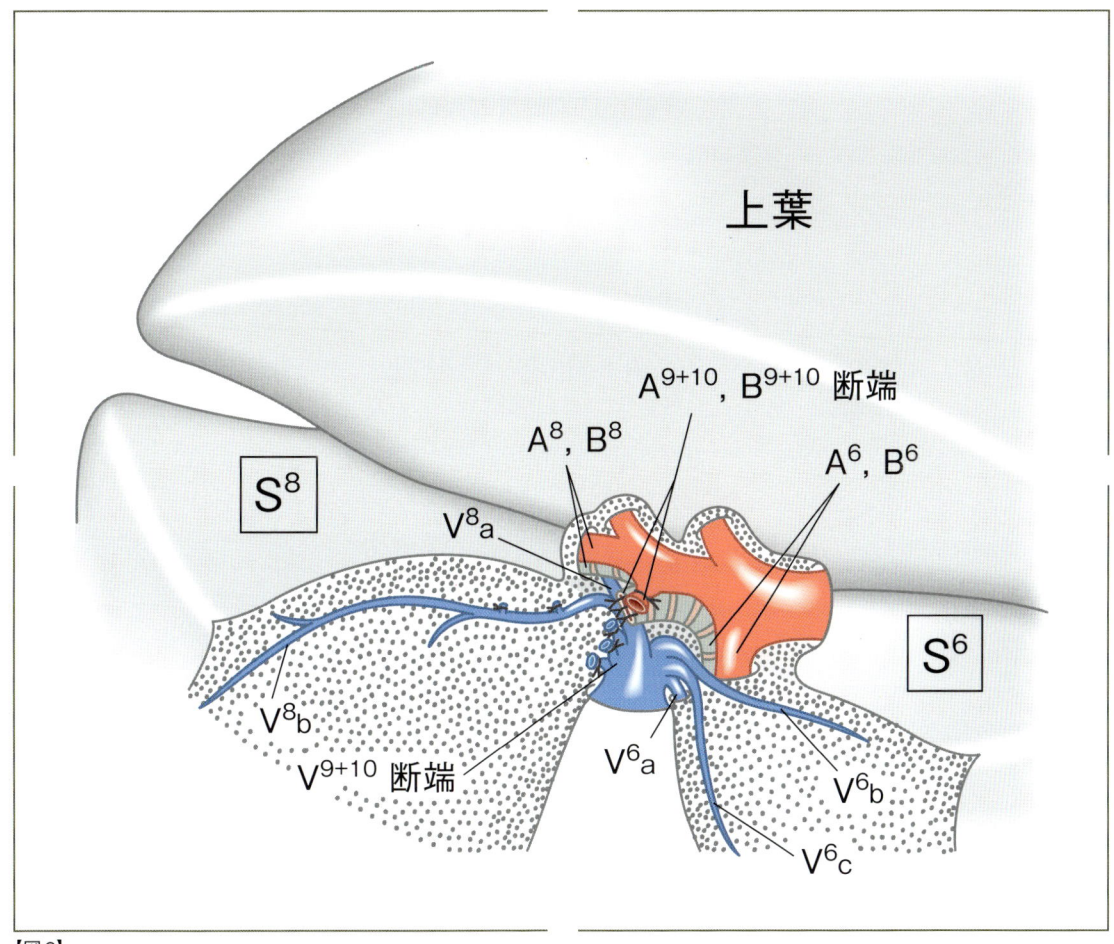

【図6】

【図5】

　S^{9+10} を選択的に膨らませる．その方法として気管支鏡下に B^{9+10} にジェット換気を行い S^{9+10} に選択的に含気させる方法や，B^{9+10} を切離した後に末梢の B^{9+10} 断端にカテーテル等で空気を送り込み含気させる方法等がある．区域気管支はステープラーで切離するか，結紮切離あるいは縫合閉鎖する．B^{9+10} の切除側断端を持ち上げ，裏を中枢から剝離して B^{9+10} の切除側断端を十分に浮かせる．その操作により両脇に庇状に浮いた肺組織をさらに電気メスで切離して，含気-虚脱ラインにつなげる．V^8b，V^6b，V^6c の静脈枝の走行と含気-虚脱ラインを指標として，電気メスで S^{9+10} 肺区域間を切離する．腫瘍との断端の距離に問題がなければ V^8b，V^6b，V^6c は S^6 および S^8 の静脈還流のために温存する．B^{9+10} の切除側断端に向かう V^9 および V^{10} の静脈枝は切離する．肺切離においては最初に S^6 と S^{10} を分断すると，切離するべき V^{9+10} および温存するべき V^8b の展開が容易となる．

【図6】

　S^{9+10} 区域切除完了時には S^6 と S^8 は完全に分断され，S^6 区域面に V^6b と V^6c が，S^8 区域面に V^8b が温存される．

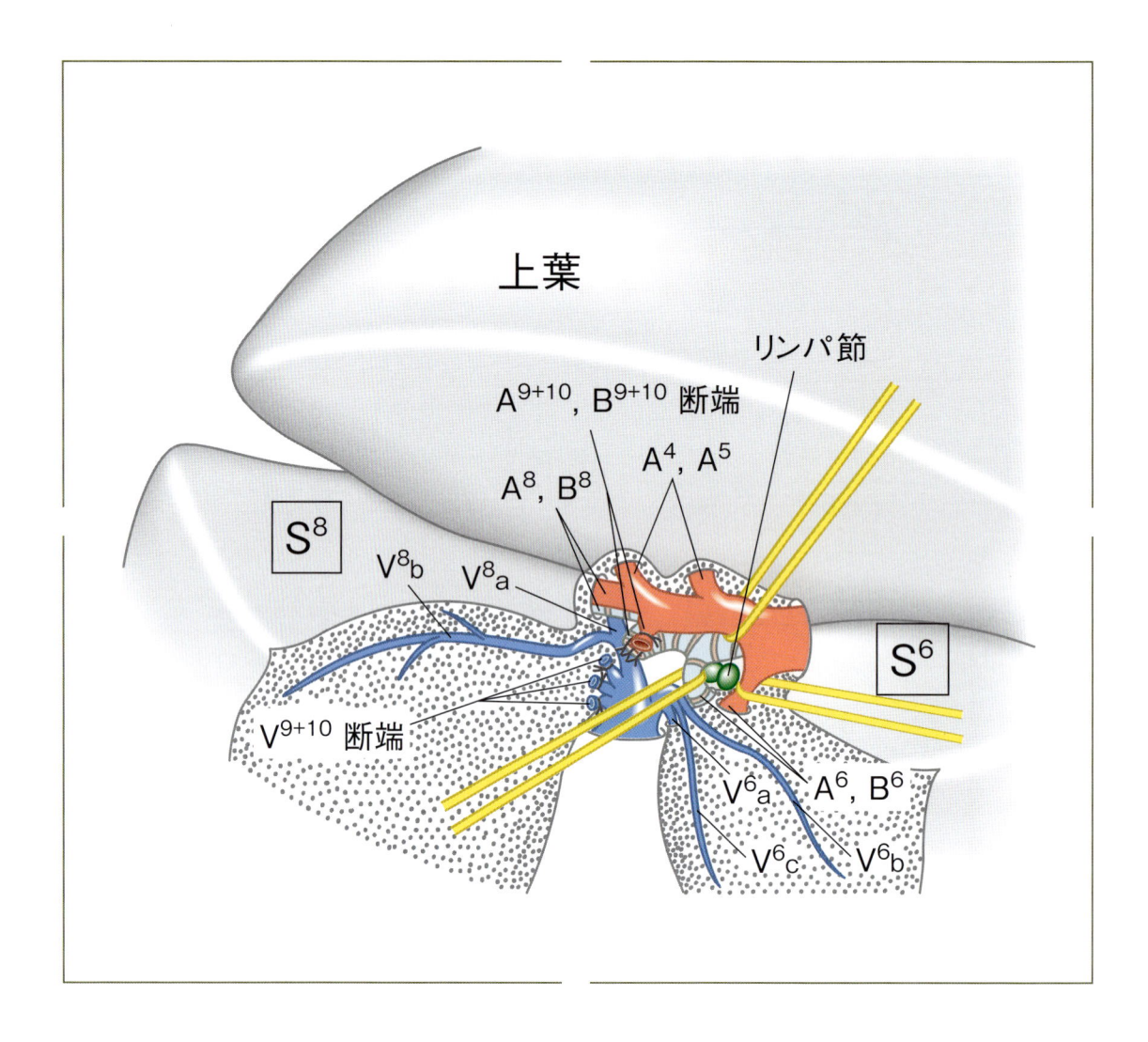

【図7】
　B^6，A^6にテーピングをしてB^6周囲の#13，さらに#12lを摘出する．S^{9+10}肺からのリンパの流れは背側に向かうので，B^6周囲の#13，#12lの郭清は重要である．さらに葉間肺動脈，A^{4+5}にテーピングをして下葉気管支と舌区気管支の分岐を露出し，#12lと#11iを摘出する．

V. スリーブ切除

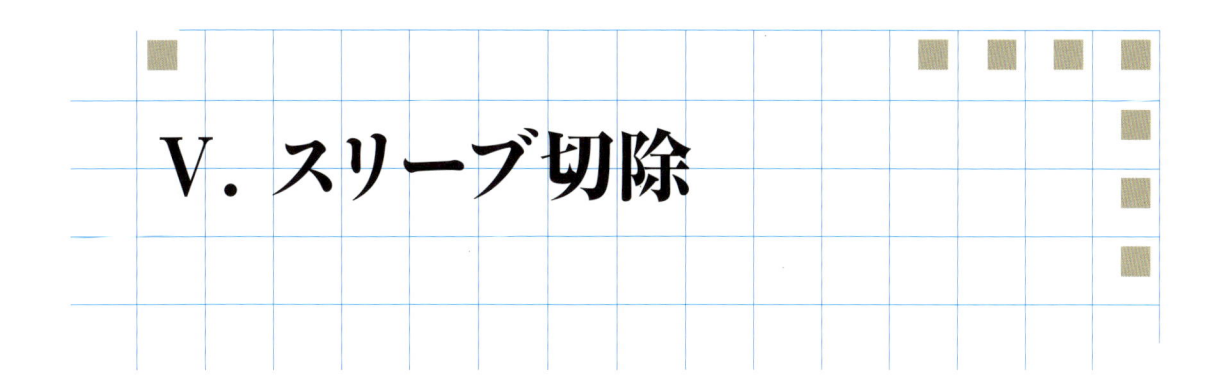

1. 左上区スリーブ切除(図1)

　左上区区域切除術の手順にしたがって肺門から肺静脈，肺動脈の露出を行う．V^{1+2}，V^3c，A^3，A^{1+2} を切離後，V^3b と $V^3a+V^{1+2}d$ をテーピングし末梢まで追いかける．縦隔型肺動脈（mediastinal；Med.）A^{4+5}（または A^5）があればテーピングして末梢まで露出する．上葉気管支から B^{1+2}，B^3，B^{4+5} の分岐部とその末梢まで十分に露出し，その周囲のリンパ節をゲフリール（凍結迅速病理診断）に提出して，＃11－＃13リンパ節に転移がないことを確認する．上区気管支（B^{1-3}）起始部の内腔に気管支を閉塞するような病変がある場合にはジェット換気で選択的に上区を膨らませることが不可能であるので，解剖学的区域間の唯一の目印となる区域間静脈（V^3b と $V^3a+V^{1+2}d$）を可能な限り末梢まで露出する．電気メスにてそれら区域間静脈に沿って，区域間切離を行う．左上区と左舌区の間は過分葉であることや気管支・血管の交通がほとんどないことが少なくないので，ステープラーの乱発は慎むべきである．B^{4+5} の起始部と上葉気管支をメスにて切離して左上区スリーブ切除を完了する．気管支の切断端に病変の浸潤がないことをゲフリールで確認し，3-0か4-0のPDS-Ⅱなどの吸収糸で気管支を吻合する．肺葉切除レベルの気管支形成に比較して吻合すべき気管支が細いため，吻合の際には狭窄に注意する．

2. 左舌区スリーブ切除(図2)

　左舌区区域切除術の手順にしたがって肺門から肺静脈，肺動脈の露出を行う．縦隔側から V^{4+5}，葉間から A^4 と A^5 を切離後，V^3b と $V^3a+V^{1+2}d$ をテーピングし末梢まで追いかける．Med. A^{4+5}（または A^5）の場合が比較的多くあるので，注意する．上葉気管支から B^{1-3}，B^{4+5} の分岐部とその末梢まで十分に露出し，その周囲のリンパ節をゲフリールに提出して，＃11－＃13リンパ節に転移がないことを確認する．舌区気管支（B^{4+5}）起始部の内腔に気管支を閉塞するような病変がある場合にはジェット換気で選択的に舌区を膨らませることが不可能であるので，解剖学的区域間の唯一の目印となる区域間静脈（V^3b と $V^3a+V^{1+2}d$）を可能な限り末梢まで露出する．電気メスにてそれら区域間静脈に沿って，区域間切離を行う．左上区と左舌区の間は過分葉であることや気管支・血管の交通がほとんどないことが少なくないので，ステープラーの乱発は慎むべきである．B^{1-3} の起始部と上葉気管支をメスにて切離して左舌区スリーブ切除を完了する．気管支の切断端に病変の浸潤がないことをゲフリールで確認し，3-0か4-0のPDS-Ⅱなどの吸収糸で気管支を吻合する．肺葉切除レベルの気管支形成に比較して吻合すべき気管支が細いため，吻合の際には狭窄に注意する．

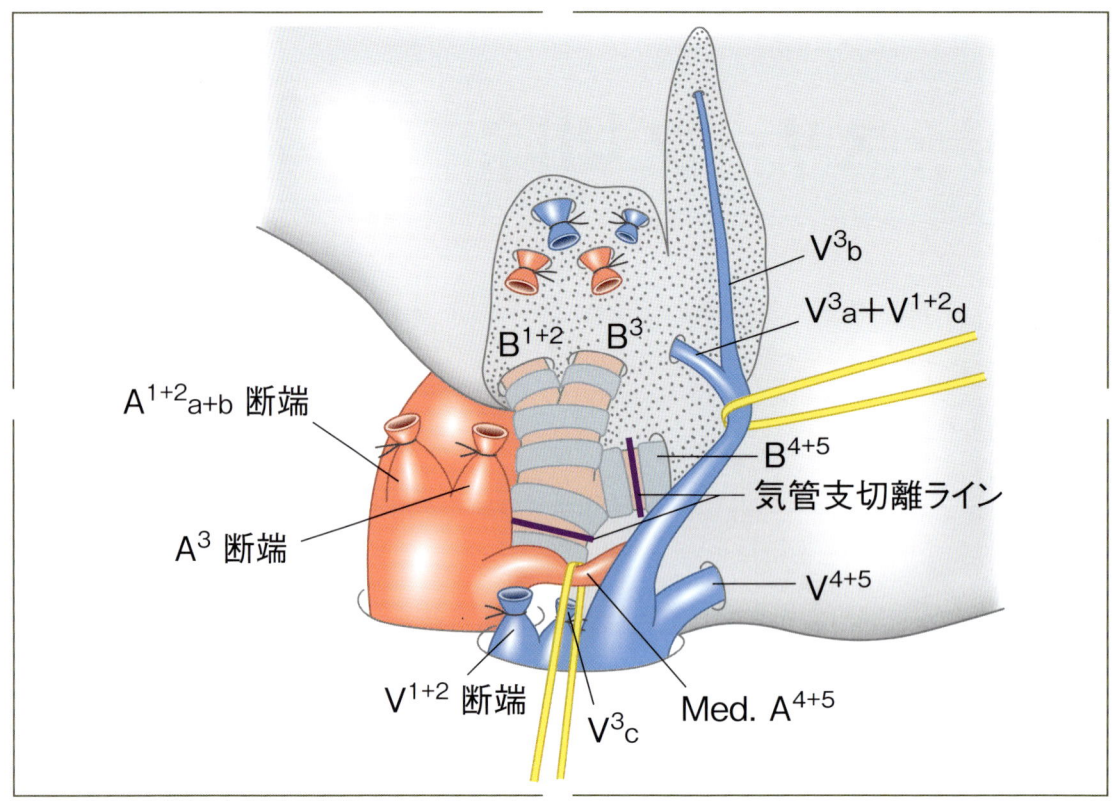

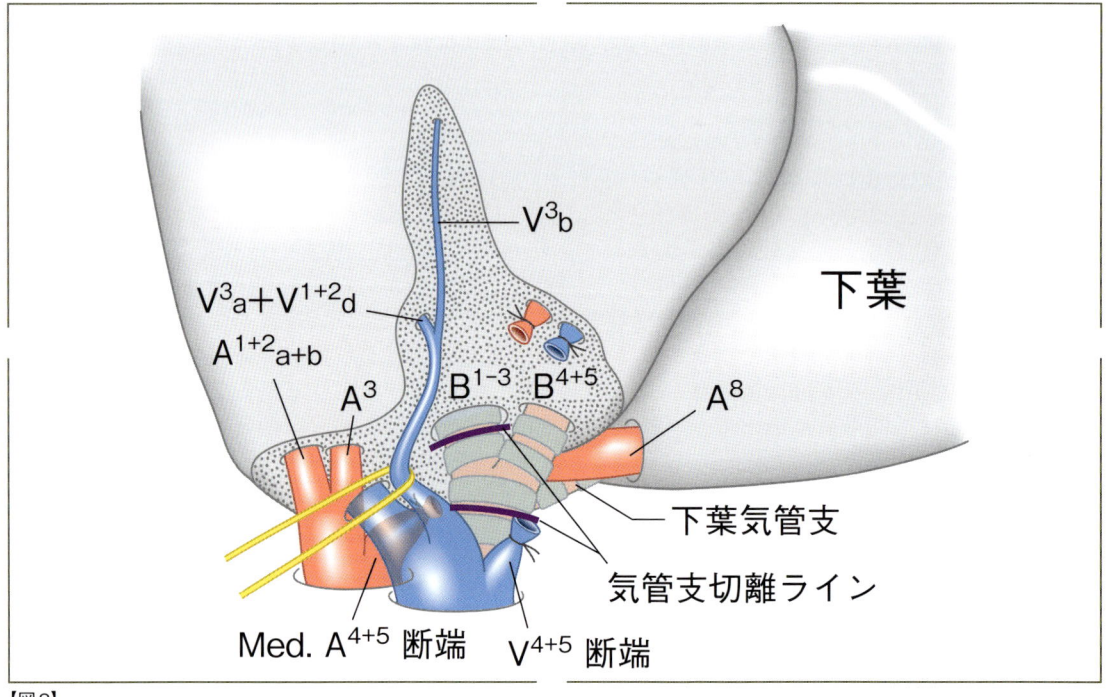

【図1】

【図2】

V．スリーブ切除

参考文献

●病理病態

1) Nomori H et al：Subtypes of small cell carcinoma of the lung. Hum Pathol 1986；17：604-613
2) Nomori H et al：Evaluation of the malignant grade of thymoma by morphometric analysis. Cancer 1988；61：982-988
3) Nomori H et al：Malignant grading of cortical and medullary differentiated thymoma by morphometric analysis. Cancer 1989；64：1694-1699
4) Nomori H et al：Cytofluorometric analysis of metastases from lung adenocarcinoma with special reference to the difference between hematogenous and lymphatic metastases. Cancer 1991；67：2941-2947
5) Nomori H et al：Tumor cell heterogeneity and subpopulations with metastatic ability in differentiated adenocarcinoma of the lung. Chest 1991；99：934-940
6) Nomori H et al：Protein 1（Clara cell protein）serum levels in healthy subjects and patients with bacterial pneumonia. Am J Resp Crit Care Med 1995；152：746-750
7) Nomori H et al：Protein 1 serum levels in lung cancer patients receiving chemotherapy. Eur Respir J 1995；8：1654-1657
8) Nomori H et al：Clara cell protein correlation with hyperlipidemia. Chest 1996；110：680-684
9) Okada M et al：Effect of histologic type and smoking status on the interpretation of serum carcinoembryonic antigen value in non-small cell lung carcinoma. Ann Thorac Surg 2004；78：1004-1009
10) Mimura T, Okada M et al：Novel marker D2-40, combined with calretinin, CEA and TTF-1：An optimal set of immunodiagnostic markers for pleural mesothelioma. Cancer 2007；109：933-938
11) Mori T, Nomori H et al：Microscopic-sized microthymoma in patients with myasthenia gravis. Chest 2007；131：847-849
12) Mori T, Nomori H et al：The distribution of parenchyma, follicles, and lymphocyte subsets in thymus of patients with myasthenia gravis with special reference to the remission after thymectomy. J Thorac Cardiovasc Surg 2007；133：634-638
13) Yuki T, Okada M et al：Pleomorphic carcinoma of the lung. J Thorac Cardiovasc Surg 2007；134：399-404
14) Asakura K, Nomori H et al：Mediastinal germ cell tumor with somatic-type malignancy：Report of 5 stage I/II cases. Ann Thoracic Surg 2010；90：1014-1016

●肺機能

1) Nomori H et al：Preoperative respiratory muscle training. Chest 1994；105：1782-1788
2) Okada M et al：Right ventricular dysfunction after major pulmonary resection. J Thorac Cardiovasc Surg 1994；108：503-511
3) Nomori H et al：Respiratory muscle strength after lung resection with special reference to age and procedures of thoracotomy. Eur J Cardiothorac Surg 1996；10：352-358
4) Okada M et al：Right ventricular ejection fraction in the preoperative risk evaluation of candidates for pulmonary resection. J Thorac Cardiovasc Surg 1996；112：364-370
5) Nomori H et al：Pressure-controlled ventilation via a mini-tracheostomy tube for patients with neuromuscular disease. Neurology 2000；55：698-702
6) Nomori H et al：Assisted pressure control ventilation via a mini-tracheostomy tube for postoperative respiratory management of

lung cancer patients. Respir Med 2000 ; 94 : 214-220
7) Nomori H : Tracheostomy tube enabling speech during mechanical ventilation. Chest 2004 ; 125 : 1046-1051
8) Harada H, Okada M et al : Functional advantage following radical segmentectomy over lobectomy for lung cancer. Ann Thorac Surg 2005 ; 80 : 2041-2045
9) Kashiwabara K, Nomori H et al : Relationship between functional preservation after segmentectomy and volume-reduction effects after lobectomy in stage I non-small cell lung cancer patients with emphysema. J Thorac Oncol 2009 ; 4 : 1111-1116
10) Yoshimoto K, Nomori H et al : Prediction of pulmonary function after lung lobectomy by subsegments counting, computed tomography, single photon emission computed tomography and computed tomography : a comparative study. Eur J Cardiothorac Surg 2009 ; 35 : 408-413
11) Yoshimoto K, Nomori H et al : Quantification the impact of segmentectomy on pulmonary function by perfusion SPECT/CT. J Thorac Cardiovasc Surg 2009 ; 137 : 1200-1205
12) Yoshimoto K, Nomori H et al : Postoperative change in pulmonary function of the ipsilateral preserved lung after segmentectomy versus lobectomy. Eur J Cardiothorac Surg 2010 ; 37 : 36-39

●診 断

1) Nomori H et al : Lung adenocarcinoma diagnosed by open lung or thoracoscopic vs. bronchoscopic biopsy. Chest 1998 ; 114 : 40-44
2) Nomori H et al : Use of technetium-99m tin colloid for sentinel lymph node identification in non-small cell lung cancer. J Thorac Cardiovasc Surg 2002 ; 124 : 486-492
3) Ohtsuka T, Nomori H et al : Radiological examination for peripheral lung cancers and benign nodules less than 10 mm. Lung Cancer 2003 ; 42 : 291-296
4) Nomori H et al : Differentiating between atypical adenomatous hyperplasia and bronchiolo-alveolar carcinoma using the computed tomography number histogram. Ann Thorac Surg 2003 ; 76 : 867-871
5) Okada M et al : Discrepancy of computed tomographic image between lung and mediastinal windows as a prognostic implication in small lung adenocarcinoma. Ann Thorac Surg 2003 ; 76 : 1828-1832
6) Nomori H et al : Histogram analysis of computed tomography numbers of clinical T1 N0 M0 lung adenocarcinoma, with special reference to lymph node metastasis and tumor invasiveness. J Thorac Cardiovasc Surg 2003 ; 126 : 1584-1589
7) Nomori H et al : Evaluation of F-18 fluorodeoxyglucose (FDG) PET scanning for pulmonary nodules less than 3 cm in diameter, with special reference to the CT images. Lung Cancer 2004 ; 45 : 19-27
8) Nomori H et al : In vivo identification of sentinel lymph nodes for clinical stage I non-small cell lung cancer for abbreviation of mediastinal lymph node dissection. Lung Cancer 2004 ; 46 : 49-55
9) Okada M et al : Correlation between computed tomographic findings, bronchioloalveolar carcinoma component and the biologic behavior of small-sized lung adenocarcinomas. J Thorac Cardiovasc Surg 2004 ; 127 : 857-861
10) Nomori H et al : The size of metastatic foci and lymph nodes yielding false-negative and false-positive lymph node staging with positron emission tomography in patients with lung cancer. J Thorac Cardiovasc Surg 2004 ; 127 : 1087-92
11) Nomori H et al : Fluorine 18-tagged fluorodeoxyglucose positron emission tomographic scanning to predict lymph node metastasis, invasiveness, or both, in clinical T1N0M0 lung adenocarcinoma. J Thorac Cardiovasc Surg 2004 ; 128 : 396-401
12) Nomori H et al : Visual and semiquantitative analyses for F-18 fluorodeoxyglucose PET scanning in pulmonary nodules 1cm to 3 cm in size. Ann Thorac Surg 2005 ; 79 : 984-988
13) Nomori H et al : ^{11}C-acetate positron emission tomography imaging for lung adenocarcinoma 1 to 3 cm in size with ground-glass opacity images on computed tomography. Ann Thorac Surg 2005 ; 80 : 2020-2025

14) Ohtsuka T, Nomori H et al : Positive imaging of thymoma by ^{11}C-acetate positron emission tomography. Ann Thorac Surg 2006 ; 81 : 1132-1134
15) Ohtsuka T, Nomori H et al : Prognostic significance of [^{18}F]fluorodeoxyglucose uptake on positron emission tomography in patients with pathological stage I lung adenocarcinoma. Cancer 2006 ; 107 : 2468-2473
16) Watanabe K, Nomori H et al : Usefulness and complications of computed tomography-guided lipiodol marking for fluoroscopy-assisted thoracoscopic resection of small pulmonary nodules : experience with 174 nodules. J Thorac Cardiovasc Surg 2006 ; 132 : 320-324
17) Kaji M, Nomori H et al : ^{11}C-acetate and ^{18}F-fluorodeoxyglucose positron emission tomography of pulmonary adenocarcinoma. Ann Thorac Surg 2007 ; 83 : 312-314
18) Ikeda K, Nomori H et al : Impalpable pulmonary nodules with ground-glass opacity : success for making pathological sections with preoperative marking by lipiodol. Chest 2007 ; 131 : 502-506
19) Ikeda K, Nomori H et al : Differential diagnosis of ground-glass opacity nodules : CT number analysis by three-dimensional computerized quantification. Chest 2007 ; 132 : 984-990
20) Okada M et al : Associations among bronchioloalveolar carcinoma component, positron emission tomographic, computed tomographic findings and malignant behavior in small lung adenocarcinomas. J Thorac Cardiovasc Surg 2007 ; 133 : 1448-1454
21) Nomori H et al : Sentinel node identification in clinical stage Ia non-small cell lung cancer by a combined single photon emission computed tomography/computed tomography system. J Thorac Cardiovasc Surg 2007 ; 134 : 182-187
22) Mori T, Nomori H et al : Diffusion-weighted magnetic resonance imaging for diagnosing malignant pulmonary nodules/masses : comparison with positron emission tomography. J Thorac Oncol 2008 ; 3 : 358-364
23) Ikeda K, Nomori H et al : Epidermal growth factor receptor mutations in multicentric lung adenocarcinomas and atypical adenomatous hyperplasias. J Thorac Oncol 2008 ; 3 : 467-471
24) Nomori H et al : ^{11}C-Acetate can be used in place of ^{18}F-fluorodeoxyglucose for positron emission tomography imaging of non-small cell lung cancer with higher sensitivity for well-differentiated adenocarcinoma. J Thorac Oncol 2008 ; 3 : 1427-1432
25) Ikeda K, Nomori H et al : Novel germline mutation : EGFR V843I in patient with multiple lung adenocarcinomas and family members with lung cancer. Ann Thorac Surg 2008 ; 85 : 1430-1432
26) Nomori H et al : Diffusion-weighted magnetic resonance imaging can be used in place of positron emission tomography for N staging of non-small cell lung cancer with fewer false-positive results. J Thorac Cardiovasc Surg 2008 ; 135 : 816-822
27) Shibata H, Nomori H et al : ^{11}C-acetate for positron emission tomography imaging of clinical stage IA lung adenocarcinoma : comparison with ^{18}F-fluorodeoxyglucose for imaging and evaluation of tumor aggressiveness. Ann Nucl Med 2009 ; 23 : 609-616
28) Ohba Y, Nomori H et al : Evaluation of visual and semiquantitative assessments of fluorodeoxyglucose-uptake on PET scans for the diagnosis of pulmonary malignancies 1 to 3 cm in size. Ann Thorac Surg 2009 ; 87 : 886-891
29) Nomori H et al : Difference of sentinel lymph node identification between tin colloid and phytate in patients with non-small cell lung cancer. Ann Thorac Surg 2009 ; 87 : 906-910
30) Shibata H, Nomori H et al : ^{18}F-fluorodeoxyglucose and ^{11}C-acetate positron emission tomography are useful modalities for diagnosing the histological type of thymoma. Cancer 2009 ; 115 : 2531-2538
31) Ohba Y, Nomori H et al : Is diffusion-weighted magnetic resonance imaging superior to fluorodeoxyglucose-positron emission tomography in non-small cell lung cancer? J Thorac Cardiovasc Surg 2009 ; 138 : 439-445
32) Nakayama H, Okada M et al : Value of integrated positron emission tomography revised using a phantom to evaluate malignancy

grade of lung adenocarcinoma : a multicenter study. Cancer 2010 ; 111 : 3170-3177
33) Okada M et al : Multicenter analysis of HR-CT and PET/CT findings to choose therapeutic strategies for clinical stage IA lung adenocarcinoma. J Thorac Cardiovasc Surg 2011(in press)

●手 術

1) Nomori H et al : Adenoid cystic carcinoma of the trachea and main-stem bronchus. J Thorac Cardiovasc Surg 1988 ; 96 : 271-277
2) Okada K et al : Successful resection of a recurrent leiomyosarcoma of the pulmonary trunk. Ann Thorac Surg 1993 ; 55 : 1009-1012
3) Nomori H et al : Indications for an expandable metallic stent for tracheobronchial stenosis. Ann Thorac Surg 1993 ; 56 : 1324-1328
4) Nomori H et al : Cervical thymic cancer infiltrating the trachea and thyroid. Eur J Cardiothorac Surg 1994 ; 8 : 222-224
5) Nomori H et al : The "reversed" latissimus dorsi muscle flap with conditioning delay for closure of a lower thoracic tuberculous empyema. Thorac Cardiovasc Surg 1994 ; 42 : 182-184
6) Okada M et al : Simultaneous occurrence of three primary lung cancers. Chest 1994 ; 105 : 631-632
7) Nomori H et al : Intrathoracic transposition of the musculocutaneous flap in treating empyema. Thorac Cardiovasc Surg 1995 ; 43 : 171-175
8) Nomori H et al : Modified trap-door thoracotomy for malignancies invading the subclavian and innominate vessels. Thorac Cardiovasc Surgeon 1995 ; 43 : 204-207
9) Nomori H et al : Synchronous reconstruction of the trachea and innominate artery in thyroid carcinoma. Ann Thorac Surg 1995 ; 60 : 1421-1422
10) Okada M et al : Sleeve lobectomy for lung carcinoma in a patient with muscular dystrophy. Thorac Cardiovasc Surg 1996 ; 44 : 264-265
11) Nomori H et al : Endofinger for tactile localization of pulmonary nodules during thoracoscopic resection. Thorac Cardiovasc Surg 1996 ; 44 : 50-53
12) Nomori H et al : Colored collagen is a long-lasting point marker for small pulmonary nodules in thoracoscopic operations. Ann Thorac Surg 1996 ; 61 : 1070-1073
13) Nomori H et al : Contacting metastasis of a fibrous tumor of the pleura. Eur J Cardiothoracic Surg 1997 ; 12 : 928-930
14) Okada M et al : Omentopexy for anastomotic dehiscence after tracheal sleeve pneumonectomy. Thorac Cardiovasc Surg 1997 ; 45 : 144-145
15) Nomori H et al : Chest wall reconstruction using a titanium hollow screw reconstruction plate. Thorac Cardiovasc Surg 1997 ; 45 : 35-37
16) Nomori H et al : Gelatin-resorcinol-formaldehyde-glutaraldehyde glue-spread stapler prevents air leakage from the lung. Ann Thorac Surg 1997 ; 63 : 352-355
17) Nomori H et al : Non-serratus-sparing antero-axillary thoracotomy with disconnection of anterior rib cartilage. Chest 1997 ; 111 : 572-576
18) Nomori H et al : Opening of infectious bulla with use of video-assisted thoracoscopic surgery. Chest 1997 ; 112 : 1670-1673
19) Nomori H et al : De-epithelialization for esophageal cyst by video-assisted thoracoscopic surgery monitored by esophagoscopy. Thorac Cardiovasc Surg 1998 ; 46 : 107-108
20) Nomori H et al : Primary malignant lymphoma of superior vena cava. Ann Thorac Surg 1998 ; 66 : 1423-1424
21) Nomori H et al : Daily and long-term balloon dilatation via minitracheostomy in cicatric bronchial stenosis. Ann Thorac Surg 1998 ; 66 : 2100-2102
22) Okada M et al : Operative approach for multiple primary lung carcinomas. J Thorac Cardiovasc Surg 1998 ; 115 : 836-840
23) Okada M et al : Proposal for reasonable mediastinal lymphadenectomy in bronchogenic carcinomas. J Thorac Cardiovasc Surg 1998 ; 116 : 949-953
24) Nomori H et al : Gelatin-resorcinol formaldehyde-glutaraldehyde(GRFG) glue for sealing pulmonary air leakage during thoracoscopic

surgery. Ann Thorac Surg 1999 ; 67 : 212-216
25) Okada M et al : How should interlobar pleural invasion be classified? Prognosis of resected T3 non-small cell lung cancer? Ann Thorac Surg 1999 ; 68 : 2049-2052
26) Okada M et al : Evaluation of TNM classification for lung carcinoma with ipsilateral intrapulmonary metastasis. Ann Thorac Surg 1999 ; 68 : 326-330
27) Nomori H et al : Dumon stent placement via tracheal tube. Chest 1999 ; 115 : 582-583
28) Nomori H et al : Anterior limited thoracotomy with intrathoracic illumination for lung cancer : its advantages over antero-axillary and posterolateral thoracotomy. Chest 1999 ; 115 : 874-880
29) Okada M et al : Prognosis of completely resected pN2 non-small cell lung carcinomas. J Thorac Cardiovasc Surg 1999 ; 118 : 270-275
30) Okada M et al : Extended sleeve lobectomy for lung cancer : the avoidance of pneumonectomy. J Thorac Cardiovasc Surg 1999 ; 118 : 710-713
31) Okada M et al : Role of pleural lavage cytology before resection for primary lung carcinoma. Ann Surg 1999 ; 229 : 579-584
32) Nomori H et al : The efficacy and side effects of gelatin-resorcinol formaldehyde glutaraldehyde (GRFG) glue for preventing and sealing pulmonary air leakage. Surg Today 2000 ; 30 : 244-248
33) Nomori H et al : Mixing collagen with fibrin glue to strengthen the sealing effect for pulmonary air leakage. Ann Thorac Surg 2000 ; 70 : 1666-1670
34) Nomori H et al : Double stenting for esophageal and tracheobronchial stenosis. Ann Thorac Surg 2000 ; 70 : 1803-1807
35) Okada M et al : Induction therapy for non-small cell lung cancer with involved mediastinal nodes in multiple stations. Chest 2000 ; 118 : 123-128
36) Okada M et al : Survival related to lymph node involvement in lung cancer after sleeve lobectomy compared with pneumonectomy. J Thorac Cardiovasc Surg 2000 ; 119 : 814-819
37) Nomori H et al : Posterolateral thoracotomy is behind limited thoracotomy and thoracoscopic surgery in terms of postoperative pulmonary function and walking capacity. Eur J Cardiothorac Surg 2001 ; 21 : 155-156
38) Nomori H et al : Differentiating early malignant lung tumors from inflammatory nodules to minimize the use of video-assisted thoracoscopic surgery or open biopsy to establish a diagnosis. Surg Today 2001 ; 31 : 102-107
39) Nomori H et al : Comparison of short-term versus long-term epidural analgesia after limited thoracotomy with special reference to pain score, pulmonary function, and respiratory muscle strength. Surg Today 2001 ; 31 : 191-195
40) Nomori H et al : Intrathoracic transposition of a pectoralis major and pectoralis minor muscle flap for empyema in patients previously subjected to posterolateral thoracotomy. Surg Today 2001 ; 31 : 295-299
41) Nomori H et al : Early removal of chest drainage tubes and oxygen support after a lobectomy for lung cancer facilities earlier recovery of the 6-minute walking distance. Surg Today 2001 ; 31 : 395-399
42) Okada M et al : Is segmentectomy with lymph node assessment an alternative to lobectomy for non-small cell lung cancer of 2 cm or smaller? Ann Thorac Surg 2001 ; 71 : 956-960
43) Nomori H et al : What is the advantage of a thoracoscopic lobectomy over a limited thoracotomy procedure for lung cancer surgery? Ann Thorac Surg 2001 ; 72 : 879-884
44) Nomori H et al : Fluoroscopy-assisted thoracoscopic resection of lung nodules marked with lipiodol. Ann Thorac Surg 2001 ; 74 : 170-3
45) Okada M et al : Characteristics and prognosis of patients after resection of non-small cell lung carcinoma measuring 2 cm or less in greatest dimension. Cancer 2003 ; 98 : 535-541
46) Nomori H et al : Thoracoscopic lobectomy for lung cancer with a largely fused fissure. Chest 2003 ; 123 : 619-622
47) Okada M et al : Pleural lavage cytology in non-small cell lung cancer. J Thorac Cardiovasc Surg 2003 ; 126 : 1911-1915
48) Okada M et al : Long-term survival and

prognostic factors of 5-year survivors with complete resection of non-small cell lung carcinoma. J Thorac Cardiovasc Surg 2003 ; 126 : 558-562

49) Matsuoka H, Okada M et al : Resection of chest wall invasion in patients with non-small cell lung cancer. Eur J Cardiothorac Surg 2004 ; 26 : 1200-1204

50) Okada M et al : Evolution of surgical outcomes for non-small cell lung cancer. Ann Thorac Surg 2004 ; 77 : 1926-1930

51) Okada M et al : Prognostic significance of perioperative serum carcinoembryonic antigen in non-small cell lung cancer. Ann Thorac Surg 2004 ; 78 : 216-221

52) Ohtsuka T, Nomori H et al : Is major pulmonary resection by video-assisted thoracic surgery an adequate procedure in clinical stage I lung cancer? Chest 2004 ; 125 : 1742-1746

53) Okada M et al : Sleeve segmentectomy for non-small cell lung carcinoma. J Thorac Cardiovasc Surg 2004 ; 128 : 420-424

54) Matsuoka H, Okada M et al : Complications and outcomes after pulmonary resection for cancer in patients 80 to 89 years of age. Eur J Cardiothorac Surg 2005 ; 28 : 380-383

55) Nomori H et al : Radiofrequency ablation of pulmonary tumors and normal lung tissue in Swine and rabbits. Chest 2005 ; 127 : 973-977

56) Okada M et al : Hybrid surgical approach of video-assisted minithoracotomy for lung cancer. Chest 2005 ; 128 : 2696-2701

57) Okada M et al : Border between N1 and N2 stations in lung carcinoma. J Thorac Cardiovasc Surg 2005 ; 129 : 825-830

58) Okada M et al : Effect of tumor size on prognosis in non-small cell lung cancer. J Thorac Cardiovasc Surg 2005 ; 129 : 87-93

59) Ikeda K, Nomori H et al : Size of metastatic and non-metastatic mediastinal lymph nodes in non-small cell lung cancer. J Thorac Oncol 2006 ; 1 : 949-952

60) Okada M et al : Selective mediastinal lymphadenectomy for clinico-surgical stage I non-small cell lung cancer. Ann Thorac Surg 2006 ; 81 : 1028-1032

61) Okada M et al : Radical sublobar resection for small-sized non-small cell lung cancer. J Thorac Cardiovasc Surg 2006 ; 132 : 769-775

62) Okada M et al : A novel video-assisted anatomical segmentectomy technique − selective segmental inflation via bronchofiberoptic jet followed by cautery cutting − . J Thorac Cardiovasc Surg 2007 ; 133 : 753-758

63) Nomori H et al : Sentinel node navigation segmentectomy for c-T1N0M0 non-small cell lung cancer. J Thorac Cardiovasc Surg 2007 ; 133 : 780-785

64) Okada M et al : Radical surgery for malignant pleural mesothelioma. Interact Cardiovasc Thorac Surg 2008 ; 7 : 102-106

65) Okada M et al : Radical sublobar resection for lung cancer. Gen Thorac Cardiovasc Surg 2008 ; 56 : 151-157

66) Nomori H : Sentinel node mapping in lung cancer. The Japanese experience. Semin Thorac Cardiovasc Surg 2009 ; 21 : 316-322

67) Kobayashi H, Nomori H et al : Extrapleural pneumonectomy with reconstruction of diaphragm and pericardium using autologous materials. Ann Thorac Surg 2009 ; 87 : 1630-1632

68) Mimae T, Okada M et al : Advantage of absorbable suture material for pulmonary artery ligation. Gen Thorac Cardiovasc Surg 2010 ; 58 : 511-515

69) Lim E, Okada M et al : Impact of positive pleural lavage cytology on survival in patients having lung resection for non-small-cell lung cancer : An international individual patient data meta-analysis. J Thorac Cardiovasc Surg 2010 ; 139 : 1441-1446

70) Nomori H et al : Required area of lymph node sampling during segmentectomy for clinical stage IA non-small cell lung cancer. J Thorac Cardiovasc Surg 2010 ; 139 : 38-42

71) Asakura K, Nomori H et al : Effect of cutting technique at the intersegmental plane during segmentectomy on expansion of the preserved segment : comparison between staplers and scissors in ex vivo pig lung. Eur J Cardiothorac Surg 2011(in press)

|検印省略|

イラストで学ぶ系統的肺区域切除術
区切アトラス
定価（本体 24,000円＋税）

2011年 5月10日　第1版　第1刷発行
2022年12月18日　　同　　第4刷発行

著　者　野守 裕明・岡田 守人
　　　　（のもり ひろあき　おかだ もりひと）
発行者　浅井 麻紀
発行所　株式会社 文光堂
　　　　〒113-0033　東京都文京区本郷7-2-7
　　　　TEL（03）3813-5478（営業）
　　　　　　（03）3813-5411（編集）

©野守裕明・岡田守人，2011　　　印刷・製本：公和図書

ISBN978-4-8306-2335-6　　　　　Printed in Japan

・本書の複製権，翻訳権・翻案権，上映権，譲渡権，公衆送信権（送信可能化権を含む），二次的著作物の利用に関する原著作者の権利は，株式会社文光堂が保有します．
・本書を無断で複製する行為（コピー，スキャン，デジタルデータ化など）は，私的使用のための複製など著作権法上の限られた例外を除き禁じられています．大学，病院，企業などにおいて，業務上使用する目的で上記の行為を行うことは，使用範囲が内部に限られるものであっても私的使用には該当せず，違法です．また私的使用に該当する場合であっても，代行業者等の第三者に依頼して上記の行為を行うことは違法となります．
・[JCOPY]〈出版者著作権管理機構 委託出版物〉
本書を複製される場合は，そのつど事前に出版者著作権管理機構（電話 03-5244-5088，FAX 03-5244-5089，e-mail：info@jcopy.or.jp）の許諾を得てください．